妇科与产科
常见病诊治要点

主编 张金秀 王丽娜 王书青 杜巧林
高香荣 刘 敬 刘菲菲

黑龙江科学技术出版社
HEILONGJIANG SCIENCE AND TECHNOLOGY PRESS

图书在版编目（CIP）数据

妇科与产科常见病诊治要点 / 张金秀等主编. -- 哈
尔滨：黑龙江科学技术出版社，2024.2
ISBN 978-7-5719-2278-8

Ⅰ．①妇… Ⅱ．①张… Ⅲ．①妇产科病－常见病－诊
疗 Ⅳ．①R71

中国国家版本馆CIP数据核字（2024）第046206号

妇科与产科常见病诊治要点
FUKE YU CHANKE CHANGJIANBING ZHENZHI YAODIAN

主　　编	张金秀　王丽娜　王书青　杜巧林　高香荣　刘　敬　刘菲菲	
责任编辑	陈兆红	
封面设计	宗　宁	
出　　版	黑龙江科学技术出版社	
	地址：哈尔滨市南岗区公安街70-2号　邮编：150007	
	电话：（0451）53642106　传真：（0451）53642143	
	网址：www.lkcbs.cn	
发　　行	全国新华书店	
印　　刷	山东麦德森文化传媒有限公司	
开　　本	787mm×1092mm　1/16	
印　　张	21.75	
字　　数	550千字	
版　　次	2024年2月第1版	
印　　次	2024年2月第1次印刷	
书　　号	ISBN 978-7-5719-2278-8	
定　　价	198.00元	

◆ 编委会 ◆

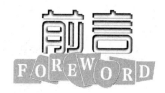

　　妇科学是一门研究女性非妊娠期生殖系统的一切病理改变并对其进行诊断和处理的医学学科;产科学是一门包括女性妊娠、分娩、产褥全过程,并对该过程中所发生的一切生理、心理、病理改变进行诊断和处理的医学学科。妇科学和产科学合称妇产科学,是临床医学的重要组成部分,其独立性强、涉及面广、整体性强。随着医学科学的不断发展,临床妇产科学也获得了长足的进展。因此,为了全面反映妇产科学领域的最新科研成果,传递全新的实用性知识,规范临床诊断治疗,实现既与国际接轨又与国情接轨、临床实践与基础研究的相互转化,我们特组织编写了这本《妇科与产科常见病诊治要点》。

　　本书围绕临床需求展开编写,整合了国内外最新研究成果,采用理论结合临床的形式。首先,简单介绍了女性生殖系统解剖结构、女性生殖系统生理和妇产科常用检查技术等内容;随后,重点讲解了临床常见妇产科疾病,包括女性生殖系统炎症、女性生殖内分泌疾病、女性生殖系统肿瘤、妊娠并发症、妊娠合并症等内容,涵盖疾病的病因、发病机制、临床表现、实验室检查、诊断、鉴别诊断和治疗等。本书生动形象地讲解了妇科学、产科学等相关理论基础和临床知识,注重引导读者独立思考、深入理解,真正实现"学以致用,融会贯通",可供住院医师、进修生及其他相关专业医师参考使用。

　　由于时间仓促,加之编者水平有限,书中难免有不足之处,敬请广大读者批评指正。

《妇科与产科常见病诊治要点》编委会

2023 年 11 月

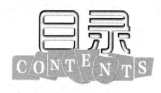

第一章
女性生殖系统解剖结构

第一节　外生殖器

女性生殖器可分为外生殖器和内生殖器两部分。女性外生殖器(图 1-1)是指生殖器官外露的部分,又称外阴,位于两股内侧间,前为耻骨联合,后为会阴。

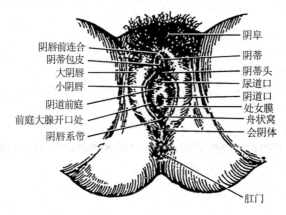

阴唇前连合　　　　　　　阴阜
阴蒂包皮　　　　　　　　阴蒂
大阴唇　　　　　　　　　阴蒂头
小阴唇　　　　　　　　　尿道口
阴道前庭　　　　　　　　阴道口
　　　　　　　　　　　　处女膜
前庭大腺开口处　　　　　舟状窝
阴唇系带　　　　　　　　会阴体

肛门

图 1-1　女性外生殖器

一、阴阜

阴阜是指耻骨联合前面隆起的脂肪垫。青春期后,其表面皮肤开始生长卷曲的阴毛,呈盾式分布;尖端向下三角形分布,底部两侧阴毛向下延伸至大阴唇外侧面。而男性的阴毛分布不似如此局限;阴毛可以向上分布,朝向脐部,或朝下扩伸而达左右大腿的内侧。阴毛的疏密与色泽因个体和种族不同而异。阴毛为第二性征之一。

二、大阴唇

大阴唇自阴阜向下、向后止于会阴的一对隆起的皮肤皱襞,其外形是根据所含脂肪量的多少而不同。一般女性的大阴唇长 7～8 cm,宽 2～3 cm,厚 1.0～1.5 cm。在女孩或未婚女性,两侧大阴唇往往互相靠拢而完全盖没它们后面的组织,而经产妇左右大阴唇多数是分开的。大阴唇的前上方和阴阜相连,左右侧大阴唇在阴道的下方融合,形成后联合,逐渐并入会阴部。

1

大阴唇外侧面为皮肤,皮层内有皮脂腺和汗腺,多数妇女的大阴唇皮肤有色素沉着;内侧面湿润似黏膜。大阴唇皮下组织松弛,脂肪中有丰富的静脉、神经及淋巴管,若受外伤,容易形成血肿,疼痛较甚。

解剖学上,女性的大阴唇相当于男性的阴囊。子宫的圆韧带终止在大阴唇的上缘。绝经后,大阴唇多呈萎缩状。

三、小阴唇

分开大阴唇后,可见到小阴唇。左、右侧小阴唇的前上方互相靠拢。其大小和形状可以因人而异,有很大差别。未产妇的小阴唇往往被大阴唇所遮盖,而经产妇的小阴唇可伸展到大阴唇之外。

左右小阴唇分别由两片薄薄的组织所组成。外观小阴唇呈湿润状,颜色微红,犹如黏膜一样,但无阴毛。小阴唇内含有勃起功能的组织、血管、少数平滑肌纤维和较多皮脂腺、偶有少数汗腺,外覆复层鳞状上皮。小阴唇因富有多种神经末梢,故非常敏感。

两则小阴唇的前上方互相靠拢、融合,形成上下两层;下层为阴蒂的系带,而上层为阴蒂包皮。两侧小阴唇的下方可分别与同侧的大阴唇融合,或者在中线形成小阴唇后联合,又称阴唇系带。

四、阴蒂

阴蒂是小而长,且有勃起功能的小体,位于两侧小阴唇顶端下,由阴蒂头、阴蒂体和两侧阴蒂脚所组成。阴蒂头显露于阴蒂包皮和阴蒂系带之间,直径很少超过 0.5 cm,神经末梢丰富,极敏感,是使女性动欲的主要器官。

阴蒂相当于男性的阴茎,具有勃起性。阴蒂即使在勃起的情况下,长度也很少超过 2 cm。由于小阴唇的牵拉,所以阴蒂呈一定程度的弯曲,其游离端指向下内方,朝着阴道口。阴蒂头是由梭形细胞组成。阴蒂体包括两个海绵体,其壁中有平滑肌纤维。长而狭的阴蒂脚分别起源于左、右两侧坐耻支的下面。

五、阴道前庭

阴道前庭是指左、右小阴唇所包围的长圆形区域,为胚胎期尿生殖窦的残余部分。在阴道前庭的前面有阴蒂,后方则以小阴唇后联合为界。

在阴道前庭的范围内有尿道口、阴道口和左、右前庭大腺(即巴氏腺)的出口(图1-2)。阴道前庭的后半部,即小阴唇后联合与阴道之间,是所谓的舟状窝。除未产妇外,此窝很少能被观察到,因为经产妇在分娩时,多数妇女的舟状窝,由于受到损伤而消失。

六、前庭大腺

前庭大腺是前庭左右各一的复泡管状腺,其直径为 0.5～1.0 cm,位于前庭下方阴道口的左、右两侧。前庭大腺的出口管长 1.5～2.0 cm,开口于前庭的两侧,正好在阴道口两侧边缘之外。前庭大腺的管径很小,一般仅能插入细小的探针。在性交的刺激下,腺体分泌出黏液样分泌物,以资润滑。

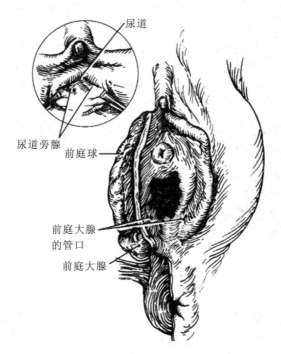

图 1-2　尿道、尿道旁腺、前庭大腺

七、尿道口

尿道口位于前庭的中央,耻骨弓下方 1.0～1.5 cm 处、阴道口的上方。尿道口往往呈轻度折叠状。排尿时,尿道口的直径可以放松到 4～5 mm。尿道的左、右两侧有尿道旁管,即 Skene 管,其往往开口于前庭,也偶有开口于尿道口内的后壁处。尿道旁管的口径很小,约为 0.5 mm,其长度可因人而稍异。

尿道下 2/3 与阴道前壁紧密相连,阴道下 1/3 的环状肌肉围绕尿道的上端和下端。

八、前庭球

前庭两侧黏膜下的一对具有勃起性的静脉丛,其长 3.0～4.0 cm,宽 1.0～2.0 cm,厚 0.5～1.0 cm。它们与坐耻支并列,部分表面覆有球海绵体肌和阴道缩肌。前庭球的下端,一般处于阴道口的中部,而其前端则向上朝着阴蒂伸展。

分娩时,前庭球往往被推到耻骨弓的下面,但因为它们尾部是部分环绕着阴道,所以容易受到损伤而造成外阴血肿或甚至大量出血。

九、阴道口和处女膜

阴道口位于前庭的后半部,其形状和大小可因人而异。处女的阴道口往往被小阴唇所盖没;如果推开小阴唇,则可见到阴道口几乎完全被处女膜所封闭。处女膜有否破裂,有时可以引起法律纠纷,因此,检查处女时应当详细检查,慎重结论。

阴道的表面和游离的边缘有较多的结缔组织乳头。处女膜的形状和坚固度均有明显的差异。处女膜两面均覆有未角化的复层鳞状上皮,间质大部分是由弹性和胶原性的结缔组织。处

3

女膜没有腺性或肌性成分,亦没有很多神经纤维。女性新生儿的处女膜有很多血管;妊娠妇女的处女膜上皮较厚,并富有糖原;绝经后女性的处女膜上皮变薄,并可以出现轻微的角化。成年处女的处女膜仅是或多或少围绕阴道口的一片不同厚度的膜,并有一个小到如针尖、大到能容纳一个或两个指尖的孔。此开口往往呈新月形或圆形,但也偶可是筛状的、有中隔的或澈状的。澈状的处女膜可能被误认为是处女膜破裂。因此,由于法律的原因,在做出处女膜是否破裂的描述时,必须慎重。

一般来说,处女膜多数是在第一次性交时撕裂,裂口可以分散在数处,多数撕裂位于处女膜的后半部。撕裂的边缘往往很快结成瘢痕,此后处女膜即成为若干分段的组织。首次性交时,处女膜会撕裂的深度可因人而异。一般认为,处女膜撕裂时往往伴有少量出血,但很少引起大出血。个别处女的处女膜组织比较坚韧,需手术切开,但极为罕见。由分娩而引起处女膜解剖上的改变,往往比较明显、清楚,因而易识别而作出诊断。

处女膜无孔是一种先天性异常,此时阴道完全被闭锁。它的主要现象是经血滞留、性交受阻。一般需手术切开。

十、会阴

广义的会阴是指盆膈以下封闭骨盆出口的全部软组织结构,有承载盆腔及腹腔脏器的作用。它主要由尿生殖膈和盆膈所组成。尿生殖膈由上、下二层筋膜、会阴深横肌和尿道阴道括约肌所构成。盆膈是由上、下二层筋膜、肛提肌和尾骨肌所构成。肛提肌则由髂尾肌、耻骨直肠肌、耻尾肌所组成。它有加强盆底托力的作用,又因部分肌纤维在阴道和直肠周围密切交织,还有加强肛门和阴道括约肌的作用。处于阴道和肛门之间的中缝即会阴缝是由会阴的中心腱所加固。球海绵体肌、会阴浅横肌和肛门外括约肌在它的上面会聚。以上这些结构共同成为会阴体的主要支撑。在分娩时,它们往往被撕伤。

狭义的会阴是指阴道口与肛门之间的软组织结构。

(王丽娜)

第二节　内生殖器

女性内生殖器位于真骨盆内,包括阴道、子宫、输卵管和卵巢(图 1-3)。

一、阴道

阴道的起源问题尚无统一的意见。阴道上皮的来源,有三种不同的看法:①米勒系统。②午非管。③尿生殖窦。目前,较为公认的是:阴道部分起源于米勒管和部分来自尿生殖窦。

阴道可以被称为是子宫的排泄管道,经过阴道,子宫排出经血。它亦是女性的性交器官,同时又是分娩时的产道的一部分。

阴道是由肌肉、黏膜组成的管道,其上接宫颈、下联外阴。阴道前方为膀胱,后为直肠。

阴道与膀胱及尿道之间有一层结缔组织,即所谓的"膀胱-阴道膈"。阴道中、下段和直肠之间,亦有由类似组织所形成的直肠-子宫间隔。阴道部分上段(即阴道后穹隆)参与组成直肠子宫陷凹(道格拉斯陷凹)的前壁。在正常情况下,阴道前壁与后壁的中间部分互相靠得较近,而在阴道的左、右两旁的侧壁之间,则有一定距离。这样便使阴道的横切面看来犹似空心的 H 字形状(图 1-4)。

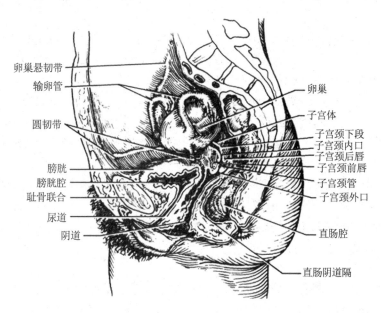

图 1-3　盆腔矢状切面

显示阴道、子宫、膀胱等的关系

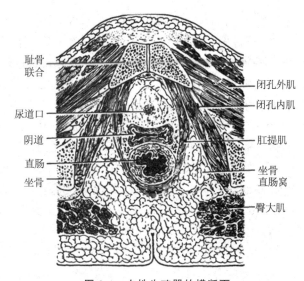

图 1-4　女性生殖器的横断面

显示阴道内腔的 H 形状

　　阴道的顶端是个盲穹隆,子宫颈的下半部伸入此处。阴道穹隆可以分为四部分,即左、右、前、后穹隆。阴道和子宫颈的连接处,在子宫颈的后方要比子宫颈的前方高些,故阴道后穹隆比前穹隆深一些。阴道前壁也稍短于后壁,长度分别为 6～8 cm 和 7～10 cm。

　　阴道的前、后壁上,有纵行的皱褶柱。在未经产妇女中,还可以在此处见到与纵行柱成直角

5

的横嵴。当这些皱褶到达侧壁时,渐渐消失,在高年经产妇中,阴道壁往往变为平滑。

阴道的黏膜是由典型的不角化复层鳞状上皮细胞组成。黏膜下有一层结缔组织,其中血管丰富,偶尔有淋巴小结。阴道黏膜仅松松地与下面的组织相连,因此手术时,可以轻松地把阴道黏膜与其下的结缔组织分开。

正常情况下,阴道黏膜不含有典型的腺体。有时在经产妇的阴道中可见有些包涵囊肿,但不是腺体,而是在修补阴道撕裂时,黏膜碎片被埋没在缝合伤口下而后形成的囊肿。另外有些衬有柱状的或骰状的上皮的囊肿,也不是腺而是午非管或米勒管的残余物。

阴道的肌层可分为两层平滑肌,外层纵行,内层环行,但整个肌层并不明显。在阴道的下端,可见有一横纹肌带。它是阴道缩肌或括约肌,然而,主要关闭阴道的是肛提肌。肌层的外面有结缔组织把阴道与周围的组织连接起来。这些结缔组织内含有不少弹性纤维和很多静脉。

阴道有丰富的血管供应。它的上 1/3 是由子宫动脉的宫颈-阴道支供应;中 1/3 由膀胱下动脉供应;下 1/3 则由直肠中动脉和阴部内动脉供应。直接围绕阴道的是一个广泛的静脉丛,静脉与动脉伴行,最后汇入髂内静脉。阴道下 1/3 的淋巴,与外阴的淋巴一起流入腹股沟淋巴结;中 1/3 的淋巴流入髂内淋巴结,上 1/3 的淋巴则流入髂总淋巴结。

根据 Krantz 的论述,人的阴道没有特殊的神经末梢(生殖小体),但是在它的乳头中偶尔可见到游离的神经末梢。

阴道的伸缩性很大。在足月妊娠时,它可以被扩张到足以使正常足月胎儿顺利娩出,而在产褥期间,它又能逐渐恢复到产前状态。

二、子宫

子宫是一个主要由肌肉组成的器官,宫体部外覆腹膜,宫腔内衬子宫内膜。妊娠期,子宫接纳和保护受孕产物,并供以营养;妊娠足月时,子宫收缩,娩出胎儿及其附属物。

非妊娠期子宫位于盆腔内,处于膀胱与直肠之间,它的下端伸入阴道。子宫的后壁几乎全部被腹膜所覆盖,它的下段形成直肠子宫陷凹的前界。子宫前壁仅上段盖有腹膜,因为它的下段直接与膀胱后壁相连,在它们中间有一层清楚的结缔组织。

子宫形状为上宽下窄(图 1-5),可分为大小不同的上下两部:上部为宫体、呈三角形;下部呈圆筒形或梭形,即宫颈。宫体的前壁几乎是平的,而其后壁则呈清楚的凸形。双侧输卵管起源于子宫角部,即子宫上缘和侧缘交界之处。两侧输卵管内端之间的上面凸出的子宫部分,称为子宫底。自子宫的左、右侧角至盆腔底部之间的部分是子宫的侧缘,两侧腹膜呈翼形皱褶、形成阔韧带。

子宫的大小和形状,随女性的年龄和产次而有较大差别。女性新生儿的子宫的长 2.5~3.0 cm,成年而未者的子宫 5.5~8.0 cm 长,而经产妇的子宫则为 9.0~9.5 cm。未产妇和经产妇的子宫重量,亦有很大差异,前者为 45~70 g,后者约为 80 g 或更重一些。在不同年龄的对象中,宫体与宫颈长度的比率亦有很大差异(图 1-6)。婴儿宫体的长度仅为宫颈长度的一半;年轻而未者,则两者的长度约相等;经产妇宫颈长度仅为子宫总长度的 1/3。

子宫的主要组成成分是肌肉,宫体的前壁与后壁几乎互相接触,中间的子宫腔仅为一裂缝。宫颈呈梭形,其上、下两端各有一小孔,即宫颈内口和外口。额切面观,子宫体呈三角形,而子宫颈管则仍为梭形。经产妇子宫腔的三角形状,变得较不明显,因为原来凸出的侧缘,往往变为凹形。绝经期妇女子宫肌层和内膜层萎缩,子宫的体积变小。

子宫又分为子宫体和子宫颈两部分。

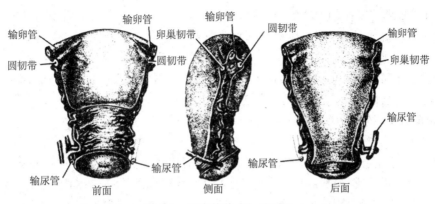

图 1-5　子宫的前、侧、后面观

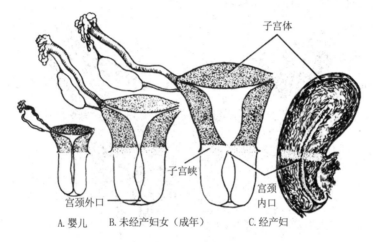

图 1-6　正常子宫和附件的额切面和矢状切面

(一)子宫体

宫体的壁由三层组织所组成,即浆膜层、肌肉层和黏膜层。

1.浆膜层

浆膜层为覆盖宫体的盆腔腹膜,与肌层紧连不能分离。在子宫峡部处,两者结合较松弛,腹膜向前反折覆盖膀胱底部,形成膀胱子宫陷凹,反折处腹膜称膀胱子宫返折腹膜。在子宫后面,宫体浆膜层向下延伸,覆盖宫颈后方及阴道后穹隆再折向直肠,形成直肠子宫陷凹(亦称道格拉斯陷凹)。

2.肌层

肌层由大量平滑肌组织、少量弹力纤维与胶原纤维组成,非孕时厚约 0.8 cm。子宫体肌层可分3层。

(1)外层:肌纤维纵行排列,较薄,是子宫收缩的起始点。

(2)中层:占肌层大部分,呈交叉排列,在血管周围形成"8"字形围绕血管。

(3)内层:肌纤维环行排列,其痉挛性收缩可导致子宫收缩环形成。宫体肌层内有血管穿行,肌纤维收缩可压迫血管,能有效地制止血管出血。

3.子宫内膜层

子宫内膜是一层薄的、淡红色的绒样的膜。仔细观察,可以见到有许多微小的孔,即子宫腺体的开口。正常情况下,子宫内膜的厚度可以变动在 0.5～5.0 mm。子宫内膜为一层高柱形,具有纤毛且互相紧密排列的细胞所组成。管形的子宫腺体是由表层上皮内陷所构成,其伸入子宫内膜层的全层、直达肌层。子宫内膜腺体可分泌稀薄的碱性液体,以保持宫腔潮湿。

子宫内膜与肌层直接相贴,其间没有内膜下层组织。内膜可分 3 层:致密层、海绵层及基底层。致密层与海绵层对性激素敏感,在卵巢激素影响下发生周期性变化,又称功能层。基底层紧贴肌层,对卵巢激素不敏感,无周期性变化。

子宫供血主要来自子宫动脉。子宫动脉上行支沿子宫侧缘上行,逐段分出与宫体表面平行的分支,称为弓形小动脉。弓形小动脉进入子宫肌层后呈辐射状分支为辐射状动脉。肌层内辐射状动脉以直角状再分支,形成螺旋小动脉,进入上 2/3 内膜层,供应功能层内膜。若肌层内辐射状动脉以锐角状再分支,则形成基底动脉,仅进入基底层内膜。螺旋小动脉对血管收缩物质和激素敏感,而基底动脉则不受激素的影响(图 1-7)。

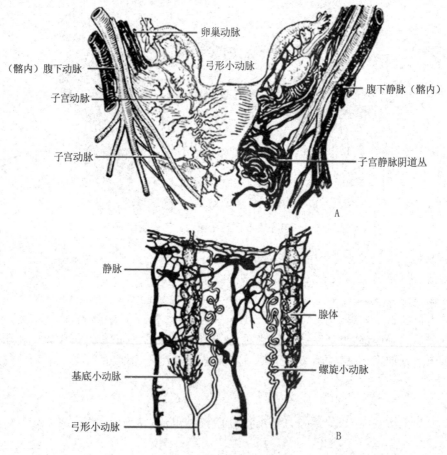

图 1-7 子宫的血液供应

子宫壁由富含弹性纤维的结缔组织及肌纤维束所组成。子宫肌纤维从上到下逐渐地减少,宫颈部仅含有 10% 的肌肉。宫体壁内层较外层含有相对多的肌纤维。妊娠期子宫上部的肌纤维肥大,而宫颈的肌纤维没有明显的变化。临产后,由于宫体肌纤维的缩复作用,宫颈呈被动地扩张。

(二)子宫颈

子宫颈是指子宫颈解剖学内口以下那部分子宫。在子宫的前方、子宫颈的上界,几乎是相当于腹膜开始反折到膀胱上之处。以阴道壁附着处为界,子宫颈分为阴道上和阴道两部分,称为宫颈阴道上部和宫颈阴道部。宫颈阴道上部的后面被腹膜所覆盖,而前面和左、右侧面与膀胱和阔韧带的结缔组织相连。宫颈阴道部伸入阴道,它的下端是子宫颈外口。

子宫颈外口的形状可以因人而异。未产妇子宫颈外口为小而齐整的卵圆形孔;因子宫颈在分娩时受到一定的损伤(损伤最容易发生于外口的两旁),故经产妇子宫颈外口往往变为一条横行的缝道,子宫颈外口分成为所谓的"前唇和后唇"。有时,初产妇子宫颈遭到较严重的多处撕裂后,宫颈外口变为很不规则。根据这种撕裂的痕迹,可以无疑地诊断为经产妇(图1-8、图1-9)。

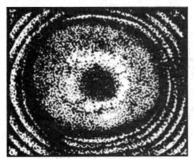

图 1-8　未经产妇的宫颈外口

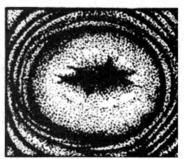

图 1-9　经产妇的宫颈外口

宫颈阴道部的黏膜直接与阴道的黏膜相连,两者都由复层鳞状上皮组成,有时子宫颈管的腺体可以伸展到黏膜面。假如这些腺体的出口被阻塞,则会形成所谓的潴留囊肿。

子宫颈主要由结缔组织所组成,内含较多血管和弹性组织,偶有平滑肌纤维。宫颈的胶原性组织与宫体的肌肉组织的界线一般较明显,但亦可以是逐渐转变的,延伸范围约 10 mm。宫颈的物理性能是根据它的结缔组织的状态而决定,在妊娠和分娩期,子宫颈之所以能扩张是和宫颈中的胶原组织的离解有关。

宫颈管的黏膜是由一层高柱形上皮所组成,它处在一层薄的基底膜之上。因无黏膜下层,故宫颈的腺体可直接从黏膜的表层延伸入到下面的结缔组织。颈管黏膜的黏液细胞分泌厚而粘的分泌物,形成黏液栓,将宫颈管与外界隔开。

正常情况下,在宫颈外口处,阴道部的鳞状上皮与宫颈管的柱状上皮之间有清楚的分界线,称原始鳞-柱交接部或鳞-柱交界。若体内雌激素变化、感染或损伤,则复层鳞状上皮可扩展到宫颈管的下1/3,甚至更高一些。而宫颈管的柱状上皮也可移至宫颈阴道部。这种变化在有宫颈前、后唇外翻的经产妇中,更为显著。这种随体内环境变化而移位所形成的鳞-柱交接部称生理性鳞-柱交接部。在原始鳞-柱交接部和生理性鳞-柱交接部间所形成的区域称移行带区,此区域是宫颈癌及其癌前病变的好发部位。

子宫峡部为宫颈阴道上部与子宫体相移行的部分,实际上属于子宫颈的一部分,也即宫颈解剖学内口和宫颈组织学内口之间的部分。在产科方面有特别重要的意义。非妊娠时,此部仅长0.6~1.0 cm,妊娠晚期时,则可增长达 6~10 cm,临床上称其为子宫下段,是剖腹取胎切开子宫之处。

(三)子宫的韧带

子宫的韧带主要由结缔组织增厚而成,有的含平滑肌,具有维持子宫位置的功能。子宫韧带共有4对:阔韧带、圆韧带、主韧带和宫骶韧带。

1.阔韧带

子宫两侧翼形腹膜皱褶。起自子宫侧浆膜层,止于两侧盆壁;上缘游离,下端与盆底腹膜相连。阔韧带由前后两叶腹膜及其间的结缔组织构成,疏松,易分离。阔韧带上缘腹膜向上延伸,内2/3包绕部分输卵管,形成输卵管系膜;外1/3包绕卵巢血管,形成骨盆漏斗韧带,又称卵巢悬韧带。阔韧带内有丰富的血管、神经及淋巴管,统称为子宫旁组织,阔韧带下部还含有子宫动静脉、其他韧带及输尿管。

阔韧带上部的直切面显示分为三部分,分别围绕输卵管、子宫、卵巢韧带和圆韧带(图1-10)。

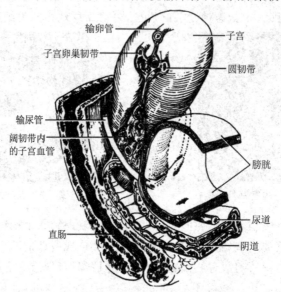

图1-10　阔韧带的子宫断端示意图

输卵管下的阔韧带部分即为输卵管系膜,由两层腹膜所组成,其间是一些松弛的结缔组织,其中有时可见卵巢冠。

卵巢冠由许多含有纤毛上皮的狭窄垂直小管所组成。这些小管的上端与一条纵向管相接合,后者在输卵管下伸展到子宫的侧缘,在宫颈内口近处成为盲管。这个管是午非管的残余,称为加特内管(卵巢冠纵管)。

2圆韧带

圆形条状韧带,长12～14 cm。起自双侧子宫角的前面,穿行于阔韧带与腹股沟内,止于大阴唇前端。圆韧带由结缔组织与平滑肌组成,其肌纤维与子宫肌纤维连接,可使子宫底维持在前倾位置。

3.主韧带

主韧带为阔韧带下部增厚的部分,横行于宫颈阴道上部与子宫体下部侧缘达盆壁之间,又称宫颈横韧带。由结缔组织及少量肌纤维组成,与宫颈紧密相连,起固定宫颈的作用。子宫血管与输尿管下段穿越此韧带。

4.宫骶韧带

从宫颈后面上部两侧起(相当于子宫峡部水平),绕过直肠而终于第2～3骶椎前面的筋膜内,由结缔组织及平滑肌纤维组织组成,外有腹膜遮盖。短厚坚韧,牵引宫颈向后、向上维持子宫于前倾位置。

由于上述 4 对子宫韧带的牵拉与盆底组织的支托作用,使子宫维持在轻度前倾前屈位。

(四)子宫的位置

子宫的一般位置是轻度前倾、前屈。当妇女直立时,子宫几乎处于水平线和稍向前屈,子宫底处在膀胱上,而宫颈则向后朝着骶骨的下端,其外口大约处于坐骨棘的水平。上述器官的位置可依据膀胱和直肠的膨胀程度而变动。

正常子宫是一个部分可动的器官:宫颈是固定的,宫体则可在前后平面上活动。所以,姿势和地心引力可以影响子宫的位置。直立时,骨盆的前倾斜可能造成子宫的前屈。

(五)子宫的血管

子宫血管的供应主要来自子宫动脉。子宫动脉自髂内动脉分出后,沿骨盆侧壁向下向前行,穿越阔韧带基底部、宫旁组织到达子宫外侧(距子宫峡部水平)约 2 cm 处横跨输尿管至子宫侧缘。此后分为上、下两支:上支称宫体支,较粗,沿子宫侧迂曲上行,至宫角处又分为宫底支(分布于宫底部)、卵巢支(与卵巢动脉末梢吻合)及输卵管支(分布于输卵管);下支称宫颈-阴道支,较细,分布于宫颈及阴道上段(图 1-11)。

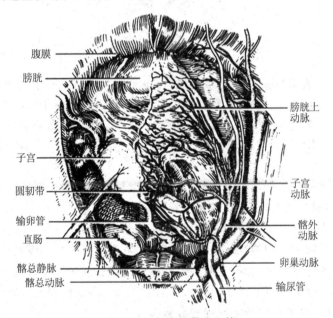

图 1-11　子宫和骨盆血管

由于子宫动脉在宫颈内口的水平、子宫侧缘 2 cm 处,跨过输尿管(喻为"桥下有水"),故行子宫切除术时,有可能误伤输尿管,需慎防之。

子宫两侧弓形静脉汇合成为子宫静脉,然后流入髂内静脉,最后汇入髂总静脉。

(六)淋巴

子宫内膜有丰富的淋巴网,但是真正的淋巴管则大部分限于基底部。子宫肌层的淋巴管汇聚于浆膜层,并在浆膜下面形成丰富的淋巴管丛,特别是在子宫的后壁,而在前壁则少些。

子宫淋巴回流有五条通路:①宫底部淋巴常沿阔韧带上部淋巴网、经骨盆漏斗韧带至卵巢、向上至腹主动脉旁淋巴结。②子宫前壁上部或沿圆韧带回流到腹股沟淋巴结。③子宫下段淋巴回流至宫旁、闭孔、髂内外、及髂总淋巴结。④子宫后壁淋巴可沿宫骶韧带回流至直肠淋巴结。

⑤子宫前壁也可回流至膀胱淋巴结(图1-12)。

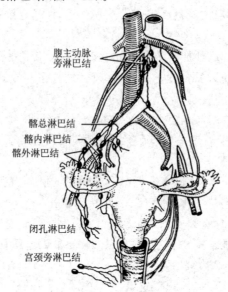

图 1-12　子宫淋巴回流

(七)神经支配

子宫的神经分配主要来自交感神经系统,然而也有一部分来自脑脊髓和副交感神经系统。副交感神经系统由来自第二、三、四骶神经的稀少纤维所组成,分布于子宫的两侧,然后进入子宫颈神经节。交感神经系统经腹下丛进入盆腔,向两侧下行后,进入子宫阴道丛。上述两神经丛的神经供应子宫、膀胱和阴道的上部。有些神经支在肌肉纤维间终止,另一些则伴着血管进入子宫内膜。

交感神经和副交感神经两者都有运动神经和少许感觉神经纤维。交感神经使肌肉收缩和血管收缩,而副交感神经则抑制血管收缩,转为血管扩张。

盆腔内脏的神经支配有临床上的意义,因为有几种盆腔疼痛可以用切断腹下神经丛,永远获得解除。来自第十一和第十二胸神经的感觉神经纤维,可将子宫收缩的疼痛传至中枢神经系统。来自宫颈和产道上部的感觉神经,经过盆腔神经到达第二、三、四骶神经,而产道下部的神经则经过腹股沟神经和阴部神经。子宫的运动神经来自第七和第八腰椎水平的脊髓。运动神经与感觉神经分为层次,使在分娩时可应用脊尾麻醉和脊髓麻醉。

子宫平滑肌有自主节律活动,完全切除其神经后仍有节律收缩,还能完成分娩活动,临床上可见低位截瘫的产妇仍能顺利自然分娩。

三、输卵管

输卵管为卵子与精子结合场所及运送受精卵的管道(图1-13)。

(一)形态

自两侧子宫角向外伸展的管道,长 8～14 cm。输卵管内侧与宫角相连,走行于输卵管系膜上端,外侧 1.0～1.5 cm(伞部)游离。根据形态不同,输卵管分为以下 4 个部分。

1.间质部

潜行于子宫壁内的部分,短而腔窄,长约 1 cm。

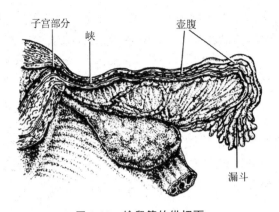

图 1-13 输卵管的纵切面

显示输卵管腔的各段不同大小,纵行折襞和输卵管系膜,子宫角及卵巢的关系

2.峡部

紧接间质部外侧,长 2～3 cm,管腔直径约 2 mm。

3.壶腹部

峡部外侧,长 5～8 cm,管腔直径 6～8 mm。

4.伞部

输卵管的最外侧端,游离,开口于腹腔,管口为许多须状组织,呈伞状,故名伞部。伞部长短不一,常为 1.0～1.5 cm,有"拾卵"作用。

(二)解剖组织学

解剖组织学由浆膜层、肌层及黏膜层组成。

1.浆膜层

浆膜层即阔韧带上缘腹膜延伸包绕输卵管而成。

2.肌层

肌层为平滑肌,分外、中及内 3 层。外层纵行排列;中层环行,与环绕输卵管的血管平行;内层又称固有层,从间质部向外伸展 1 cm 后,内层便呈螺旋状。肌层有节奏地收缩可引起输卵管由远端向近端的蠕动。

3.黏膜层

黏膜层由单层高柱状上皮组成。黏膜上皮可分纤毛细胞、无纤毛细胞、楔状细胞及未分化细胞。四种细胞具有不同的功能:纤毛细胞的纤毛摆动有助于输送卵子;无纤毛细胞可分泌对碘酸-雪夫反应(PAS)阳性的物质(糖原或中性黏多糖),又称分泌细胞;楔形细胞可能为无纤毛细胞的前身;未分化细胞又称游走细胞,为上皮的储备细胞。

输卵管肌肉的收缩和黏膜上皮细胞的形态、分泌及纤毛摆动均受卵巢激素影响,有周期性变化。

四、卵巢

卵巢是产生与排出卵子,并分泌甾体激素的性器官。

(一)形态

卵巢呈扁椭圆形,位于输卵管的后下方。以卵巢系膜连接于阔韧带后叶的部位称卵巢门,卵巢血管与神经由此出入卵巢。卵巢的内侧(子宫端)以卵巢固有韧带与子宫相连,外侧(盆壁端)以卵巢悬韧带(骨盆漏斗韧带)与盆壁相连。青春期以前,卵巢表面光滑;青春期开始排卵后,表面逐渐凹凸不平,表面呈灰白色。体积随年龄不同而变异较大,生殖年龄女性卵巢约 4 cm×3 cm×1 cm 大小,重 5～6 g,绝经后卵巢逐渐萎缩变小变硬。

(二)解剖组织学

卵巢的表面无腹膜覆盖。卵巢表层为单层立方上皮即生发上皮,其下为一层纤维组织,称卵巢白膜。白膜下的卵巢组织,分皮质与髓质两部分:外层为皮质,其中含有数以万计的始基卵泡和发育程度不同的囊状卵泡,年龄越大,卵泡数越少,皮质层也变薄;髓质是卵巢的中心部,无卵泡,与卵巢门相连,含有疏松的结缔组织与丰富的血管与神经,并有少量平滑肌纤维与卵巢韧带相连接。

卵巢受交感神经和副交感神经支配。大部分交感神经来自伴同卵巢血管的神经丛,而小部分则来自围绕子宫动脉卵巢支的神经丛。卵巢还有丰富的无髓鞘神经纤维。这些神经纤维的大部分也是伴同血管的,仅仅是血管神经。其他部分则形成花环样,围绕正常的和闭锁的卵泡,并伸出许多微细的神经支。

(王丽娜)

第三节 骨 盆

骨盆及其附属组织承托内生殖器官及其相邻器官,协助保持其正常位置。若骨盆及其组织异常,则可发生相应的妇科病变。同时,骨盆为胎儿娩出的骨产道,骨盆的结构、形态及其组成骨间径与阴道分娩密切相关。骨盆形态或组成骨间径线异常可引起分娩异常。因此,清晰地了解骨盆的解剖、形态和大小,将有助于提高妇科、产科的临床诊断和治疗技能。

一、骨盆的类型

根据骨盆的形状,骨盆可大致分为四种类型:①女性型骨盆;②男性型骨盆;③类人猿型骨盆;④扁平型骨盆。这种分类是以骨盆入口的前、后两部的形态作为基础的(图 1-14):在骨盆入口最长横径处虚拟一条线,将骨盆分为前、后两部分,后面的部分决定骨盆的形状,而前面的部分表示它的变异。很多女性骨盆不是单一型的,而是混合型的,例如,某一个女性型骨盆可以伴有男性型的倾向,即骨盆后部是女性型的,而前部是男性型的。

(一)女性型骨盆

骨盆入口呈横椭圆形,髂骨翼宽而浅,入口横径较前后径稍长,耻骨弓较宽,坐骨棘间径≥10 cm。骨盆侧壁直,坐骨棘不突出,骶骨既不前倾,亦不后倾,骶坐骨切迹宽度大于两横指。女性型骨盆为女性正常骨盆,最适宜分娩。在我国妇女,根据现有资料,占 52.0%～58.9%。

(二)男性型骨盆

骨盆入口略呈三角形,两侧壁内聚,坐骨棘突出,耻骨弓较窄,坐骨切迹窄呈高弓形,骶骨直而前倾,导致出口后矢状径较短。因男性骨盆呈漏斗型,往往造成难产。此型骨盆较少见,在我国妇女中仅占1.0%～3.7%。

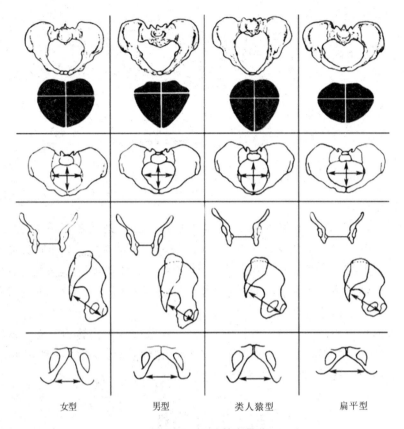

女型　　　　　　男型　　　　　　类人猿型　　　　　扁平型

图 1-14　四种基本骨盆

（三）类人猿型骨盆

骨盆入口呈长椭圆形,骨盆入口、中骨盆和骨盆出口的横径均缩短,前后径稍长。坐骨切迹较宽,两侧壁稍内聚,坐骨棘较突出,耻骨弓较窄,但骶骨向后倾斜,故骨盆前部较窄而后部较宽。骶骨往往有 6 节且较直,故骨盆较其他类型深。在我国妇女中占 14.2%～18.0%。

（四）扁平型骨盆

骨盆入口呈扁椭圆形前后径短而横径长。耻骨弓宽,骶骨失去正常弯度,变直后翘或深弧型,故骶骨短而骨盆浅。在我国妇女中较为常见,占 23.2%～29.0%。

女性骨盆的形态、大小除种族差异外,还受遗传、营养与性激素的影响。上述四种基本类型只是理论上归类,临床多见混合型骨盆。

二、骨盆的组成

骨盆由骨骼、韧带及关节组成。

（一）骨盆的骨骼

骨盆系由骶骨、尾骨及左右两块髋骨组成。每块髋骨又由髂骨、坐骨及耻骨融合而成（图 1-15）。骶骨形似三角,前面凹陷成骶窝,底的中部前缘凸出,形成骶岬（相当于髂总动脉分叉水平）。骶岬是妇科腹腔镜手术的重要标志之一及产科骨盆内测量对角径的重要据点。

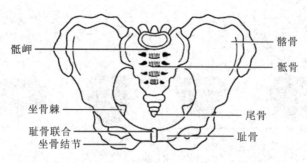

图 1-15　正常女性骨盆(前上观)

(二)骨盆的关节

　　骶骨与髂骨之间以骶髂关节相连;骶骨与尾骨之间以骶尾关节相连;两耻骨之间有纤维软骨,形成耻骨联合(图 1-16)。骶尾关节为略可活动的关节。分娩时,下降的胎头可使尾骨向后。若骨折或病变可使骶尾关节硬化,尾骨翘向前方,致使骨盆出口狭窄,影响分娩。在妊娠过程中,骨盆的关节松弛,可能是由于激素的改变所致。妇女的耻骨联合于早中期妊娠时开始松弛,在妊娠最后 3 个月更为松弛,但分娩后立即开始消退,一般产后 3～5 个月可完全消退。妊娠过程中,耻骨联合宽度增加,经产妇比初产妇增宽得更多,而且在分娩后很快转为正常。X 线研究发现:足月妊娠时,由于骶髂关节向上滑动引起耻骨联合较明显的活动性,最大的耻骨联合移位是在膀胱截石卧位时。此移位可以使骨盆出口的直径增加1.5～2.0 cm。

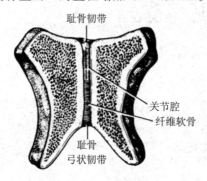

图 1-16　耻骨联合冠状面

(三)骨盆的韧带

　　有两对重要的韧带:骶结节韧带与骶棘韧带。骶结节韧带为骶、尾骨与坐骨结节之间的韧带;骶棘韧带则为骶、尾骨与坐骨棘之间的韧带(图 1-17)。

　　骶棘韧带宽度即坐骨切迹宽度,是判断中骨盆是否狭窄的重要指标。妊娠期受性激素的影响,韧带较松弛,各关节的活动性亦稍有增加,有利于胎儿娩出。

三、骨盆分界

　　以耻骨联合上缘、髂耻线及骶岬上缘的连线为界,将骨盆分为上下两部分:上方为假骨盆(又称大骨盆),下方为真骨盆(又称小骨盆)。

　　假骨盆的前方为腹壁下部组织,两侧为髂骨翼,后方为第五腰椎。假骨盆与分娩无关,但其某些径线的长短关系到真骨盆的大小,测量假骨盆的径线可作为了解真骨盆情况的参考。

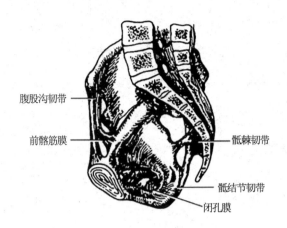

腹股沟韧带

前髂筋膜

骶棘韧带

骶结节韧带

闭孔膜

图 1-17　骨盆的韧带

　　真骨盆是胎儿娩出的骨产道,可分为 3 个部分:骨盆入口、骨盆腔及骨盆出口。骨盆腔为一前壁短、后壁长的弯曲管道:前壁是耻骨联合,长约 4.2 cm;后壁是骶骨与尾骨,骶骨弯曲的长度约11.8 cm;两侧为坐骨、坐骨棘及骶棘韧带。坐骨棘位于真骨盆腔中部,在产程中是判断胎先露下降程度的重要骨性标志。

四、骨盆的平面、径线和倾斜度

　　由于骨盆的特殊形状,很难把骨盆腔内的形状描述清楚。长久以来,为便于理解,把骨盆分为四个虚拟的平面:①骨盆入口平面(图 1-18);②骨盆出口平面;③骨盆的最宽平面;④骨盆中段平面。

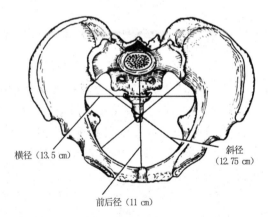

横径 (13.5 cm)

斜径 (12.75 cm)

前后径 (11 cm)

图 1-18　正常女性骨盆显示骨盆入口径线

　　骨盆的各个平面和径线见图 1-19。

(一)骨盆入口平面

　　其后面以骶岬和骶骨翼部为界;两侧以髂耻缘为界;前面为耻骨横支和耻骨联合上缘。典型的女性骨盆入口平面几乎是圆的,而不是卵形的。

　　骨盆入口平面的四条径线,一般描述为前后径、横径和两条斜径。

　　骨盆入口平面的前后径又以耻骨联合与骶岬上缘中点的距离,分别虚拟为三条径线:解剖结合径、产科结合径和对角径(图1-20)。

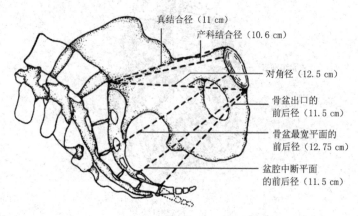

真结合径（11 cm）
产科结合径（10.6 cm）
对角径（12.5 cm）
骨盆出口的
前后径（11.5 cm）
骨盆最宽平面的
前后径（12.75 cm）
盆腔中断平面
的前后径（11.5 cm）

图 1-19　骨盆的各个平面和各条径线

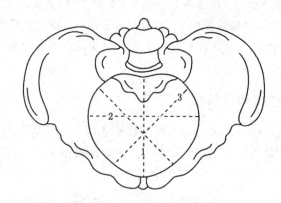

图 1-20　骨盆入口平面各径线

真结合径又称解剖结合径，为耻骨联合上缘中点与骶岬上缘中点间的距离。

对角径(diagonal conjugate，DC)为耻骨联合下缘中点与骶岬上缘中点间的距离。

对角径减去 1.5～2.0 cm 则为产科结合径。在大多数骨盆中，这是胎头下降时，必须通过骨盆入口的最短直径。产科结合径是不能用手指直接测量到的。虽然人们设计了各种器械，但是除 X 线外，都未能获得满意的结果。临床上，如果没有 X 线设备，则只能测量出对角径的距离，然后减去 1.5～2.0 cm，间接地估计产科结合径的长度。

骨盆入口横径与真结合径成直角，它代表两侧分界线之间最长的距离。横径一般在骶岬前面的 5 cm 处与真结合径交叉。卵形骨盆的横径约为 13.5 cm，而圆形骨盆的横径则稍许短些。

任一斜径自一侧骶髂软骨结合伸至对侧的髂耻隆起，根据它们的起点位置，被称为左或右斜径，其长度约为 12.75 cm。

(二)骨盆出口平面

骨盆出口平面是由两个近似三角区所组成。这两个三角区不在同一平面上，但有一条共同的基线，即在两侧坐骨结节之间的一条线。后三角的顶点是骶骨的尖端；两侧是骶结节韧带和坐骨结节。前三角的顶点是耻骨联合下缘，两侧是耻骨降支(图1-21)。骨盆出口平面有四条径线：出口前后径、出口横径、出口前矢状径和出口后矢状径。

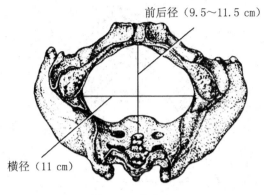

图 1-21 骨盆出口

1.出口前后径

耻骨联合下缘至骶尾关节间的距离,平均长 11.5 cm。

2.出口横径

两坐骨结节间的距离,也称坐骨结节间径,平均长 9 cm。是胎先露部通过骨盆出口的径线,此径线与分娩关系密切。

3.出口前矢状径

耻骨联合下缘中点至坐骨结节间径中点间的距离,平均长 6 cm。

4.出口后矢状径

骶尾关节至坐骨结节间径中点间的距离,平均长 8.5 cm。当出口横径稍短,而出口横径与后矢状径之和大于 15 cm 时,一般正常大小胎儿可以通过后三角区经阴道娩出。

(三)骨盆的最宽平面

它没有什么产科学意义。从定义来看,它表示盆腔最宽敞的部分。其前后径从耻骨联合的后面中间伸到第二、三节骶椎的结合处;横径处于两则髋臼中心之间。它的前后径和横径的长度均为 12.5 cm。因为其两条斜径在闭孔和骶坐骨切迹之间,它们的长度是不确定的。

(四)骨盆中段平面

骨盆中段平面又称中骨盆平面,位于两侧坐骨棘的同一水平,是骨盆的最窄平面。它对胎头入盆后分娩产道阻塞有特别重要的意义。骨盆中段平面有两条径线:中骨盆前后径和中骨盆横径。

1.中骨盆前后径

耻骨联合下缘中点通过两侧坐骨棘连线中点至骶骨下端间的距离,平均长11.5 cm。

2.中骨盆横径

也称坐骨棘间径。为两坐骨棘间的距离,平均长约 10 cm。是胎先露部通过中骨盆的重要径线,此径线与分娩有重要关系。

(五)骨盆倾斜度

女性直立时,其骨盆入口平面与地平面所形成之角度,称为骨盆倾斜度。一般女性的骨盆倾斜度为 60°(图 1-22)。骨盆倾斜度过大,往往影响胎头的衔接。

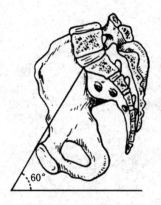

图 1-22 骨盆倾斜度

(六)骨盆轴

骨盆轴为连接骨盆腔各平面中点的假想曲线,代表骨盆轴。此轴上段向下向后;中段向下;下段向下向前(图 1-23)。分娩时,胎儿即沿此轴娩出。

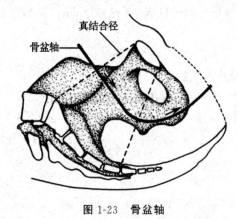

图 1-23 骨盆轴

（王丽娜）

第二章

女性生殖系统生理

第一节　女性各阶段生理特点

女性从胚胎形成到衰老是一个渐进的生理过程,它体现了下丘脑-垂体-卵巢轴功能发育、成熟和衰退的变化过程。根据年龄和生理特征可将女性一生分为七个阶段,但其并无截然界限,可因遗传、环境、营养等因素的影响而有个体差异。

一、胎儿期

胎儿期是指从卵子受精至出生,共 266 天(从末次月经算起 280 天)。受精卵是由父系和母系来源的 23 对(46 条)染色体组成的新个体,其中 1 对染色体在性发育中起决定性作用,称性染色体。性染色体X 与 Y 决定着胎儿的性别,即 XY 合子发育为男性,XX 合子发育为女性。胚胎 6 周后原始性腺开始分化。若胚胎细胞不含 Y 染色体即无 H-Y 抗原时,性腺分化缓慢,至胚胎 8～10 周性腺组织才出现卵巢的结构。卵巢形成后,因无雄激素,无副中肾管抑制因子,所以中肾管退化,两条副中肾管发育成为女性生殖道。

二、新生儿期

出生后 4 周内称新生儿期。女性胎儿由于受胎盘及母体性腺产生的女性激素影响,其外阴较丰满,子宫、卵巢有一定程度的发育,乳房略隆起或少许泌乳。出生后脱离母体环境,血中女性激素水平迅速下降,可出现少量阴道流血。这些均属生理现象,短期内即可消退。

三、儿童期

从出生 4 周到 12 岁左右称儿童期。儿童早期(8 岁之前)下丘脑-垂体-卵巢轴功能处于抑制状态,这与下丘脑、垂体对低水平雌激素($\leqslant$10 pg/mL)的负反馈及中枢性抑制因素高度敏感有关。此期生殖器为幼稚型。外阴和阴道上皮很薄,阴道狭长,无皱襞,细胞内缺乏糖原,阴道酸度低,抵抗力弱,易发生炎症;宫体较小,而宫颈较长,两者比例为 1：2,子宫肌层薄;输卵管弯曲而细长;卵巢长而窄,卵泡虽能大量自主生长,但仅发育到窦前期即萎缩、退化。子宫、输卵管及卵巢均位于腹腔内。儿童后期(约 8 岁起)下丘脑促性腺激素释放激素抑制状态解除,卵巢内卵泡受促性腺激素的影响有一定发育并分泌性激素,但仍达不到成熟阶段。卵巢形态逐步变为扁卵圆形。子宫、输卵管及卵巢逐渐降至盆腔。皮下脂肪在胸、髋、肩部及外阴部堆积,乳房开始发育,初显女性特征。

四、青春期

由儿童期向性成熟期过渡的一段快速生长时期,是内分泌、生殖、体格、心理等逐渐发育成熟的过程。世界卫生组织规定青春期为10～19岁。

青春期的发动通常始于8～10岁,此时中枢性负反馈抑制状态解除,促性腺激素释放激素(gonadotropin releasing hormone,GnRH)开始呈脉冲式释放,继而引起促性腺激素和卵巢性激素水平升高、第二性征出现,并最终获得成熟的生殖功能。青春期发动的时间主要取决于遗传因素,此外,尚与地理位置、体质、营养状况及心理精神因素有关。

女性青春期第一性征的变化是在促性腺激素作用下,卵巢增大,卵泡开始发育和分泌雌激素,生殖器从幼稚型变为成人型。阴阜隆起,大、小阴唇变肥厚并有色素沉着;阴道长度及宽度增加,阴道黏膜变厚并出现皱襞;子宫增大,尤其宫体明显增大,宫体与宫颈的比例为2:1;输卵管变粗,弯曲度减小,黏膜出现许多皱襞与纤毛;卵巢增大,皮质内有不同发育阶段的卵泡,致使卵巢表面稍呈凹凸不平。此时虽已初步具有生育能力,但整个生殖系统的功能尚未完善。

除生殖器以外,其他女性特有的性征即第二性征包括音调变高,乳房发育,出现阴毛及腋毛,骨盆横径发育大于前后径,胸、肩部皮下脂肪增多等,这些变化呈现女性特征。

青春期按照顺序先后经历以下四个不同的阶段,各阶段有重叠,共需大约4.5年的时间。

(一)乳房萌发

乳房萌发是女性第二性征的最初特征。一般女孩接近10岁时乳房开始发育,约经过3.5年时间发育为成熟型。

(二)肾上腺功能初现

青春期肾上腺雄激素分泌增加引起阴毛和腋毛的生长,称为肾上腺功能初现。阴毛首先发育,2年后腋毛开始发育。该阶段肾上腺皮质功能逐渐增强,血循环中脱氢表雄酮、硫酸脱氢表雄酮和雄烯二酮升高,肾上腺17α-羟化酶和17,20-裂解酶活性增强。肾上腺功能初现提示下丘脑-垂体-肾上腺雄性激素轴功能渐趋完善。

(三)生长加速

11～12岁青春期少女体格生长呈直线加速,平均每年生长9 cm,月经初潮后生长减缓。青春期生长加速是由于雌激素、生长激素(GH)和胰岛素样生长因子-1(IGF-1)分泌增加所致。

(四)月经初潮

女孩第一次月经来潮称月经初潮,为青春期的重要标志。月经初潮平均晚于乳房发育2.5年时间。月经来潮提示卵巢产生的雌激素足以使子宫内膜增殖,雌激素达到一定水平且有明显波动时,引起子宫内膜脱落即出现月经。由于此时中枢对雌激素的正反馈机制尚未成熟,即使卵泡发育成熟也不能排卵,故月经周期常不规律,经5～7年建立规律的周期性排卵后,月经才逐渐正常。

此外,青春期女孩发生较大心理变化,出现性别意识,对异性有好奇心,情绪和智力发生明显变化,容易激动,想象力和判断力明显增强。

五、性成熟期

卵巢功能成熟并有周期性性激素分泌及排卵的时期称为性成熟期,一般自18岁左右开始,历时约30年。在性成熟期,生殖器及乳房在卵巢分泌的性激素作用下发生周期性变化,此阶段是妇女生育功能最旺盛的时期,故也称生育期。

六、绝经过渡期

卵巢功能开始衰退至最后一次月经的时期。可始于40岁,历时短为1～2年,长至10余年。此期由于卵巢功能逐渐衰退,卵泡不能发育成熟及排卵,因而月经不规律,常为无排卵性月经。最终由于卵巢内卵泡自然耗竭,对垂体促性腺激素丧失反应,导致卵巢功能衰竭,月经永久性停止,称绝经。中国妇女平均绝经年龄为50岁左右。以往一直采用"更年期"一词来形容女性这一特殊生理变更时期。由于更年期概念模糊,1994年WHO废除"更年期"这一术语,推荐采用"围绝经期"一词,将其定义为从卵巢功能开始衰退直至绝经后1年内的时期。在围绝经期由于雌激素水平降低,可出现血管舒缩障碍和精神神经症状,在机体自主神经系统的调节和代偿下,大多数妇女无明显症状,部分妇女可出现潮热、出汗、失眠、抑郁或烦躁等,称为绝经综合征。

七、绝经后期

为绝经后的生命时期。在早期阶段,虽然卵巢停止分泌雌激素,但其间质仍能分泌少量雄激素。此期由雄激素在外周转化而来的雌酮成为循环中的主要雌激素。妇女60岁以后机体逐渐老化,进入老年期。此期卵巢功能已完全衰竭,除整个机体发生衰老改变外,生殖器进一步萎缩老化,主要表现为雌激素水平低落,不足以维持女性第二性征,易感染发生老年性阴道炎,骨代谢失常引起骨质疏松,易发生骨折。

（赵咏梅）

第二节　卵巢周期调节

卵巢为女性的性腺,其主要功能为产生卵子并排卵和分泌女性激素。

从青春期开始到绝经前,卵巢在形态和功能上发生周期性变化称为卵巢周期。

一、卵泡发育和排卵

胚胎期,卵泡即已自主发育和闭锁;从青春期开始,卵泡周而复始地不断发育、成熟直至绝经前。

(一)卵泡发育

卵泡发育主要包括卵巢周期前卵泡形成与发育和卵巢周期中卵泡发育和成熟。

1.卵巢周期前卵泡形成与发育

胚胎6～8周时,原始生殖细胞不断有丝分裂,细胞数增多,体积增大,称为卵原细胞,约60万个。自胚胎11～12周开始卵原细胞进入第一次减数分裂,并静止于前期双线期,改称为初级卵母细胞。胚胎16～20周时生殖细胞数目达到高峰,两侧卵巢共含600～700万个(卵原细胞占1/3,初级卵母细胞占2/3)。胚胎16周至生后6个月,单层梭形前颗粒细胞围绕着停留于减数分裂双线期的初级卵母细胞形成始基卵泡,这是女性的基本生殖单位,也是卵细胞储备的唯一形式。胎儿期的卵泡不断闭锁,出生时约剩 200 万个,儿童期多数卵泡退化,至青春期只剩下约 30 万个。

卵泡自胚胎形成后即进入自主发育和闭锁的轨道,此过程不依赖于促性腺激素,其机制尚不清楚。

2.卵巢周期中卵泡发育和成熟

进入青春期后,卵泡由自主发育推进至发育成熟的过程则依赖于促性腺激素的刺激。生育期每月发育一批(3~11 个)卵泡,经过募集、选择,其中一般只有一个优势卵泡可达完全成熟,并排出卵子。其余的卵泡发育到一定程度通过细胞凋亡机制而自行退化,称卵泡闭锁。女性一生中一般只有 400~500 个卵泡发育成熟并排卵,仅占总数的 0.1% 左右。

卵泡的发育始于始基卵泡到初级卵泡的转化,始基卵泡可以在卵巢内处于休眠状态数十年。始基卵泡发育远在月经周期起始之前,从始基卵泡至形成窦前卵泡需 9 个月以上的时间,从窦前卵泡发育到成熟卵泡经历持续生长期(1~4 级卵泡)和指数生长期(5~8 级卵泡),共需 85 天时间,实际上跨越了 3 个月经周期。一般卵泡生长的最后阶段正常需 15 天,是月经周期的卵泡期。

根据卵泡的形态、大小、生长速度和组织学特征,可将其生长过程分为以下几个阶段(图 2-1)。

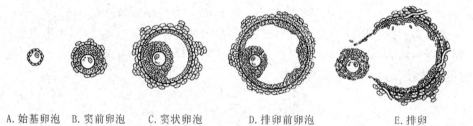

A.始基卵泡　B.窦前卵泡　　C.窦状卵泡　　　D.排卵前卵泡　　　　E.排卵

图 2-1　不同发育阶段的卵泡形态

(1)始基卵泡:由停留于减数分裂双线期的初级卵母细胞被单层梭形前颗粒细胞围绕而形成。

(2)窦前卵泡:始基卵泡的梭形前颗粒细胞分化为单层立方形细胞之后成为初级卵泡。与此同时,颗粒细胞合成和分泌黏多糖,在卵子周围形成一透明环形区,称透明带。颗粒细胞的胞膜突起可穿过透明带与卵子的胞膜形成缝隙连接,这些胞膜的接触为卵子的信息传递和营养提供了一条通道。最后初级卵泡颗粒细胞的增殖使细胞的层数增至 6~8 层(600 个细胞以下),卵泡增大,形成次级卵泡。颗粒细胞内出现卵泡刺激素(follicle-stimulating hormone,FSH)、雌激素(estrogen,E)和雄激素(androgen,A)三种受体,具备了对上述激素的反应性。卵泡基底膜附近的梭形细胞形成两层卵泡膜,即卵泡内膜和卵泡外膜。卵泡内膜细胞出现黄体生成素(LH)受体,具备了合成甾体激素的能力。

(3)窦状卵泡:在雌激素和 FSH 的协同作用下,颗粒细胞间积聚的卵泡液增加,最后融合形成卵泡腔,卵泡增大直径达 500 μm,称为窦状卵泡。窦状卵泡发育的后期,相当于前一卵巢周期的黄体晚期及本周期卵泡早期,血清 FSH 水平及其生物活性增高,超过一定阈值后,卵巢内有一组窦状卵泡群进入了"生长发育轨道",这种现象称为募集。约在月经周期第 7 天,在被募集的发育卵泡群中,FSH 阈值最低的一个卵泡,优先发育成为优势卵泡,其余的卵泡逐渐退化闭锁,这个现象称为选择。月经周期第 11~13 天,优势卵泡增大至 18 mm,分泌雌激素量增多,使血清雌激素量达到 300 pg/mL。不仅如此,在 FSH 刺激下,颗粒细胞内又出现了 LH 受体及催乳激素(PRL)受体,具备了对 LH、PRL 的反应性。此时便形成了排卵前卵泡。

(4)排卵前卵泡:为卵泡发育的最后阶段,亦称格拉夫卵泡。卵泡液急骤增加,卵泡腔增大,卵泡体积显著增大,直径可达 18～23 mm,卵泡向卵巢表面突出,其结构从外到内如下。

卵泡外膜:为致密的卵巢间质组织,与卵巢间质无明显界限。

卵泡内膜:由卵巢皮质层间质细胞衍化而来,细胞呈多边形,较颗粒细胞大。此层含丰富血管。

颗粒细胞:细胞呈立方形,细胞间无血管存在,营养来自外周的卵泡内膜。

卵泡腔:腔内充满大量清澈的卵泡液和雌激素。

卵丘:呈丘状突出于卵泡腔,卵细胞深藏其中。

放射冠:直接围绕卵细胞的一层颗粒细胞,呈放射状排列。

透明带:在放射冠与卵细胞之间有一层很薄的透明膜,称透明带。

(二)排卵

卵母细胞及包绕它的卵丘颗粒细胞一起排出的过程称排卵。排卵过程包括卵母细胞完成第一次减数分裂和卵泡壁胶原层的分解及小孔形成后卵子的排出活动。排卵前,由于成熟卵泡分泌的雌二醇在循环中达到对下丘脑起正反馈调节作用的峰值($E_2 \geqslant 200$ pg/mL),促使下丘脑 GnRH 的大量释放,继而引起垂体释放促性腺激素,出现 LH/FSH 峰。LH 峰是即将排卵的可靠指标,出现于卵泡破裂前 36 小时。LH 峰使初级卵母细胞完成第一次减数分裂,排出第一极体,成熟为次级卵母细胞。在 LH 峰作用下排卵前卵泡黄素化,产生少量孕酮。LH/FSH 排卵峰与孕酮协同作用,激活卵泡液内蛋白溶酶活性,使卵泡壁隆起尖端部分的胶原消化形成小孔,称排卵孔。排卵前卵泡液中前列腺素显著增加,排卵时达高峰。前列腺素可促进卵泡壁释放蛋白溶酶,有助于排卵。排卵时随卵细胞同时排出的还有透明带、放射冠及小部分卵丘内的颗粒细胞。排卵多发生在下次月经来潮前 14 天左右,卵子可由两次卵巢轮流排出,也可由一侧卵巢连续排出。卵子排出后,经输卵管伞部捡拾、输卵管壁蠕动以及输卵管黏膜纤毛活动等协同作用通过输卵管,并被运送到子宫腔。

(三)黄体形成及退化

排卵后卵泡液流出,卵泡腔内压下降,卵泡壁塌陷,形成许多皱襞,卵泡壁的卵泡颗粒细胞和卵泡内膜细胞向内侵入,周围由结缔组织的卵泡外膜包围,共同形成黄体。

卵泡颗粒细胞和卵泡内膜细胞在 LH 排卵峰的作用下进一步黄素化,分别形成颗粒黄体细胞及卵泡膜黄体细胞。两种黄体细胞内都含有胡萝卜素,该色素含量多寡决定黄体颜色的深浅。黄体细胞的直径由原来的 12～14 μm 增大到 35～50 μm。在血管内皮生长因子(VEGF)作用下颗粒细胞血管化。排卵后 7～8 天(相当于月经周期第 22 天左右)黄体体积和功能达到高峰,直径 1～2 cm,外观黄色。正常黄体功能的建立需要理想的排卵前卵泡发育,特别是 FSH 刺激,以及一定水平的持续性 LH 维持。

若排出的卵子受精,则黄体在胚胎滋养细胞分泌的绒毛膜促性腺激素(human chorionic gonado tropin,HCG)作用下增大,转变为妊娠黄体,至妊娠 3 个月末才退化。此后胎盘形成并分泌甾体激素维持妊娠。

若卵子未受精,黄体在排卵后 9～10 天开始退化,黄体功能限于 14 天,其机制尚未完全明确,可能与其分泌的雌激素溶黄体作用有关,其作用由卵巢局部前列腺素和内皮素-1 所介导。

黄体退化时黄体细胞逐渐萎缩变小,周围的结缔组织及成纤维细胞侵入黄体,逐渐由结缔组织所代替,组织纤维化,外观色白,称白体。黄体衰退后月经来潮,卵巢中又有新的卵泡发育,开始新的周期。

二、卵巢性激素的合成及分泌

卵巢合成及分泌的性激素主要为雌激素、孕激素及少量雄激素,均为甾体激素。卵泡膜细胞为排卵前雌激素的主要来源,黄体细胞在排卵后分泌大量的孕激素及雌激素。雄激素(睾酮)主要由卵巢门细胞产生。

(一)甾体激素的基本化学结构

甾体激素属类固醇激素,其基本化学结构为环戊烷多氢菲环,由3个6-碳环和1个5-碳环组成,其中第1个为苯环,第2个为萘环,第3个为菲环外加环戊烷。它们是构成类固醇激素的核心结构。根据碳原子数目分为3组。

(1)21-碳类固醇,包括孕酮,基本结构是孕烷核。

(2)19-碳类固醇,包括所有雄激素,基本结构是雄烷核。

(3)18-碳类固醇,包括雌二醇、雌酮、雌三醇,基本结构为雌烷核。

(二)甾体激素的生物合成与分泌

卵巢甾体激素生物合成需要多种羟化酶及芳香化酶的作用,它们都属于细胞色素 P450 超基因家族。在 LH 的刺激下,卵泡膜细胞内胆固醇经线粒体内细胞色素 P450 侧链裂解酶催化,形成孕烯醇酮,这是性激素合成的限速步骤。孕烯醇酮合成雄烯二酮有 Δ^4 和 Δ^5 两条途径。卵巢在排卵前以 Δ^5 途径合成雌激素,排卵后可通过 Δ^4 和 Δ^5 两条途径合成雌激素。孕酮的合成是通过 Δ^4 途径。卵巢雌激素的合成是由卵泡膜细胞与颗粒细胞在 FSH 与 LH 的共同作用下完成的:LH 与卵泡膜细胞 LH 受体结合后可使胆固醇形成睾酮和雄烯二酮,后二者进入颗粒细胞内成为雌激素的前身物质;FSH 与颗粒细胞上 FSH 受体结合后激活芳香化酶,将睾酮和雄烯二酮分别转化为雌二醇和雌酮,进入血循环和卵泡液中。这就是 Falck(1959 年)提出的雌激素合成的两细胞-两促性腺激素学说。

(三)甾体激素的代谢

甾体激素主要在肝内代谢。雌二醇的代谢产物为雌酮及其硫酸盐、雌三醇、2-羟雌酮等,主要经肾脏排出;有一部分经胆汁排入肠内可再吸收入肝,即肝肠循环。孕激素主要代谢为孕二醇,经肾脏排出体外;睾酮代谢为雄酮、原胆烷醇酮,主要以葡糖醛酸盐的形式经肾脏排出体外。

(四)卵巢性激素分泌的周期性变化

1.雌激素

卵泡开始发育时,只分泌少量雌激素;至月经第 7 天卵泡分泌雌激素量迅速增加,于排卵前形成高峰,排卵后稍减少。在排卵后 1~2 天,黄体开始分泌雌激素使血循环中雌激素又逐渐上升。在排卵后 7~8 天黄体成熟时,形成血循环中雌激素第二高峰,此峰低于排卵前第一高峰。此后,黄体萎缩,雌激素水平急剧下降,于月经期前达最低水平。

2.孕激素

卵泡期卵泡不分泌孕酮,排卵前成熟卵泡的颗粒细胞在 LH 排卵高峰的作用下黄素化,并开始分泌少量孕酮;排卵后黄体分泌孕酮逐渐增加,至排卵后 7~8 天黄体成熟时,分泌量达最高峰,以后逐渐下降,到月经来潮时降至卵泡期水平。

3.雄激素

女性雄激素主要来自肾上腺;卵巢也能分泌部分雄激素,包括睾酮、雄烯二酮和脱氢表雄酮。卵巢内泡膜层是合成分泌雄烯二酮的主要部位,卵巢间质细胞和门细胞主要合成与分泌睾酮。排卵前循环中雄激素升高,一方面可促进非优势卵泡闭锁,另一方面可提高性欲。

(五)卵巢性激素的作用

1.雌激素的生理作用

(1)子宫内膜:使内膜间质和腺体增殖和修复。

(2)子宫肌:促进子宫平滑肌细胞的增生肥大,使肌层增厚;增进血运,促使和维持子宫发育;增加子宫平滑肌对缩宫素的敏感性。

(3)宫颈:使宫颈口松弛、扩张,宫颈黏液分泌增加,性状变稀薄,富有弹性易拉成丝状,有利于精子通过。

(4)输卵管:促进输卵管肌层发育及上皮的分泌活动,并可加强输卵管肌节律性收缩的振幅。

(5)阴道上皮:促进阴道上皮基底层细胞增生、分化、成熟及表浅上皮细胞角化,黏膜变厚,并增加细胞内糖原含量,使阴道维持酸性环境。

(6)外生殖器:使阴唇发育、丰满、色素加深。

(7)第二性征:使乳腺管增生,乳头、乳晕着色,促使其他第二性征的发育。

(8)卵巢:协同促性腺激素促使卵泡发育。

(9)下丘脑、垂体:通过对下丘脑和垂体的正负反馈调节,控制促性腺激素的分泌。

(10)代谢作用:促进水钠潴留;促进肝脏高密度脂蛋白合成,抑制低密度脂蛋白合成,降低循环中胆固醇水平,维持血管张力,保持血流稳定;维持和促进骨基质代谢,对肠道钙的吸收,肾脏钙的重吸收及钙盐、磷盐在骨质中沉积均具有促进作用,以维持正常骨质。

2.孕激素的生理作用

孕激素通常在雌激素的作用基础上发挥作用。

(1)子宫内膜:使增殖期子宫内膜转化为分泌期内膜,为受精卵着床及其后的胚胎发育做好准备。

(2)子宫肌:降低子宫平滑肌兴奋性及其对缩宫素的敏感性,从而抑制子宫收缩,有利于胚胎及胎儿宫内生长发育。

(3)宫颈:使宫颈口闭合,黏液变黏稠,形成黏液栓阻塞宫颈口,阻止精子及微生物进入。

(4)输卵管:使输卵管上皮纤毛细胞和管腔黏液的分泌减少,抑制输卵管肌节律性收缩的振幅。

(5)阴道上皮:加快阴道上皮细胞脱落。

(6)乳房:促进乳腺腺泡发育。

(7)下丘脑、垂体:孕激素在月经中期具有增强雌激素对垂体 LH 排卵峰释放的正反馈作用;在黄体期对下丘脑、垂体有负反馈作用,抑制促性腺激素分泌。

(8)代谢作用:促进水钠排泄。

(9)体温:孕酮对体温调节中枢具有兴奋作用,可使基础体温(basal body temperature,BBT)在排卵后升高 0.3 ℃～0.5 ℃。临床上可以此作为判断是否排卵、排卵日期及黄体功能的标志之一。

(10)孕激素与雌激素的协同和拮抗作用:一方面,孕激素在雌激素作用的基础上,进一步促使女性生殖器和乳房的发育,为妊娠准备条件,二者有协同作用;另一方面,雌激素和孕激素又有拮抗作用,雌激素促进子宫内膜增生及修复,孕激素则限制子宫内膜增生,并使增生的子宫内膜转化为分泌期。其他拮抗作用表现在子宫收缩、输卵管蠕动、宫颈黏液变化、阴道上皮细胞角化和脱落以及水钠潴留与排泄等方面。

3.雄激素的生理作用

(1)对女性生殖系统的影响:自青春期开始,雄激素分泌增加,促使阴蒂、阴唇和阴阜的发育,促进阴毛、腋毛的生长。但雄激素过多会对雌激素产生拮抗作用,如减缓子宫及其内膜的生长和增殖,抑制阴道上皮的增生和角化。长期使用雄激素,可出现男性化的表现。雄激素还与性欲有关。

(2)对机体代谢功能的影响:雄激素能促进蛋白合成,促进肌肉生长,并刺激骨髓中红细胞的增生。在性成熟期前,促使长骨基质生长和钙的保留;性成熟后可导致骨骺的关闭,使生长停止。可促进肾远曲小管对水、钠的重吸收并保留钙。

(六)甾体激素的作用机制

甾体激素具有脂溶性,主要通过扩散方式进入细胞内,与胞浆受体结合,形成激素-胞浆受体复合物。靶细胞胞浆中存在的甾体激素受体是蛋白质,与相应激素结合具有很强的亲和力和专一性。当激素进入细胞内与胞浆受体结合后,受体蛋白发生构型变化和热休克蛋白(HSP)解离,从而使激素-胞浆受体复合物获得进入细胞核内的能力,并由胞浆转移至核内,与核内受体结合,形成激素-核受体复合物,从而引发 DNA 的转录过程,生成特异的 mRNA,在胞浆核糖体内翻译,生成蛋白质,发挥相应的生物效应。

三、卵巢分泌的多肽物质

卵巢除分泌甾体激素外,还分泌一些多肽激素、细胞因子和生长因子。

(一)多肽激素

在卵泡液中可分离到三种多肽,根据它们对 FSH 产生的影响不同,分为抑制素、激活素和卵泡抑制素(follistatin,FS)。它们既来源于卵巢颗粒细胞,也产生于垂体促性腺细胞,与卵巢甾体激素系统一样,构成调节垂体促性腺激素合成与分泌的激活素-抑制素-卵泡抑制素系统。

1.抑制素

有两个不同的亚单位(α 和 β)通过二硫键连接,β 亚单位再分为 β_A 和 β_B,形成抑制素 A($\alpha\beta_A$)和抑制素 B($\alpha\beta_B$)。它的主要生理作用是选择性地抑制垂体 FSH 的产生,包括 FS 的合成和分泌,另外,它也能增强 LH 的活性。

2.激活素

由抑制素的两个 β 亚单位组成,形成激活素 A($\beta_A\beta_A$)、激活素 AB($\beta_A\beta_B$)和激活素 B($\beta_B\beta_B$)。近年来发现激活素还有其他亚单位,如 βc、βd、βe 等。激活素主要在垂体局部通过自分泌作用,增加垂体细胞的 GnRH 受体数量,提高垂体对 GnRH 的反应性,从而刺激 FSH 的产生。

3.卵泡抑制素

卵泡抑制素是一个高度糖基化的多肽,它与抑制素和激活素的 β 亚单位具有亲和力。激活素与之结合后,失去刺激 FSH 产生的能力。卵泡抑制素的主要功能是通过自分泌/旁分泌作用,抑制 FSH 的产生。

(二)细胞因子和生长因子

白细胞介素-1、肿瘤坏死因子-α、胰岛素样生长因子、血管内皮生长因子、表皮生长因子、成纤维细胞生长因子、转化生长因子、血小板衍生生长因子等细胞因子和生长因子通过自分泌或旁分泌形式也参与卵泡生长发育的调节。

（张金秀）

第三节　生殖器其他部位周期性调节

在卵巢性激素周期性作用下，阴道黏膜、宫颈黏液、输卵管以及乳房组织也发生相应性变化。

一、阴道黏膜周期性变化

月经周期中阴道黏膜上皮呈现周期性变化，以阴道上段最为明显。排卵前，阴道上皮在雌激素的作用下，底层细胞增生，逐渐演变成中层与表层细胞，使阴道黏膜增厚；表层细胞角化程度增高，至排卵期程度最高；细胞内糖原含量增多，经阴道内的乳酸杆菌分解成乳酸，使阴道内保持酸性环境，从而抑制了致病菌的繁殖。排卵后在孕激素作用下，阴道表层细胞脱落。临床上可借助阴道脱落细胞的变化了解体内雌激素水平和有无排卵。

二、宫颈黏液周期性变化

宫颈黏膜腺细胞分泌的黏液在卵巢性激素的影响下也有明显的周期性改变。雌、孕激素可调节宫颈黏膜腺细胞的分泌功能。月经来潮后，体内雌激素水平降低，此时宫颈管分泌的黏液量很少。随着雌激素水平提高，黏液分泌量不断增加，至排卵期宫颈分泌的黏液变得非常稀薄、透明，拉丝度可达 10 cm 以上。宫颈黏液涂片干燥后置于显微镜下检查，可见羊齿植物叶状结晶。这种结晶在月经周期第 6～7 天即可出现，到排卵期结晶形状最清晰而典型。排卵后受孕激素影响，黏液分泌量逐渐减少，质地变黏稠而浑浊，拉丝度差，易断裂。涂片检查可发现结晶逐渐模糊，至月经周期第 22 天左右完全消失，而代之以排列成行的椭圆体。临床上根据宫颈黏液检查，可了解卵巢的功能状态。

宫颈黏液是含有糖蛋白、血浆蛋白、氯化钠和水分的水凝胶。宫颈黏液中的氯化钠含量在月经周期中发生明显变化。在月经前后，氯化钠含量仅占黏液干重的 2%～20%，而排卵期则为 40%～70%。由于黏液是等渗的，排卵期宫颈黏液氯化钠比例的增加使其水分亦相应增加，故排卵期的宫颈黏液稀薄而量多。宫颈黏液中的糖蛋白排列成网状。近排卵时，在雌激素影响下网眼变大，以适宜精子通过。雌、孕激素的作用使宫颈在月经周期中对精子穿透发挥生物阀的作用。

三、输卵管周期性变化

输卵管的形态及功能在雌、孕激素作用下同样发生周期性变化。在雌激素的作用下，输卵管黏膜上皮纤毛细胞生长，体积增大；非纤毛细胞分泌增加，为卵子提供运输和种植前的营养物质。雌激素还促进输卵管的发育及加强输卵管肌层节律性收缩的振幅。孕激素则能抑制输卵管收缩的振幅,并可抑制输卵管黏膜上皮纤毛细胞的生长,降低分泌细胞分泌黏液的能力。在雌、孕激素的协同作用下,受精卵才能通过输卵管正常到达子宫腔。

四、乳房周期性变化

雌激素促进乳腺管增生,而孕激素则促进乳腺小叶及腺泡生长。某些女性在经前期有乳房肿胀和疼痛感,可能是由于乳腺管的扩张、充血及乳房间质水肿所致。由于雌、孕激素撤退,月经来潮后上述症状大多消退。

(李金富)

第四节　月经周期调节

女性生殖系统周期性变化是其重要的生理特点,而月经是该变化的重要标志。月经周期调节是一个非常复杂的过程,主要涉及下丘脑、垂体和卵巢。下丘脑分泌促性腺激素释放激素通过调节垂体促性腺激素的分泌来调控卵巢功能。卵巢分泌的性激素对下丘脑-垂体又有反馈调节作用。下丘脑、垂体与卵巢之间相互调节、相互影响,形成一个完整而协调的神经内分泌系统,称为下丘脑-垂体-卵巢轴(hypothalamic-pituitary-ovarian axis,HPO)。除下丘脑、垂体和卵巢激素之间的相互调节外,抑制素-激活素-卵泡抑制素系统也参与 HPO 对月经周期的调节。此外,HPO 的神经内分泌活动还受到大脑高级中枢的影响。

一、下丘脑促性腺激素释放激素

促性腺激素释放激素(gonadotropin-releasing hormone,GnRH)是下丘脑弓状核神经细胞分泌的一种十肽激素,通过垂体门脉系统输送到腺垂体,其生理功能是调节垂体促性腺激素的合成和分泌。其分泌特征是脉冲式释放,脉冲频率为 60～120 分钟,其频率与月经周期时相有关。正常月经周期的生理功能和病理变化均伴有相应的 GnRH 脉冲式分泌模式变化。GnRH 的脉冲式释放可调节 LH/FSH 的比值。脉冲频率减慢时,血中 FSH 水平升高,LH 水平降低,从而导致 LH/FSH 比值下降;频率增加时,LH/FSH 比值升高。

下丘脑是 HPO 的启动中心,GnRH 的分泌受垂体促性腺激素和卵巢性激素的反馈调节,包括起促进作用的正反馈和起抑制作用的负反馈调节。反馈调节包括长反馈、短反馈和超短反馈三种。长反馈指卵巢分泌到循环中的性激素对下丘脑的反馈作用;短反馈是指垂体激素对下丘脑 GnRH 分泌的负反馈调节;超短反馈是指 GnRH 对其本身合成的负反馈调节。这些激素反馈信号和来自神经系统高级中枢的神经信号一样,通过多种神经递质,包括去甲肾上腺素、多巴胺、内啡肽、5-羟色胺和降黑素等调节 GnRH 的分泌。去甲肾上腺素促进 GnRH 的释放,内源性鸦片肽抑制 GnRH 的释放,多巴胺对 GnRH 的释放则具有促进和抑制双重作用。

二、垂体生殖激素

腺垂体分泌的直接与生殖有关的激素有促性腺激素和催乳激素。

（一）促性腺激素

腺垂体的促性腺激素细胞分泌卵泡刺激素（follicle-stimulating hormone，FSH）和黄体生成素（luteinizing hormone，LH）。它们对 GnRH 的脉冲式刺激起反应，自身亦呈脉冲式分泌，并受卵巢性激素和抑制素的调节。FSH 和 LH 均为糖蛋白激素，皆由 α 与 β 两个亚单位肽链以共价键结合而成。它们的 α 亚基结构相同，β 亚基结构不同。β 亚基是决定激素特异抗原性和特异功能的部分，但必须与 α 亚基结合成完整分子才具有生物活性。人类的促甲状腺激素（TSH）和人绒毛膜促性腺激素（HCG）也均由 α 和 β 两个亚单位组成。这四种糖蛋白激素的 α 亚单位中的氨基酸组成及其序列基本相同，它们的免疫反应也基本相同，各激素的特异性均存在于 β 亚单位。

FSH 是卵泡发育必需的激素，主要生理作用：①直接促进窦前卵泡及窦状卵泡颗粒细胞增殖与分化，分泌卵泡液，使卵泡生长发育；②激活颗粒细胞芳香化酶，合成与分泌雌二醇；③在前一周期的黄体晚期及卵泡早期，促使卵巢内窦状卵泡群的募集；④促使颗粒细胞合成分泌 IGF 及其受体、抑制素、激活素等物质，并与这些物质协同作用，调节优势卵泡的选择与非优势卵泡的闭锁退化；⑤在卵泡期晚期与雌激素协同，诱导颗粒细胞生成 LH 受体，为排卵及黄素化作准备。

LH 的生理作用：①在卵泡期刺激卵泡膜细胞合成雄激素，主要是雄烯二酮，为雌二醇的合成提供底物；②排卵前促使卵母细胞最终成熟及排卵；③在黄体期维持黄体功能，促进孕激素、雌二醇和抑制素 A 的合成与分泌。

（二）催乳激素（prolactin，PRL）

PRL 是由腺垂体的催乳细胞分泌的、由 198 个氨基酸组成的多肽激素，具有促进乳汁合成功能。其分泌主要受下丘脑释放入门脉循环的多巴胺（PRL 抑制因子）抑制性调节。促甲状腺激素释放激素（TRH）亦能刺激 PRL 的分泌。由于多巴胺与 GnRH 对同一刺激或抑制作用常同时发生效应，因此，当 GnRH 的分泌受到抑制时，可出现促性腺激素水平下降，而 PRL 水平上升，临床表现为闭经泌乳综合征。另外，由于 TRH 升高，可使一些甲状腺功能减退的妇女出现泌乳现象。

三、卵巢性激素的反馈调节

卵巢分泌的雌、孕激素对下丘脑-垂体的反馈调节作用如下。

（一）雌激素

雌激素对下丘脑产生负反馈和正反馈两种作用。在卵泡期早期，一定水平的雌激素负反馈作用于下丘脑，抑制 GnRH 释放，并降低垂体对 GnRH 的反应性，从而实现对垂体促性腺激素脉冲式分泌的抑制。在卵泡期晚期，随着卵泡的发育成熟，当雌激素的分泌达到阈值（≥200 pg/mL）并维持 48 小时以上，雌激素即可发挥正反馈作用，刺激 LH 分泌高峰。在黄体期，协同孕激素对下丘脑有负反馈作用。

（二）孕激素

在排卵前，低水平的孕激素可增强雌激素对促性腺激素的正反馈作用。在黄体期，高水平的孕激素对促性腺激素的脉冲分泌产生负反馈抑制作用。

四、月经周期调控过程

(一)卵泡期

在一次月经周期的黄体萎缩后,雌、孕激素和抑制素 A 水平降至最低,对下丘脑和垂体的抑制解除,下丘脑又开始分泌 GnRH,使垂体 FSH 分泌增加,促进卵泡发育,分泌雌激素,子宫内膜发生增生期变化。随着雌激素逐渐增加,其对下丘脑的负反馈增强,抑制下丘脑 GnRH 的分泌,加之抑制素 B 的作用,使垂体 FSH 分泌减少。随着卵泡逐渐发育,接近成熟时卵泡分泌的雌激素达到 200 pg/mL 以上,并持续 48 小时,即对下丘脑和垂体产生正反馈作用,形成 LH 和 FSH 峰。两者协同作用,促使成熟卵泡排卵。

(二)黄体期

排卵后循环中 LH 和 FSH 均急剧下降,在少量 LH 和 FSH 作用下,黄体形成并逐渐发育成熟。黄体主要分泌孕激素,也分泌雌二醇,使子宫内膜发生分泌期变化。排卵后第 7~8 天循环中孕激素达到高峰,雌激素亦达到又一高峰。由于大量孕激素和雌激素以及抑制素 A 的共同负反馈作用,又使垂体 LH 和 FSH 分泌相应减少,黄体开始萎缩,雌、孕激素分泌减少,子宫内膜失去性激素支持,发生剥脱而月经来潮。雌、孕激素和抑制素 A 的减少解除了对下丘脑和垂体的负反馈抑制,FSH 分泌增加,卵泡开始发育,下一个月经周期重新开始,如此周而复始。

月经周期主要受 HPO 的神经内分泌调控,同时也受抑制素-激活素-卵泡抑制素系统的调节。此外,其他腺体内分泌激素对月经周期也有影响。HPO 的生理活动还受大脑皮层神经中枢的调节,如外界环境、精神因素等均可影响月经周期。大脑皮层、下丘脑、垂体和卵巢任何一个环节发生障碍,都会引起卵巢功能紊乱,导致月经失调。

(毕焕艳)

第五节 其他内分泌腺对生殖系统的影响

机体其他内分泌腺及前列腺素也对生殖系统产生影响,尤以肾上腺和甲状腺最为明显。

一、肾上腺

除卵巢外,肾上腺是合成并分泌甾体激素最重要的器官。它不仅具有合成和分泌糖皮质激素、盐皮质激素的功能,还能合成和分泌少量雄激素和极微量雌激素、孕激素。肾上腺皮质是女性雄激素的主要来源。少量雄激素为正常妇女的阴毛、腋毛、肌肉和全身发育所必需。若雄激素分泌过多,可抑制下丘脑分泌 GnRH,并对抗雌激素的作用,使卵巢功能受到抑制而出现闭经及男性化表现。多囊卵巢综合征的病因之一即为肾上腺源性的雄激素过多所致。先天性肾上腺皮质增生症患者存在 21-羟化酶缺陷,皮质激素合成不足,引起促肾上腺皮质激素(ACTH)代偿性增加,促使肾上腺皮质网状带雄激素分泌过多,导致女性男性化或女性假两性畸形。

二、甲状腺

甲状腺分泌的甲状腺素(thyroxine,T₄)和三碘甲状腺原氨酸(triiodothyronine,T₃)受下丘脑分泌的 TRH 调控。T_4 和 T_3 不仅参与机体各种物质的新陈代谢,还对性腺的发育成熟、维持正常月经和生殖功能具有重要影响。若甲状腺功能减退发生在青春期之前,可表现为性发育障碍、原发性闭经、月经初潮延迟等;若发生在青春期之后,则表现为月经过少、稀发,甚至闭经。患者多合并不孕,自然流产和畸胎发生率增加。甲状腺功能轻度亢进时甾体激素分泌与释放增加,子宫内膜过度增生,临床表现为月经过多、过频,甚至发生功能失调性子宫出血。当甲状腺功能亢进进一步加重时,甾体激素的分泌、释放及代谢等过程受到抑制,临床表现为月经稀发、月经减少,甚至闭经。

三、胰腺

胰岛素不仅参与糖代谢,而且对维持正常的卵巢功能有重要影响。胰岛素依赖型糖尿病患者常伴有卵巢功能低下。胰岛素拮抗的高胰岛素血症患者,过多的胰岛素将促进卵巢产生过多雄激素,从而发生高雄激素血症,导致月经失调,甚至闭经。

四、前列腺素

前列腺素(prostaglandin,PG)广泛存在于机体组织和体液中,含量极微,而效应很强。PG在卵巢、输卵管黏膜、子宫内膜及月经血中均有分布,对女性生殖功能有一定影响。

(一)对下丘脑-垂体功能的影响

PG 有诱发释放 GnRH、LH 的功能。

(二)对卵巢功能的影响

PG 可促使卵泡发育、卵巢激素分泌、诱发排卵、参与黄体维持及溶解过程。

(三)对月经的影响

子宫内膜能合成 PG,其含量随月经周期而异。其中前列腺素 $F_{2\alpha}$($PGF_{2\alpha}$)可引起子宫收缩,而前列腺素 E_2(PGE_2)则可抑制子宫收缩。研究发现,$PGF_{2\alpha}$ 能促使子宫内膜螺旋小动脉收缩,加速内膜缺血、坏死及血管断裂,因此,月经来潮可能与 $PGF_{2\alpha}$ 密切相关。原发性痛经妇女经血中 $PGF_{2\alpha}$ 含量较正常妇女增高,可能是痛经的原因之一。

(四)对子宫肌的影响

PG 对子宫肌的作用,因 PG 的类型和子宫生理状态而异。前列腺素 E(PGE)能使非妊娠子宫肌松弛,妊娠子宫肌收缩;PGF 则使非妊娠及妊娠子宫肌均收缩。

(五)对分娩的影响

妊娠期,羊水中含有多种 PG。在分娩过程中,子宫收缩时,羊水和母体静脉血中 PG 浓度升高,子宫收缩间歇期 PG 浓度则下降,妊娠子宫尤其近分娩期子宫对 PG 极为敏感,提示 PG 可能为参与分娩发动的重要体液因素。另外,在分娩时,宫颈特异性产生大量 PGE_2,尤其是在宫颈成熟过程中,PGE_2 明显增加,提示 PGE_2 可能在宫颈成熟中起较大作用。

(六)对输卵管的影响

输卵管黏膜内含有高浓度的 PG。前列腺素 F(PGF)促进输卵管收缩,而 PGE 则抑制其收缩。PG 通过影响输卵管的活动来调节卵子运输。

(杜巧林)

第三章

妇产科常用检查技术

第一节 妇科体格检查

妇科体格检查是妇产科的一种基本检查方法,是正确诊断妇科疾病的重要手段,包括腹部检查、外阴阴道检查、双合诊、三合诊及肛腹诊。通过视诊和触诊了解女性内生殖器、外生殖器的情况。

一、检查前注意事项

(1)详细了解病情,对初次受检或精神过度紧张者应耐心解释,解除其思想顾虑和紧张情绪,取得患者的合作。

(2)检查前必须排空膀胱,必要时排空大便,以免误诊。

(3)月经期一般不做阴道检查,以免带进细菌而导致感染或引起子宫内膜异位症。如有不正常阴道出血须做阴道检查时,应先消毒外阴,用消毒的润滑剂、窥器和手套检查。

(4)对未婚者禁做窥器检查及双合诊,限做肛腹诊。若确有必要,应先征得患者本人及其家属同意后,方可进行。

二、检查内容和步骤

(一)腹部检查

观察腹部外形,有无蛙腹或隆起。触诊如有肿块,注意其部位、外形、大小、软硬度、活动度、压痛等。然后叩诊注意有无移动性浊音。

(二)外阴阴道检查

1.外阴部检查

观察外阴发育、阴毛多少和分布情况。有无畸形、水肿、皮炎、溃疡、赘生物或肿块。注意皮肤颜色、软硬度,有无增厚、变薄或萎缩。注意阴蒂长短,有无肥大、水肿、赘生物。未婚者处女膜多完整未破,经产妇的处女膜仅留处女膜痕。检查时注意尿道旁腺和前庭大腺有无肿胀,若有脓性分泌物,应做涂片检菌和培养。

2.窥器检查

观察阴道及宫颈情况,常用的为两叶窥阴器。若有条件,应采用一次性窥阴器,避免交叉感染。

放置窥器时应将窥器两叶合拢,蘸润滑剂,避开敏感的尿道口周围,沿阴道侧后壁缓慢斜插入阴道内,待窥器进入一半后,逐渐将两叶转平并张开,暴露宫颈及阴道壁和穹隆部。若取阴道分泌物或做宫颈刮片,宜用生理盐水作为润滑剂,以免影响检查结果。

检查阴道时应观察阴道壁黏膜的色泽、弹性及是否光滑,有无阴道隔或双阴道等先天畸形,有无溃疡、肿物、膨出、异物、瘘管,注意穹隆部有无裂伤,注意阴道分泌物的多少、性质、颜色,有无臭味等。

检查子宫颈时应观察子宫颈的大小、颜色、外口形状,有无糜烂、撕裂、外翻、腺囊肿、息肉、肿块,有无子宫颈延长、脱垂。

(三)阴道检查

主要检查阴道及子宫颈。检查者戴消毒手套,示指、中指蘸润滑剂后轻轻进入阴道,在通过阴道口时,用示指和拇指扪触阴道口两侧有无肿块或触痛(如前庭大腺炎或囊肿存在)。然后进一步检查阴道的松紧度、长度,有无狭窄、瘢痕、结节、肿块、畸形(阴道横隔、阴道纵隔),以及穹隆部有无触痛、饱满、硬结。扪触子宫颈时注意其大小、硬度,有无接触性出血。若拨动子宫颈时患者感疼痛,称宫颈举痛。若怀疑宫颈管有肿瘤,则应伸一指入松弛的宫颈管内触摸。

(四)双合诊

阴道内手指触诊的同时用另一只手在腹部配合检查称为双合诊,主要检查子宫及附件。

1.子宫

将阴道内手指放在前穹隆,另一只手压下腹部。如两手间摸到子宫体,则为前位子宫;若在前穹隆未触及子宫体,则将阴道内手指放在后穹隆。两手配合,若能摸到子宫体,则为后位子宫。检查时注意子宫的位置、大小、形状、软硬度、活动度及有无压痛,表面是否光滑等。

2.附件

将阴道内手指置于一侧穹隆,另一只手移向同侧下腹部,向下深压使两手能对合,以了解附件区情况。正常时输卵管不能扪及,而卵巢偶可扪及,应注意其位置、大小、软硬度、活动度及有无触痛。若扪及肿块,应注意其位置、大小、形状、表面情况、活动度、囊性或实性、与子宫的关系。

(五)三合诊

腹部、阴道、肛门联合检查称为三合诊。一只手示指放入阴道、中指放入直肠,另一只手放置下腹部联合检查。三合诊的目的在于弥补双合诊的不足,主要借以更清楚地了解位于盆腔较后部及直肠子宫陷凹窝、子宫后壁、宫骶骨韧带、直肠阴道隔、主韧带、子宫颈旁、盆腔内侧壁及直肠本身的情况。

(六)肛腹诊

一只手示指伸入直肠,另　只手在腹部配合检查,称为肛腹诊。一般适用于未婚、阴道狭窄或闭锁者。

（王丽娜）

第二节 产科体格检查

一、全身检查

应注意全身发育、营养状况、身高和体重、步态、精神状况,有无全身水肿,各器官有无病灶,特别注意血压测量、心肺检查(心脏有无扩大、杂音、心力衰竭现象,肺部有无呼吸音变化或啰音)、乳房检查(乳房发育、乳头大小及是否凹陷,能否矫正),腹壁有无妊娠纹、静脉怒张,有无腹水,肝、脾是否肿大,四肢有无畸形、活动度有无限制,下肢有无静脉曲张或水肿,外阴部有无瘢痕、畸形、水肿或静脉曲张。全身检查对于发现有关疾病,判断妊娠能否继续,或孕期中需要特别注意的事项,及时矫治并发症,甚至对分娩处理方法的决定都有重要意义,不容忽视。值得特别提出的是体重测量与血压测定。

二、胎儿检查

探测胎儿在宫内的情况及胎儿大小、产式、先露部与胎位,有以下几种检查方法。

(一)视诊

观察腹部(实为子宫)大小及形状,借以估计胎儿大小。

(二)触诊

除查知胎儿的产式与胎位外,并可测知先露部是否入盆,鉴别异常情况,进一步了解胎儿大小。一般在妊娠3个月后做腹部检查,6个月后可做四步诊查。

1.第一步

检查宫底高度及子宫底部为胎儿的哪一部分。

2.第二步

主要鉴别胎背与胎肢的部位。检查者用两手掌分别向下移动至子宫两侧,左、右手交替按触子宫,胎背平整,胎肢为不规则的隆凸且有移动性。

3.第三步

检查者将右手拇指及其他四指展开,深探耻骨联合上方,触摸先露部,注意其大小及性状,以鉴别是胎头还是胎臀;并从其深陷程度判断衔接情况。

4.第四步

检查者两手放在先露部两侧,沿骨盆入口方向向下缓缓探入,可查知先露部下降程度。

(三)听诊

自腹壁相当于胎儿背部听取胎心音最清晰,其心率为120~160次/分,一般须至妊娠5个月才能听到胎心音,借以了解胎儿在子宫内的生活状况,并能作为判断胎位的参考。

(四)腹围与子宫底的测量

测量腹围与子宫底以估计胎儿的大小。腹围可用带尺环绕脐周围测量,子宫底高度为子宫底部距耻骨联合上缘的距离,可用骨盆测量计测量,也可用横指粗测子宫底距耻骨联合上缘(耻骨上)或脐(脐上或脐下)或剑突(剑突下)的距离(横指数)。

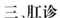

三、肛诊

孕期一般不做肛诊,仅在妊娠后期经腹部检查胎位不能明确时行之。

四、阴道检查

阴道检查常在妊娠早期进行。除了解子宫变化外,还要注意阴道、附件、盆腔及骨盆有无异常。妊娠28周后,腹部检查与肛诊不能明确胎位时,可于外阴消毒下进行阴道检查。

五、骨盆测量

骨盆测量可以大致估计骨产道是否能容许足月胎儿娩出。骨盆测量一般有内测量、外测量及X线测量3种。

(一)外测量

1.髂棘间径

髂棘间径为两髂前上棘外缘间的距离,平均为23 cm。

2.髂嵴间径

髂嵴间径为两髂嵴外缘间最宽距离,平均为26 cm。

3.大转子间径(粗隆间径)

大转子间径为左、右股骨大转子间的距离,平均为30 cm。

4.骶耻外径

自第五腰椎棘突至耻骨联合上缘中点的距离,平均为19 cm。

5.出口横径

两坐骨结节前端内缘的距离,平均为9 cm,为唯一可直接测量到的真骨盆主要径线。

(二)内测量

内测量仅在外测量发现骨盆径线小于正常及先露部受阻时应用。内测量时,孕妇取仰卧位,量腿弯曲,孕妇的外阴部须先消毒。检查者戴无菌手套,涂滑润剂,伸示指与中指入阴道检查。

1.骨盆入口前、后径

骶岬中心至耻骨联合上缘稍下处,平均值为11 cm。

2.骶尾关节

触诊骶尾关节是否可动。如固定,即为病态。

3.骨盆中段前后径

检查时以示指、中指自耻骨联合下缘触抵第4～5骶椎关节前,距离为10.0～11.5 cm。

4.坐骨棘间径

阴道诊时用手指向左右探测坐骨棘是否突出,估计其间之距离,此径线距离为10.0～10.5 cm。

5.骨盆壁

通过阴道诊(也可肛诊),体会骨盆壁是否对称,有无向内倾突的情况(所谓内聚感)。

(三)X线测量

当骨盆外测量及内测量疑有异常,或需进一步了解胎儿与骨盆的关系时,可转有条件的医院行X线骨盆测量。

六、实验室检查

(一)尿

主要检查尿蛋白、糖及其沉淀物的显微镜像,以便及时发现肾炎、妊娠中毒症或糖尿病,应在擦洗外阴后,接中段尿检查,必要时可行导尿术收集尿液。

(二)血常规

对于合并贫血者应做血常规检查,以便根据情况及早治疗。

(三)其他

如阴道分泌物异常,应结合临床检查,或取阴道分泌物做微生物检查(如滴虫、真菌),或做阴道细胞学检查,或在必要时做病理组织学检查等。

(王玲玲)

第三节　女性内分泌激素检查

女性内分泌系统激素包括 H-P-O 轴系的内分泌腺体分泌的激素。这些激素在中枢神经系统和各内分泌器官的协同下发挥作用并相互调节和制约。卵巢活动受垂体控制,垂体活动受下丘脑调控,而下丘脑又听命于大脑皮质的指令;反之,卵巢激素又反馈调控下丘脑和垂体。因此,测定 H-P-O 轴各激素水平对许多内分泌疾病及女性生殖内分泌功能的调节机制有重大意义。

激素测定一般抽取外周血,常用方法包括气相色谱层析法、分光光度法、荧光显示法、酶标记免疫法和放射免疫测定法(RIA)。近年来,无放射性同位素标记的免疫化学发光法正逐步取得广泛应用。

一、下丘脑促性腺激素释放激素

下丘脑促性腺激素释放激素(gonadotropin-releasing hormone,GnRH)由下丘脑释放,也有人将之称为黄体生成素释放激素(luteinizing hormone-releasing factor,LHRH)。女性正常月经周期中,变化最显著的激素是黄体生成素(luteinizing hormone,LH),它可在月经中期出现排卵峰。而 GnRH 在外周血中含量很少,且半衰期短,很难测定,故目前主要采用 GnRH 兴奋试验与氯米芬试验来了解下丘脑和垂体的功能。

(一)GnRH 兴奋试验

1.原理

LHRH 对垂体促性腺激素有兴奋作用,给受试者静脉注射 LHRH 后在不同时间抽血测定促性腺激素的含量,可了解垂体功能。

2.方法

上午 8 时静脉注射 LHRH 50 U,于注射前、注射后的 15 分钟、30 分钟、60 分钟和 90 分钟分别取静脉血 2 mL,测定促性腺激素含量。

3.结果分析

(1)正常反应:注射 LHRH 后,LH 值比基值升高 2~3 倍,高峰出现在注射后的 15~30 分钟。

(2)活跃反应:高峰值比基值升高 5 倍以上。

(3)延迟反应:高峰出现时间迟于正常反应出现的时间。

(4)无反应或低弱反应:注入 LHRH 后,LH 值无变化,处于低水平,或略有升高,但不足 2 倍。

4.临床意义

(1)青春期延迟:GnRH 兴奋试验呈正常反应。

(2)垂体功能减退:席汉综合征、垂体手术或放射治疗(以下简称放疗)导致垂体组织破坏时,GnRH 兴奋试验呈无反应或低弱反应。

(3)下丘脑功能减退:可出现延迟反应或正常反应。

(4)卵巢功能不全:FSH、LH 基值均大于 30 U/L,GnRH 兴奋试验呈活跃反应。

(5)多囊卵巢综合征:GnRH 兴奋试验呈活跃反应。

(二)氯米芬试验

1.原理

氯米芬结构与人工合成的己烯雌酚相似,是一种有弱雌激素作用的非甾体类的雌激素拮抗剂,在下丘脑与雌、雄激素受体结合,阻断性激素对下丘脑和垂体促性腺激素细胞的负反馈作用,诱发 GnRH 释放,用以评估闭经患者 H-P-O 的功能,以鉴别下丘脑和垂体病变。

2.方法

月经第 5 天开始每天口服氯米芬 50~100 mg,连服 5 天,服药后 LH 可增加 85%,FSH 增加 50%,停药后 FSH、LH 下降。若以后再出现 LH 上升达排卵期水平,诱发排卵则为排卵型反应,一般在停药后 5~9 天出现排卵。若停药 20 天后 LH 未上升为无反应。同时在服药的第 1、第 3、第 5 天测 LH,FSH,第 3 周或经前测血孕酮。

3.临床意义

(1)下丘脑病变:下丘脑病变时对 GnRH 兴奋试验有反应,而对氯米芬试验无反应。

(2)青春期延迟:通过 GnRH 兴奋试验判断青春期延迟是否为下丘脑、垂体病变所致。

二、垂体促性腺激素测定

(一)来源及生理作用

FSH 和 LH 是垂体分泌的促性腺激素,均为糖蛋白,在血中与 α_2 和 β 球蛋白结合,受下丘脑 GnRH 和雌、孕激素的调节。育龄期女性的这些激素随月经周期出现周期性变化。FSH 的生理作用主要是促进卵泡成熟及分泌雌激素。LH 的生理作用主要是促进排卵和黄体形成,促使卵巢分泌孕激素和雌激素。

LH 在卵泡早期处于低水平,以后逐渐上升,至排卵前 24 小时左右与 FSH 同时出现高峰,且 LH 峰更高、更陡,黄体后期逐渐下降,排卵期出现的陡峰是预测排卵的重要指标。

(二)正常值

正常值见表 3-1、表 3-2。

表 3-1　血 FSH 正常范围

测定时期	正常范围（U/L）
青春期	≤5
正常女性	5～20
绝经后	＞40

表 3-2　血 LH 正常范围

测定时期	正常范围（U/L）
卵泡期	5～30
排卵期	75～100
黄体期	3～30
绝经期	30～130

（三）临床应用

1.协助判断闭经原因

FSH、LH 水平低于正常值,则闭经原因在垂体或下丘脑。FSH、LH 水平均高于正常值,病变在卵巢。

2.测定 LH 峰值

可估计排卵时间及了解排卵情况。

3.诊断性早熟

用于鉴别真性和假性性早熟。真性性早熟由促性腺激素分泌增多引起,FSH、LH 有周期性变化。假性性早熟的 FSH 和 LH 水平较低,而且无周期性变化。

三、垂体催乳激素测定

（一）来源及生理作用

催乳激素（prolactin,PRL）是垂体催乳激素细胞分泌的一种多肽蛋白激素,受下丘脑催乳激素抑制激素和催乳激素释放激素的双重调节。促甲状腺激素释放激素（TSH）、雌激素、5-羟色胺等对其均有促进作用。PRL 分子结构有 4 种形态:小分子 PRL、大分子 PRL、大大分子 PRL 和异型 PRL。仅小分子 PRL 具有激素活性,占分泌总量的 80%。临床测定的 PRL 是各种形态 PRL 的总和,故 PRL 的测定水平与生物学作用不一致。PRL 的主要功能是促进乳房发育及泌乳,与卵巢类固醇激素共同作用促进分娩前乳房导管及腺体发育。PRL 还参与机体的多种功能,特别是对生殖功能的调节。

（二）正常值

正常值见表 3-3。

表 3-3　不同时期血 PRL 正常范围

测定时期	正常范围（μg/L）
非妊娠期	＜25
妊娠早期	＜80

续表

测定时期	正常范围($\mu g/L$)
妊娠中期	<160
妊娠晚期	<400

(三)临床应用

(1)闭经、不孕及月经失调者均应测定 PRL 以除外高催乳素血症。

(2)垂体肿瘤患者伴 PRL 异常增高时应除外垂体催乳激素瘤。

(3)PRL 升高还常见于性早熟、原发性甲状腺功能低下、卵巢早衰、黄体功能欠佳、哺乳、神经精神刺激、药物(如氯丙嗪、避孕药、大量雌激素和利血平等)因素;PRL 水平低多见于垂体功能减退、单纯性催乳激素分泌缺乏症等。

四、雌激素测定

(一)来源及生理变化

雌激素主要由卵巢、胎盘产生,少量由肾上腺产生。可分为雌酮(estrone,E_1)、雌二醇(estradiol,E_2)及雌三醇(estriol,E_3)。三种雌激素成分均可从血、尿和羊水中测得。雌二醇活性最强,是卵巢产生的主要激素之一,对维持女性生殖功能及第二性征有重要作用。绝经后女性体内以雌酮为主,主要来源于肾上腺分泌的雄烯二酮,在外周经芳香化酶转化而成。雌三醇是雌酮和雌二醇的代谢产物。妊娠期间胎盘产生大量雌三醇,测定血或尿中雌三醇水平可反映胎儿、胎盘状态。雌激素在肝脏灭活和代谢,经肾脏由尿液排出。

幼女体内雌激素处于较低水平,随年龄增长,由青春期至成年,女性雌二醇水平不断上升。在正常月经周期中,雌二醇随卵巢周期性变化而波动。卵泡早期水平最低,以后逐渐上升,至排卵前达高峰,后又逐渐下降,排卵后达最低点,然后又逐渐上升,至排卵后 8 天又达第二个高峰,但峰值低于第一个高峰。绝经后女性卵巢功能衰退,雌二醇水平低于卵泡早期。

(二)正常值

正常值见表3-4。

表 3-4 血 E_2、E_1 参考值

测定时期	E_2 正常值(pmol/L)	E_1 正常值(pmol/L)
青春前期	$18.35 \sim 110.10$	$62.90 \sim 162.80$
卵泡期	$91.75 \sim 275.25$	$125.00 \sim 377.40$
排卵期	$734.00 \sim 2\,202.00$	$125.00 \sim 377.40$
黄体期	$367.00 \sim 1\,101.00$	$125.00 \sim 377.40$
绝经后	$18.35 \sim 91.25$	

(三)临床应用

1.监测卵巢功能

测定血雌二醇或 24 小时尿总雌激素水平。

(1)判断闭经原因:①激素水平符合正常的周期性变化,说明卵泡发育正常,应考虑闭经原因为子宫性。②雌激素水平偏低,闭经原因可能为原发或继发性卵巢功能低下或受药物影响而抑

制了卵巢功能;也可见于下丘脑垂体功能失调、高催乳素血症。

(2)诊断无排卵:雌激素无周期性变化者常见于无排卵性功血、PCOS及部分绝经后出血。

(3)监测卵泡发育:在药物促排卵时,测定血中雌二醇可作为监测卵泡发育、成熟的指标之一。

(4)诊断女性性早熟:临床多以8岁以前出现第二性征为性早熟,血 E_2 水平>275 pmol/L为诊断性早熟的激素指标之一。

2.监测胎儿-胎盘单位功能

妊娠期雌三醇主要由胎儿胎盘单位产生,测定孕妇尿雌三醇含量可反映胎儿胎盘功能状态。正常妊娠29周尿雌激素迅速增加,足月妊娠尿雌三醇排出量平均为88.7 nmol/24 h,妊娠36周后尿雌三醇排出量连续数次<37 nmol/24 h,或骤减>40%,均提示胎盘功能减退;雌三醇<22.2 nmol/24 h尿,或骤减>50%也提示胎盘功能减退。

五、孕激素测定

(一)来源及生理作用

人体孕激素由卵巢、胎盘和肾上腺皮质产生。正常月经周期中血孕酮含量在卵泡期极低,排卵后由于卵巢黄体产生大量孕酮,水平迅速上升,在月经周期LH峰后的6~8天达高峰,经前的4天逐渐下降至卵泡期水平。妊娠时血孕酮水平随时间增加而稳定上升,妊娠6周时,孕酮主要来自卵巢黄体,妊娠中晚期则主要由胎盘分泌。血中孕酮经肝脏代谢,最后形成孕二酮,80%由尿液及粪便排出。孕酮的作用是使子宫内膜增厚、血管和腺体增生,利于胚胎着床,降低母体免疫排斥反应,防止子宫收缩,使子宫在分娩前保持静止状态。同时孕酮还可促进乳腺腺泡导管发育,为泌乳做准备。

(二)正常值

正常值见表3-5。

表3-5 血孕酮正常范围

测定时期	正常范围(nmol/L)
卵泡期	<3.18
黄体期	15.9~63.6
妊娠早期	63.6~95.4
妊娠中期	159~318
妊娠晚期	318~1 272
绝经后	<3.18

(三)临床应用

1.监测排卵

血孕酮>15.6 nmol/L,提示有排卵。若孕酮符合该水平而又无其他导致不孕的因素时需结合B超检查,除外未破裂卵泡黄素化综合征(luteinized unruptured follicle syndrome,LUFS)。使用促排卵药时,可监测血孕酮水平来了解排卵效果。

闭经、无排卵功血、多囊卵巢综合征、口服避孕药或长期使用GnRH激动剂时,均可使孕酮水平下降。

2.了解黄体功能

黄体期血孕酮水平低于生理值,提示黄体功能不足;月经 4～5 天血孕酮仍高于生理水平,提示黄体萎缩不全;若卵泡期查血孕酮水平高于生理值需除外高孕酮血症。

3.了解妊娠状态

排卵后,若卵子受精,黄体继续分泌孕酮。自妊娠第 7 周开始,胎盘分泌孕酮在量上超过卵巢黄体。妊娠期胎盘功能减退时,血孕酮水平下降。异位妊娠血孕酮水平多数较低,若单次孕酮水平≤15.6 nmol/L(5 ng/mL),提示为死胎。先兆流产时,孕酮值若有下降趋势,有发生流产的可能。

4.孕酮替代疗法的监测

早孕期切除黄体侧卵巢后应用天然孕酮替代疗法时,应监测血孕酮水平。

六、雄激素测定

(一)来源及生理变化

女性体内雄激素来自卵巢及肾上腺皮质。雄激素主要有睾酮、雄烯二酮。而睾酮主要由卵巢和肾上腺分泌的雄烯二酮转化而来;雄烯二酮 50% 来自卵巢,50% 来自肾上腺皮质,活性介于睾酮和脱氢表雄酮之间。脱氢表雄酮主要由肾上腺皮质产生。绝经前血清睾酮是卵巢雄激素来源的标志,绝经后肾上腺皮质是产生雄激素的主要部位。

(二)正常值

正常值见表 3-6。

表 3-6　血睾酮正常范围

测定时期	正常范围(nmol/L)
卵泡期	<1.4
排卵期	<2.1
黄体期	<1.7
绝经后	<1.2

(三)临床应用

(1)短期内出现进行性加重的雄激素过多症状多提示卵巢来源的男性化肿瘤。

(2)多囊卵巢综合征:患者血清雄激素可正常,也可升高。治疗前较高,治疗后下降可作为疗效评价的指标之一。

(3)肾上腺皮质增生或肿瘤时,血清雄激素异常升高。

(4)两性畸形的鉴别:男性真两性和假两性畸形,血睾酮水平在男性正常范围内;女性者在女性正常范围内。

(5)女性多毛症:测血清睾酮水平正常时,为毛囊对雄激素敏感所致。

(6)应用雄激素制剂或具有雄激素作用的内分泌药物时,用药期间需监测雄激素。

(7)有雄激素过多的症状和体征者,常规测定血雄激素在正常范围内时应测定血催乳素水平。

七、人绒毛膜促性腺激素测定

(一)来源及生理变化

人绒毛膜促性腺激素(human chorionic gonadotropin,HCG)由合体滋养细胞产生。少数情况下肺、肾上腺和肝脏肿瘤也可产生 HCG。现发现血中 HCG 的波动与 LH 脉冲平行,月经中期也有上升,提示 HCG 由垂体分泌。

正常妊娠受精卵着床时,即排卵后的第 6 天受精卵滋养层形成时开始产生 HCG,约 1 天后可以检测到血浆 HCG,此后每 1.7~2.0 天上升 1 倍,排卵后 14 天约达 100 U/L,妊娠 8~10 周达高峰(50 000~100 000 U/L),后又迅速下降,至妊娠中晚期,其值仅相当于高峰值的 10%。因 HCG 的 å 链与 LH 的 å 链有相同结构,故在检测时应测定特异的 β-HCG 浓度。

(二)正常值

正常值见表 3-7。

表 3-7　不同时期血清 β-HCG 浓度

测定时期	正常范围(U/L)
非妊娠妇女	<3.1($\mu g/L$)
孕 7~10 天	>5
孕 30 天	>100
孕 40 天	>2 000
妊娠滋养细胞疾病	>100 000

(三)临床应用

1.诊断早期妊娠

血 HCG 浓度>25 U/L 为妊娠试验阳性,可用于诊断早孕,迅速、简便、价廉。目前应用广泛的有早早孕诊断试纸。另外也有利用斑点免疫层析法原理制成的反应卡进行检测。

2.异位妊娠

血 β-HCG 浓度维持低水平或间隔 2~3 天测定无成倍上升,需怀疑异位妊娠的可能,但也取决于异位妊娠胚胎的活性。

3.滋养细胞肿瘤的诊断和监测

(1)葡萄胎和侵蚀性葡萄胎:血 β-HCG 浓度异常升高,常>10^5 U/L,且子宫明显大于妊娠月份则提示有葡萄胎可能,葡萄胎块清除后,HCG 大幅度下降,在清宫后的 8 周应降至正常,若下降缓慢或下降后又上升,排除宫腔内残留组织则可能为侵蚀性葡萄胎。

(2)绒毛膜癌:β-HCG 是绒毛膜癌诊断和监测滋养细胞活性的实验室指标,β-HCG 下降与治疗有效性一致,尿 β-HCG<50 U/L 及血 β-HCG<3.1 μg/L 为阴性标准,治疗后临床症状消失,每周查 1 次 HCG,连续 3 次阴性者视为近期治愈。

4.性早熟和肿瘤

最常见的是下丘脑或松果体胚细胞的绒毛膜瘤或肝胚细胞瘤及卵巢无性细胞瘤、未成熟性畸胎瘤分泌的 HCG 可导致性早熟,血清甲胎蛋白升高是肝胚细胞瘤的标志。分泌 HCG 的肿瘤尚见于肠癌、肝癌、卵巢腺癌、胰腺癌、胃癌,在女性可导致月经紊乱,故女性出现月经紊乱伴 HCG 升高时需除外上述肿瘤。

八、人胎盘升乳素测定

(一)来源及生理变化

人胎盘升乳素(human placental lactogen,HPL)是对胎儿生长发育至关重要的激素,由胎盘合体滋养细胞产生、储存及释放。它与人生长激素(HGH)有共同的抗原,呈部分交叉免疫反应,与 PRL 无交叉反应。HPL 自妊娠第 5 周起时即能从孕妇中测出。随妊娠进展,HPL 水平逐渐升高,于孕 39~40 周时达到高峰,产后迅速下降。

(二)正常值

正常值见表 3-8。

表 3-8 不同时期血 HPL 正常范围

测定时期	正常范围(mg/L)
非孕期	<0.5
孕 22 周	1.0~3.8
孕 30 周	2.8~5.8
孕 40 周	4.8~12.0

(三)临床应用

1.测胎盘功能

妊娠晚期连续动态检测 HPL 可以监测胎盘功能。于妊娠 35 周后多次测定血清 HPL,均值 4 mg/L 或突然下降 50% 以上,提示胎盘功能减退。

2.糖尿病合并妊娠

HPL 水平与胎盘大小成正比,如糖尿病合并妊娠时胎盘较大,HPL 值可能偏高。但临床应用时还应配合其他监测指标综合分析,以提高判断的准确性。

(张金秀)

第四节 妇科肿瘤标志物检查

肿瘤标志物(tumor marker,TM)是指能够提示或反映肿瘤细胞特征、肿瘤存在、发展或病情进展的可探测物,由肿瘤细胞合成、释放,或是宿主对肿瘤的反应性释放。这些物质存在于肿瘤细胞和组织中,或分泌到细胞外间隙,可在患者的血液、组织液、分泌液中检测到。其中血清肿瘤标志物作为无创伤性检查,便于重复采样检测和随访,至今仍作为主要的肿瘤探测指标。

人们期待肿瘤标志物能具备高度的敏感性和特异性,能协助诊断、评估疗效、预测肿瘤的复发和转移。但遗憾的是,至今极少几个标志能满足上述要求而应用于临床。随着蛋白质学组、代谢组学等技术日趋成熟和大规模的应用,新的肿瘤标志物不断问世,肿瘤标志物在妇科肿瘤的诊断、治疗和随访中的应用也日益广泛。

从 1846 年 Bence-Jones 发现本-周蛋白作为多发性骨髓瘤的实验室诊断依据以来,人类发现的有一定临床价值的肿瘤标志物已达一百多种。与妇科肿瘤有关的标志物多达数十种,大致有

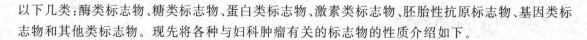

以下几类:酶类标志物、糖类标志物、蛋白类标志物、激素类标志物、胚胎性抗原标志物、基因类标志物和其他类标志物。现先将各种与妇科肿瘤有关的标志物的性质介绍如下。

一、酶类标志物

肿瘤的发生、发展涉及全身多种酶类,酶的变化从一定程度上反映肿瘤在体内的变化,因此可能成为肿瘤标志物。由于酶的活性受多种因素影响和干扰,故而稳定性较差,特异性也相对较低。

(一)乳酸脱氢酶(lactate dehydrogenase,LDH)

LDH 是糖代谢中的主要酶,催化乳酸成为丙酮酸的氧化反应,广泛分布于各种组织器官中。血清 LDH 正常值(参考)为<1.5 μmol/L。细胞损伤会引起 LDH 水平升高,肿瘤组织中糖的无氧酵解增强,也促使 LDH 升高。在卵巢上皮性癌和生殖细胞肿瘤等恶性肿瘤的辅助诊断时有一定参考价值。

(二)碱性磷酸酶(alkaline phosphatase,ALP)

ALP 能水解各种磷酸酯键,在磷酸基的转移中起重要作用。ALP 来自肝脏、胎盘和骨组织,正常值(参考)为 32～92 U/L。其异常提示肝癌、胆道癌、前列腺癌等。其同工酶胎盘型 ALP(PALP)在滋养层合成,妊娠妇女血清 PALP 升高,卵巢癌等肿瘤也可升高。

(三)神经元特异性烯醇化酶(neuron specific enolase,NSE)

NSE 是糖酵解中的关键酶,存在于神经组织和神经内分泌系统。正常值(参考)<16.3 ng/mL。NSE 和病情的发展相关,其值越高,疾病恶性程度越高。

二、糖类标志物

肿瘤细胞内糖基化过程发生变异,导致细胞分泌性或细胞膜上的糖蛋白或糖脂中的糖基序列发生改变,形成了新的特殊抗原。常用于妇科恶性肿瘤辅助诊断的此类标志物有 CA125、CA19 9、CA15 3、CA72 4、CA549 等。

(一)癌抗原 125(cancer antigen 125,CA125)

CA125 是一种大分子多聚糖蛋白,分子量可达 220～1 000 kD,99％的健康人血清值<35 U/mL。对浆液性癌的诊断有相对特异性,可用于浆液性卵巢癌、子宫内膜癌、乳腺癌等恶性肿瘤的辅助诊断和随访。但是一些良性病变如子宫内膜异位症、盆腹腔炎症等病变,甚至是早期妊娠和正常妇女中也可能升高。

(二)糖链抗原 19-9(carbohydrate antigen 19-9,CA19-9)

CA19-9 是一种黏蛋白型的糖蛋白,分子量≥5 000 kD,95％的健康人血清值<20 U/mL。CA19-9 升高通常见于黏液性囊腺癌及胃肠道来源的恶性肿瘤。成熟性囊性畸胎瘤(MCT)患者血清 CA19-9 值也可能有升高。

(三)糖链抗原 15-3(carbohydrate antigen 15-3,CA15-3)

CA15-3 是一种分子量为 300～500 kD 的糖蛋白,正常值(参考)为<28 μg/L。CA15-3 升高见于胰腺癌、肺癌、乳腺癌、卵巢癌等恶性肿瘤。

(四)糖链抗原 72-4(carbohydrate antigen 72-4,CA72-4)

CA72-4 是一种糖蛋白抗原,正常值(参考)为<6 U/mL,异常升高在各种消化道肿瘤、卵巢癌均可产生。

（五）癌抗原 549（cancer antigen 549，CA549）

CA549 是一种酸性糖蛋白，95％的健康妇女中，血清 CA549 水平低于 11 U/mL。乳腺癌、卵巢癌、前列腺癌、肺癌患者 CA549 可上升；怀孕妇女和良性乳腺瘤、肝病患者 CA549 略微升高。

三、蛋白质类标志

大多数实体瘤是由上皮细胞衍生而来，当肿瘤细胞快速分化、增生时，一些在正常组织中不表现的细胞类型或组分大量出现，成为肿瘤标志物。

（一）角蛋白（cytokeratin，CK）

CK 是细胞体间的中间丝，在正常上皮细胞及上皮性癌细胞中起支架作用，支撑细胞及细胞核。肿瘤细胞中最丰富的是 CK18 和 CK19。CYFRA21-1 是 CK19 的两个片段，存在于子宫颈癌、肺癌、食管癌等上皮起源的肿瘤细胞的细胞质中，当肿瘤细胞分解时释放入血清。

（二）组织多肽抗原（tissue polypeptide antigen，TPA）

TPA 分子结构和细胞骨架蛋白相类似，分子量在 17～45 kD，增生活跃的细胞能分泌这种蛋白，可反映肿瘤细胞的增生及凋亡状况，在消化道肿瘤、乳腺癌、肺癌、子宫颈癌、前列腺癌、胃癌、卵巢癌及膀胱癌中均可出现异常升高。

（三）鳞状细胞癌抗原（squamous cell carcinoma antigen，SCCA）

SCCA 是一种分子量为 48 kD 的糖蛋白，血清中的 SCCA 浓度和鳞状细胞癌的分化程度有关，正常血清临界值<1.5 ng/mL。在子宫颈癌、外阴癌、肺癌、皮肤癌、头颈部癌、消化道癌和泌尿道肿瘤中都可见 SCCA 升高。SCCA 升高程度和肿瘤的恶性程度密切相关，SCCA 一旦升高往往预示病情恶化，伴发转移，所以常用于治疗监视和预后判断。

（四）铁蛋白（ferritin）

铁蛋白是一种铁结合蛋白，对体内铁的转运、贮存及铁代谢调节具有重要作用，是铁的主要贮存形式。正常值为 10～200 ng/mL。肝癌、胰腺癌、霍奇金病、白血病、卵巢癌等恶性肿瘤铁蛋白可升高，肝病、铁负荷增多时铁蛋白也可升高。

四、激素类标志物

某些恶性肿瘤可分泌异位激素，或是使得相应的激素受体增加，这些异常的激素或是受体可提示肿瘤的存在和发展。

（一）人绒毛膜促性腺激素（humam chorionic gonadotropin，HCG）

HCG 是一种糖蛋白，在妊娠期由胎盘滋养细胞分泌。相对分子量为 36.7 kD，由 α 和 β 两个亚单位组成，α 亚单位也是其他激素如促卵泡生成素（follicle-stimulating hormone，FSH）、黄体生成素（luteinizing hormone，LH）和促甲状腺素（thyroid stimulating hormone，TSH）的组成成分。β 亚单位仅存在于 HCG，具有较高特异性，对卵巢原发性绒癌、胚胎癌具有特异性诊断价值。β-HCG 正常参考值上限为 5 U/L。部分乳腺癌、胃肠道癌、肺癌，良性疾病如肝硬化、十二指肠溃疡、炎症也可见 β-HCG 轻度异常。由于 β-HCG 无法穿过血-脑屏障，所以脑脊液中出现 β-HCG 并且和血清中的 β-HCG 比例超过 1∶60，提示肿瘤脑转移。

（二）雌、孕激素及其受体

ER 和 PR 主要分布于子宫、宫颈、阴道及乳腺等靶器官的雌孕激素靶细胞表面，能与相应激素特异性结合,进而产生生理或病理效应。激素与受体的结合特点有专一性强、亲和力高、结合容量低等。研究表明,雌激素有刺激 ER、PR 合成的作用,而孕激素则有抑制雌激素受体合成并间接抑制孕激素受体合成的作用。ER、PR 在大量激素的作用下,可影响妇科肿瘤的发生和发展。ER 阳性率在卵巢恶性肿瘤中明显高于正常卵巢组织及良性肿瘤,而 PR 则相反,说明卵巢癌的发生与雌激素的过度刺激有关,导致相应的 ER 过度表达。不同分化程度的恶性肿瘤,其ER、PR 的阳性率也不同。卵巢恶性肿瘤中随着分化程度的降低,PR 阳性率也随之降低;同样,子宫内膜癌和子宫颈癌 ER、PR 阳性率在高分化肿瘤中阳性率明显较高。此外有证据表明,受体阳性患者生存时间明显较受体阴性者长。ER 受体在子宫内膜癌的研究较多。有资料表明,约48% 的子宫内膜癌患者组织标本中可同时检出 ER 和 PR,31% 的患者 ER 和 PR 均为阴性,7% 的患者只可检出 ER,14% 的患者只检出 PR。这些差异提示不同患者 ER 和 PR 受体水平有很大差异,这种差异对子宫内膜癌的发展及转归有较大影响,特别是在指导应用激素治疗上有确定价值。

有内分泌功能的卵巢恶性肿瘤分泌的激素可作为肿瘤标志物,如颗粒细胞瘤分泌雌激素。

五、胚胎性抗原标志物

许多只应在胚胎期才具有的蛋白质随胎儿出生而逐渐停止合成和分泌,但在肿瘤状态时,机体中一些基因被激活,使机体重新生成和分泌这些胚胎期和胎儿期的蛋白。

(一)癌胚抗原(carcino-embryonic antigen,CEA)

CEA 是糖蛋白,分子量为 $180\sim200$ kD,其中糖类占 $45\%\sim60\%$,蛋白质部分由单链多肽组成,是胚胎发展过程中产生的抗原之一,正常血清 CEA 浓度在 2.5 μg/L 以下。胎儿在妊娠两个月后由消化道分泌 CEA,出生后消失。CEA 异常升高提示胃肠癌、乳腺癌、卵巢黏液性癌,但需与肝硬化、肺气肿、直肠息肉、良性乳腺痛、溃疡性结肠炎相鉴别。癌肿浸润、转移时 CEA 明显升高,CEA 水平持续升高提示预后不良。

(二)甲胎蛋白(alpha-fetoprotein,AFP)

AFP 含 590 个氨基酸残基,分子量为 70 kD,含 4% 的糖类。在正常成人血清 <5.8 μg/L。AFP 在胚胎发育期由卵黄囊和肝脏合成,成人后当肝细胞被破坏后的再生、肝癌和生殖细胞肿瘤时血清 AFP 浓度上升。

六、基因类标志物

肿瘤的发生、发展是多因素、多阶段、多基因共同参与的结果。癌基因的激活或突变、抑癌基因的缺失或突变,可被探查作为肿瘤诊断和治疗的依据。与妇科肿瘤相关的癌基因或抑癌基因如下。

(一)C-erbB-2 基因(HER/neu 基因)

C-erbB-2 基因位于染色体 17q23,编码一个分子量 185 kD 的跨膜糖蛋白酪氨酸激酶受体,是人类表皮生长因子受体家族成员之一。主要通过信号转导途径参与细胞间、细胞与基质间的信息交流,从而影响多种不同的基因转录。C-erbB-2 基因通过基因扩增而激活,它多见于乳腺癌(Paget 病)、卵巢癌和胃肠道肿瘤。

(二)p53 基因

p53 基因是一种抑癌基因,位于染色体 17p13.1,编码一种 393 个氨基酸的转录因子,它通过控制细胞进入 S 期控制细胞分化,监视细胞基因组的完整性,阻止具有癌变倾向的基因突变的发

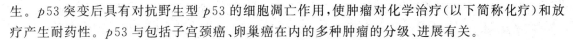

生。$p53$ 突变后具有对抗野生型 $p53$ 的细胞凋亡作用,使肿瘤对化学治疗(以下简称化疗)和放疗产生耐药性。$p53$ 与包括子宫颈癌、卵巢癌在内的多种肿瘤的分级、进展有关。

(三)乳腺癌易感基因 1/2(breast cancer susceptibility gene 1/2,$BRCA1/2$)

$BRCA1/2$ 基因是一种抑癌基因,其异常表达与家族性乳腺癌及卵巢癌的发生密切相关。体内存在这两种基因任何之一缺陷的女性在 70 岁之前患乳腺癌的风险比正常女性高出约 80%,同时更易患卵巢癌。此外,$BRCA1/2$ 变异与胰腺癌、前列腺癌和胃癌之间也存在联系。

(四)$PTEN$ 基因

$PTEN$ 基因是一种抑癌基因,定位于 10q23.3,具有磷酸酶活性。可通过基因突变、DNA 甲基化等方式失活,主要表现为基因缺失、蛋白表达减少。PTEN 作用于 PI3K/AKT 信号途径和选择性抑制 MAPK 途径,调控细胞增生;通过发挥蛋白磷酸酶功能,使 FAK 和 SHC 去磷酸化,抑制细胞迁移。由于 PTEN 蛋白在细胞生长、凋亡、黏附、迁移、浸润等方面的重要作用,因而成为众多肿瘤预后的评价指标。

(五)ras 基因

编码 P21 蛋白,属于三磷酸鸟苷(GTP)结合蛋白(一种细胞信息传递的耦联因子),通过 GTP 与二磷酸鸟苷(GDP)的相互转化来调节信息的传递。通过影响生长调控和分化的信号传导,和肿瘤的浸润度、转移相关。临床上 ras 基因突变多见于神经母细胞瘤、膀胱癌、急性白血病、消化道癌、乳腺癌、卵巢癌等恶性肿瘤。

(六)myc 基因

与 DNA 合成、细胞信号转录、细胞分化相关,尤其在 G_1 和 S 期 myc 表达最强。在分裂细胞中核内蛋白含量升高,在静止细胞内含量低。目前 myc 基因蛋白标志主要用在判断肿瘤的复发和转移上。

(七)bcl 基因

bcl 基因是一种原癌基因,定位于 18 号染色体长臂。通过表达一种磷酸蛋白,抑制细胞死亡而参与肿瘤的发生,其表达阳性与肿瘤低分化和顺铂耐药有关。bcl 基因在各类淋巴瘤、急慢性白血病、霍奇金病、乳腺癌的甲状腺髓样癌等病中均可呈阳性。

(八)转移抑制基因($nm23$)

$nm23$ 基因位于 17q21.3,相对分子量为 17 kD。编码核苷二磷酸激酶,后者可调节 G 蛋白介导的细胞信号传导,并通过参与调节细胞内微管系统的状态而抑制肿瘤的转移。

七、人乳头状瘤病毒

人乳头状瘤病毒(human papilloma virus,HPV)属嗜上皮性病毒,现已确定的 HPV 型别有一百一十余种。目前,国内外已公认 HPV 感染是导致子宫颈癌的主要病因。依据 HPV 型别与癌发生的危险性高低将 HPV 分为高危型和低危型两类。低危型 HPV 如 HPV6、HPV11、HPV42、HPV43、HPV44 等,常引起外生殖器疣等良性病变;高危型 HPV 如 HPV16、HPV18、HPV31、HPV33、HPV35、HPV39、HPV45、HPV51、HPV52、HPV56、HPV58、HPV59、HPV68 型等则与子宫颈癌及宫颈上皮内瘤变(CIN)有关,其中以 HPV16、HPV18 型与子宫颈癌的关系最为密切。宫颈鳞癌中以 HPV16 型感染最为常见,而宫颈腺癌中 HPV18 型阳性率较高,并多见于年轻妇女。此外,HPV 感染与宫颈上皮内瘤变(CIN)和宫颈浸润癌(CIS)有很强的相关性,随 CIN 程度加重,HPV 阳性率显著增加,至 CIS 可达 90% 以上;且 HPV 亚型感染与子宫颈癌的转移和预后密切相关,CIS 中 HPV18 型阳性者较 HPV16 型阳性者组织学分化差、淋巴转移率高、术后复发率亦显著增高。因此,国内外开始将检测 HPV 感染作为子宫颈癌的一种筛查手段。HPV 检测在临床的应用意义有以下几个方面。

(1)HPV 检测作为初筛手段可浓缩高危人群,比通常采用的细胞学检测更有效。目前认为,HPV 筛查的对象为三年以上性行为或 21 岁以上有性行为的妇女,起始年龄在经济发达地区为 25～30 岁、经济欠发达地区为 35～40 岁,高危人群起始年龄应相应提前。高危妇女人群定义为有多个性伴侣、性生活过早、HIV/HPV 感染、免疫功能低下、卫生条件差/性保健知识缺乏的妇女。65 岁以上妇女患子宫颈癌的危险性极低,故一般不主张进行常规筛查。细胞学和 HPV 检测都为阴性者,表明其发病风险很低,可将筛查间隔延长到 8～10 年。细胞学阴性而高危型 HPV 阳性者,发病风险较高,应定期随访。

(2)对于未明确诊断意义的不典型鳞状细胞/腺细胞(ASCUS/AGUS)和鳞状上皮内低度病变(LSIL),HPV 检测是一种有效的再分类方法。可从细胞学结果为 ASCUS/AGUS 中将 CIN 有效地检出,减少需阴道镜下活检以明确 CIN 病例数。

(3)HPV 检测可单独应用或与细胞学方法联合使用进行子宫颈癌的初筛,开辟了子宫颈癌筛查方法的新途径。2003 年 8 月,卫生部委托中国癌症研究基金会召开专家组会议,讨论通过了子宫颈癌筛查方案共 3 种(最佳筛查方案、一般筛查方案、最基本筛查方案),以适用于不同资源条件和人群风险度。

(4)HPV 还可用于宫颈上皮内高度病变和子宫颈癌治疗后的监测,有效地指导术后追踪。HPV 可预测病变恶化或术后复发的危险,若手术后 6 个月、12 个月检测 HPV 阴性,提示病灶切除干净;若术后 HPV 检测阳性,提示有残留病灶及有复发可能。

(5)目前 HPV 的检测方法有细胞学法、斑点印迹法、荧光原位杂交法、原位杂交法、Southern 杂交法、多聚合酶链反应(PCR)法和杂交捕获法(hybrid capture,HC)。其中杂交捕获法是美国 FDA 唯一批准的可在临床使用的 HPV DNA 检测技术,目前应用的第二代技术(hybrid capture Ⅱ,HC-Ⅱ)可同时检测 13 种高危型 HPV(16、18、31、33、35、39、45、51、52、56、58、59 和 68),已得到世界范围的认可。

(6)HPV 检测的注意事项:①月经正常的妇女,在月经来潮后 10～18 天为最佳检查时间。②检查前 48 小时内不要做阴道冲洗及阴道上药。③检查前 48 小时内不要行性生活。

八、妇科常见恶性肿瘤的标志物选择

(一)外阴癌

外阴鳞状上皮细胞癌的肿瘤标志物主要为 SCCA。外阴恶性黑色素瘤患者则有 NSE 水平升高,可用于监测病情发展,评价治疗效果,预测复发。Karam 等报道,37% 的外阴佩吉特病(Paget's disease)可检测到 HER-2/ neu 蛋白过表达,并可望以此作为新的治疗靶点。

(二)子宫颈癌

子宫颈癌以 HPV 检测和阴道镜检诊断子宫颈癌的敏感性高,加用 P16,P53,Bcl-2 这三个指标可有效提高诊断特异性。SCCA 的血清水平与宫颈鳞癌的发展、侵犯程度及是否转移有关,在子宫颈癌根治术后 SCCA 下降。CYFRA21-1 表达水平与临床分期、病灶大小及间质浸润深度有关。CA125 对腺癌较敏感,c-myc 过度表达与子宫颈癌预后不良相关。

(三)子宫内膜癌

肿瘤标志物在子宫内膜癌中的诊断意义不大,目前主要用于判断肿瘤进展及疗效监测。CA125、CA19-9 和 CEA 联合应用可提高检测的敏感性。有学者提出子宫内膜的恶性转化可由上皮膜抗原(epithelial membrane antigen,EMA)过度表达有关,可作为内膜癌复发的独立先兆。已有报道的散发性子宫内膜癌的基因改变包括 *K-ras*、*HER-2/neu*、*PTEN*、*p53*、*ER*、*PR* 等。

(四)卵巢癌

CA125 对上皮性卵巢癌较敏感,2/3 的患者在症状出现前数周至数月出现升高。50% 的 Ⅰ 期卵巢癌患者和 90% 的 Ⅱ 期以上的卵巢癌患者血清 CA125 升高。CA125 值和肿瘤大小、肿瘤分期相关。按照卵巢癌风险评估法则(risk of ovarian cancer algorithm,ROCA),可提高血清 CA125 在卵巢癌动态监测中的作用。CA125 主要在浆液性卵巢癌中升高,对黏液性卵巢癌可联合 CA19-9、CEA 等指标综合判断。此外,CA19-9 还与卵巢成熟性畸胎瘤密切相关。如果是年轻女性,应测定 AFP 和 HCG,以排除生殖细胞肿瘤。AFP 升高提示内胚窦瘤、胚胎细胞癌可能;HCG 升高提示卵巢绒癌、胚胎细胞癌、混合性生殖细胞瘤;无性细胞瘤选择 NSE、LDH;转移性卵巢癌选择 CEA。近年来,新的卵巢癌标志物不断被发现,如骨桥蛋白(osteopontin,OPN)等。肿瘤标志物的联合使用可以使诊断妇科肿瘤的敏感度和特异度提高。

(五)滋养细胞肿瘤

其首选 β-HCG,与肿瘤生长呈正相关。70% 绒癌中可检测到妊娠特异性糖蛋白(pregnancy-specific beta-1-glycoprotein,SP1)。人胎盘泌乳素(human placental lactogen,HPL)在胎盘部位滋养细胞肿瘤中轻度升高。

(王丽娜)

第五节 女性生殖器官活组织检查

生殖器官活组织检查是自生殖器官病变处或可疑部位取小部分组织作病理学检查,简称"活检"。在绝大多数情况下,活检是诊断最可靠的依据。常用的取材方法有局部活组织检查、诊断性宫颈锥形切除、诊断性刮宫、组织穿刺检查。

一、局部活组织检查

(一)外阴活组织检查

1.适应证

(1)确定外阴色素减退疾病的类型及排除恶变。

(2)外阴部赘生物或久治不愈的溃疡需明确诊断及排除恶变者。

(3)外阴特异性感染,如结核、尖锐湿疣、阿米巴等。

2.禁忌证

(1)外阴急性化脓性感染。

(2)月经期。

(3)疑为恶性黑色素瘤者。

3.方法

患者取膀胱截石位,常规外阴消毒,铺盖无菌孔巾,取材部位以0.5％利多卡因作局部浸润麻醉。小赘生物可自蒂部剪下或用活检钳钳取,局部压迫止血,病灶面积大者行部分切除。标本置于10％甲醛溶液固定后送病检。

(二)阴道活组织检查

1.适应证

阴道赘生物、阴道溃疡灶。

2.禁忌证

急性外阴炎、阴道炎、宫颈炎、盆腔炎性疾病及月经期。

3.方法

患者取膀胱截石位。阴道窥器暴露活检部位并消毒。活检钳咬取可疑部位组织,对表面有坏死的肿物,要取至深层新鲜组织,无菌纱布压迫止血,必要时阴道内置无菌带尾棉球压迫止血,嘱患者24～48小时后自行取出。活检组织固定后常规送病理检查。

(三)子宫颈活组织检查

1.适应证

(1)宫颈细胞学涂片检查巴氏Ⅲ级或Ⅲ级以上者;宫颈细胞学涂片检查巴氏Ⅱ级经抗感染治疗后仍为Ⅱ级者;宫颈细胞学涂片TBS分类法诊断鳞状细胞异常者。

(2)肿瘤固有荧光诊断仪或阴道镜检查时,反复可疑阳性或阳性者。

(3)疑有宫颈癌或慢性特异性炎症,需进一步明确诊断者。

2.方法

(1)患者取膀胱截石位,阴道窥器暴露宫颈,用干棉球揩净宫颈黏液及分泌物,局部消毒。

(2)用活检钳在宫颈外口鳞-柱状上皮交界处或肉眼糜烂较深或特殊病变处取材。可疑宫颈癌者可选宫颈3、6、9、12点位置四点取材。若临床已明确为宫颈癌,只为明确病理类型或浸润程度时可做单点取材。为提高取材准确性,还可在阴道镜指导下或应用肿瘤固有荧光诊断仪行定位活检,或在宫颈阴道部涂以复方碘溶液,选择不着色区取材。

(3)宫颈局部填带尾棉球压迫止血,嘱患者12小时后自行取出。

3.注意事项

(1)患有阴道炎症(阴道滴虫及真菌感染等)应治愈后再取活检。

(2)妊娠期原则上不做活检,以避免流产、早产,但临床高度怀疑宫颈恶性病变者仍应检查。月经前期不宜做活检,以免与切口出血相混淆,且月经来潮时切口仍未愈合,可增加内膜组织在切口种植机会。

二、诊断性子宫颈锥切术

(一)适应证

(1)宫颈刮片细胞学检查多次找到恶性细胞,而宫颈多处活检及分段诊断性刮宫病理检查均未发现癌灶者。

(2)宫颈活检为原位癌或镜下早期浸润癌,而临床可疑为浸润癌,为明确病变累及程度及决定手术范围者。

(3)宫颈活检证实有重度非典型增生者。

(二)禁忌证

(1)阴道、宫颈、子宫及盆腔急性或亚急性炎症。

(2)月经期。

(3)有血液病等出血倾向者。

(三)方法

(1)蛛网膜下腔或硬膜外阻滞麻醉下,患者取膀胱截石位,外阴、阴道消毒,铺无菌巾。

(2)导尿后,用阴道窥器暴露宫颈并消毒阴道、宫颈。

(3)以宫颈钳钳夹宫颈前唇向外牵引,扩张宫颈管并做宫颈管搔刮术。宫颈涂碘液在病灶外或碘不着色区外 0.5 cm 处,以尖刀在宫颈表面做环形切口,深约 0.2 cm,包括宫颈上皮及少许皮下组织,按 30°～50°向内做宫颈锥形切除。根据不同的手术指征,可深入宫颈管 1.0～2.5 cm。

(4)于切除标本的 12 点位置处做一标志,以 10% 甲醛溶液固定,送病理检查。

(5)创面止血用无菌纱布压迫多可奏效。若有动脉出血,可用肠线缝扎止血,也可加用止血粉、吸收性明胶海绵、凝血酶等止血。

(6)将要行子宫切除者,子宫切除的手术最好在锥切术后48 小时内进行,可行宫颈前后唇相对缝合封闭创面止血。若不能在短期内行子宫切除或无须做进一步手术者,则应行宫颈成形缝合术或荷包缝合术,术毕探查宫颈管。

(四)注意事项

(1)用于治疗者,应在月经净后 3～7 天内施行,术后用抗生素预防感染,术后 6 周探查宫颈管有无狭窄,2 月内禁止性生活及盆浴。

(2)用于诊断者,不宜用电刀、激光刀,以免破坏边缘组织,影响诊断。

三、诊断性刮宫

诊断性刮宫简称"诊刮",是诊断宫腔疾病采用的重要方法之一。其目的是获取宫腔内容物(子宫内膜和其他组织)做病理检查,以协助诊断。若同时疑有宫颈管病变时,须对宫颈管及宫腔分步进行诊断性刮宫,简称"分段诊刮"。

(一)一般诊断性刮宫

1.适应证

(1)异常子宫出血或阴道排液,须证实或排除子宫内膜癌、宫颈管癌,或其他病变如流产、子宫内膜炎等。

(2)月经失调,如功能失调性子宫出血或闭经,需了解子宫内膜变化及其对性激素的反应。

(3)不孕症,需了解有无排卵或疑有子宫内膜结核者。

(4)因宫腔内有组织残留或功能失调性子宫出血长期多量出血时,刮宫不仅有助于诊断,还有止血效果。

2.禁忌证

(1)急性阴道炎、宫颈炎。

(2)急性或亚急性盆腔炎。

(3)急性严重全身性疾病。

(4)手术前体温＞37.5 ℃。

3.方法

一般不需麻醉。对宫颈内口较紧者,酌情给予镇痛剂、局麻或静脉麻醉。

(1)排尿后取膀胱截石位,外阴、阴道常规消毒,铺无菌孔巾。

(2)做双合诊,了解子宫大小、位置及旁组织情况,用阴道窥器暴露宫颈,再次消毒宫颈与宫颈管,钳夹宫颈前唇或后唇,子宫探针缓缓进入,探子宫方向及宫腔深度。若宫颈内口过紧,可用宫颈扩张器扩张至小刮匙能进入为止。

(3)阴道后穹隆处置盐水纱布一块,以收集刮出的内膜碎块,用特制的诊断性刮匙由内向外沿宫腔四壁及两侧宫角有次序地将内膜刮除,并注意宫腔有无变形及高低不平,取下纱布上的全部组织固定于10%甲醛溶液或95%乙醇中,送病理检查。

(二)分段诊断性刮宫

为鉴别子宫内膜癌及宫颈癌,应做分段刮宫。先不探查宫腔深度,以免将宫颈管组织带入宫腔混淆诊断。用小刮匙自宫颈管内口至外口顺序刮宫颈管一周,将所刮宫颈管组织置纱布上;然后刮匙进入宫腔刮取子宫内膜。刮出宫颈管黏膜及子宫腔内膜组织分别装瓶、固定,送病理检查。

若刮出物肉眼观察高度怀疑为癌组织时,不应继续刮宫,以防出血及癌扩散。若肉眼观察未见明显癌组织时,应全面刮宫,以防漏诊。

1.适应证

分段诊断性刮宫多在出血时进行,适用于绝经后子宫出血;或老年患者疑有子宫内膜癌,需要了解宫颈管是否被累及时。

2.方法

常规消毒后首先刮宫颈内口以下的颈管组织,然后按一般性诊断性刮宫处置,将颈管及宫腔组织分开固定送检。

(三)诊刮时注意事项

(1)不孕症患者,应选在月经前或月经来潮12小时内刮宫,以判断有无排卵。

(2)功能失调性子宫出血,如疑为子宫内膜增生者,应于月经前1～2天或月经来潮24小时内刮宫;疑为子宫内膜剥脱不全时,则应于月经第5～7天刮宫;不规则出血者随时可以刮宫。

(3)疑为子宫内膜结核者,应于经前1周或月经来潮12小时内诊刮,刮宫时要特别注意子宫两角部,因该部位阳性率较高。诊刮前3天及术后3天每天肌内注射链霉素0.75 g及异烟肼0.3 g口服,以防诊刮引起结核病灶扩散。

(4)疑有子宫内膜癌者,随时可诊刮,除宫体外,还应注意自宫底取材。

(5)若为了解卵巢功能而做诊刮时,术前至少1个月停止应用性激素,否则易得出错误结果。

(6)出血、子宫穿孔、感染是刮宫的主要并发症。有些疾病可能导致刮宫时大出血,应术前输液、配血并做好开腹准备;哺乳期、绝经后及子宫患有恶性肿瘤者,均应查清子宫位置并仔细操作,以防子宫穿孔;长期有阴道出血者,宫腔内常有感染,刮宫能促使感染扩散,术前术后应给予抗生素。术中严格无菌操作。刮宫患者术后2周内禁止性生活及盆浴,以防感染。

(7)术者在操作时唯恐不彻底,反复刮宫,易伤及子宫内膜基底层,造成子宫内膜炎或宫腔粘连,导致闭经,应注意避免。

(高香荣)

第四章

妇 女 保 健

第一节　妊娠前期保健

妊娠前期保健应在妇女计划受孕前的 4～6 周开展,这是生命开始阶段保健的重要内容。通过妊娠前期保健,可以预防遗传性疾病的传衍,避免环境中有害因素对生殖细胞的影响,是优生工作的首要环节。

一、妊娠前期的生理特点

正常情况下,妊娠前期妇女正处于生育期。一般女性的生育能力自 14～15 岁开始,至 18～20 岁趋于成熟,持续约 30 年。受经济、社会因素影响,女性的生育年龄多向后延迟。

(一)身体发育成熟

妊娠前期是身体发育的完胜时期,全身各器官及系统均已发育成熟,并具有活跃的生理功能,能够承受妊娠带给全身各系统、器官增加的负担。

(二)生殖器官发育成熟,第二性征出现

卵巢发育成熟,周期性排卵并分泌性激素。卵巢在激素分泌的作用下,子宫内膜出现周期性变化,宫颈、阴道也都会呈现出周期性改变。卵巢排卵和生殖器官发育成熟使妊娠成为可能。在卵巢性腺激素的作用下,女性呈现特有的体型,乳房发育,骨盆变宽,为妊娠做好准备。

(三)神经内分泌调节功能完善

正常育龄妇女下丘脑-垂体-卵巢轴的调节功能稳定,使机体神经-内分泌调节保持平衡,各系统器官生理功能协调一致,也为妊娠奠定了基础。

二、妊娠前期的心理特点

妊娠前期妇女正处在事业和家庭生活的繁忙时期。事业上工作岗位的竞争激烈,生活上男女结为夫妻后,正经历着对自己和对方再认识、再适应的磨合过程。面对妊娠可能出现以下心理特点。

(一)幸福和自豪感

绝大部分妊娠前期的妇女对妊娠有充分的心理准备,表现出积极的情感反应,认为妊娠是一件神圣和愉悦的事情,憧憬小生命的到来将给婚后的家庭生活带来更多的快乐,为自己即将成为

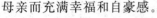

母亲而充满幸福和自豪感。

(二)焦虑

迫切渴望妊娠但又迟迟未孕的妇女,可能出现期待性焦虑和紧张情绪,担心自己不能正常怀孕,害怕自己患有生殖系统疾病或不孕症,甚至到处求医问药,每天把全部精力都集中在这一件事情上,并为之焦虑不安。在重男轻女的家庭中,也会使妊娠前期妇女心情紧张、烦躁不安,为自己怀孕孩子的性别是否能满足家庭成员的意愿而焦虑不安,期待获得满意的结果。

(三)情绪抑郁

与丈夫或家庭成员存在生育意愿分歧,如自己不想妊娠,而出于家庭意愿不得不作出妊娠计划,或自己想妊娠而丈夫无生育意愿的妇女,为是否妊娠而出现矛盾冲突,表现为对妊娠消极,情绪抑郁,缺少积极性。

三、妊娠前期的社会特点

妊娠前夫妻双方及家庭成员是否和睦、工作压力与紧张程度、家庭经济条件等因素都会对妊娠造成影响。如果夫妻双方,尤其是女方短时间内受过较大的精神打击、夫妻或家庭不和睦、工作学习过于紧张疲劳、生活条件差(如居住拥挤、经济拮据等),均不利于妊娠。

四、妊娠前期的保健目的

(1)筛查遗传性疾病,消除环境中有害因素影响。

(2)做好妊娠计划,合理安排受孕。

(3)做好妊娠前期的各项准备工作。

五、妊娠前期的保健措施

(一)检查与监制

孕前检查是妊娠前期保健的重要内容。准备怀孕夫妇在妊娠前 3~6 个月到妇幼保健部门或医疗机构通过孕前检查,对健康状况作出初步评估,排除不宜妊娠或暂缓妊娠的因素。过去孕前检查多由婚前检查代替,但随着优生知识的普及,主动进行孕前检查的妇女越来越多。孕前检查的项目不同地区有所差异,基本项目如下。

1.询问一般情况(评估孕前高危因素)

了解孕前夫妇及双方家庭成员的健康状况,重点询问与婚育有关的孕育史、疾病史、家族和遗传病史、生活方式、饮食习惯、营养状况、职业及工作环境、运动(劳动)情况、社会心理状况及人际关系等。

2.医学检查

在询问一般情况的基础上,征得夫妻双方同意,进行医学检查,了解男女双方的基本健康状况,对可能影响生育的疾病进行专项检查。

(1)体格检查:按常规检查项目进行,包括测量血压、体质量,计算体重指数(BMI)。并对男女双方生殖系统进行专科检查。检查中要注意身体发育情况、有无遗传性疾病、内分泌系统疾病、精神疾病及智力障碍等,注意乳房、声音、毛发分布等第二性征发育情况,注意男女双方内外生殖器官有无异常。

(2)辅助检查。①必查项目:血常规、尿常规、血型(ABO 和 Rh)、肝功能、肾功能、空腹血糖、

HBsAg、梅毒螺旋体、HIV 筛查、宫颈细胞学检查(1 年内未查者)。②备查项目:弓形虫、风疹病毒、巨细胞病毒和单纯疱疹病毒(TORCH)筛查,宫颈阴道分泌物检查(阴道分泌物常规、淋球菌、沙眼衣原体),甲状腺功能检测,地中海贫血筛查(广东、广西、海南、湖南、湖北、四川、重庆等地),75 g 口服葡萄糖耐量试验(OGTT,针对高危妇女),血脂检查,妇科超声检查,心电图检查,胸部 X 线检查。

(3)专项检查:对可能影响生育的其他疾病应进行专项检查、诊断和治疗,避免在疾病状态下妊娠而导致胎儿发育不良、畸形、流产或死亡,危及母体健康和生命安全。

进行专项检查的疾病:①遗传性疾病。②感染性疾病。③性传播疾病。④影响生育的其他疾病,如心脏病、肾炎、肝炎等重要脏器疾病,甲状腺功能异常、糖尿病等内分泌疾病,牙周炎等口腔疾病。⑤生殖系统疾病。⑥免疫因素,如男女双方血型、女性抗精子抗体、抗卵磷脂抗体、抗子宫内膜抗体、狼疮因子等。⑦环境因素,可做微量元素检测或对有异味的环境进行检测。

3.排卵监测

可通过基础体温测定,描记体温曲线,监测排卵情况,为安排受孕做好准备。也可以观察、记录月经日期,推算排卵时间。

(二)生活与卫生指导

1.制订妊娠计划

要想体验幸福的妊娠和分娩过程,就要制订好妊娠计划,在最合适的时间受孕,在最适宜的季节分娩。

(1)选择最佳生育年龄:女性最佳生育年龄为 25~30 周岁,配偶年龄为 25~35 周岁。这个时期是男女双方生殖功能最旺盛的阶段,生殖细胞质量好,受孕成功率高。同时,男女双方学业已完成,工作比较稳定,有一定的生活和社会经验及经济基础,孕育下一代的条件成熟。女性 35 岁、男性 40 岁以后,生殖功能开始衰退,生殖细胞染色体畸变的概率增加,应避免高龄妊娠。女性 18 岁以前或 35 岁以后,妊娠危险因素相对增加,难产或其他产科并发症发生率、病残儿出生率、围生儿死亡率都明显增加,不适宜妊娠。

(2)选择最佳受孕季节:最佳受孕季节为 7、8、9 月份,尤其在北方地区,正值秋高气爽、气候温暖、蔬菜水果等供应丰富的季节,对孕妇营养补充和胎儿大脑发育十分有利,也避免了春冬季受孕易患流感及病毒性感染的危险。这个时期受孕,预产期为第二年 4、5、6 月份,气候温和,日光充足,有利于产妇身体康复和婴儿护理,有良好的光照条件,有利婴儿生长发育和骨骼钙化。

2.建立健康的生活方式

良好的生活方式不仅能促进身体健康,而且也是心理健康的保障。

(1)培养良好的饮食习惯:合理饮食,均衡营养摄入,可以为生成良好的精子和卵子创造条件,也为妊娠后胎儿生长发育蓄积营养。饮食中要注意营养均衡,不偏食,不吃零食,粗细搭配,规律进食。

体质和营养状况一般的妇女,孕前 3~6 个月要注意调整饮食,每天摄入足够的优质蛋白质、维生素、无机盐、微量元素、适量的糖类与脂肪。鸡、鸭、瘦肉、鱼、蛋、牛奶等都富含优质蛋白质,紫菜、海蜇、海带等为含碘高的食物,鸡、牛、羊肉为含锌、铜较多的食物,芝麻、猪肝、芹菜等为补铁的食物,新鲜的蔬菜和水果含有丰富的维生素。

孕前宜多食用含叶酸多的食物,必要时从孕前 3 个月开始,每天服用 0.4 mg 的叶酸增补剂可以预防胎儿神经管畸形的发生。既往发生过神经管缺陷(NTD)的孕妇,则需每天补充叶酸

4 mg。叶酸是一种水溶性 B 族维生素,在绿叶蔬菜、水果及动物肝脏中储存丰富。叶酸参与人体新陈代谢的全过程,是合成人体重要物质 DNA 的必需维生素。叶酸缺乏除了可以导致胎儿神经管畸形,如无脑畸形和脊柱裂外,还可使眼、口唇、腭、胃肠道、心血管、肾、骨骼等器官发生畸形。

(2)运动与休息:孕前生活要规律,按时起床和休息,保证充足睡眠,坚持适当运动。运动可以不要求强度,但要坚持经常性运动。运动可以增强体质,妊娠后可抵御感冒、风疹等病毒侵袭;运动可促进女性体内激素的合理调配,有利于受精卵顺利着床,并促进胚胎和胎儿发育;运动可使肌肉强健、韧带富有弹性、关节更加灵活,有利于妊娠,也为顺利分娩打下坚实的基础。

运动中需注意:①循序渐进,逐步提高身体适应能力。可采取快走、慢跑、骑车、游泳、打羽毛球等方式,进行中等强度有氧运动。②注意气候和环境变化,不宜在烈日、风雨等恶劣气候和不良空气质量环境下运动。③运动时补充足够的水分,每天需要补充水 1 500～2 000 mL。④补充碱性食物。运动后体内产生的酸性代谢产物会使肌肉关节酸胀,多吃水果。

(3)节制性生活:在计划妊娠期间,丈夫应加强锻炼,增强体质,保证精子的数量和质量。要注意性卫生,适当减少性生活的次数,调整身体状态,选择排卵期前后性生活,能增加受孕机会。

(4)戒烟酒:主动吸烟和被动吸烟都会影响胎儿生长发育。夫妇双方有烟酒嗜好者,应在孕前至少3个月戒除。新婚期间接触烟酒机会多者应严格避孕。吸烟会影响生殖细胞发育,酗酒可引起染色体畸变,导致胎儿畸形或智力低下等。

(5)远离宠物:宠物猫狗可能传染弓形虫病,会引起孕妇流产、胎儿畸形和胎儿宫内发育迟缓。因此,家有宠物者,在计划受孕时,应将宠物寄养,避免接触。如不能送离的要带宠物去做体检,并检测弓形虫病抗体,如呈阳性则可以留在家里,但每月至少带宠物去医院检查 1 次,以确保安全。

3.调整避孕方法

制订受孕计划后,要调整避孕方法,停用口服避孕药,取出宫内节育器,改用避孕套、阴道隔膜避孕。在停药和取出宫内节育器半年后再考虑受孕,以彻底消除药物的影响和调整子宫内环境。

(三)心理调适

心理因素在女性妊娠过程中具有双重作用,即良好的心理状态能促进健康妊娠,消极的心理状态会影响受孕和妊娠过程。孕前妇女一定要主动调适和改善不良情绪,保持精神愉悦、心理健康。

1.妊娠知识培训

通过讲解、发资料或指导自学等方式,帮助孕前妇女学习和掌握一些关于妊娠、分娩和胎儿在宫内生长发育的孕育知识,了解受孕及妊娠过程出现的某些生理现象,充分认识妊娠是每个妇女能够自行完成的生理过程,建立能够胜任妊娠过程的信心,端正对妊娠的认识,树立正确生育观,明确对决定胎儿性别因素的认识,消除心理负担,为妊娠做好各项准备。

2.受孕指导

指导妊娠前期妇女熟悉自己的排卵期,在适宜的时间安排性生活,增加受孕成功机会。对因未能如期妊娠而焦虑者多与之交流,指导自我监测排卵期,必要时可进行相关的生殖能力检测,以消除顾虑,树立信心,把握受孕时间,增加受孕机会。

3.保持乐观情绪

做母亲是件神圣的事情,体验十月怀胎的艰辛也不愧"母亲"这一光荣称号。孕前要调整好自己的心态,夫妻经常谈心,请医师推荐生殖心理顾问,向母婴保健专业人员咨询,或通过其他途径和相关人员交流,及时调整和转移不良情绪,以积极的心态去迎接妊娠。

4.参加体育运动

了解体育活动对调节心理状态的积极意义,根据自身实际情况,选择适宜的户外运动,有利于血液循环和神经内分泌的调节,还可调整紧张与焦虑的心态,有利于受孕和妊娠过程。

(四)社会支持

创造和谐的家庭环境,尤其是夫妻和谐是孕前最重要的心理支持。要善于调节夫妻关系,善于引导对方摆脱心理困惑,善于容忍和理解对方,善于化解和处理矛盾。要调整生活节奏,避免紧张和疲劳。树立正确的生育观念,消除生男生女带来的精神负担,并使家庭所有成员达成共识。保健部门要通过讲座、指导读书等方式,提供生育知识和生育指导,给妊娠前期妇女全方位的支持和帮助。

(五)避免接触有害因素

1.理化因素

在生活或工作环境中,如长期接触对生殖细胞有害的物质会影响受孕质量,如有毒金属铅、汞、砷,有毒化学物质苯、二硫化碳、氯乙烯、乙内酰胺、氯丁乙烯、一氧化碳、农药,物理因素如高温、噪声污染、振动、电离辐射等,均可影响生殖细胞质量和身心健康,导致男性精子减少,活力降低,畸变,胎儿畸形。如有接触影响生殖细胞的有毒物质应做必要的检查,并脱离有害环境,等待排除体内毒物至恢复正常后再受孕。

2.药物

孕前服用的药物可在母体内蓄积,影响胎儿的发育。所以,孕前某些药物使用要谨慎,如抗癌药、麻醉剂、己烯雌酚、避孕药等。另外,有些药物如利血平、白消安等影响精子发育,男方也应避免使用。如果必须服药,应在医师指导下尽可能用对胚胎无影响的药物。

3.预防接种

孕前妇女可接种灭活疫苗,如乙肝疫苗、狂犬疫苗、乙脑疫苗,既不对胎儿产生影响,又避免妊娠早期感染发病。一些活疫苗如风疹疫苗、麻疹疫苗、甲肝活疫苗等,会导致胎儿畸形或胎儿神经损伤,要引起特别注意,接种应在孕前3~9个月进行。破伤风抗毒素孕前妇女可以使用。

(六)妊娠前期常见疾病的预防

1.重度贫血

重度贫血常见于长期偏食、挑食、烹饪方法不当等所致的营养不良,或月经过多等慢性失血,或由于慢性消化道疾病影响叶酸和 B 族维生素吸收所致。如不及时纠正,妊娠后会加重贫血。预防原则如下。

(1)纠正不良饮食习惯,均衡营养,合理膳食,多食用猪肝、鸡血、豆类、黑木耳等含铁多的食物和新鲜蔬菜、水果、瓜豆类、肉类、动物肝脏及肾脏等含叶酸多的食物。

(2)改变烹饪方法,避免蔬菜中叶酸丢失。

(3)积极治疗慢性失血性疾病和慢性消化道疾病。

(4)补充铁和叶酸,纠正贫血。

2.乙型病毒性肝炎

乙型病毒性肝炎为乙型肝炎病毒所引起的传染病,多因与病毒性肝炎患者密切接触感染,也可因输血、注射血液制品感染。预防原则如下。

(1)避免接触病毒性肝炎患者,夫妇一方患有病毒性肝炎者应用避孕套,避免交叉感染。

(2)注射乙肝疫苗。

(3)孕前常规检测肝炎病毒血清标志物,并定期复查。

(4)已经患有病毒性肝炎的妇女应坚持避孕,待肝炎痊愈至少半年,最好痊愈 2 年后再怀孕。

3.阴道炎

阴道炎常因性生活频繁、不注意性卫生或阴道灌洗,导致阴道黏膜损伤、阴道酸性环境破坏、细菌感染引起。也可因夫妻交叉感染引起。预防原则如下。

(1)注意性卫生。

(2)避免性生活过于频繁。

(3)避免阴道灌洗,保护阴道酸性环境。

(4)患有阴道炎者应用口服或外用药物治疗。

(5)如夫妻交叉感染者应双方同时治疗。

4.宫颈炎症

宫颈炎症可因性生活过早、过频或流产、分娩及人流术等致宫颈损伤,病原体侵入引起,也可因不洁净的性生活或卫生不良导致病原体感染。宫颈炎时宫颈黏稠脓性分泌物不利于精子通过,可造成不孕。预防原则如下。

(1)避免过早、过频的性生活。

(2)保持性卫生和日常外阴部清洁。

(3)人工流产等手术避免损伤宫颈。

(4)避免夫妻双方交叉感染。

(5)患有宫颈炎应积极治疗。

5.子宫肌瘤

子宫肌瘤可导致不孕、流产,分娩时可阻塞产道造成难产。一般来说,直径 2 cm 以下的浆膜下肌瘤可以妊娠。子宫肌瘤直径超过 3 cm,孕期易发生变性,造成流产及早产的机会增加;若肌瘤直径虽然不足 3 cm,但生长在宫腔内或宫颈上,或压迫输卵管导致不育等情况,最好先做手术剔除肌瘤再妊娠。凡有子宫肌瘤的育龄妇女一定要在妇科检查后再决定是否妊娠。

(赵咏梅)

第二节　妊娠期保健

一、产前检查

(一)产前检查时间

产前检查的时间应从确诊早孕开始,首次产前检查未发现异常的孕妇于妊娠 20～28 周,每

4 周检查 1 次,妊娠 28～36 周,每 2 周检查 1 次,自妊娠 36 周后,每周检查 1 次。即首次产前检查、孕 20、24、28、32、36、37、38、39、40 周,共行产检 10 次。有高危因素的孕妇应酌情增加产前检查的次数。孕妇定期做产前检查的目的是为了掌握胎儿发育和孕妇健康状况,以便早期发现问题,及早纠正和治疗,使孕妇和胎儿能顺利地度过妊娠期,以提高出生人口素质,减少出生缺陷的发生。

(二)首次产前检查

应详细询问病史,进行全面的全身检查、产科检查及必要的辅助检查。

1.病史

(1)年龄:年龄过小容易发生难产;35 岁以上的初孕妇容易并发妊娠期高血压疾病、产力异常、产道异常和遗传患儿、先天缺陷儿等。

(2)职业:如接触有毒物质的孕妇,应检测血常规及肝功能。

(3)计算孕周及推算预产期:推算方法是按末次月经第一天算起,月份减 3 或加 9,日数加 7。若孕妇仅记住阴历末次月经第一天,应由医师为其换算成阳历,再推算预产期。必须指出,实际分娩日期与推算的预产期,可以相差 1～2 周。若孕妇记不清末次月经日期或于哺乳期无月经来潮而受孕者,可根据早孕反应开始出现的时间、胎动开始时间、手测子宫底高度、尺测子宫长度加以估计。

(4)月经史及既往孕产史:月经初潮、周期、经期、经量、有无腹痛。月经周期延长者的预产期需相应推迟。经产妇应了解有无难产史、死胎死产史、分娩方式及有无产后出血史,了解新生儿出生时情况。

(5)既往史及手术史:着重了解有无高血压、心脏病、糖尿病、结核病、血液病、肝、肾疾病、骨软化症等和做过何种手术。

(6)本次妊娠过程:了解妊娠早期有无早孕反应、病毒感染及用药史,胎动开始的时间;有无阴道流血、头痛、眼花、心悸、气短、下肢水肿等症状。妊娠早期有无病毒感染及用药史。

(7)家庭史:询问家族有无高血压、双胎妊娠及其他遗传性疾病。

2.全身检查

通过全身检查,了解孕妇的发育、营养状况、身高、体重、步态、有无水肿;重要器官如心、肝、肺、肾、脑有无病变,乳房发育情况及乳头凹陷等;四肢有无畸形。了解孕妇的生命体征,观察体温、脉搏、呼吸及血压。一般为:体温 36.2～37.6 ℃,脉搏 60～90 次/分,呼吸 16～20 次/分,血压不应超过18.7/12.0 kPa(140/90 mmHg)或与基础血压相比不超过 4.0/2.0 kPa(30/15 mmHg),超过者应属病理状态。注重有无水肿情况,休息后水肿是否消失。妊娠晚期每周体重增长不应超过500 g,超过者多有水肿或隐性水肿。

3.产科检查

主要包括腹部检查、骨盆测量、阴道检查、肛门检查。

(1)腹部检查。①视诊:注意腹形及大小,腰部有无妊娠纹、手术瘢痕及水肿等。②触诊:注意腹壁肌的紧张度,有无腹直肌分离,并注意羊水的多少及子宫肌的敏感程度。用四步触诊法检查子宫大小、胎产式、胎先露、胎方位以及胎先露部是否衔接。在做前三步手法时,检查者面向孕妇作第四步手法时,检查者则应面向孕妇足端。第一步手法:检查者两手置于宫底部,了解子宫外形并测得宫底高度,估计胎儿大小与妊娠周数是否相符。第二步手法:检查者左右手分别置于腹部左右侧,一手固定,另一手轻轻深按检查,两手交替,仔细分辨胎背及胎儿四肢的位置。第三步手法:检查者右手拇指与其余四指分开,置于耻骨联合上方握住胎先露部,进一步查清是胎头或胎臀,左右推动以确定是否衔接第四步手法:检查者左右手分别置于胎先露部的两侧,向骨盆入口方向向下深按,再次核对先露部的诊断是否正确,并确定胎先露部入盆的程度。③听诊:用多普勒胎心听诊器于孕 10 周即可听到胎心音。胎心音在靠近胎背上方的孕妇腹壁上听得最清楚。枕先露时,胎心音在脐右(左)下方;臀先露时,胎心音在脐右(左)上方;肩先露时,胎心音在靠近脐部下方听得最清楚。

(2)骨盆测量:骨盆大小及其形状,是决定胎儿能否经阴道分娩的重要因素,包括骨盆外测量和骨盆内测量。

骨盆外测量。①髂棘间径:孕妇取伸腿仰卧位。测量两髂前上棘外缘的距离,正常值为23～26 cm。②髂嵴间径:孕妇取伸腿仰卧位。测量两髂嵴外缘最宽的距离,正常值为 25～28 cm。以上两径线可以间接推测骨盆横径的长度。③骶耻外径:孕妇取左侧卧位,右腿伸直,左腿屈曲。测量第 5 腰椎棘突下至耻骨联合上缘中点的距离正常值为 18～20 cm。第 5 腰椎棘突下相当于米氏菱形窝的上角,或相当于髂嵴后连线中点下 1.5 cm。此径线可以间接推测骨盆入口前后径的长度,是骨盆外测量中最重要的径线。骶耻外径值与骨质厚薄相关,测得的骶耻外径值减去 1/2 尺桡周径(指围绕右侧尺骨茎突及桡骨茎突测得的前臂下端的周径)值,即相当于骨盆入口前后径值。④坐骨结节间径或称出口横径:孕妇取仰卧位,两腿弯曲,双手抱双膝。测量两坐骨结节内侧缘的距离正常值 8.5～9.5 cm。也可用检查者的拳头测量,若其间能容纳成人手拳,则 >8.5 cm,即属正常。此径线直接测出骨盆出口横径的长度。若此径值<8 cm 时,应测量出口后矢状径。⑤出口后矢状径:为坐骨结节间径中点至骶骨尖端的长度。正常值为 8～9 cm。出口后矢状径径值与坐骨结节间径值之和>15 cm,表明骨盆出口无明显狭窄。⑥耻骨弓角度:正常值为 90°,<80°为不正常。此角度可以反映骨盆出口横径的宽度。

骨盆内测量。①对角径:为耻骨联合下缘至骶岬上缘中点的距离,正常值为 12.5～13.0 cm,此值减去1.5～2.0 cm,即为骨盆入口前后径的长度,又称真结合径。真结合径正常值为 11 cm。若测量时,阴道内的中指尖触不到骶岬表示对角径值>12.5 cm。测量时期以妊娠 24～36 周、阴道较松软时进行为宜。②坐骨棘间径:测量两坐骨棘间的距离,正常值为 10 cm。③坐骨切迹宽度:代表中骨盆后矢状径,其宽度为坐骨棘与骶骨下部间的距离,即骶棘韧带宽度。若能容纳3 横指(5.5～6 cm)为正常,否则属中骨盆狭窄。

(3)阴道检查:孕妇于妊娠早期初诊,均应行双合诊了解子宫大小和孕周是否相符。若于妊娠 24 周以后进行首次检查,应同时测量对角径、坐骨棘间径及坐骨切迹宽度。于妊娠最后 1 个月内以及临产后,则应避免不必要的阴道检查。

(4)肛诊:可以了解胎先露部、宫颈容受及扩张程度、骨盆情况,如骶骨前面弯曲度、坐骨棘及坐骨切迹宽度以及骶尾关节活动度,还可以结合肛诊测得出口后矢状径。

4.胎儿健康状况评估

(1)自我胎动监测:胎动是胎儿在母亲体内安危的重要标志。孕妇 18～20 周开始自感有胎动,夜间尤为明显,孕 29～38 周为胎动最频繁时期,接近足月略为减少。计数胎动是孕妇自我监护胎儿情况的一种简易的手段。每天 3 次,早、中、晚取固定时间为好,每次计数 1 小时,将 3 次胎动数相加,再乘以 4 即为12 小时的胎动总数。胎动一般每小时不少于 3 次,2 小时胎动次数>30 次为正常范围。如果12 小时胎动少于 20 次,或每小时的胎动少于 3 次,或胎动次数较前日变化了 50%以上,或胎动幅度较前日明显减弱则视为胎动异常,应及时去医院进一步检查,以便及时获得治疗。

(2)超声检查:正常产前检查期间至少需做3次B超检查。孕10~14周进行第1次超声检查,此时主要进行遗传学超声检查,同时对一些大体结构畸形如无脑儿、常用联体儿等进行检测。第二次为孕20~24周,应行胎儿系统超声检查,此时为胎儿器官发育已基本完成,羊水量适中,超声图像清晰,是胎儿畸形筛查的最佳时间。第三次为孕28周至分娩前,着重观察羊水量、胎盘、脐带情况,同时再对胎儿进行全面扫查。有异常者应酌情增加检查次数。

(3)脐血流测定:目前胎儿脐动脉血流速度测定是产前监护胎儿宫内安危,判定胎盘功能的主要方法之一,已广泛用于产前胎儿监护。常用的指标:收缩期最大血流速度/舒张末期最小血流速度比值(S/D)、阻力指数(RI)、搏动指数(PI)。以S/D值为主要指标,28周后S/D应≤3.0作为正常值。

(4)胎儿电子监护:胎儿电子监护包括无应激试验(NST)、缩宫素激惹试验(OCT)、胎儿生物物理监测(BPS)。通过胎儿电子监护,可以连续观察记录胎心率的动态变化,可以了解胎心与胎动及宫缩之间的关系,估计胎儿宫内安危情况,目前已成为孕妇产前检查的常规项目。一般从孕34周起每周1次,高危妊娠可以提前至孕32周。

(5)胎盘功能的检查:通过胎盘功能的检查也可以间接了解胎儿在宫内的安危情况。胎盘功能的检查方法较多,主要有以下几项。①孕妇尿中雌三醇测定:正常值为>15 mg/24 h,10~15 mg/24 h为警戒值,<10 mg/24 h为危险值。也可用孕妇随意尿测雌激素/肌酐(E/C)比值,估计胎盘功能,E/C比值>15为正常值,10~15为警戒值,<10为危险值。有条件者可测定孕妇血清游离雌三醇值,正常足月妊娠时临界值为40 nmol/L。若低于此值提示胎盘功能低下。②孕妇血清胎盘生乳素(HPL)测定:采用放射免疫法,妊娠足月HPL值为4~11 mg/L。若该值在妊娠足月<4 mg/L。或突然下降10%,表示胎盘功能低下。③测定孕妇血清妊娠特异性糖蛋白(PSβ1G):若该值于妊娠足月<170 mg/L,提示胎盘功能低下。④胎动:已如前述。⑤缩宫素激惹试验(OCT):NST无反应型者需作OCT。OCT阳性,提示胎盘功能低下。⑥阴道脱落细胞检查:舟状细胞成堆,无表层细胞,嗜伊红细胞指数(EI)<10%,致密核少者,提示胎盘功能良好;舟状细胞极少或消失,有外底层细胞出现,嗜伊红细胞指数>10%,致密核多者,提示胎盘功能减退。

(6)胎儿成熟度的检查:除了根据胎龄、宫高、腹围及B超测定胎儿大小外,还可测定羊水中下列项目以测定胎儿成熟度。①卵磷脂/鞘磷脂比值>2或测出磷脂酰甘油或泡沫试验阳性提示胎儿肺已成熟。②肌酐值≥176.8 μmol/L(2 mg/dL),提示胎儿肾已成熟。③胆红素类物质值:若用OD450测该值<0.02,提示胎儿肝已成熟。④淀粉酶值≥450 U/L,提示胎儿唾液腺已成熟。⑤含脂肪细胞出现率达20%,提示胎儿皮肤已成熟。

5.辅助检查

(1)孕早期:静脉抽血查血常规、血型、肝功能、肾功能、尿常规、阴道分泌物常规检查、肝炎病毒的检查、TORCH、梅毒螺旋体、艾滋病病毒等感染,心电图、TCT。10~14周可行一阶段唐氏筛查(PAPP-A和β-HCG)。不能确定孕周或有其他异常情况时,应行B超检查估算孕周,了解胚胎情况,必要时监测β-HCG变化情况。

(2)孕中晚期:16~20周可行二阶段唐氏筛查(AFP和β-HCG)。20周以后有母儿血型不合可能的孕妇应每月监测血型抗体滴度及溶血素效价,孕24~28周行50 g葡萄糖负荷试验,如出现高危情况随时可根据需要再做其他必要的检查。

(三)复诊产前检查

(1)询问前次产前检查之后,有无特殊情况出现。

(2)测量血压、体重;检查有无水肿及其他异常;复查有无尿蛋白。

(3)复查胎位,听胎心率,软尺测子宫长度及腹围,判断是否与妊娠周数相符及有无羊水过多。必要时行 B 超检查。

(4)进行孕妇卫生宣教,并预约下次复诊日期。

二、孕期常见症状及其处理

(一)消化道症状

孕早期胃灼热、恶心者给予维生素 B_6、苯巴比妥等;消化不良给予维生素 B_1 10 mg、干酵母 2～3 片及胃蛋白酶合剂 10 mL,每天 3 次口服;也可服用开胃健脾理气中药。

(二)下肢肌肉痉挛

常发生于小腿腓肠肌部,妊娠后期多见,常于夜间发作。痉挛发作时,将腿伸直使腓肠肌紧张,并予局部按摩,痉挛常迅速。下肢肌肉痉挛为孕妇缺钙的表现,可服用钙片 1 粒,每天 2 次。

(三)便秘

妊娠期肠蠕动及肠张力减弱,且运动量减少,容易出现便秘。由于子宫及胎先露部的压迫,也会感排便困难,应养成排便习惯,多吃含纤维素多的蔬菜、水果,必要时口服缓泻剂。如睡前口服双醋酚汀5～10 mg或果导片 1～2 片,或用开塞露、甘油栓,但禁用剧泻剂,以免引起流产及早产。

(四)下肢及外阴静脉曲张

静脉曲张可因妊娠次数增多而加重。妊娠后期应尽量避免长时间站立,下肢可绑以弹性绷带,晚间睡眠时适当垫高下肢以利静脉回流。分娩时应防止外阴部曲张的静脉破裂。

(五)腰背痛

妊娠期关节韧带松弛,子宫增大向前突出,重心必向后移,腰椎向前突,背伸肌持续紧张,故有轻微腰背痛。腰背痛明显者,应及时查找原因,按病因治疗。必要时卧床休息及服止痛药。

(六)贫血

孕妇与妊娠后半期对铁的需要量增多,单靠饮食补充不够,应给予铁剂,如硫酸亚铁 0.3 g。每天1～2 次口服以防贫血。已发生贫血,应查明原因,以缺铁性贫血最常见,治疗时给予硫酸亚铁 0.6 g 或富马酸亚铁 0.2～0.4 g。

(七)痔疮

于妊娠晚期多见或明显加重。是因腹压增高和增大子宫的压迫,使痔静脉回流受阻及压力增高而致痔静脉曲张所致。应多吃蔬菜,少吃辛辣食物,必要时服缓泻剂纠正便秘。若痔已脱出,可以手法还纳痔疮症状于分娩后可减轻或自行消失。

(八)下肢水肿

孕妇于妊娠后期多有轻度下肢水肿,经休息后消退,属正常现象。若水肿明显,经休息后不消退,应想到妊娠高血压综合征及其他并发症,应针对病因治疗。此外,睡眠时取侧卧位,下肢稍垫高,水肿多可减轻。

(九)失眠

有些孕妇会感觉到难以入睡,而且越到后期越明显,这是因为孕妇尤其是初产妇,由于对妊娠的不安及对分娩的恐惧,形成心理负担加重,再加上接近产期时身体上的不适,以及一些自己不知如何处理的问题,诸多因素综合在一起,使孕妇精神紧张,情绪焦虑。因此适度的压力调适以及家人的体贴与关怀,对于稳定孕妇的心情十分重要。必要时可给予镇静安眠药物,如苯巴比妥 30~60 mg 或地西泮 10 mg,睡前口服。

(十)仰卧位低血压综合征

于妊娠末期,孕妇较长时间取仰卧位时,巨大的子宫压迫下腔静脉,使回心血量及心搏出量减少,出现低血压。改为侧卧位后,使下腔静脉血流通畅,血压随之恢复正常。

三、孕期卫生指导

(一)精神方面

母体在怀孕期间受精神压力而影响胎儿发育问题,一直被社会所关注。精神刺激可诱发流产和早产。母亲情绪的变化可直接激起自主神经系统活动的变化,并释放出肾上腺素及乙酰胆碱等化学物质,这些物质会经胎盘、脐带而达到胎儿,影响其发育。长期的情绪应激会使胎动次数增加,胎儿出生后则常常有躁动不安、睡眠少或频繁哭闹等行为表现。孕期应多听轻快悦耳的音乐,不可听刺激强的摇滚音乐,应培养对养花、养金鱼的兴趣爱好来分散不良情绪,陶冶情操。

(二)饮食

妇女怀孕以后,无疑需要比普通人为多的食物。孕妇的食物应该是多方面的,要时时更换,不要单吃两三种食物,这样才能得到较多的维生素和矿物质。

(三)大小便

怀孕时容易便秘,尤其平时已经有便秘习惯的人更易发生。孕期中肾脏的工作增加了很多,所以对它要特别注意保护。应该喝足够的水分,比没有怀孕时要多喝一些。不要吃或尽量少吃刺激性的食物,如蒜、辣椒、酒等。

(四)睡眠及休息

怀孕期间比平时更容易感到疲劳,所以每天的睡眠要充足,时间可以因人而异,最好是晚上感到困倦时就入睡,早晨睡到自然醒来。对于平时晚睡晚起的孕妇来说,每晚 12 点之前一定要睡了,这样早晨可以在 8 点左右起床,尤其是在孕早期有晨呕反应的准妈妈,一定要早点睡,让自己睡足。在条件许可的情况下,白天最好能午睡 1~2 小时。从睡眠姿势上来说,早期妊娠主要是采取舒适的体位,如仰卧位、侧卧位均可。此期胎儿在子宫内发育仍居在母体盆腔内,外力直接压迫或自身压迫都不会很重,因此睡眠姿势不必很在意。但随着胎龄的增加,胎儿体积变大,子宫也增大及右旋,此时孕妇采取左侧卧位为宜。仰卧位可使增大的子宫压迫子宫后腹主动脉,影响子宫动脉的血流量,还能引起下肢和外阴部的静脉曲张。而右侧卧位使右侧输尿管受到挤压,以致尿液枳滞,由于右侧的肾脏与邻近的升结肠和盲肠之间有淋巴管相通,因而肠道细菌侵入右肾的机会也较左肾为多,这样,就容易发生右侧肾盂肾炎。

(五)衣着

一般从妊娠 5 个月以后,孕妇就需要特制的"孕妇服"了。孕妇服可选用颜色明快、质地轻柔、容易洗濯的衣料,腹部宽松,腹围最大为 99~110 cm,胸部及腹部为筒式,保温适度,穿脱方便。胸罩应该选用质地轻柔的宽带型,借以托住乳房,但不压迫它。袜子应该选用弹性大的,有利于血液循环,减少下肢和足部水肿,不宜使用窄紧的袜带。孕妇不宜穿高跟鞋。鞋跟超过 3 cm 的高跟鞋会使孕妇重心不稳,容易跌倒,还会增加腹坠和腰酸等不适。过于平薄的鞋底也容易使人疲惫。皮鞋过于板脚,一般以布鞋、运动鞋为好,鞋要有点后跟(约 2 cm),尺寸合脚,穿着舒服平稳。

(六)乳房卫生

妇女怀孕后,乳房进一步发育长大,这就要求选择合适的胸罩来支持它,孕期不宜穿过紧的上衣,以免由于压迫乳房而妨碍其发育;应佩戴合适的乳罩,防止乳房下垂。孕妇的皮脂腺分泌旺盛,乳头上常有积垢和痂皮,强行清除可伤及表皮,应先用植物油(麻油、花生油或豆油)涂敷,使之变软再清除。有乳头内陷者应每天用手指将乳头向外牵拉,以免哺乳时吮吸困难,有早产倾向者不宜使用此方法。

(七)洗澡

怀孕时皮肤的功能加强,因为这时水分和废料的排泄增加了,所以必须要保持皮肤清洁卫生。怀孕以后应淋浴,一般不主张盆浴,孕期阴道内具有灭菌作用的酸性分泌物减少,体内的自然防御功能降低,盆浴会导致上行性感染。孕妇洗澡温度不能太高,特别是早孕的时候,温度对胚胎的发育是有影响的,水的温度应掌握在 38 ℃ 以下。时间不宜太长。因为孕妇的汗腺是开放的,容易出汗,开放了以后,与外界热量交流的多了,再加上她本身的免疫力是低下的,时间长了很容易感冒,每次的时间应控制在 20 分钟以内。

(八)口腔护理

由于性激素分泌增加,牙龈组织血管扩张,会导致血液淤滞,口腔卫生保持不好,有利于细菌生长繁殖,孕妇比常人更容易患牙周疾病。怀孕期间的口腔卫生应该做得比平时更好,除了正常的一天三次刷牙外,最好每次吃东西后都漱口。在牙膏的选择上,应该尽量避免使用含有药物成分的牙膏、牙粉产品,一般的清洁牙齿产品就可以了。

(九)性生活

怀孕期间应合理安排性生活。妊娠头 3 个月和临产前 2 个月不宜性生活。孕早期会导致流产,临产前性生活会引起子宫收缩,就可能导致早产、早期破膜、感染和增加新生儿死亡率。孕期应该减少性交次数即使性交,应注意性交姿势,避免压迫孕妇腹部,性交动作要轻柔,不能过于频繁和粗暴,还要注意性生活前后的清洁卫生。对有习惯性流产史、早产史、孕期有阴道流血、妊娠高血压综合征,以及妊娠合并心脏病高血压和糖尿病者,在孕期还是应该避免性生活。

(十)旅行

多数孕妇在旅行时并没有出什么危险,但是在火车或船上出现临产情况的也不少见。所以在孕期中应当尽量避免长途旅行,一定要去时,也应尽量选择比较平稳的途径。

(十一)吸烟

不管是主动吸烟还是被动吸烟,对胎儿均有危害,吸烟导致胎儿畸形、流产、低体重儿、早产发生率增高。孕前吸烟的妇女应戒烟,丈夫吸烟的应避免在孕妇前吸烟。

(十二)饮酒

孕期应禁止饮酒。酒精对胎儿影响极大,有致畸作用,且可导致胎儿生长受限,胎儿酒精综合征。

四、孕期营养

母体是胎儿热量和营养供给的唯一来源。妊娠期对热量、蛋白质、脂肪、碳水化合物、维生素、矿物质等各种营养素需要量均较非孕期增加。从妊娠的 3 个时期来说:妊娠早期(1~3 个月)胎儿生长缓慢,体重平均每天增加 1 g。这段时期孕妇的营养需求与正常人相近或略增。妊娠中期(4～6 个月),胎儿生长发育加快。平均每天增重 10 g,热能和各种营养素的需求相应增加。妊娠晚期(7～9 个月),胎儿生长发育加快,尤以妊娠 32～38 周胎儿生长更加迅速。此时母体还需要贮备更多的营养素为分娩和产后哺乳做准备。因此应特别注意孕中后期营养素的补充。要保证供应足够的热能和各种营养素,才能达到优生的目的。此外必须强调在妊娠期应给予合理的营养和平衡的膳食。平衡膳食是指各种营养素的供给量足够,而且营养素之间的比例适宜。妊娠期的营养不仅关系到孕妇本身的健康,而且直接影响胎儿和婴儿的体格发育和智力发育。孕期营养不足可造成胎儿宫内发育迟缓,影响智力发育,且容易诱发妊娠并发症,如妊娠期高血压疾病、早产、胎膜早破、感染等。孕期营养过剩则可能造成妊娠期糖尿病,胎儿过大增加难产率、手术产率和产后出血率,巨大儿成年后患肥胖、糖代谢异常、高血压等潜在因素。因此加强妊娠期营养对保证孕妇和胎儿的身体健康、实现优生优育、提高人口素质有着十分重要的意义。

(一)推荐的孕期体重增加标准

(1)孕前体重正常,产后哺乳,孕期体重增加 12 kg。孕中、后期每周增重 400 g。

(2)孕前体重正常,产后不哺乳,孕期体重增加 10 kg。孕中、后期每周增重约 350 g。

(3)孕前体重大于标准体重的 120%,孕期体重增加 7～8 kg。孕中、后期每周增重约 300 g。

(4)孕前体重低于标准 10%,孕期体重增加 14～15 kg。孕中、后期每周增重 500 g。

(5)双胎孕期体重增加 18 kg。孕中、后期每周增重 650 g。

体重增加过多或过少均对孕妇健康和胎儿生长不利。孕期体重增加偏低可造成胎儿生长受限,围产期危险性增加。孕期体重增加过多则可造成胎儿头部过大引起头盆不称而导致产妇死亡危险性增加,因此保证孕期体重适当的增加很重要。

(二)热量

热量是能量之源。通过膳食摄入足够的热量对孕妇十分重要。特别是怀孕中后期,胎儿生长速度加快,所需的热量就更多。有研究结果表明,膳食的热量摄入与新生儿体重密切相关,在营养补充试验中观察到热量摄入的增多能增加新生儿的出生体重。孕妇从妊娠中期至末期,基础代谢比正常人增加 10%～20%。即在孕妇体力活动与平时相同的状态下,每天需增加418.68～1 256.04 kJ(100～300 kcal)。

(三)蛋白质

人体各种组织组成均需要蛋白质。孕期孕妇本身组织增长和胎儿发育均需要摄入大量的蛋白质。丰富的氮储存可使孕妇产后功能恢复加快,防止产后贫血,还可以刺激乳腺分泌,增加乳汁分泌量。孕妇孕期摄取蛋白质不足可导致胎儿脑细胞分化缓慢,影响智力,且出生后发病率及死亡率均增高。我国建议孕妇蛋白质供应量为妊娠中期每天增加 15 g,妊娠 7～9 个月每天增加25 g。动物蛋白质为优质蛋白质,能提供最佳搭配的氨基酸,如肉类、鸡蛋、奶酪、鸡肉和鱼等。

(四)脂肪

胎儿的生长发育需要脂肪,脂肪能帮助脂溶性维生素吸收。胎儿发育期间,体内脂质的比重增长很快。在胎龄 20 周时脂质占体重的 0.5%,到出生时达 16%。在妊娠的最后 6 周,体内开始大量蓄积脂肪以备生产和哺乳期的需要。胎儿的神经系统发育也需要中性脂肪、磷脂和胆固醇。神经组织是脂肪含量和种类最多的组织。所以应重视必需脂肪酸的供给。亚油酸、亚麻酸在体内能合成 AA(花生四烯酸)和 DHA(二十二碳六烯酸),而 AA、DHA 是胎儿、婴儿脑及视

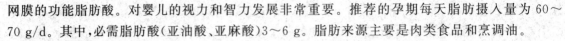

网膜的功能脂肪酸。对婴儿的视力和智力发展非常重要。推荐的孕期每天脂肪摄入量为60~70 g/d。其中,必需脂肪酸(亚油酸、亚麻酸)3~6 g。脂肪来源主要是肉类食品和烹调油。

(五)维生素

1.维生素 A

维生素 A 可维持正常视力和上皮组织健康。孕期缺乏维生素 A 可导致胎儿畸形、早产、宫内发育迟缓及低出生体重。我国维生素 A 的营养素参考摄入量(DRI)900 $\mu g/d$(3 000 U/d),可耐受最高摄入量(UL)2 400 $\mu g/d$(8 000 U/d)。维生素 A 主要存在于动物性食物中,如牛奶、肝等。

2.维生素 D

维生素 D 包括维生素 D_2 和维生素 D_3。维生素 D 可促进钙的吸收和在骨骼中的沉积。缺乏维生素 D 可使孕妇和胎儿钙代谢紊乱,胎儿骨骼发育异常。我国孕期维生素 D 的 DRI 为10 $\mu g/d$,UL 为200 $\mu g/d$,妊娠期间应多晒太阳。鱼肝油含量最多,其次是肝、蛋黄和鱼。

3.叶酸

叶酸是甲基转移酶的辅酶。参与同型半胱氨酸转化为蛋氨酸的代谢。参与血红蛋白、肾上腺、胆碱、肌酸的合成。孕期缺乏叶酸可引起流产、早产、巨幼红细胞贫血等症。怀孕初期缺乏叶酸可引起同型半胱氨酸血症,影响胎儿早期心血管发育,增加母体血管疾病的危险。补充叶酸应从计划怀孕或可能怀孕前开始。神经管的形成在妊娠的头 28 天。如缺乏叶酸即可发生畸形。孕期叶酸 DRI 为600 $\mu g/d$,UL 为1 mg/d。叶酸最重要的来源是谷类食品。

4.维生素 B_{12}

维生素 B_{12} 是体内的重要的甲基转移体,与叶酸共同参与同型半胱氨酸转化为蛋氨酸的代谢。如果缺乏维生素 B_{12} 可导致神经系统和血管系统病变。世界卫生组织建议供给量为 4 pg/d。

5.维生素 B_1

维生素 B_1 缺乏能导致新生儿脚气病。孕期推荐摄入量(RNI)为 1.5 mg/d。

6.微量元素

(1)钙:胎儿需要钙构成骨骼和牙齿。成熟胎儿约积累 30 g 钙。在孕早、中、晚期日均积累量分别为 7 mg、110 mg、350 mg。由于中国人饮食中钙含量普遍不足,母体内钙储存量也不多,孕期低钙供应可使母体骨密度降至同龄非孕妇女的 85%。孕期缺钙可影响胎儿以及产后的泌乳。孕期钙 DRI 为1 200 mg/d,UL 为2 000 mg/d,可于妊娠 4 个月后服用钙剂。食物中牛奶、奶制品及鱼含钙量高,且容易吸收。

(2)铁:铁是构成血红蛋白的原料。铁缺乏可引起缺铁性贫血。孕期贫血是孕妇一种常见疾病。孕早期贫血与早产,低出生体重儿、胎儿和孕妇死亡相关。贫血影响心理、智力发育,导致行为改变,降低免疫、抗感染能力。孕期铁潴留量为 1 g。其中胎儿储铁 30 mg,可满足出生后 4 个月的需要。中国营养学会推荐的 DRI 为 35 mg/d,UL 为 60 mg/d,因很难从饮食中补充,故主张从妊娠 4 个月开始口服硫酸亚铁0.3 或富马酸亚铁 0.2 g,每天 1 次。含铁丰富食物有猪肝、瘦肉、蛋黄等。

(3)锌:锌是体内多种酶的成分。参与热能代谢和蛋白质、胰岛素的合成。有研究资料表明孕早期严重缺锌可导致先天性畸形。我国建议孕妇锌供应量为 20 mg/d。动物肝脏、花生、鱼、蛋、奶、肉等含锌丰富。

(4)碘:碘是甲状腺素的组成成分。妊娠期甲状腺功能旺盛,碘的需要量增加。孕妇缺碘可导致母亲甲状腺功能减退,也可导致胎儿甲状腺功能低下,从而引起以智力发育迟缓为标志的克汀病。我国推荐的孕期碘 DRI 为 200 μg/d,UL 为 1 000 μg/d,提倡在孕期服用加碘盐。

五、孕期用药

药物可透过胎盘屏障直接作用于胎儿,也可通过母体间接作用于胎儿,孕期用药不当可对胚胎产生损害,包括流产、致畸、生长发育迟缓以及视听缺陷、行为异常等,而胎儿发育异常、致畸等又与药物的剂量、用药时间以及胎盘的通透性有关。所以孕期用药对母儿的安全性历来为医师和孕妇所关心。在整个妊娠期孕妇难免使用药物,孕期用药不仅要考虑药物对母体的不良反应,同时更须考虑药物对胎儿的作用。

(一)孕期药物代谢特点

妊娠早期半数以上的孕妇会出现不同程度的恶心、呕吐等早孕反应。孕期胃分泌活动减弱相应地导致胃液 pH 上升。随着孕激素水平的逐渐增加,对全身的平滑肌产生普遍的松弛作用,胃肠道也与子宫、输卵管及血管一样受到影响而致张力下降,导致胃排空延迟、肠动力减弱以及胃肠通过时间延长。上述变化可以导致药物的实际摄入剂量减低、吸收延迟。但是与肠黏膜的接触时间增加可能使药物吸收增加,综合影响药物的吸收。孕期循环血容量自妊娠 6～8 周起持续增加,至妊娠32～34 周时达到高峰并维持至分娩结束。因此药物的浓度会降低,理论上某些药物需要增加给药剂量,才能达到治疗效应的血浆药物浓度。

大多数药物都能通过胎盘转运到胎儿体内,也能从胎儿体内再转运回母体,胎盘是一代谢活性组织不仅含有维持细胞生命的必需酶体系,而且还包含有物质跨膜转运活性的酶、中介代谢酶和药物代谢酶胎盘具有无数绒毛,胎血在绒毛内循环,孕妇血在绒毛外的绒毛间隙循环,其间有绒毛上皮和胎儿微血管的内皮细胞作间隙,这是所谓的胎盘屏障,它具有生物膜的一般物性。有报道分子量在 600 以下非离子型的高脂溶性药物易胎盘扩散,大部分药物穿越胎盘的方式是简单扩散。但某些物质如维生素和氨基酸等可通过主动转运和胞吞作用转运进入胎儿体内。事实上任何药物在母体血中只要有充分高的浓度均可透入胎儿组织。药物在胎儿的肝脏和脑部相对较多;胎儿缺氧时,脑血流量相对较多,药物相对更加集中胎儿的肝肾功能发育不完善,因此,胎儿对药物的解毒能力极低,其药物排泄主要靠胎盘将药物转运回母体内。

(二)用药时的胎龄

不同发育阶段的胚胎及胎儿对药物的敏感性不同。一般认为:受精后 2 周内孕卵着床前后,药物对胚胎的影响是“全”或“无”的。“全”表现为胚胎早期死亡导致流产,“无”则为胚胎继续发育不出现异常受精后 3～8 周(即停经 5～10 周)为胚胎器官分化发育阶段,胚胎细胞开始分化发育,此时,受到有害药物作用后,即可产生形态上的异常而形成畸形,此期被称为“致畸高度敏感期”。如神经组织于受精后 15～25 天心脏于受精后 20～40 天,肢体于受精后 24～46 天最易受药物影响。受精后第 9 周至足月是胎儿各器官生长发育、功能完善的阶段,但神经系统、生殖器官和牙齿仍在继续分化,特别是神经系统的分化、发育和增生在妊娠晚期和新生儿期达最高峰,在此期间受到药物作用后,仍可对上述三系统造成影响。对中枢神经系统的损害还可表现为宫内发育迟缓、低出生体重和功能行为异常等。妊娠晚期,胎盘变薄,有利于药物的吸收运输,如服用磺胺类药物,可通过胎盘到胎儿体内蓄积,加重新生儿黄疸。庆大霉素在妊娠早期不引起致畸作用,只有在妊娠后期,才有可能引起胎儿耳聋。

(三)药物对胎儿的危害性等级

美国食品药品监督管理局根据药物对胎儿的致畸情况,将药物对胎儿的危害等级分为A、B、C、D、X 5个级别。

1.A类

早孕期用药,经临床对照研究未见对胎儿有损害,其危险性极小。分类A级的药物极少,维生素属于此类药物,如各种B族维生素、维生素C等,但是在正常范围用量的维生素A是A类药物。而大剂量的维生素A,每天剂量$2×10^4$ U,即可致畸,而成为X类药物,还有绝大部分抗贫血药属A类,治疗甲状腺疾病的药物中碘赛罗宁,左甲状腺素钠、甲状腺干粉、甲状腺球蛋白、复方甲状腺素均属A类。麻醉药与骨骼肌松弛药中的氧化亚氮、乙醚、氟烷、硫喷妥钠、氯胺酮、普鲁卡因、氯琥珀胆碱、氯唑沙星亦属A类。还有妇产科常用于治疗子痫和抑制宫缩保胎的硫酸镁也属A类,小檗碱也属A类。

2.B类

动物试验未见对胎仔有危害,但尚缺乏临床对照研究,或动物试验中观察到对胎仔有损害,但在早孕妇女的对照中并不能肯定其不良反应。分类B级的药物亦不很多,但是日常用的抗生素均属此类。如所有的青霉素族及绝大多数的头孢菌素类药物都是B类药物,常用的氨苄西林、头孢拉定、头孢曲松和重症感染时抢救用的头孢拉定等都是B类药。另外林可霉素、克林霉素、红霉素、呋喃妥因、克霉唑、制霉菌素、两性霉素B、吡哌酸也是B类药。

3.C类

动物试验中发现对胎仔有不良影响,但在人类还缺乏充分证明或动物试验中亦缺乏充分的对照研究,药物仅在权衡对胎儿的利大于弊时给予。抗生素类的喹诺酮类药物、大部分镇痛药,镇静催眠药及抗精神障碍药,β、α肾上腺素受体阻滞剂、抗病毒药属于C类。部分抗癫痫药和治疗免疫性神经肌肉疾病的药物、拟胆碱药、抗胆碱药、血管扩张药、肾上腺皮质激素类药物、钙通道阻滞剂均属C类。

4.D类

药物对人类胎儿有危害,但临床非常需要,又无替代药物,应充分权衡利弊后使用。血管紧张素转化酶抑制剂、胺碘酮、治疗甲状腺疾病的药物(丙硫氧嘧啶、甲巯咪唑、卡比马唑)、抗生素中氨基糖苷类药物、四环素、抗肿瘤药、雌孕激素中己酸羟孕酮、炔诺醇、炔孕酮、部分镇静催眠药及抗精神障碍药均为D类。在中枢神经系统药物中的镇痛药,小剂量使用是B类药,大剂量使用则为D类药,利尿剂中氢氯噻嗪(双克)、依他尼酸、苄噻嗪早期使用为C类,晚期使用则为D类。

5.X类

对动物和人类均有明显的致畸作用,而且该药物对孕妇的应用,其危险明显地大于任何有益之处,这类药物在妊娠期禁用或将妊娠的妇女禁用。在常用药物中此类药物并不多,但因致畸率高,或对胎儿危害很大,孕前期及孕期禁用。此中最具有代表性的是反应停。此外镇痛剂中的麦角胺;镇静剂中艾司唑仑、夸西泮、替马西泮、三唑仑;抗凝血药中香豆素衍化物、茴茚二酮、苯茚二酮;抗病毒药;抗肿瘤药氨基蝶呤;雌激素;维生素A的衍化物阿维A酯属X类;维生素A大剂量口服也可致畸,它也是X类药物。

(四)孕期用药的基本原则

为降低药物对胎儿可能造成的不良影响,妊娠期用药必须十分慎重。应遵循以下基本原则。

（1）凡生育年龄妇女用药时需注意月经是否过期，孕妇在其他科诊治应告诉医师自己已怀孕和孕期，以免"忽略用药"。

（2）应在医师指导下用药，不要擅自使用药品，用药必须有明确的指征，避免不必要的用药。

（3）妊娠早期若病情允许，则尽量推迟到妊娠中、晚期再用药。

（4）参照美国食品药品监督管理局（FDA）拟订的药物在妊娠期应用的分类系统，在不影响治疗效果的情况下，选择对胎儿影响最小的药物。

（5）新药和老药同样有效时，应选用老药。

（6）对于病情危重的孕妇，虽然有些药物对胎儿有影响，应充分权衡利弊后使用，根据病情随时调整用量，及时停药，必要时进行血药浓度监测。

六、孕期运动训练

产后运动在产褥期保健中早已受到重视及开展，但是孕期的运动训练对妊娠及分娩有着重要的作用，却在我国孕期保健中做得较少，有待加强。

（一）孕期运动训练的好处

1.增强心脏功能

妊娠使心脏负担加重。通过运动增强心脏功能，就能保证供给胎儿充足氧气，有利胎儿发育，并减缓怀孕期间出现的心跳气短，呼吸困难，下肢水肿等症状。

2.增强肌肉和骨力量

运动能使全身的肌肉血液循环得到改善，肌肉组织的营养增加，使肌肉储备较大的力量。增强的腹肌，能防止因腹壁松弛造成的胎位不正和难产。腹肌，腰背肌和骨盆肌得到锻炼将为日后顺利地自然分娩创造有利条件。

3.可增强神经系统功能

这能帮助母体各个系统在妊娠期间发生一系列适应性变化。更能有效地协调工作。

另外，体育运动可增加抵抗力，减少疾病的发生。

（二）孕期运动训练的目的

孕期运动训练的主要目的是增强与分娩关系密切的腹直肌和后背相应肌肉的肌力，增加盆底肌肉的活动。

（三）孕期运动训练的原则

孕期运动训练的原则是适量适度。所谓适度，是以运动不令孕妇感到疲倦为标准。孕期适当的活动有利于优生，也能减少孕妇孕期不适的反应。如果不参加体育运动，或活动量太小，会使胃肠的蠕动减少引起食欲缺乏，消化不良，便秘等，对母婴健康不利。因此，孕妇应该适当参加体育运动，避免一味休息要避免高强度的体力劳动，这会使孕妇过度疲劳，容易导致流产。应避免抬举重物和会导致受伤的任何劳动，以免引起流产及早产。不要从事任何从未做过的重体力劳动。

如果孕妇平时不喜爱运动，妊娠后只要每天做10分钟的体操并步行半小时即可，避免过度运动影响胎盘血液供给，对胎儿不利。如果孕妇原来就一直习惯于从事某项运动，妊娠期间可以在绝对避免高强度及过量运动的前提下继续这些活动。一般情况下，以步行、游泳、骑自行车等运动方式比较适宜。在妊娠早期，孕妇可参加一些不剧烈的活动，如骑自行车、跳交谊舞等。到妊娠中晚期，则应选择一些节奏缓慢的运动项目，如打太极拳、散步等。散步可以提高神经系统和心肺等脏器的功能,促进新陈代谢,并且可以使腿肌、腹壁肌、胸廓肌、心肌加强,是适合在整个孕期进行的运动。

(四)运动时的注意事项

运动时除应掌握上述原则外,还应注意选择好运动的地点和时间。如条件许可,尽可能到花草茂盛绿树成荫的地方,这些地方空气清新,氧气浓度高,尘土和噪声都较少,对母体和胎儿的身心健康大有裨益。城市下午四点到七点之间空气污染相对严重,孕妇要注意避开这段时间锻炼和外出,以利于母亲和胎儿的身体健康。运动时不要空腹,运动中多饮水,如果出现不适感应及时停止。孕妇如在孕期已有不适或有呼吸急促、头晕、心率加快、发热等情况不宜锻炼。有合并症、并发症时应遵医嘱。

(五)运动的内容

1.全身关节活动

肢体的伸屈、抬举、后伸、扭转及举肩转腕等动作使全身关节灵活。但要根据不同孕期活动程度适当改变。

2.手的小关节活动

如握拳、伸开等动作运动指关节。

3.头颈部活动

低头、抬头、左右转动、后仰等动作。

4.全身运动

向前走、向后退、向左、右走、向侧滑步、转圈、原地踏步等,但不追求速度。

5.腹直肌的训练

不同孕期有所不同,一般在孕4个月以前可采用仰卧位,腹式呼吸、收缩腹部肌肉4~5分钟,仰卧时可手抱头向前胸靠拢,或抬肩,使肩离开卧垫,然后放松休息。如果在4个月以后可采用左侧卧位或骑坐在椅子上,将双肘放在椅背上训练腹肌收缩动作。

6.训练背部肌肉

站立弓背,肌肉收缩及放松交替进行。放松时选好姿势同样如左侧卧位或骑座椅上双肘放椅背上,最好闭目养神、深呼吸,全身彻底放松。这样深呼吸及放松,在产程中是两次宫缩间极好的休息方法,会休息才能有力配合分娩。

7.锻炼盆底肌肉

肛缩运动可以训练盆底肌肉,盆底肌肉有力可以减轻分娩造成的盆底肌肉损伤减轻产后阴道松弛。

七、孕妇学校

孕妇学校是孕期保健中必需的一个组成部分。通过开设孕妇学校,向广大的孕妇及家属宣传孕期、分娩、产褥期、母乳喂养、新生儿护理等知识,让准妈妈、准爸爸们了解孕期、产时、产后的各种生理变化和可能出现的病理改变,掌握围生保健知识和注意事项,提高自我监护的能力,使她们在了解相关知识后能够更好地度过孕期。同时孕妇学校的开设满足了孕妇和家属的对相关知识的需求,使她们对医院所能提供的各种服务信息在入院前就有了解,并能够在知情的情况下选择,在治疗、护理时容易理解和接受,医务人员和她们更容易沟通,对医院医疗及服务的满意度增加。目前各地孕妇学校的授课内容大同小异,主要内容如下。

(一)孕期的健康教育

指导孕妇正确推算预产期;孕期中何时检查及检查的次数;需要检查的项目有哪些及做相关检查的必要性;孕期母体变化;孕期营养和卫生;正确监测胎儿的方法;孕期常见症状的护理方法。

(二)产时的健康指导

分娩方式是如何选择的;产房的环境是什么样的;初产妇分娩大约需要多长时间;决定分娩的因素是什么,分娩的先兆有哪些,什么样的情况下来医院,来医院生孩子需要带哪些东西;分娩过程中如何帮助自己达到自然分娩的目的;参与陪产的丈夫在产房中都做些什么 介绍各种分娩镇痛的方法及利与弊;自然分娩与剖宫产对母儿的影响等。

(三)产后的健康教育

分娩后产妇的身体有何变化;正常的恶露是什么样的;分娩后子宫的变化和恢复;怎样预防乳头皲裂及发生后如何护理乳房;怎样才能保证乳汁分泌充足,又不影响妈妈的休息;个人卫生如何注意;月子中的营养平衡;生完小孩什么时候可以过性生活。

(四)新生儿常见问题与护理

新生儿的正常的生理表现;新生儿出现黄疸怎样观察和护理;宝宝的脐带如何护理 怎样预防新生儿红臀发生等。早吸吮的好处;喂奶时怎样判断新生儿正确的含接了乳头;如何给宝宝洗澡等。

(五)准爸爸学习班

丈夫如何结合妻子孕期的生理、心理变化而给予妻子更多的帮助、支持,如何避免有害因素的伤害;如何参与到孕期、产时、产后的保健中来,协助妻子顺利分娩、如何护理新生宝宝等。

通过孕妇学校进行孕期健康教育,可以消除孕妇对妊娠分娩的不正确看法与不必要的顾虑,增强孕妇信心,有效地预防出生缺陷,预防孕期并发症,提高自然分娩率,降低难产率、剖宫产率,提高了母乳喂养成功率,促进了新生儿的健康发育。

(赵咏梅)

第五章

女性生殖系统炎症

第一节 外 阴 炎

外阴与阴道、尿道、肛门相毗邻,经常受到阴道分泌物、经血、尿液和粪便的刺激,若不注意局部清洁,常诱发外阴皮肤与黏膜的炎症。

一、非特异性外阴炎

凡由一般化脓性细菌引起的外阴炎称为非特异性外阴炎,大多为混合性细菌感染,常见病原菌有金黄色葡萄球菌、乙型溶血性链球菌、大肠埃希菌、变形杆菌、厌氧菌等。临床上可分为单纯性外阴炎、毛囊炎、外阴脓疱病、外阴疖病、蜂窝组织炎及汗腺炎等。

(一)单纯性外阴炎

1.病因

当宫颈或阴道发炎时,阴道分泌物流出刺激外阴可引起外阴炎;穿着透气性差的化纤内裤,外阴皮肤经常湿润或尿瘘、粪瘘患者外阴长期被尿液、大便浸渍均可继发感染而导致外阴炎。

2.临床表现

炎症多发生于小阴唇内、外侧或大阴唇甚至整个外阴部,急性期表现为外阴发红、肿胀、灼热、疼痛,亦可发生外阴糜烂、表皮溃疡或成片湿疹样变。有时并发腹股沟淋巴结肿大、压痛。慢性患者由于长期刺激可出现皮肤增厚、粗糙、皲裂,有时呈苔藓化或色素减退。

3.治疗

(1)去除病因:积极治疗子宫颈炎、阴道炎;改穿棉质内裤;有尿瘘或粪瘘者行修补术;糖尿病尿液刺激引起的外阴炎则应治疗糖尿病。

(2)局部用药:1:5 000 高锰酸钾温热水坐浴,每天 2 次,清洁外阴后涂 1%硫酸新霉素软膏或金霉素软膏。

(3)物理疗法:红外线、微波或超短波局部治疗,均有一定的疗效。

(二)外阴毛囊炎

1.病因

为细菌侵犯毛囊及其所属皮脂腺引起的急性化脓性感染。病原体多为金黄色葡萄球菌,其次为白色葡萄球菌。当全身抵抗力下降、外阴局部不洁或肥胖使表皮摩擦受损均可诱发此病。

屡发者应检查有无糖尿病。

2.临床表现

最初出现一个红、肿、痛的小结节,逐渐增大,呈锥状隆起,数天后结节中央组织坏死变软,出现黄色小脓栓,再过数天脓栓脱落,排出脓液,炎症逐渐消退,但常反复发作。

3.治疗

(1)保持外阴清洁,勤换内裤,勤洗外阴,避免进食辛辣食物或饮酒。

(2)出疹较广泛时,可口服头孢类大环内酯类抗生素。已有脓疱者,可用消毒针刺破,并局部涂上1%新霉素软膏或2%莫匹罗星软膏。

(三)外阴疖病

1.病因

由金黄色葡萄球菌或白色葡萄球菌引起。屡发者应检查有无糖尿病。

2.临床表现

开始时毛囊口周围皮肤轻度充血肿痛,逐渐形成高于周围皮肤的紫红色硬结,皮肤表面紧张,有压痛,硬结边缘不清楚,常伴腹股沟淋巴结肿大,以后疖肿中央变软,表面皮肤变薄,并有波动感,继而中央顶端出现黄白色点,不久溃破,脓液排出后,疼痛减轻,红肿消失,逐渐愈合。

3.治疗

保持外阴清洁,早期用1:5 000高锰酸钾温热水坐浴后涂敷抗生素软膏,以促使炎症消散或局限化,亦可用红外线照射以促使疖肿软化。有明显炎症或发热者应口服抗生素,有人主张用青霉素$(2\sim4)\times10^5$U溶于0.5%普鲁卡因10~20 mL做封闭治疗,封闭时应在疖肿边缘外2~3 cm处注射。当疖肿变软,有波动感时,应切开引流。切口要适当大,以便脓液及坏死组织能顺利排出。但切忌挤压,以免炎症扩散。

(四)外阴急性蜂窝组织炎

1.病因

为外阴皮下、筋膜下、肌间隙或深部蜂窝组织的一种急性弥漫性炎症。致病菌以溶血性链球菌为主,其次为金黄色葡萄球菌及厌氧菌。炎症由皮肤或软组织损伤引起。

2.临床表现

特点是病变不易局限化,迅速扩散,与正常组织无明显界限。表浅的急性蜂窝组织炎局部明显红肿、剧痛,并向四周扩大,病变中央常因缺血而坏死。深部的蜂窝织炎,局部红肿不明显,只有局部水肿和深部压痛,疼痛较轻,但病情较严重,有高热、寒战、头痛、全身乏力、白细胞计数升高,压迫局部偶有捻发音。蜂窝组织和筋膜有坏死,以后可有进行性皮肤坏死,脓液恶臭。

3.治疗

早期采用头孢类或青霉素类抗生素口服或静脉滴注。局部可采用热敷或中药外敷,若不能控制,应多处切开引流(切忌过早引流),去除坏死组织,伤口用3%过氧化氢溶液冲洗和湿敷。

(五)外阴汗腺炎

1.病因

青春期外阴部汗腺分泌旺盛,分泌物黏稠,加上继发性葡萄球菌或链球菌感染,致使腺管堵塞导致外阴汗腺炎。

2.临床表现

外阴部有多个瘙痒的皮下小结节,若不及时治疗则会形成脓疱,最后穿破。

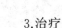

3.治疗

保持外阴清洁,宣传教育了解外阴清洁的重要性,避免穿尼龙内裤。早期治疗可用 1∶5 000 高锰酸钾液温热坐浴,每天 2～3 次。外阴清洁后保持干爽。严重时口服或肌内注射抗生素,形成脓疱时切开排脓。

二、婴幼儿外阴炎

(一)病因

由于婴幼儿卵巢功能尚未成熟,外阴发育较差,自我防御机制不健全,因而外阴易受到各种病原体感染导致婴幼儿外阴炎。常见病原体为大肠埃希菌、葡萄球菌、链球菌、淋病奈瑟菌、假丝酵母、滴虫或蛲虫等。传播方式为母亲或保育员的手、衣物、毛巾、浴盆等间接传播,也可由于自身大便污染或外阴不洁等。

(二)临床表现

局部皮肤红肿、疼痛或瘙痒致使婴幼儿烦躁不安及哭闹。检查发现外阴、阴蒂部红肿,尿道口或阴道口充血、水肿或破溃,严重时可致小阴唇粘连,因阴唇粘连覆盖尿道口,尿液由粘连部上方或下方裂隙排出,婴幼儿排尿时因尿液刺激致使疼痛加重而哭闹。

(三)治疗

(1)注意卫生,不穿开裆裤,减少外阴受污染机会。婴幼儿大小便后尤其大便后应清洗外阴,避免用刺激性强的肥皂。清洁外阴后撒布婴儿浴粉或氧化锌粉,以保持外阴干燥。

(2)急性炎症时,用 1∶5 000 高锰酸钾液坐浴,每天 2～3 次。坐浴后擦干外阴,可选用下列药物涂敷:①40%紫草油纱布;②炉甘石洗剂;③15%氧化锌粉;④瘙痒明显者可用 10%氢化可的松软膏。

(3)阴唇粘连时,粘连处可用两大拇指将两侧阴唇向外、向下轻轻按压使粘连分离。分离后创面用 40%紫草油涂敷,以免再度粘连,也可涂擦 0.1%雌激素软膏。

(4)口服或静脉滴注抗生素治疗。

三、老年性外阴炎

(一)病因

绝经后,雌激素水平明显降低,外阴脂肪减少,大小阴唇变平,皮肤变薄,弹性消失,阴毛稀疏,腺体减少,容易出现老年性外阴炎。

(二)临床表现

外阴因干枯发痒而搔抓,抓破后易导致感染,轻度摩擦均会引起外阴皮肤损伤。若外阴萎缩范围达肛门周围,导致肛门括约肌张力降低而发生轻度大便失禁,亦可因粪便污染而致炎症。

(三)治疗

保持外阴清洁。外阴瘙痒时可用氢化可的松软膏外涂以缓解瘙痒,而且软膏的润滑作用可使皮肤不会因干燥而发生磨损。症状严重者,如无禁忌证可给予雌激素治疗,口服倍美力 0.625 mg,每晚 1 次,亦可用倍美力阴道软膏局部涂搽。

四、慢性肥厚性外阴炎

(一)病因

慢性肥厚性外阴炎又称外阴象皮肿。病原体为丝虫,其微丝蚴寄生于外阴淋巴系统中,引起

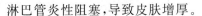

淋巴管炎性阻塞,导致皮肤增厚。

(二)临床表现

外阴部皮肤(阴蒂、大小阴唇)呈局限性或弥漫性增厚,表面粗糙,有时凹凸不平呈结节状、乳头状或疣状。因外阴皮肤肥厚肿大,导致患者坐立不安、大小便困难、性生活受影响。病变局部瘙痒,抓破后容易引起继发性感染,出现溃疡、渗液、疼痛等。患者可有丝虫感染史或乳糜尿。

(三)治疗

乙胺嗪,4～6 mg/kg,每天 3 次,7 天为 1 个疗程,也有人主张用短程疗法,即每天 1.5 g 分 2 次口服,连服 2 天。局部病灶要注意干燥清洁,预防继发性感染,病灶增大及肥厚严重者,可考虑手术切除。

五、前庭大腺炎

(一)病因

前庭大腺为一对管泡状结构的腺体,位于两侧大阴唇下 1/3 深部,腺管开口于处女膜与小阴唇之间。因解剖部位的特点,在性交、流产、分娩等情况污染外阴时,病原体易侵入引起前庭大腺炎。炎症一般发生于生育年龄妇女。病原体多为金黄色葡萄球菌、大肠埃希菌、厌氧菌(类杆菌)或淋病奈瑟菌等混合感染。

(二)临床表现

前庭大腺炎可分为 3 种类型:前庭大腺导管炎、前庭大腺脓肿和前庭大腺囊肿。

1.前庭大腺导管炎

初期感染阶段多为导管炎,局部红肿、疼痛及性交痛,检查可见患侧前庭大腺开口处呈白色小点,有明显压痛。

2.前庭大腺脓肿

导管开口处闭塞,脓性分泌物不能排出,积聚于导管及腺体中,并逐渐扩大形成前庭大腺脓肿。脓肿直径达 3～6 cm,多为单侧,局部有红肿热痛,皮肤变薄,触痛明显,有波动感,脓肿继续增大,壁薄,可自行破溃,症状随之减轻,若破口小,脓液引流不畅,症状可反复发作。全身症状可有发热,白细胞计数增高,患侧腹股沟淋巴结肿大。

3.前庭大腺囊肿

前庭大腺导管因非特异性炎症阻塞,使腺体内分泌物积聚,形成囊性扩张所致,但腺体无炎症。小者长期存在而无自觉症状,大者囊肿阻塞阴道口,导致患者行动不便,有肿胀感。检查可见大阴唇下方有囊性块物,椭圆形,肿物大小不等,囊肿内含清澈透明液体,感染时可呈脓性。

(三)治疗

1.前庭大腺导管炎

多卧床休息,口服青霉素类、头孢菌素类、喹诺酮类抗生素。局部可用 1∶5 000 高锰酸钾液坐浴。

2.前庭大腺脓肿

待脓肿成熟有波动感时行切开引流术。消毒外阴后,在脓肿表面皮肤最薄处(大阴唇内侧)做一半弧形切口,切口不宜过小,便于脓液充分引流排出,术后应置纱条于脓腔内引流,防止切口过早闭合。切开引流术后症状可迅速消除,但愈合后有可能反复发作,故可在炎症消除后,行前庭大腺摘除术。

3.前庭大腺囊肿

有感染时,按前庭大腺脓肿处理。无继发感染,则可行囊肿造口术。于大阴唇内侧皮肤与黏膜交界处行半弧形切口,剪去菱形状黏膜及囊壁一小块,然后将黏膜与囊壁间断缝合。由于前庭大腺开口未闭塞,故腺体仍有正常分泌功能。亦可采用二氧化碳激光造口术,复发率较低。

六、外阴前庭炎

外阴前庭炎为一慢性持续性临床综合征,其特点为外阴前庭部发红,性交时阴道口有剧痛不适,或触摸、压迫前庭时局部疼痛。

(一)病因

尚不清楚。可能与感染尤其是人乳头瘤病毒(HPV)感染、尿中尿酸盐刺激及心理因素有关。

(二)临床表现

好发于性生活活跃的妇女。主要症状为性交时阴道口剧痛或长期阴道口处烧灼感,可伴有尿痛、尿频,严重者导致性交畏惧感。检查见前庭部充血、肿胀,压痛明显。

(三)治疗

由于病因不明,治疗效果不理想。对症状较轻者,可采用药物治疗;对病变严重或药物治疗无效者,可采用手术治疗。

(1)药物治疗:1∶5 000高锰酸钾温水坐浴,性交前液状石蜡润滑前庭部,1%氢化可的松或0.025%氟轻松软膏局部外涂,亦可同时应用2%～5%利多卡因溶液外涂。近年报道前庭局部黏膜下注射α-干扰素有一定疗效,有效率为50%。

(2)手术治疗:切除前庭部疼痛处黏膜层,然后潜行游离部分阴道黏膜予以覆盖。前庭大腺开口处被切除后仍能自行重建。

七、外阴接触性皮炎

(一)病因

外阴皮肤直接接触某些刺激性物质或变应原而发生的炎症,如接触消毒剂、卫生巾、肥皂、阴茎套、紧身内裤等。

(二)临床表现

外阴接触刺激物或变应原后,局部有灼热感、疼痛、瘙痒,检查见皮肤潮红、皮疹、水肿、水疱甚至坏死、溃疡。

(三)治疗

去除病因,避免用刺激性物质。可口服赛庚啶、阿司咪唑或肾上腺皮质激素,局部用3%硼酸溶液冲洗后,涂抹炉甘石洗剂。若有继发感染时,可给予1%新霉素软膏涂抹。

(张金秀)

第二节　阴　道　炎

女性阴道及其特定的菌群共同形成了一个巧妙的平衡生态体系,当此平衡被破坏时,即可导

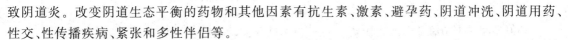

致阴道炎。改变阴道生态平衡的药物和其他因素有抗生素、激素、避孕药、阴道冲洗、阴道用药、性交、性传播疾病、紧张和多性伴侣等。

阴道内主要需氧菌有革兰阳性乳酸杆菌、类白喉杆菌、革兰阳性表皮葡萄球菌、链球菌、肠球菌和革兰阴性大肠埃希菌及阴道杆菌。主要厌氧菌有革兰阳性消化球菌属及消化链球菌属、革兰阴性类杆菌属、梭状芽孢杆菌。除细菌外尚有衣原体、支原体、病毒、原虫、真菌等。

阴道炎主要病因：①外阴阴道假丝酵母病；②滴虫性阴道炎；③细菌性阴道病；④老年性阴道炎；⑤阿米巴性阴道炎；⑥婴幼儿阴道炎；⑦过敏性阴道炎。

一、外阴阴道假丝酵母病

外阴阴道假丝酵母病是由假丝酵母引起的一种常见外阴阴道炎，约75%的妇女一生中至少患过1次外阴阴道假丝酵母病。

(一)病因

假丝酵母呈卵圆形，有芽生孢子及细胞发芽伸长而形成的假菌丝，80%~90%的病原体为白色假丝酵母，10%~20%的为光滑假丝酵母、近平滑假丝酵母、热带假丝酵母等。假丝酵母系阴道内常驻菌种，也可由肠道传染来，其繁殖、致病、发病取决于宿主抵抗力及阴道内环境的变化。当阴道内糖原增多，酸度增高时，最适宜假丝酵母繁殖而引起炎症。妊娠、避孕药、抗生素、激素和免疫抑制剂的使用均有利于假丝酵母繁殖，阴道和子宫颈有病理改变时，假丝酵母发病率亦增高，肥胖及甲状旁腺、甲状腺和肾上腺功能减退等均影响假丝酵母的繁殖和生长且与发病有关，亦与大量雌激素应用、糖尿病、穿紧身化纤内裤、性交过频、性传播、偏嗜甜食有关。

(二)临床表现

主要表现为外阴阴道瘙痒，严重时抓破外阴皮肤，可有外阴烧灼感、阴道痛、性交疼痛及排尿灼热感，排尿或性交可使症状加剧，阴道分泌物增多，典型的白带为白色豆渣样，稠厚，无臭味。

检查时可见阴道黏膜被白色膜状豆渣样分泌物覆盖，擦除后见黏膜充血、水肿或为表浅糜烂面，外阴因搔抓或分泌物刺激可出现抓痕、表皮剥脱、肿胀和红斑。

(三)诊断

典型病例不难诊断，若在分泌物中找到假丝酵母的芽孢及菌丝即可确诊。检查时可用悬滴法(加1滴生理盐水或10%氢氧化钾)在显微镜下找芽孢和假菌丝。若有症状而多次检查阴性时，可改用培养法。顽固病例应检查尿糖，必要时查血糖，并详细询问有无服用大量皮质激素和长期应用抗生素的病史，以寻找发病的可能诱因。

(四)治疗

1.去除诱因

及时了解存在的诱因并及时消除，如停服广谱抗生素、雌激素等。合并糖尿病时要同时予以治疗，宜选用棉质内裤，患者的毛巾、内裤等衣物要隔离洗涤，用开水烫，以免传播。假丝酵母培养阳性但无症状者无须治疗，因为10%~20%的妇女阴道内有假丝酵母寄生。

2.改变阴道酸碱度

假丝酵母在pH 5.5~6.5环境下最适宜生长繁殖，因此可改变阴道酸碱度造成不利于其生长的环境。方法是用碱性溶液如2%~4%碳酸氢钠溶液冲洗阴道或坐浴，每天2次，10天为1个疗程。

3.药物治疗

(1)制霉菌素栓(米可定泡腾阴道片):1×10⁵U/枚,每晚置阴道内 1 枚,10～14 天为 1 个疗程,怀疑是肠道假丝酵母传播致病者,应口服制霉菌素片剂,每次(5～10)×10⁵U,每天 3 次,7～10 天为 1 个疗程,以消灭自身的感染源。

(2)咪唑类药物:包括布康唑、咪康唑、克霉唑、酮康唑、益康唑、伊曲康唑、特康唑、氟康唑等,已成为治疗外阴阴道假丝酵母病的推荐疗法。①布康唑:阴道霜,5 g/d,睡时阴道内用,共 3 天。②咪康唑:阴道栓剂,每晚 1 粒,每粒 200 mg,共7 天或每粒 400 mg,共 3 天。2%咪康唑乳膏,5 g/d,睡时阴道内用,共7 天。③克霉唑:又称三苯甲咪唑,克霉唑阴道片 100 mg,每晚 1 次,7 天为 1 个疗程,或200 mg,每晚 1 次,3 天为 1 个疗程;亦有用 1%克霉唑阴道乳膏 5 g 每晚涂于阴道黏膜上,7～14 天为 1 个疗程。油膏亦可涂在外阴及尿道口周围,以减轻瘙痒症状及小便疼痛。克霉唑 500 mg 单剂阴道给药,疗效与上述治疗方案相近。④酮康唑:是一种新型口服吸收的抗真菌药物,200 mg,每天 1 次或 2 次口服,5 天为 1 个疗程,疗效与克霉唑或咪康唑阴道给药相近。对于复发性外阴阴道假丝酵母病患者,现主张用酮康唑口服治疗。⑤益康唑:咪唑类药物,抗菌谱较广,对深部或浅部真菌均有效,制剂有 50 mg 或 150 mg 的阴道栓剂,1%的阴道霜剂,3 天为 1 个疗程。⑥伊曲康唑:每片 200 mg,口服每天 2 次,每次 1 片即可,也可 200 mg 口服,每天 1 次,共 3 天。⑦特康唑:0.4%霜剂,5 g/d,阴道内给药,共7 天;0.8%霜剂,5 g/d,阴道内给药,共 3 天;阴道栓剂 80 mg/d,共 3 天。⑧氟康唑:唯一获得 FDA 许可的治疗假丝酵母感染的口服药物,每片150 mg,仅需服用 1 片即可。

(3)顽固病例的治疗:外阴阴道假丝酵母病患者经过治疗,临床症状及体征消失,真菌学检查阴性后,又出现症状,真菌学检查阳性,并且一年内发作 4 次或 4 次以上者,称为复发性外阴阴道假丝酵母病,复发原因可能与性交传播或直肠假丝酵母感染有关。①查尿糖、血糖,除外糖尿病。②月经期间不能中断治疗,治疗期间不能性交。③最佳方案尚未确定,推荐一开始给予积极治疗10～14 天,随即维持治疗 6 个月。如酮康唑 100 mg/次,每天 1 次,维持 6 个月;或者治疗 1 个疗程结束后 6 个月内,每次经前用阴道栓剂,共 3 次。④应用广谱抗生素治疗其他感染性疾病期间,应同时用抗真菌软膏涂抹阴道,以防复发。⑤口服氟康唑、伊曲康唑、制霉菌素治疗直肠假丝酵母感染。⑥当与滴虫性阴道炎并存时,应注意同时治疗。

(4)妊娠期感染的治疗:为避免新生儿感染,应进行局部治疗。目前,认为制霉菌素或咪康唑妊娠期局部用药对胎儿无害,可用 2%碳酸氢钠溶液冲洗外阴后,阴道置上述栓剂,孕中期阴道给药时不宜塞入过深。

二、滴虫性阴道炎

(一)病因

滴虫性阴道炎由阴道毛滴虫引起。阴道毛滴虫为厌氧可活动的原虫,梨形,全长 15～20 μm,虫体前端有 4 根鞭毛,在 pH 5.5～6.0 时生长繁殖迅速。月经前后阴道 pH 发生变化时,隐藏在腺体及阴道皱襞中的滴虫常得以繁殖,引起炎症发作。滴虫能消除或吞噬阴道细胞内的糖原,阻碍乳酸的生成。本病可因性交引起,也与使用不洁浴具或穿着污染衣裤、接触污染便盆、被褥等有关。

(二)临床表现

20%～50%的患者无症状,称为带虫者。滴虫单独存在时可不导致炎症反应。但由于滴虫消耗阴道细胞内糖原,改变阴道酸碱度,破坏其防御机制,故常在月经前后、妊娠期或产后等阴道pH 改变时,继发细菌感染,引起炎症发作。

临床症状表现为阴道分泌物异常增多,常为稀薄泡沫状,有臭味,当混合细菌感染时分泌物呈脓性。10％的患者诉外阴、阴道口瘙痒,有时伴性交痛、尿频、尿痛、血尿。

检查可见阴道黏膜呈散在红色点状皮损或草莓状宫颈,后穹隆有较多的泡沫状分泌物。单纯带虫者阴道黏膜可无异常发现。

（三）诊断

采用悬滴法在阴道分泌物中找到滴虫即可确诊。阴道分泌物涂片可见大量白细胞而未能从镜下检出滴虫者,可采用培养法。采集分泌物前 24～48 小时应避免性交、阴道冲洗或局部用药,且不宜行双合诊检查,窥阴器不涂抹润滑剂。近来开始运用荧光标记单克隆抗体检测、酶联免疫吸附法和多克隆抗体乳胶凝集法诊断,敏感度为 76％～95％。

（四）治疗

1.甲硝唑

传统治疗方案:200 mg 口服,每天 3 次,7 天为 1 个疗程,或 400 mg 口服,每天 2 次,5 天为1 个疗程。亦可 2 g 单次口服。单剂量治疗的好处是总药量少,患者乐意接受,但因剂量大,可出现不良反应,因此选用单剂量疗法一定要慎重。用药期间或用药后 24 小时内不能饮用含酒精的饮料,配偶亦需同时采用甲硝唑口服治疗。

2.替代方案

有以下几种:①替硝唑 500 mg,每天 2 次,连服 7 天。②甲苯达唑 100 mg,每天 2 次,连服3 天。③硝呋拉太 200 mg,每天 3 次,连服 7 天。

3.阴道局部用药

阴道局部用药症状缓解相对较快,但不易彻底杀灭滴虫,停药后易复发。先采用 0.5％醋酸清洗阴道后,将甲硝唑 200 mg 置入阴道内,每晚 1 次,7 天为 1 个疗程,或用甲硝唑泡腾片200 mg,滴维净(每片含乙酰胂胺 250 mg、硼酸30 mg),卡巴肿 200 mg,曲古霉素栓 1×10^{5} U,每晚一枚置阴道内,7 天为 1 个疗程。

4.治疗中的注意事项

月经干净后阴道 pH 偏碱性,利于滴虫生长,因而可能在月经干净后复发,故应在下次月经净后再治疗 1 个疗程,以巩固疗效。

三、细菌性阴道病

（一）病因

细菌性阴道病为阴道内正常菌群失调所致的一种混合感染。以往曾称非特异性阴道炎、嗜血杆菌性阴道炎、棒状杆菌性阴道炎、加德纳菌性阴道炎、厌氧性阴道病,1984 年被正式命名为细菌性阴道病。此病非单一致病菌引起,而是多种致病菌大量繁殖导致阴道生态系统失调的一种阴道病理状态,因局部无明显炎症反应,分泌物中白细胞少,故而称作阴道病。

细菌性阴道病为生育妇女最常见的阴道感染性疾病。有统计在性传播疾病门诊的发生率为15％～64％,年龄在 15～44 岁,妊娠妇女发病率为 16％～29％。正常阴道内以产生过氧化氢的乳杆菌占优势,细菌性阴道病时,乳杆菌减少而其他细菌大量繁殖,主要有加德纳菌、动弯杆菌、普雷沃菌、类杆菌等厌氧菌及人型支原体,其数量可增加 100～1 000 倍。阴道生态环境和 pH

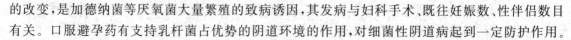

的改变,是加德纳菌等厌氧菌大量繁殖的致病诱因,其发病与妇科手术、既往妊娠数、性伴侣数目有关。口服避孕药有支持乳杆菌占优势的阴道环境的作用,对细菌性阴道病起到一定防护作用。

(二)临床表现

20%～50%的患者无症状,有症状者表现为阴道分泌物增多,呈灰白色或灰黄色,稀薄,腥臭味,尤其是性交后更为明显,因碱性黏液可使阴道 pH 升高,促进加德纳菌等厌氧菌的生长,引起胺类释放所致。少数患者可有外阴瘙痒及灼热感。细菌性阴道炎可引起宫颈上皮不典型增生、子宫内膜炎、输卵管炎、盆腔炎、异位妊娠与不孕。孕期细菌性阴道炎感染可引起早产、胎膜早破、绒毛膜羊膜炎、产褥感染、新生儿感染。

检查见阴道口有分泌物流出,可闻到鱼腥味,分泌物稀薄并黏着于阴道壁,易擦掉,阴道黏膜无充血等炎症改变。

(三)诊断

根据临床特征和阴道分泌物镜检多能明确诊断。临床上如按滴虫性阴道炎、外阴阴道假丝酵母病治疗无效时,应考虑细菌性阴道炎。细菌性阴道炎诊断的 4 项标准,有其中的 3 项即可诊断:①阴道分泌物增多,均匀稀薄。②阴道 pH＞4.5。③氨试验阳性,取阴道分泌物少许置玻片上,加入 10%氢氧化钾溶液 1～2 滴,立即可闻及一种鱼腥味即为阳性。这是由于厌氧菌产生的胺遇碱释放氨所致,但非细菌性阴道炎患者性生活后由于碱性精液的影响,氨试验也可为阳性。④线索细胞阳性,取少许阴道分泌物置玻片上,加 1 滴生理盐水于高倍镜下观察,视野中见到20%以上的线索细胞即为阳性。线索细胞系阴道壁脱落的表层细胞,于细胞边缘吸附大量颗粒状物质,即各种厌氧菌尤其加德纳菌,以致细胞边缘不清,呈锯齿状。

(四)治疗

治疗目的是缓解阴道症状和体征。治疗原则:①无症状者无须治疗;②性伴侣不必治疗;③妊娠期细菌性阴道炎应积极治疗;④经阴道手术如子宫内膜活检、宫腔镜、节育环放置、子宫输卵管碘油造影检查、刮宫术等应在术前积极治疗。

1.全身治疗

(1)首选药物为口服甲硝唑。甲硝唑有助于细菌性阴道炎患者重建正常阴道内环境。美国疾病控制中心的推荐方案是甲硝唑 500 mg 口服,每天 2 次,或 400 mg 口服,每天 3 次,共 7 天,治愈率为 82%～97%。备用方案有甲硝唑 2 g 单次顿服,治愈率为 47%～85%。

(2)克林霉素对厌氧菌及加德纳菌均有效。用法:300 mg 口服,12 次,共 7 天,治愈率为97%,尤其适用于妊娠期细菌性阴道炎患者及甲硝唑治疗失败或不能耐受者。不良反应有腹泻、皮疹、阴道刺激症状,均不严重,无须停药。

2.局部治疗

(1)甲硝唑 500 mg 置于阴道内,每晚 1 次,7～10 天为 1 个疗程,或 0.75%甲硝唑软膏(5 g)阴道涂布,每天 2 次,5～7 天为 1 个疗程。

(2)2%克林霉素软膏 5 g 阴道涂布,每天 1 次,7 天为 1 个疗程,治愈率为 80%～85%,适宜于妊娠期细菌性阴道炎治疗。

(3)乳酸(pH 3.5)5 mL 置入阴道内,每天 1 次,7 天为 1 个疗程。

(4)3%过氧化氢冲洗阴道,每天 1 次,7 天为 1 个疗程。

(5)对于混合感染如合并滴虫性阴道炎、外阴阴道假丝酵母病患者,可采用聚甲酚磺醛阴道栓 1 枚,每天 1 次,或保菌清阴道栓(含硫酸新霉素、多黏菌素 B、制霉菌素、乙酰胂胺)1 枚,每天

1 次,6 天为 1 个疗程。

3.妊娠期细菌性阴道炎的治疗

推荐方法为甲硝唑 200 mg,每天 3 次,共 7 天。替代疗法为甲硝唑 2 g 顿服或克林霉素 300 mg,每天 2 次,共 7 天。妊娠期不宜阴道内给药,有可能增加早产的危险。

四、老年性阴道炎

(一)病因

绝经后妇女由于卵巢功能衰竭,雌激素水平下降,阴道黏膜变薄,皱褶消失,细胞内缺乏糖原,阴道内 pH 多呈碱性,杀灭病原菌能力降低,加之血供不足,当受到刺激或被损伤时,毛细血管容易破裂,出现阴道不规则点状出血,如细菌侵入繁殖,可引起老年性阴道炎。

(二)临床表现

阴道分泌物增多,水样、脓性或脓血性。可有下腹坠胀不适及阴道灼热感。由于分泌物刺激,患者感外阴及阴道瘙痒。

检查见阴道呈老年性改变,皱襞消失,上皮菲薄,阴道黏膜充血,有点状出血,严重时形成表浅溃疡。若溃疡面相互粘连,阴道检查分离时可引起出血,粘连严重者可导致阴道闭锁,闭锁段上端分泌物不能排出可形成阴道或宫腔积脓。长期炎性刺激后可因阴道黏膜下结缔组织纤维化,致使阴道狭窄。

(三)诊断

根据临床表现不难诊断,但必须除外滴虫性阴道炎或外阴阴道假丝酵母病。此外,发现血性白带时还需警惕子宫恶性肿瘤的存在,必要时应行分段诊断性刮宫或局部活检予以确诊。

(四)治疗

治疗原则为增强阴道抵抗力和抑制细菌生长。

1.保持外阴清洁和干燥

分泌物多时可用 1%乳酸或 0.5%醋酸或 1∶5 000 高锰酸钾坐浴或冲洗阴道。

2.雌激素制剂全身给药

尼尔雌醇,每半月 2~4 mg 口服;结合雌激素,每天 0.625 mg 口服;戊酸雌二醇,每天 1~2 mg 口服;克龄蒙(每片含戊酸雌二醇 2 mg,醋酸环丙孕酮 1 mg),每天 1 片;诺更宁(每片含雌二醇 2 mg,醋酸炔诺酮 1 mg),每天 1 片。以上药物可任意选用一种。

3.雌激素制剂局部给药

己烯雌酚 0.5 mg,每晚 1 次,7 为 1 个疗程;或结合雌激素阴道软膏 0.5~2 g/d,7 为 1 个疗程。

4.抗生素软膏或粉剂局部给药

甲硝唑、氧氟沙星、磺胺异唑、氯霉素局部涂抹,隔天一次,7 次为 1 个疗程。

五、婴幼儿阴道炎

(一)病因

婴幼儿卵巢尚未发育,阴道细长,黏膜仅由数层立方上皮组成,阴道上皮糖原很少,阴道 pH 6.0~7.5,故对细菌的抵抗力弱,阴道内乳杆菌极少,而杂菌较多,这些细菌作用于抵抗力较弱或受损的阴道时,极易产生婴幼儿阴道炎。婴幼儿阴道炎常与外阴炎并存,多见于 1~5 岁的幼女。

80％为大肠埃希菌属感染,葡萄球菌、链球菌、变形杆菌、淋病奈瑟菌、滴虫、假丝酵母、蛲虫也可引起感染。年龄较大儿童阴道内异物亦常致继发性感染。

(二)临床表现

主要症状为阴道口处见脓性分泌物,味臭。由于阴道分泌物刺激可导致外阴瘙痒,患者常用手搔抓外阴,甚至哭闹不安。检查可见外阴红肿、破溃、前庭黏膜充血。慢性外阴炎可致小阴唇粘连,慢性阴道炎可致阴道闭锁。

(三)诊断

根据症状、体征,临床诊断并不困难。应取分泌物找滴虫、假丝酵母或涂片染色找致病菌,必要时做细菌培养。还应做肛门检查以排除阴道异物及肿瘤。

(四)治疗

(1)保持外阴清洁、干燥,不穿开裆裤。如阴道分泌物较多,可在尿布内垫上消毒棉垫并经常更换棉垫与尿布。

(2)婴幼儿大小便后用1∶5 000高锰酸钾温热水冲洗外阴,年龄较大的小儿可用1∶5 000高锰酸钾温水坐浴,每天3次。外阴擦干后,可用下列药物:15％氧化锌粉、15％滑石粉、炉甘石洗剂、紫草油。瘙痒剧烈时可用制霉菌素软膏或氢化可的松软膏,外阴及阴道口可适量涂抹雌激素霜剂或软膏,也可口服己烯雌酚0.1 mg,每晚1次,连服7天。

(张金秀)

第三节 子宫颈炎

子宫颈炎是妇科常见疾病之一。正常情况下,宫颈具有多种防御功能,包括黏膜免疫、体液免疫及细胞免疫,是阻止病原菌进入上生殖道的重要防线,但宫颈也容易受分娩、性交及宫腔操作的损伤,且宫颈管柱状上皮抗感染能力较差,易发生感染。临床上一般将子宫颈炎分为急性和慢性两种类型。

一、急性子宫颈炎

(一)病因

急性子宫颈炎常发生于不洁性交后,分娩、流产、宫颈手术等亦可导致宫颈损伤而继发感染。此外,接触高浓度刺激性液体、药物,阴道内异物如遗留的纱布、棉球也是引起急性子宫颈炎的原因。最常见病原体为淋病奈瑟菌和沙眼衣原体,淋病奈瑟菌感染时45％～60％常合并沙眼衣原体感染,其次为一般化脓菌如链球菌、葡萄球菌、肠球菌、大肠埃希菌,以及假丝酵母、滴虫、阿米巴原虫等。淋病奈瑟菌及沙眼衣原体主要侵犯宫颈管柱状上皮,如直接向上蔓延可导致上生殖道黏膜感染,亦常侵袭尿道移行上皮、尿道旁腺和前庭大腺。一般化脓菌则侵入宫颈组织较深,并可沿两侧宫颈淋巴管向上蔓延导致盆腔结缔组织炎。

(二)临床表现

主要表现为白带增多,呈脓性或脓血性,常伴有下腹坠痛、腰背痛、性交疼痛和尿路刺激症状,体温可轻微升高。妇科检查见宫颈充血、红肿,颈管黏膜水肿,宫颈黏膜外翻,宫颈触痛,脓性分泌物从宫颈管内流出,若尿道、尿道旁腺、前庭大腺感染,则可见尿道口、阴道口黏膜充血、水肿及多量脓性分泌物。沙眼衣原体性子宫颈炎则症状不典型或无症状,有症状者表现为宫颈分泌物增多,点滴状出血或尿路刺激症状,妇科检查宫颈口可见黏液脓性分泌物。

(三)诊断

根据病史、症状及妇科检查,诊断急性子宫颈炎并不困难,关键是确定病原体。疑为淋病奈瑟菌感染时,应取宫颈管内分泌物做涂片检查(敏感性为 50%~70%)或细菌培养(敏感性为80%~90%),对培养可疑的菌落,可采用单克隆抗体免疫荧光法检测。检测沙眼衣原体感染时,可取宫颈管分泌物涂片染色找细胞质内包涵体,但敏感性不高,培养法技术要求高,费时长,难以推广,目前推荐的方法是直接免疫荧光法或酶免疫法,敏感性在 89%~98%。注意诊断时要考虑是否合并上生殖道感染。

(四)治疗

采用抗生素全身治疗。抗生素选择、给药途径、剂量和疗程则根据病原体和病情严重程度决定。目前,淋菌性子宫颈炎推荐的首选药物为头孢曲松钠,备用药物有大观霉素、青霉素、氧氟沙星、左旋氧氟沙星、依诺沙星等,治疗时需同时加服多西环素。沙眼衣原体性子宫颈炎推荐的首选药物为阿奇霉素或多西环素,备用药物有米诺环素、氧氟沙星等。一般化脓菌感染最好根据药敏试验进行治疗。急性子宫颈炎的治疗应力求彻底,以免形成慢性子宫颈炎。

二、慢性子宫颈炎

(一)病因

慢性子宫颈炎常由于急性子宫颈炎未予治疗或治疗不彻底转变而来。急性子宫颈炎容易转为慢性的原因主要是宫颈黏膜皱褶较多,腺体呈葡萄状,病原体侵入腺体深处后极难根除,导致病程反复、迁延不愈所致。阴道分娩、流产或手术损伤宫颈后继发感染亦可表现为慢性过程,此外,不洁性生活、雌激素水平下降、阴道异物均可引起慢性子宫颈炎。病原体一般为葡萄球菌、链球菌、沙眼衣原体、淋病奈瑟菌、厌氧菌等。

(二)病理

1.宫颈糜烂

宫颈外口处的宫颈阴道部外观呈细颗粒状的红色区,称为宫颈糜烂。目前,已废弃宫颈糜烂这一术语,而改称为宫颈柱状上皮异位,并认为其不是病理改变,而是宫颈生理变化。在此沿用宫颈糜烂一词,专指病理炎性糜烂。宫颈糜烂是慢性子宫颈炎最常见的一种表现,糜烂面呈局部细小颗粒状红色区域,其边界与正常宫颈上皮的界限清楚,甚至可看到交界线呈现一道凹入的线沟,有的糜烂可见到毛细血管浮现在表面上,表现为局部慢性充血。镜下见黏膜下有白细胞及淋巴细胞浸润,间质有小圆形细胞和浆细胞浸润。

根据糜烂面外观和深浅常分为 3 种类型:①单纯型糜烂,糜烂面仅为单层柱状上皮覆盖,浅而平坦,外表光滑。②颗粒型糜烂,由于腺体和间质增生,糜烂表面凹凸不平,呈颗粒状。③乳突型糜烂,糜烂表面组织增生更明显,呈乳突状。

根据糜烂区所占宫颈的比例可分为 3 度:①轻度糜烂,糜烂面积占整个宫颈面积的 1/3 以内。②中度糜烂,糜烂面积占宫颈的 1/3~2/3。③重度糜烂,糜烂面积占宫颈的 2/3 以上。

宫颈糜烂愈合过程中,柱状上皮下的基底细胞增生,最后分化为鳞状上皮。邻近的鳞状上皮也可向糜烂面的柱状上皮生长,逐渐将腺上皮推移,最后完全由鳞状上皮覆盖而痊愈。糜烂的愈合呈片状分布,新生的鳞状上皮生长于炎性糜烂组织的基础上,故表层细胞极易脱落而变薄,稍受刺激又可恢复糜烂,因此愈合和炎症的扩展交替发生,不容易彻底治愈。

2.宫颈肥大

由于慢性炎症的长期刺激,宫颈组织充血、水肿,腺体和间质增生,纤维结缔组织增厚,导致宫颈肥大,但表面仍光滑,严重者较正常宫颈增大1倍以上。

3.宫颈息肉

慢性炎症长期刺激,使宫颈管局部黏膜增生并向宫颈外口突出而形成一个或多个息肉,直径在1 cm左右,色红,舌形,质软而脆,血管丰富易出血,蒂长短不一,蒂根附着于宫颈外口或颈管壁内。镜检特点为息肉表面被柱状上皮覆盖,中心为充血、水肿及炎性细胞浸润的结缔组织。息肉的恶变率不到1%,但极易复发。

4.宫颈腺囊肿

宫颈糜烂愈合过程中,宫颈腺管口被新生的鳞状上皮覆盖,腺管口堵塞,导致腺体分泌物排出受阻,液体潴留而形成囊肿。检查时见宫颈表面突出数毫米大小青白色囊泡,内含无色黏液。

5.宫颈管内膜炎

炎症局限于宫颈管黏膜及黏膜下组织,宫颈口充血,有脓性分泌物,而宫颈阴道部外观光滑。

(三)临床表现

主要症状为白带增多,常刺激外阴引起外阴不适和瘙痒。由于病原体种类、炎症的范围、程度和病程不同,白带的量、颜色、性状、气味也不同,可为乳白色黏液状至黄色脓性,可有血性白带或宫颈接触性出血。若白带增多,似白色干酪样,应考虑可能合并假丝酵母感染;若白带呈稀薄泡沫状,有臭味,则应考虑滴虫性阴道炎。严重感染时可有腰骶部疼痛、下腹坠胀,由于慢性子宫颈炎可直接向前蔓延或通过淋巴管扩散,当波及膀胱三角区及膀胱周围结缔组织时,可出现尿路刺激症状。较多的黏稠脓性白带有碍精子上行,可导致不孕。妇科检查可见宫颈不同程度的糜烂、肥大,有时可见宫颈息肉、宫颈腺囊肿等,宫颈口多有分泌物,亦可有宫颈触痛和宫颈触血。

(四)诊断

宫颈糜烂诊断并不困难,但必须除外宫颈上皮内瘤样病变、早期子宫颈癌、宫颈结核、宫颈尖锐湿疣等,因此应常规进行宫颈细胞学检查。目前已有电脑超薄细胞检测系统,准确率显著提高。必要时须做病理活检以明确诊断,电子阴道镜辅助活检对提高诊断准确率很有帮助。宫颈息肉、宫颈腺囊肿可根据病理活检确诊。

(五)治疗

局部治疗为主,方法有物理治疗、药物治疗及手术治疗。

1.物理治疗

目的在于使糜烂面坏死、脱落,原有柱状上皮为新生鳞状上皮覆盖。

(1)电灼(熨)治疗:采用电灼器或电熨器对整个病变区电灼或电熨,直至组织呈乳白色或微黄色为止。一般近宫口处稍深,越近边缘越浅,深度为2 mm并超出病变区3 mm,深入颈管内0.5~1.0 cm,治愈率为50%~90%。术后涂抹磺胺粉或呋喃西林粉,用醋酸冲洗阴道,每天1次,有助于创面愈合。

(2)冷冻治疗:利用液氮快速达到超低温(−196 ℃),使糜烂组织冻结、坏死、变性、脱落,创面修复而达到治疗目的。一般采用接触冷冻法,选择相应的冷冻头,覆盖全部病变区并略超过其范围2~3 mm,根据快速冷冻、缓慢复温的原则,冷冻1分钟、复温3分钟、再冷冻1分钟。进行单次或重复冷冻,治愈率在80%左右。

(3)激光治疗:采用二氧化碳激光器使糜烂部分组织炭化、结痂,痂皮脱落后,创面修复而达到治疗目的。激光头距离糜烂面3~5 cm,照射范围应超出糜烂面2 mm,轻症的烧灼深度为2~3 mm,重症可达4~5 mm,治愈率为70%~90%。

(4)微波治疗:微波电极接触局部病变组织时,瞬间产生高热效应(44~61 ℃)而达到组织凝固的目的,并可出现凝固性血栓形成而止血,治愈率在90%左右。

(5)波姆光治疗:采用波姆光照射糜烂面,直至变为均匀灰白色为止,照射深度为2~3 mm,治愈率可达80%。

(6)红外线凝结法:红外线照射糜烂面,局部组织凝固、坏死,形成非炎性表浅溃疡,新生鳞状上皮覆盖溃疡面而达到治愈,治愈率在90%以上。

(7)高强度聚焦超声治疗:高强度聚焦超声是治疗宫颈糜烂的一种新方法,通过超声波在焦点处产生的热效应、空化效应和机械效应,破坏病变组织。与传统物理治疗方法有所不同的是,利用聚焦超声良好的组织穿透性和定位性,将声波聚焦在宫颈病变深部,对宫颈组织的损伤部位是在表皮下的一定深度,而不是直接破坏表面黏膜层,深部病变组织被破坏后,由深及浅,促进健康组织的再生和表皮的重建。

物理治疗的注意事项:①治疗时间应在月经干净后3~7天进行。②排除宫颈上皮内瘤样病变、早期子宫颈癌、宫颈结核和急性感染期后方可进行。③术后阴道分泌物增多,甚至有大量水样排液,有时呈血性,脱痂时可引起活动性出血,如量较多先用过氧化氢清洗伤口,用消毒棉球局部压迫止血,24小时后取出。④物理治疗的次数、持续时间、强度、范围应严格掌握。⑤创面愈合需要一段时间(2~8周),在此期间禁止盆浴和性生活。⑥定期复查,随访有无宫颈管狭窄。

2.药物治疗

适用于糜烂面积小和炎症浸润较浅的病例。

(1)硝酸银或重铬酸钾液:为强腐蚀剂,局部涂擦进行治疗,方法简单,但因疗效不佳,现基本已弃用。

(2)聚甲酚磺醛浓缩液或栓剂:目前临床上应用较多,聚甲酚磺醛是一种高酸物质,可使病变组织的蛋白质凝固脱落,对健康组织无损害且可增加阴道酸度,有利于乳酸杆菌生长。用法:将浸有聚甲酚磺醛浓缩液的棉签插入宫颈管,转动数次取出,然后将浸有浓缩液的纱布块轻轻敷贴于病变组织,纱布块应稍大于糜烂面,浸蘸的药液以不滴下为度,持续1~3分钟,每周2次,一个月经周期为1个疗程;聚甲酚磺醛栓剂为每隔天晚阴道放置一枚,12次为1个疗程。

(3)免疫治疗:采用重组人α干扰素栓,每晚一枚,6为1个疗程。近年报道用红色奴卡放线菌细胞壁骨架N-CWs菌苗治疗宫颈糜烂,该菌苗具有非特异性免疫增强及消炎作用,能促进鳞状上皮化生,修复宫颈糜烂病变达到治疗效果。

(4)宫颈管内膜炎时,根据细菌培养和药敏试验结果,采用抗生素全身治疗。

3.手术治疗

对于糜烂面积广而深,或用上述方法久治不愈的患者可考虑行宫颈锥形切除术,多采取宫颈环形电切除术。锥形切除范围从病灶外缘0.3~0.5 cm开始,深入宫颈管1~2 cm,锥形切除,术后压迫止血。宫颈息肉可行息肉摘除术或电切术。

(张金秀)

第四节 盆腔炎性疾病

一、概述

盆腔炎性疾病是妇女常见疾病,包括子宫内膜炎、附件炎、盆腔腹膜炎、盆腔结缔组织炎等。美国疾病控制与预防中心已将这一临床综合征定义为盆腔炎性疾病。既往盆腔炎性疾病多因产后、剖宫产后、流产后及妇科手术后细菌进入创面感染而致病,近年来则多由下生殖道的性传播疾病及细菌性阴道病上行感染造成。发病可局限于一个部位、几个部位或整个盆腔脏器。

(一)发病率

盆腔炎性疾病在一些性生活紊乱及性病泛滥的国家中是最常见的疾病。在工业化国家中,生育年龄组妇女每年盆腔炎性疾病的发生率可达 2%,估计美国每年有高达 100 万人患此病,其中需住院治疗者约 20 万人。我国盆腔炎性疾病发病率亦有升高的趋势,但尚无此方面确切的统计数字。

(二)病原体

通过对上生殖道细菌培养的研究,明确证明盆腔炎性疾病的发生为多重微生物感染所致,且许多细菌为存在于下生殖道的正常菌群。常见的致病菌有以下几种。

1.需氧菌

(1)葡萄球菌:属革兰阳性球菌,其中以金黄色葡萄球菌致病力最强,多于产后、剖宫产后、流产后或妇科手术后细菌通过宫颈上行感染至子宫、输卵管黏膜。葡萄球菌对一般常用的抗生素可产生耐药,根据药物敏感试验用药较为理想,耐青霉素的金黄色葡萄球菌对头孢唑林钠、万古霉素、克林霉素及第三代头孢菌素敏感。

(2)链球菌:也属革兰阳性球菌,其中以乙型链球菌致病力最强,能产生溶血素及多种酶,使感染扩散。本菌对青霉素敏感,患病后只要及时、足量、足疗程治疗基本无死亡。此菌可在成年女性阴道长期寄居,有报道妊娠后期此类菌在阴道的携带率为 5%~29%。

(3)大肠埃希菌:为肠道的寄生菌,一般不致病,但在机体抵抗力下降,或因外伤等侵入肠道外组织或器官时可引起严重的感染,甚至产生内毒素休克,常与其他致病菌混合感染。本菌对卡那霉素、庆大霉素、头孢唑林钠、羧苄西林敏感,但易产生耐药菌株,可在药敏试验指导下用药。

此外尚有肠球菌、克雷伯杆菌属、奈瑟淋病双球菌、阴道嗜血杆菌等。

2.厌氧菌

厌氧菌是盆腔感染的主要菌种。厌氧菌主要来源于结肠、直肠、阴道及口腔黏膜,肠腔中厌氧菌与需氧菌的数量比为 100:1,阴道内两者的比例为 10:1。女性生殖道内常见的厌氧菌有以下几种。

(1)消化链球菌:属革兰阳性菌,易滋生于产后子宫内坏死的蜕膜碎片或残留的胎盘中,其内毒素毒力低于大肠埃希菌,但能破坏青霉素的β-内酰胺酶,对青霉素有抗药性,还可产生肝素酶、溶解肝素。促进凝血,导致血栓性静脉炎。

(2)脆弱类杆菌:革兰阴性菌,为严重盆腔感染中的主要厌氧菌,这种感染易造成盆腔脓肿,

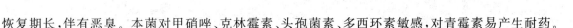

恢复期长,伴有恶臭。本菌对甲硝唑、克林霉素、头孢菌素、多西环素敏感,对青霉素易产生耐药。

(3)产气荚膜梭状芽孢杆菌:革兰阴性菌,多见于创伤组织感染及非法堕胎等的感染,分泌物恶臭,组织内有气体,易产生中毒性休克、弥漫性血管内凝血和肾衰竭。对克林霉素、甲硝唑及三代头孢菌素敏感。

除上述 3 种常见的厌氧菌外,二路拟杆菌和二向拟杆菌也是常见的致病菌,对青霉素耐药,对抗厌氧菌抗生素敏感。

3.性传播的病原体

如淋球菌、沙眼衣原体、支原体等,是工业化国家中导致盆腔炎性疾病的主要病原体,占60%～70%。性传播病原体与多种微生物感染导致的盆腔炎性疾病常可混合存在,且在感染过程中可相互作用。淋球菌、衣原体所造成的子宫颈炎、子宫内膜炎为阴道内的细菌上行感染创造了条件,也有人认为在细菌性阴道病时,淋球菌及衣原体更易进入上生殖道。

(三)感染途径

盆腔炎性疾病主要由病原体经阴道、宫颈的上行感染引起。其他途径尚以下几种。

1.经淋巴系统蔓延

细菌经外阴、阴道、宫颈裂伤、宫体创伤处的淋巴管侵入内生殖器及盆腔腹膜、盆腔结缔组织等部分,可形成产后感染,流产后感染或手术后感染。

2.直接蔓延

盆腔中其他脏器感染后,直接蔓延至内生殖器。如阑尾炎可直接蔓延到右侧输卵管,发生右侧输卵管炎。盆腔手术损伤后的继发感染亦可引起严重的盆腔炎。

3.经血液循环传播

病原体先侵入人体的其他系统,再经过血液循环达内生殖器,如结核菌感染,由肺或其他器官的结核灶可经血液循环而传至内生殖器,菌血症也可导致盆腔炎症。

4.盆腔炎性疾病的预防

盆腔炎性疾病可来自产后、剖宫产、流产及妇科手术操作后。因此必须做好宣传教育,注意孕期的体质,分娩时减少局部的损伤,对损伤部位的操作要轻,注意局部的消毒。月经期生殖器官抵抗力较弱,宫颈口开放,易造成上行感染,故应避免手术。手术前应详细检查患者的体质,有无贫血及其他脏器的感染灶,如有应予以治疗。此外也存在一些盆腔手术后发生的盆腔炎性疾病,妇科围术期应选用广谱类抗生素,常用的有氨苄西林、头孢羟氨苄、头孢唑林钠、头孢西丁钠、头孢噻肟钠、头孢替坦、头孢曲松钠等。多数学者主张抗生素应在麻醉诱导期,即术前 30 分钟一次足量静脉输注,20 分钟后组织内抗生素浓度可达高峰。必要时加用抗厌氧菌类抗生素如甲硝唑、替硝唑、克林霉素等。如手术操作60～90 分钟,在 4 小时内给第 2 次药。剖宫产术可在钳夹脐带后给药,可选用抗厌氧菌类药物,如甲硝唑、替硝唑、克林霉素等。给药剂量及次数还需根据病变种类、手术的复杂性及患者情况而定。

可导致盆腔炎性疾病常见的其他手术,有各类需将器械伸入宫腔的操作,如人工流产,放、取环术,子宫输卵管造影等。我国在进行宫腔的计划生育手术前,需常规检查阴道清洁度、滴虫、真菌等,发现有阴道炎症者先给予治疗,有助于预防术后盆腔炎性疾病的发生。

性乱史是导致盆腔炎性疾病的重要因素。应加强对年轻妇女及其性伴侣的性传播疾病教育工作,包括延迟初次性交的时间,限制性伴侣的数量,避免与有性传播疾病者进行性接触,坚持使用屏障式的避孕工具,积极诊治无并发症的下生殖道感染等。

二、子宫内膜炎

子宫内膜炎是妇科常见的疾病,多与子宫体部的炎症并发,有急性子宫内膜炎及慢性子宫内膜炎两种。

(一)急性子宫内膜炎

1.概述

急性子宫内膜炎多发生于产后、剖宫产后、流产后及宫腔内的手术后。一些妇女在月经期、身体抵抗力虚弱时性交,或医务人员在不适当的情况下(如宫腔或其他部位的脏器已有感染)进行刮宫术,宫颈糜烂的电熨术,输卵管通液或造影术等均可导致急性子宫内膜炎。感染的细菌最常见者为链球菌、葡萄球菌、大肠埃希菌、淋球菌、衣原体及支原体、厌氧菌等,细菌可突破子宫颈的防御功能侵入子宫内膜发生急性炎症。

(1)病理表现:子宫内膜炎时子宫内膜充血、肿胀,有炎性渗出物,可混有血,也可为脓性渗出物;重症子宫内膜炎内膜坏死,呈灰绿色,分泌物可有恶臭。镜下见子宫内膜有大量多核白细胞浸润,细胞间隙内充满液体,毛细血管扩张,严重者细胞间隙内可见大量细菌,内膜坏死脱落形成溃疡。如果宫颈开放,引流通畅,宫腔分泌物清除可自愈;但也有炎症向深部侵入导致子宫肌炎、输卵管炎;如宫颈肿胀,引流不畅则形成子宫腔积脓。

(2)临床表现:急性子宫内膜炎患者可见白带增多,下腹痛,白带呈水样、黄白色、脓性,或混有血,如是厌氧菌感染,则分泌物带有恶臭。下腹痛可向双侧大腿放射,疼痛程度根据病情而异。发生在产后、剖宫产后或流产后者则有恶露长时间不净,如炎症未治疗,可扩散至子宫肌层及输卵管、卵巢、盆腔结缔组织,症状可加重,高热可达 39～40 ℃,下腹痛加剧,白带增多。体检子宫可增大,有压痛,全身体质衰弱。

2.诊断要点

主要根据病史和临床表现来诊断。

3.治疗方案

(1)全身治疗:本病全身治疗较重要,需卧床休息,给以高蛋白流食或半流食,在避免感冒情况下,开窗通风,体位以头高脚低位为宜,以利于宫腔分泌物引流。

(2)抗生素治疗:在药物敏感试验无结果前给以广谱抗生素,如青霉素,氨基糖苷类抗生素如庆大霉素、卡那霉素等对需氧菌有效,而甲硝唑对厌氧菌有效。细菌培养药物敏感试验结果得出后,可更换敏感药物。①庆大霉素:80 mg 肌内注射,每 8 小时 1 次。②头孢菌素:可用第三代产品,对革兰阳性、阴性菌、球菌及杆菌均有效,急救情况下,可将此药 1 g 溶于 0.9％盐水100 mL中同时加入地塞米松 5～10 mg,静脉点滴,每天 1～2 次,经 3 治疗后体温下降病情好转时,可改服头孢唑林钠 0.25 g 每天 4 次,皮质激素也应逐渐减量至急性症状消失。如对青霉素过敏,可换用林可霉素 300～600 mg,静脉滴注,每天 3 次,体温平稳后,可改口服用药,每天 1.5～2 g,分4 次给药,持续 1 周,病情稳定后停药。③诺氟沙星片:对变形杆菌、铜绿假单胞菌具有强大的抗菌作用,可抑制细菌 DNA 合成,服药后可广泛分布于全身,对急性子宫内膜炎有良好的治疗作用。每次 0.2 g,每天 3 次,连服 10～14 天,或氧氟沙星 200 mg 静脉滴注,每天 2～3 次,对喹诺酮类药物过敏者最好不用。④有条件者可对急性子宫内膜炎患者进行住院治疗,以解除症状及保持输卵管的功能。可选择抗生素方案:头孢西丁 2 g 静脉注射,每 6 小时 1 次,或头孢替坦2 g静脉注射,每 12 小时 1 次,加强力霉素 100 mg 每 12 小时 1 次口服或静脉注射,共 4 天,症状改善后48小时,继续使用多西环素100 mg,每天2次,共10～14天。此方案对淋球菌及衣原体感染均有效。克林霉素900 mg静脉注射,每8小时1次,庆大霉素2 mg/kg静脉或肌内注射,此后约1.5 mg/kg,每8小时1次,共4天,用药48小时后,如症状改善,继续用多西环素100 mg,每天2次口服,共给药10～14天,此方案对厌氧菌及兼性革兰阴性菌有效。使用上述方案治疗后,体温下降或症状消失4小时后患者可出院,继续服用多西环素100 mg,每12小时1次,共10～14天,对淋球菌及衣原体感染均有效。

(3)手术治疗:一般急性子宫内膜炎不做手术治疗,以免引起炎症扩散,但如宫腔内有残留物、宫颈引流不畅,宫腔内积留分泌物,或老年妇女宫腔积脓时,需在给大量抗生素、病情稳定后清除宫腔残留物及取出宫内避孕器,或扩张宫颈使宫腔分泌物引流通畅,尽量不做刮宫。

(二)慢性子宫内膜炎

1.概述

慢性子宫内膜炎常因宫腔内分泌物通过子宫口流出体外,症状不甚明显,仅有少部分患者因防御机制受损,或病原体作用时间过长,对急性炎症治疗不彻底而形成。其病因如下。

(1)分娩、产后、剖宫产术后:有少量胎膜或胎盘残留于子宫腔,子宫复旧不全,引起慢性子宫内膜炎。

(2)宫内避孕器:宫内避孕器的刺激常可引起慢性子宫内膜炎。

(3)更年期或绝经期:体内雌激素水平降低,子宫内膜菲薄,易受细菌感染,发生慢性子宫内膜炎。

(4)宫腔内有黏膜下肌瘤、息肉、子宫内膜腺癌:子宫内膜易受细菌感染发生炎症。

(5)子宫内膜下基底层炎症:常可感染子宫内膜功能层而发生炎症。

(6)老年性子宫内膜炎:常可与老年性阴道炎同时发生。

(7)细菌性阴道病:病原体上行感染至子宫内膜所致。

2.病理表现

其内膜间质常见有大量浆细胞及淋巴细胞,内膜充血、肿胀,有时尚可见到肉芽组织及纤维性变。

3.临床表现

慢性子宫内膜炎患者常诉有不规则阴道流血或月经不规则,有时有轻度下腹痛及白带增多。妇科检查子宫可增大,有触痛。少数子宫内膜炎可导致不孕。

4.诊断要点

主要依据患者病史和临床表现来诊断。

5.治疗方案

慢性子宫内膜炎在治疗上应去除原因,如在产后、剖宫产后、人工流产后疑有胎膜、胎盘残留者,如无急性出血,可给抗生素3～5天后做刮宫术;如因宫内避孕器而致病者,可取出宫内避孕器;如有黏膜下息肉、肌瘤或内膜腺癌者,可做相应的处理;如合并有输卵管炎、卵巢炎等则应做相应的处理;同时存在细菌性阴道病者,抗生素中应加用抗厌氧菌药物。

三、附件炎、盆腔腹膜炎

(一)概述

附件炎和盆腔腹膜炎,目前本病仍为多发病,国外以淋球菌及沙眼衣原体感染为最多,占

60%～80%,其他为厌氧菌及需氧菌多种微生物的混合感染;国内以后者感染为主,但由性传播疾病引起者亦有增加趋势。主要原因有以下几种。

1.产后、剖宫产后及流产后感染

内在及外来的细菌上行通过剥离面或残留的胎盘、胎膜、子宫切口等至肌层、输卵管、卵巢及盆腔腹膜发生炎症,也可经破损的黏膜、胎盘剥离面通过淋巴、血行播散到盆腔。通过对上生殖道细菌培养的研究,明确证明盆腔炎性疾病是多重微生物感染,包括阴道的需氧菌、厌氧菌、阴道加德纳菌、流感嗜血杆菌等,其中厌氧菌占 70%～80%。厌氧菌中以各类杆菌及脆弱类杆菌最常见。

2.月经期性交

月经期宫颈口开放,子宫内膜剥脱面有扩张的血窦及凝血块,均为细菌的上行及滋生提供了良好的环境。如在月经期性交或使用不洁的月经垫,可使细菌侵入发生炎症。

3.妇科手术操作

任何通过宫颈黏液屏障的手术操作导致的盆腔感染,都称医源性盆腔炎性疾病,如放置宫内避孕器、人工流产、输卵管通液、造影等。其他妇科手术如宫颈糜烂电熨术、腹腔镜绝育术、人工流产子宫穿孔,盆腔手术误伤肠管等均可导致急性炎症。

4.邻近器官炎症的蔓延

邻近器官的炎症最常见者为急性阑尾炎、憩室炎、腹膜炎等。

5.盆腔炎性疾病

再次急性发作盆腔炎性疾病所造成的盆腔粘连、输卵管积水、扭曲等后遗症,易造成盆腔炎性疾病的再次急性发作,尤其是在患者免疫力低下、有不洁性交史等情况下。

6.全身性疾病

如败血症、菌血症等,细菌也可波及输卵管及卵巢发生急性盆腔炎性疾病。

7.淋球菌及沙眼衣原体

多为上行性急性感染,病原体多来自尿道炎、前庭大腺炎、子宫颈炎等。

（二）病理表现

1.附件炎

当多重微生物造成产后、剖宫产后、流产后的急性输卵管炎、卵巢炎、输卵管卵巢脓肿时,病变可通过子宫颈的淋巴播散至子宫颈旁的结缔组织,首先侵及输卵管浆膜层再达肌层,输卵管内膜受侵较轻,或可不受累。病变是以输卵管间质炎为主,由于输卵管管壁增粗,可压迫管腔变窄,轻者管壁充血、肿胀,重者输卵管肿胀明显,且弯曲,并有纤维素性渗出物,引起周围组织粘连。炎症如经子宫内膜向上蔓延,首先引起输卵管内膜炎,使输卵管内膜肿胀、间质充血、肿胀及大量中性多核白细胞浸润,重者输卵管内膜上皮可有退行性变或成片脱落,引起输卵管管腔粘连闭塞或伞端闭锁,如有渗出物或脓液积聚,可形成输卵管积脓,与卵巢粘连形成炎性包块。卵巢表面有一层白膜包被,很少单独发炎,卵巢多与输卵管伞端粘连,发生卵巢周围炎,进一步形成卵巢脓肿,如脓肿壁与输卵管粘连贯通则形成输卵管卵巢脓肿。脓肿可发生于初次感染之后,但往往是在反复发作之后形成。脓肿多位于子宫后方、阔韧带后叶及肠管间,可向阴道、直肠间贯通,也可破入腹腔,发生急性弥漫性腹膜炎。

2.盆腔腹膜炎

病变腹膜充血、肿胀,伴有含纤维素的渗出液,可形成盆腔脏器粘连,渗出物聚集在粘连的间隙内,形成多个小脓肿,或聚集在子宫直肠窝形成盆腔脓肿,脓肿破入直肠,症状可减轻;如破入腹腔则可引起弥漫性腹膜炎,使病情加重。

（三）临床表现

视病情及病变范围大小,表现的症状不同,轻者可以症状轻微或无症状。重者可有发热及下腹痛,发热前可先有寒战、头痛,体温可高达39～40 ℃,下腹痛多为双侧下腹部剧痛或病变部剧痛,可与发热同时发生。如疼痛发生在月经期则可有月经的变化,如经量增多、月经期延长;在非月经期发作则可有不规则阴道出血、白带增多、性交痛等。由于炎症的刺激,少数患者也可有膀胱及直肠刺激症状如尿频、尿急、腹胀、腹泻等。体格检查患者呈急性病容,脉速,唇干。妇科检查见阴道充血,宫颈充血有分泌物,呈黄白色或黏液脓性,有时带恶臭,阴道穹隆有触痛,宫颈有举痛,子宫增大,压痛,活动受限,双侧附件有增厚,或触及包块,压痛明显。下腹部剧痛常拒按,或一侧压痛,摆动宫颈时更明显,炎症波及腹膜时呈现腹膜刺激症状。如已发展为盆腔腹膜炎,则整个下腹部有压痛及反跳痛。

（四）诊断要点

重症及典型的盆腔炎性疾病病例根据病史、临床及实验室检查所见,诊断不难,但此部分患者只占盆腔炎性疾病的4％左右。临床上绝大多数盆腔炎性疾病为轻到中度及亚临床感染者。这部分患者可无明确病史,临床症状轻微,或仅表现有下腹部轻微疼痛,白带稍多,给临床诊断带来困难。有研究显示因感染造成的输卵管性不孕患者中,30％～75％的无盆腔炎性疾病病史,急性盆腔炎性疾病有发热者仅占30％,有下腹痛、白带多、宫颈举痛者仅占20％。有鉴于此,美国疾病控制与预防中心提出了新的盆腔炎性疾病诊断标准:①至少必须具备下列3项主要标准,下腹痛、宫颈举痛、附件区压痛。②此外,下列标准中具备一项或一项以上时,增加诊断的特异性。体温＞38 ℃、异常的宫颈或阴道排液、沙眼衣原体或淋病双球菌的实验室证据、血沉加快或C反应蛋白升高。③对一些有选择的病例必须有下列的确定标准。阴道超声或其他影像诊断技术的阳性发现如输卵管增粗、伴或不伴管腔积液、输卵管卵巢脓肿或腹腔游离液体、子宫内膜活检阳性、腹腔镜下有与盆腔炎性疾病一致的阳性所见。

盆腔炎性疾病中有10％～20％的患者伴有肝周围炎或局部腹膜炎,多在腹腔镜检查时发现,被认为是感染性腹腔液体直接或经淋巴引流到膈下区域造成,以沙眼衣原体引起者最多见,偶见有淋球菌及厌氧菌引起者。腹腔镜下见肝周充血,炎性渗出以及肝膈面与上腹、横隔形成束状、膜状粘连带。此种肝周炎很少侵犯肝实质,肝功能多正常。

1.阴道分泌物涂片检查

此方法简便、经济、实用。阴道分泌物涂片检查中每个阴道上皮细胞中多于1个以上的多形核白细胞就会出现白带增多,每高倍视野有3个以上白细胞诊断盆腔炎性疾病的敏感性达87％,其敏感性高于血沉、C反应蛋白及经过内膜活检或腹腔镜证实的有症状的盆腔炎性疾病所呈现出来的外周血的白细胞计数值。

2.子宫内膜活检

可得到子宫内膜炎的组织病理学诊断,被认为是一种比腹腔镜创伤小而又能证实盆腔炎性疾病的方法,因子宫内膜炎常合并有急性输卵管炎。子宫内膜活检与腹腔镜检查在诊断盆腔炎性疾病上有90％的相关性。子宫内膜活检的诊断敏感性达92％,特异性为87％,并可同时取材做细菌培养,但有被阴道细菌污染的机会。

3.超声等影像学检查

在各类影像学检查方法中,B超是最简便、实用和经济的方法,且与腹腔镜检查有很好的相关性。在急性、严重的盆腔炎性疾病时,经阴道超声可见输卵管增粗、管腔积液或盆腔有游离液体。B超还可用于监测临床病情的发展,出现盆腔脓肿时,B超可显示附件区肿块,伴不均匀回声。CT、MRI有时也可显示出较清晰的盆腔器官影像,但由于其价值昂贵而不能普遍用于临床。对于早期、轻度的盆腔炎性疾病,B超敏感性差。

4.腹腔镜检查

目前被认为是诊断盆腔炎性疾病的金标准,因可在直视下观察盆腔器官的病变情况,并可同时取材行细菌鉴定及培养而无阴道污染之虑。腹腔镜下诊断盆腔炎性疾病的最低标准为输卵管表面可见充血、输卵管壁肿胀及输卵管表面与伞端有渗出物,也可显示肝包膜渗出、粘连。

5.其他实验室检查

其他实验室检查包括白细胞计数增多、血沉增快、C反应蛋白升高、血清CA125升高等,虽对临床诊断有所帮助,但均缺乏敏感性与特异性。

(五)治疗方案

盆腔炎性疾病治疗目的是缓解症状、消除当前感染及降低远期后遗症的危险。

1.全身治疗

重症者应卧床休息,给予高蛋白流食或半流食,体位以头高脚低位为宜,以利于宫腔内及宫颈分泌物排出体外,盆腔内的渗出物聚集在子宫直肠窝内而使炎症局限。补充液体,纠正电解质紊乱及酸碱平衡,高热时给以物理降温,并应适当给予止痛药,避免无保护性交。

2.抗生素治疗

近年来由于新的抗生素不断问世,细菌培养技术的提高及药物敏感试验的配合,使临床上得以合理使用抗生素,对急性炎症可达到微生物学的治愈(治愈率为84%~98%),一般在药物敏感试验做出以前,先使用需氧菌、厌氧菌及淋球菌、沙眼衣原体兼顾的广谱抗生素,待药敏试验做出后再更换,一般是根据病因及发病后已用过何种抗生素作为参考来选择用药。急性附件炎、盆腔腹膜炎常用的抗生素如下。

(1)青霉素或红霉素与氨基糖苷类药物及甲硝唑联合:青霉素G每天240万~1 000万单位,静脉滴注,病情好转后改为每天120万~240万单位,每4~6小时1次,分次给药或连续静脉滴注。红霉素每天0.9~1.25 g静脉滴注,链霉素0.75 g肌内注射,每天1次。庆大霉素每天16万~32万单位,分2~3次静脉滴注或肌内注射,一般疗程<10天。甲硝唑500 mg静脉滴注,每8小时1次,病情好转后改口服400 mg,每8小时1次。

(2)第1代头孢菌素与甲硝唑合用:对第1代头孢菌素敏感的细菌有β溶血性链球菌、葡萄球菌、大肠埃希菌等。头孢噻吩每天2 g,分4次肌内注射;头孢唑林钠每次0.5~1 g,每天2~4次,静脉滴注;头孢拉定,静脉滴注每天量为100~150 mg/kg,分次给予,口服每天2~4 g,分4次空腹服用。

(3)克林霉素与氨基糖苷类药物联合:克林霉素每次600 mg,每6小时1次,静脉滴注,体温降至正常后24~48小时改口服,每次300 mg,每6小时1次。克林霉素对多数革兰阳性和厌氧菌(如类杆菌,消化链球菌等)及沙眼衣原体有效。与氨基糖苷类药物合用有良好的效果。但此类药物与红霉素有拮抗作用,不可与其联合。

(4)林可霉素:其作用与克林霉素相同,用量每次300~600 mg,每天3次,肌内注射或静脉滴注。

（5）第2代头孢菌素：对革兰阴性菌的作用较为优越，抗酶性能强，抗菌谱广。临床用于革兰阴性菌。如头孢呋辛，每次0.75～0.5 g，每天3次肌内注射或静脉滴注；头孢孟多轻度感染每次0.5～1 g，每天4次静脉滴注，较重的感染每天6次，每次1 g；头孢西丁对革兰阳性及阴性需氧菌与厌氧菌包括脆弱类杆菌均有效，每次1～2 g，每6～8小时1次静脉注射或静脉滴注，可单独使用。

（6）第3代头孢菌素：对革兰阴性菌的作用较第2代头孢菌素更强，抗菌谱广，耐酶性能强，对第1、2代头孢菌素耐药的一些革兰阴性菌株常可有效。头孢噻肟对革兰阴性菌有较强的抗菌效能，但对脆弱杆菌较不敏感。一般感染每天2 g，分2次肌内注射或静脉注射，中度或重度感染每天3～6 g，分3次肌内注射或静脉注射。头孢曲松钠1～2 g，每天2次静脉注射。

（7）哌拉西林：对多数需氧菌及厌氧菌均有效，每天4～12 g，分3～4次静脉注射或静脉滴注，严重感染每天可用16～24 g。

（8）喹诺酮类药物：如诺氟沙星、氧氟沙星、环丙沙星等，其抗菌谱广，对革兰阳性、阴性菌均有抗菌作用，且具有较好的组织渗透性，口服量每天0.2～0.6 g，分2～3次服用。其中氟罗沙星由于其半衰期长，每天1次服0.2～0.4 g即可。

3.手术治疗

（1）经药物治疗48～72小时，体温持续不降，肿块增大，出现肠梗阻、脓肿破裂或中毒症状时，应及时行手术处理。年轻妇女要考虑保留卵巢功能，对体质衰弱的患者，手术范围需根据具体情况决定。如为盆腔脓肿，可在B超、CT等影像检查引导下经腹部或阴道切开排脓，也可在腹腔镜下行盆腔脓肿切开引流，同时注入抗生素。

（2）输卵管脓肿、卵巢脓肿，经保守治疗病情好转，肿物局限，也可行手术切除肿物。

（3）脓肿破裂，患者出现腹部剧痛，伴高热、寒战、恶心、呕吐、腹胀、拒按等情况时应立即剖腹探查。

四、盆腔结缔组织炎

（一）急性盆腔结缔组织炎

1.概述

盆腔结缔组织是腹膜外的组织，位于盆腔腹膜的后方，子宫两侧及膀胱前间隙处，这些部位的结缔组织间并无明显的界限。急性盆腔结缔组织炎是指盆腔结缔组织初发的炎症，不是继发于输卵管、卵巢的炎症，是初发于子宫旁的结缔组织，然后再扩展至其他部位。

本病多由于分娩或剖宫产时宫颈或阴道上端的撕裂，困难的宫颈扩张术时宫颈裂伤，经阴道的子宫全切除术时阴道残端周围的血肿及人工流产术中误伤子宫及宫颈侧壁等情况时细菌侵入发生感染。

本病的常见病原体多为链球菌、葡萄球菌、大肠埃希菌、厌氧菌、淋球菌、衣原体、支原体等。

2.病理表现

发生急性盆腔结缔组织炎后，局部组织出现肿胀、充血，并有多量白细胞及浆细胞浸润。炎症初起时多位于生殖器官受到损伤的部位，如自子宫颈部的损伤浸润至子宫颈一侧盆腔结缔组织，逐渐可蔓延至盆腔对侧的结缔组织及盆腔的前半部分。病变部分易化脓，形成大小不等的脓肿，如未能及时控制，炎症可通过淋巴向输卵管、卵巢或髂窝处扩散，由于盆腔结缔组织与盆腔内血管接近,可引起盆腔血栓性静脉炎。如阔韧带内已形成脓肿未及时切开引流,脓肿可向阴道、膀胱、直肠破溃,高位的脓肿也可向腹腔破溃引起弥漫性腹膜炎,脓毒血症使病情急剧恶化,但引流通畅后,炎症可逐渐消失。如排脓不畅,也可引起发生长期不愈的窦道。

3.临床表现

炎症初期患者可有高热,下腹痛,体温可为39～40 ℃,下腹痛多与急性输卵管卵巢炎相似。如病史中在发病前曾有全子宫切除术、剖宫产术时有单侧壁或双侧壁损伤,诊断更易。如已形成脓肿,除发热、下腹痛外,常见有直肠、膀胱压迫症状如便意频数、排便痛、恶心、呕吐、尿频、尿痛等症状。

妇科检查在发病初期,子宫一侧或双侧有明显的压痛与边界不明显的增厚感,增厚可达盆壁,子宫略大,活动差,压痛,一侧阴道或双侧阴道穹隆可触及包块,包块上界常与子宫底平行,触痛明显。如已形成脓肿则因脓液向下流入子宫后方,阴道后穹隆常可触及较软的包块,且触痛明显。

4.诊断要点

根据病史、临床症状及妇科检查所见诊断不难,但需做好鉴别诊断。

(1)输卵管妊娠破裂:有停经史、下腹痛突然发生,面色苍白,急性病容,腹部有腹膜刺激症状,阴道出血少量、尿HCG(＋)、后穹隆穿刺为血液。

(2)卵巢囊肿蒂扭转:有突发的一侧性下腹痛,有或无肿瘤史,有单侧腹膜刺激症状,触痛明显,妇科检查子宫一侧触及肿物及触痛,无停经史。

(3)急性阑尾炎:疼痛缓慢发生,麦氏点有触痛,妇科检查无阳性所见。

5.治疗方案

与急性输卵管卵巢炎同。

(1)抗生素治疗:可用广谱抗生素如青霉素、头孢菌素、氨基糖苷类抗生素、林可霉素、克林霉素、多西环素及甲硝唑等。待细菌药物敏感试验出结果后,改用敏感的抗生素。

(2)手术治疗:急性盆腔结缔组织炎,轻症者一般不行手术治疗,以免炎症扩散或出血,但有些情况需手术处理。①宫腔内残留组织伴阴道出血:首先应积极抗炎,如无效或出血较多时,在用药物控制感染的同时,用卵圆钳清除宫腔内容物,但应避免做刮宫术。②子宫穿孔:如无肠管损伤及内出血,可不必剖腹修补。③宫腔积脓:应扩张宫口使脓液引流通畅。④已形成脓肿者:根据脓肿的部位采取切开排脓手术,如接近腹股沟韧带的脓肿,应等待脓肿扩大后再做切开;如脓肿位于阴道一侧则应自阴道做切开,尽量靠近中线,以免损伤输尿管或子宫动脉。

(二)慢性盆腔结缔组织炎

1.概述

慢性盆腔结缔组织炎多由于急性盆腔结缔组织炎治疗不彻底,或患者体质较差,炎症迁延而成慢性。由于宫颈的淋巴管直接与盆腔结缔组织相通,故也可因慢性子宫颈炎发展至盆腔结缔组织炎。

2.病理表现

本病的病理变化多为盆腔结缔组织由充血,肿胀,转为纤维组织,增厚、变硬的瘢痕组织,与盆壁相连,子宫被固定不能活动,或活动受限,子宫常偏于患侧的盆腔结缔组织。

3.临床表现

轻度慢性盆腔结缔组织炎,一般多无症状,偶尔于身体劳累时有腰痛,下腹坠痛,重度者可有较严重的下腹坠痛,腰酸痛及性交痛。妇科检查,子宫多呈后倾后屈位,三合诊时触及宫骶韧带增粗呈索条状,有触痛,双侧宫旁组织肥厚,有触痛,如为一侧性者可触及子宫变位,屈向于患侧,如已形成冰冻骨盆,则子宫的活动完全受到限制。

4.诊断要点

根据有急性盆腔结缔组织炎史、临床症状与妇科检查,诊断不难,但需与子宫内膜异位症、结核性盆腔炎、卵巢癌及陈旧性异位妊娠等鉴别。

(1)子宫内膜异位症:多有痛经史,且进行性加重。妇科检查可能触及子宫骶韧带处有触痛结节或子宫两侧有包块,B超及腹腔镜检查有助于诊断。

(2)结核性盆腔炎:多有其他脏器结核史,腹痛常为持续性,腹胀,偶有腹部包块,有时有闭经史,可同时伴子宫内膜结核,X线检查下腹部可见钙化灶,包块位置较慢性盆腔结缔组织炎高。

(3)卵巢癌:包块多为实质性,较硬,表面不规则,常有腹水,患者一般情况差,晚期患者有下腹痛,诊断时有困难,B超、腹腔镜检查、肿瘤标志物及病理活组织检查有助于诊断。

(4)陈旧性异位妊娠:多有闭经史及阴道出血,下腹痛偏于患侧,妇科检查子宫旁有境界不清的包块,触痛,B超及腹腔镜检查有助于诊断。

5.治疗方案

需积极治疗慢性子宫颈炎及急性盆腔结缔组织炎。慢性子宫颈炎的治疗包括物理治疗如超短波、激光、微波,中波直流电离子透入紫外线等。对慢性盆腔结缔组织炎可用物理治疗,以减轻疼痛。对急性盆腔结缔组织炎需积极彻底治疗,不使病原体潜伏于体内。应用抗生素治疗可取得一定的疗效,与物理治疗合用效果较好。慢性盆腔结缔组织炎经治疗后症状可减轻,但易复发,如月经期后、性交后以及过度体力劳动后。

五、盆腔血栓性静脉炎

(一)病因

盆腔血栓性静脉炎一般继发于以下各种情况:妇科感染;手术(子宫颈癌根治术、盆腔淋巴结清扫术、外阴癌根治术等)后;术前盆腔放疗;长期卧床休息,导致盆腔静脉血液回流缓慢;手术时血管壁损伤或结扎;产后胎盘剥离处许多栓塞性小血管是细菌滋生的良好场所,厌氧性链球菌及类杆菌等侵犯盆腔静脉丛,可能产生肝素酶降解肝素,促进血凝,导致盆腔血栓性静脉炎。

(二)临床表现

盆腔血栓性静脉炎可累及卵巢静脉、子宫静脉、髂内静脉甚至髂总静脉或阴道静脉,尤其以卵巢血栓性静脉炎最常见。常为单侧,由左卵巢静脉向上扩散至左肾静脉甚至左侧肾脏,右侧可扩散至下腔静脉。常有术后或产后1周左右出现寒战、高热,持续数周不退,伴下腹一侧或双侧疼痛,并向肋脊角、腹股沟、腰部放射。检查下腹深压痛,妇科检查宫颈举痛,宫旁触痛,或触及疼痛明显的静脉丛,术后或产后发热不退应想到此病。

(三)诊断

根据病史、症状及体征即可作出初步诊断。为了解血栓性静脉炎的部位、范围及通畅程度,则需进一步检查。

1.多普勒超声血液图像检查

可了解静脉是否通畅,有无血栓形成。

2.静脉造影

了解血栓部位、范围、形态,侧支循环形成情况。

3.血浆D-二聚物

静脉血栓形成时,D-二聚物浓度升高,小于 0.5 mg/L 可除外此病。

4.其他

纤维蛋白原摄取试验。

(四)治疗

1.一般治疗

绝对卧床休息(平卧位),高热者物理降温,补液,注意水电解质平衡,给予支持治疗。

2.积极抗感染

选择对需氧菌和厌氧菌有较强作用的抗生素联合应用。

3.抗凝疗法

持续高热不退,在大剂量抗生素联合应用的同时,可加用肝素治疗。每 6 小时静脉滴注肝素 50 mg,连用 10 天,使部分凝血酶时间维持于正常值的 1.5～2.0 倍。急性期除用肝素外,亦可用华法林口服,第一天10 mg,第二天 5 mg,第三天减量为 2.5 mg 维持,使凝血酶原时间维持在正常值的 1.5 倍。抗凝疗法应在患者恢复正常生活后才能停止。

4.手术治疗

仅用于少数患者。手术指征:①药物治疗无效;②脓毒血症继续扩展;③禁忌使用抗凝疗法者。

手术范围包括双侧卵巢静脉结扎或下腔静脉结扎。病程中一旦发现盆腔脓肿,立即行后穹隆切开引流术或经腹脓肿切开引流术。术中根据盆腔感染的性质、范围和患者自身情况决定是否切除子宫及双侧附件,术后仍需给予支持治疗和抗感染治疗,并根据病情决定是否继续应用抗凝疗法。

六、盆腔炎性疾病后遗症

盆腔炎性疾病后遗症(sequelae of PID)是盆腔炎性疾病的遗留病变,相当于过去所称的慢性盆腔炎。

(一)病理

盆腔炎性疾病后遗症主要病理改变为组织破坏、广泛粘连、增生及瘢痕形成。输卵管-卵巢炎的遗留病变可造成输卵管粘连阻塞、输卵管增粗;输卵管卵巢粘连形成输卵管卵巢肿块;输卵管伞端闭锁、浆液性渗出物聚集形成输卵管积水;输卵管积脓或输卵管卵巢脓肿的脓液吸收,被浆液性渗出物代替形成输卵管积水或输卵管卵巢囊肿。盆腔结缔组织炎的遗留改变为纤维结缔组织增生,主、骶韧带增生、变厚,逐渐成为坚硬瘢痕组织,若病变广泛,可使子宫固定,甚至形成"冰冻骨盆"。

(二)临床表现

盆腔炎性疾病后遗症的发生率在 25% 左右,主要表现为不孕、异位妊娠、慢性盆腔痛及盆腔炎性疾病的反复发作。妇科检查可有以下发现:①若为输卵管病变,则在子宫一侧或两侧触到呈条索状增粗的输卵管,并有轻度压痛;②若为输卵管积水或输卵管卵巢囊肿,则在盆腔一侧或两侧触及囊性肿物,活动多受限;③若为盆腔结缔组织病变,子宫常呈后倾后屈,活动受限或粘连固定,子宫一侧或两侧宫旁组织有片状增厚、压痛,骶韧带增粗、变硬呈条束状,触痛。

1.不孕

PID后不孕发生率为20%～30%,多为输卵管性不孕。不孕的发生与PID发作的次数及严重程度直接相关。据统计第一次PID发作,不孕危险为8%～13%,第二次为19.5%～36.0%,第三次为40%～60%;轻度PID,不孕的发生率0.6%,中度PID为6.2%,重度则升高到21.4%。

2.异位妊娠

PID后异位妊娠的发生率是正常妇女的8～10倍,组织学研究证实,约50%的异位妊娠发生在既往因输卵管炎而损害的输卵管,异位妊娠发生的危险性与PID发作次数有关。

3.慢性盆腔痛

慢性盆腔疼痛常发生在PID急性发作后的4～8周,主要表现为下腹部坠胀、腰骶部酸痛,且在劳累、性交后及月经前后加剧。PID后遗症形成的粘连、瘢痕及盆腔充血是造成慢性盆腔痛的原因。文献报道约20%的PID发作后遗留慢性盆腔痛,其发生亦与PID发作的次数及严重程度相关,1次发作后12%发生慢性盆腔痛,发作3次或以上者慢性盆腔痛发生率上升为67%。

4.PID反复发作

PID发作后造成的输卵管组织结构的破坏,输卵管的扭曲、积水,以及患者免疫力降低等因素,可导致再次感染发作。有PID病史者,约25%将再次急性发作。

（三）诊断

有急性PID病史以及症状、体征明显者,诊断多无困难。但不少患者自觉症状较多,而无明显PID病史及阳性体征时,诊断较困难,有时需行腹腔镜检查以明确诊断。

PID后遗症需与子宫内膜异位症、卵巢囊肿鉴别。子宫内膜异位症痛经常呈继发性、进行性加重,若能触及典型质硬触痛结节,有助于鉴别。卵巢囊肿周围无粘连,包块活动,而输卵管积水或输卵管卵巢囊肿肿块呈腊肠状,囊壁薄,周围有粘连,不活动。

（四）治疗

对于PID后遗症,目前尚无特殊有效的治疗方法,重点在于预防。由于输卵管病变常为不可逆损害,不孕患者采用保守治疗多无效,常需要辅助生育技术协助受孕。对于慢性盆腔痛,可采用保守的药物或物理治疗,必要时可考虑手术治疗。

1.药物治疗

（1）中药治疗:以温经散寒、理气活血、化瘀止痛、益气扶正为主。方剂有少腹逐淤汤、下瘀血汤和四逆散方。中药保留灌肠有一定疗效,其药物组成:红藤30 g,败酱草30 g,蒲公英30 g,紫地丁30 g,元胡15 g,浓煎100 mL,每天一次保留灌肠。

（2）封闭疗法:阻断恶性刺激,改善组织营养。采用0.25%普鲁卡因40 mL骶前封闭,每周1～2次,每疗程4～5次;或0.25%普鲁卡因10 mL阴道侧穹隆缓慢注射,每天1次,5～7次为1个疗程。

（3）透明质酸酶1 500 U或α-糜蛋白酶5 mg,肌内注射,隔天1次,7～10次为1个疗程,以利炎症和粘连的吸收。

（4）抗生素治疗:对PID再次急性发作者,可行抗生素治疗。由于细菌常对一般抗生素有耐药性,应选择新型广谱的抗生素。

2.物理疗法

可促进局部血液循环,改善组织的营养状态,提高新陈代谢,以利炎症吸收和消退。如温热水坐浴、微波、超短波、紫外线、激光或红外线照射治疗等。注意应用物理治疗的禁忌证：①月经期及孕期；②生殖道恶性肿瘤；③伴有出血；④内科并发症，如心、肝、肾功能不全；⑤活动性结核；⑥高热；⑦过敏性体质。

3.手术治疗

手术指征：①久治无效的较大炎性包块，包括输卵管积水和输卵管卵巢囊肿；②存在感染灶，反复引起炎症急性发作；③伴有严重盆腔疼痛，经保守治疗无效者。手术原则是力求彻底清除病灶，避免遗留导致复发。手术范围应根据患者年龄、生育情况及病变轻重而定，可行单侧附件切除术或全子宫双附件切除术，年轻患者尽量保留卵巢功能。对输卵管粘连性不孕，可行输卵管造口术或开窗术。

（张金秀）

第五节　生殖器结核

结核病是由结核分枝杆菌引起的慢性传染病，严重危害人民健康。全世界约 1/3 人口感染结核菌，每年约 900 万人口患结核，发展中国家更常见。我国属世界上 22 个结核病高流行国家之一，全国有 3 亿以上人口受到结核杆菌感染的威胁。据卫健委统计，我国目前约有 500 万活动性结核病患者，其中传染性肺结核患者数达 200 余万人，每年新增 113 万新结核病患者。由于流动人口的增加、HIV 感染、耐药性结核增多，使结核病的治疗遇到了巨大的挑战。女性生殖器官结核（female genital tuberculosis，FGTB）是全身结核的一种表现，常继发于肺结核、肠结核、腹膜结核等，约 10% 的肺结核伴有生殖器结核。生殖器结核的发病率在过去 10 年成倍增加，占肺外结核的 11.9%，占盆腔炎性疾病的 37%，占所有结核病患者的 1.32%，占所有妇产科疾病的 0.45%，占不孕症患者的 4.2%～15.0%。80%～90% 的患者为 20～40 岁生育年龄妇女。有报道显示，发病年龄有后延趋势。

一、发病机制

（一）病原菌

结核杆菌属放线菌目分枝杆菌科分枝杆菌属。因涂片染色具有抗酸性，故称抗酸杆菌。对人类有致病力的结核杆菌有人型及牛型两种亚型；其中以人型结核杆菌为主要致病菌。人型结核杆菌首先感染肺部，牛型结核杆菌首先感染消化道，然后再传播至其他器官。由于对食用牛的严格检疫，目前人类的牛型结核杆菌感染已极少见。但近年来非结核性杆菌感染引起的结核样病变有增加趋势。

机体初次遭结核菌感染后，随即产生两种形式的免疫反应，即细胞介导免疫反应和迟发超敏反应。结核菌的致病性、病变范围及发病时间常取决于人体免疫状态，尤其是过敏性与免疫力两者间的平衡。免疫力强，结核菌可被吞噬清除，免于发病或病变趋于局限。

结核菌亦可长期潜伏于巨噬细胞内，待日后复苏时播散致病。若免疫力不足或入侵菌量大、毒力强，又因迟发超敏反应，则导致结核发病或病变扩散。目前多认为再次感染的结核菌几乎全部为初次感染灶内细胞经内源性播散所引起。

绝大多数生殖器结核属继发性;感染主要来源于肺或腹膜结核。据文献报道,生殖器结核合并肺部或胸膜结核者占 20%～50%。部分患者发病时虽未见肺部或其他器官的结核病灶,但不排除原发结核病灶已消失的可能。是否有原发性生殖器结核尚有争论。

(二)传播途径

生殖器结核的主要传播途径有以下几种。

1.血行传播

血行传播是主要的传播途径。结核菌首先侵入呼吸道,在肺部、胸膜或淋巴结等处形成病灶,随后在短期内进入血液循环,传播至体内其他器官。青春期正值生殖器官发育,血供丰富,结核杆菌多经血行传播累及内生殖器。但各个器官受感染的机会不等,这与器官的组织构造是否有利于结核杆菌的潜伏有关。输卵管黏膜的构造有利于结核杆菌潜伏,结核杆菌可在局部隐伏1～10年甚至更长,一旦机体免疫力低下,方才重新激活而发病。输卵管结核多为双侧性,双侧输卵管可能同时或先后受到感染。

2.直接蔓延

结核性腹膜炎、肠道或肠系膜淋巴结结核的干酪样病灶破裂或与内生殖器官广泛粘连时,结核病变可直接蔓延至生殖器表面。输卵管结核与腹膜结核亦可通过直接蔓延而相互感染。生殖器结核患者中约 50%合并腹膜结核。

3.淋巴传播

肠结核可能通过淋巴管逆行传播而感染内生殖器官,但较少见。

二、病理

女性生殖器结核大多数首先感染输卵管,然后逐渐蔓延至子宫内膜、卵巢、子宫颈等处。

(一)输卵管结核

最多见。女性生殖器结核中输卵管受累者占 90%～100%。病变多为双侧性,两侧的严重程度不一定相同。血行播散者,首先累及输卵管内膜,黏膜充血肿胀,黏膜皱襞有肉芽肿反应及干酪样坏死,在镜下可见到典型的结核结节。直接蔓延者先侵犯输卵管浆膜,在浆膜面散布灰白色粟粒样小结节。随病情发展,可表现为两种类型。

1.增生粘连型

较常见。输卵管增粗、僵直,伞端肿大、外翻,状如烟斗嘴,管腔狭窄或阻塞,黏膜及肌壁见干酪样结节样病变,浆膜表面散布多量黄白色粟粒样结节。病程迁延的慢性患者可能发生钙化。输卵管、卵巢、盆腔腹膜、肠曲及网膜等可有广泛紧密粘连,期间可有渗液积聚,形成包裹性积液。严重者可并发肠梗阻。

2.渗出型

输卵管显著肿胀,黏膜破坏明显,伞端粘连闭锁,管壁有干酪样坏死,管腔内充满干酪样物质及渗出液,形成输卵管积脓,或波及卵巢形成输卵管卵巢脓肿。此时容易合并化脓性细菌感染。急性期输卵管浆膜面及盆腔腹膜散布粟粒结节,可有草黄色腹水。

(二)子宫结核

子宫结核占女性生殖器结核的 50%～60%。多由输卵管结核蔓延而来。主要侵犯子宫内膜,常累积于内膜基底层。因此,即使部分结核病灶随着子宫内膜周期性脱落而排出,增生的功能层内膜仍会再度感染,致使病程迁延。

病程早期内膜充血水肿,仅散在少量肉芽肿性结节。随着病情进展,可出现干酪样坏死及表浅溃疡,进而大部分内膜层遭破坏,甚至侵及肌层。子宫腔内大量瘢痕形成,致使宫腔粘连、变形、挛缩。子宫内膜结核结节周围的腺体对性激素的反应不良,表现为持续性增生期或分泌不足状态。

(三)卵巢结核

由于卵巢表面其感染率较低,卵巢结核在女性生殖器结核中占20%~30%。一旦感染常双侧受累。可表现为两种类型。①卵巢周围炎:由输卵管结核蔓延而来,卵巢表面或皮质区有结核性肉芽肿,可见干酪样坏死。②卵巢炎:通常经血行感染,在卵巢深部间质中形成结核结节或干酪样脓肿,但少见。

(四)子宫颈结核

较少见,占5%~15%。大多数由子宫内膜结核直接蔓延,可表现为不规则的表浅溃疡,其边界清晰,基底呈灰黄色,高低不平,触之出血。亦有呈乳头状或结节状增生,状如菜花。

(五)外阴、阴道结核

少见,仅占1%~2%。由子宫及子宫颈结核向下蔓延或由血行感染。病灶表现为单个或多个浅表溃疡,经久不愈,可能形成窦道,偶尔可见灰白色肉芽肿或灰黄色结节。

三、临床表现

生殖器结核的临床表现同急性PID后遗症,依病情轻重而异。

(一)症状

1.不孕

生殖器结核患者基本上均有原发或继发性不孕,尤其以原发不孕多见。李玉艳等的研究结果显示,在1 878例原发性不孕症患者中发现FGT 350例(18.64%);在继发不孕症患者1 422例中发现FGT 122例(8.58%),总体生殖器结核性不孕的患病率为14.30%。以不孕为唯一症状者占生殖器结核患者的40%~50%。不孕主要由于输卵管黏膜遭结核破坏,伞端或管腔粘连闭锁;或纤毛受损、管壁僵硬,周围粘连致蠕动输送功能障碍。子宫内膜受累,也是导致不孕的原因。

2.月经异常

与病情严重程度及病程长短有关。早期因子宫内膜炎症充血及溃疡形成而有经量增多、经期延长或不规则子宫出血。随着内膜破坏逐渐加剧,渐次表现为经量减少,乃至闭经。据国内早期报道,闭经者占29.9%,然而国外报道及近年所见,则以经量增多、经期延长等早期症状多见,约占40%。

3.下腹疼痛

由于盆腔炎症和粘连,约35%的患者有轻中度的下腹坠痛,经期腹痛加重,甚至可有较重的痛经。

4.全身症状

结核病变活跃者,可有发热、盗汗、乏力、食欲缺乏、体重减轻等症状。发热多表现为午后低热,部分患者可有经期发热。

5.其他症状

子宫颈或阴道结核患者可有白带增多、血性白带或接触性出血等症状。外阴结核者则可因溃疡而伴有阴部疼痛。

（二）体征

由于病变轻重程度及受累范围不同,体征差异颇大。约 50% 的患者可无异常发现。伴有腹膜结核存在时,腹部有压痛、柔韧感或腹水征。形成包裹性积液时,可扪及不活动包块,包块多与肠管粘连,可有轻度触痛。若发育期即遭结核感染,子宫小于正常大小。随病情进展,可在附件区扪及呈索条状增粗的输卵管或大小不等、质地不均的肿块,与子宫粘连甚紧,固定而有触痛,其周围组织增厚,甚至质硬如板状。

四、辅助检查

（一）病理组织学诊断

(1)诊断性刮宫、子宫内膜病理检查:是诊断子宫内膜结核可靠而常用的方法,有重要的诊断价值。在月经期前 1～3 天进行诊断性刮宫,注意刮取子宫两侧角部的内膜,将部分组织送结核杆菌培养并做动物接种,其余部分可进行病理组织学检查。但阴性结果亦不能排除结核可能,必要时可重复刮宫 2～3 次。闭经时间长、内膜大部分破坏者可能刮不出内膜。为预防刮宫导致结核病变扩散,应在手术前后每天肌内注射链霉素 0.75 g 各 3 天。

(2)子宫颈、外阴及阴道结核均通过活检组织病理检查确诊。

（二）影像学诊断

1.B 超检查

发现腹水、包裹性积液、腹膜增厚、附件包块或子宫内膜受累等征象时,应警惕生殖器结核的可能。

2.X 线检查

(1)子宫输卵管碘油造影:有助于内生殖器结核的诊断,实用价值较大。造影显示内生殖器结核较典型的征象:①子宫腔呈不同程度的狭窄或变形,边缘不规则呈锯齿状。②输卵管腔内有多处狭窄呈串珠状或管腔细小、僵直,远端阻塞。③造影剂进入子宫壁间质或宫旁淋巴管、血管。④卵巢钙化,呈环状钙化影或盆腔散在多个钙化阴影。

碘油造影检查前后肌内注射链霉素数天,防止病变扩散。有发热或附件炎性包块者不宜行子宫输卵管碘油造影检查。

(2)盆腔 X 线检查:发现多个散在的钙化阴影,即提示盆腔结核可能。但阴性不能排除结核。

(3)胸部 X 线检查:必要时行消化道或泌尿道造影检查。

3.CT、MRI

有一定的参考价值,但无特异性。

（三）腹腔镜和宫腔镜检查

对于根据病史和体格检查高度怀疑结核性不孕但细菌学或病理学检查阴性者,可考虑行腹腔镜检查,这对经常规方法诊断困难的、非活动期结核患者尤为适用。腹腔镜用于诊断盆腔疾病直观而又准确。对于除不孕外无其他明显症状、体征的早期结核病变,其诊断价值高于内膜活检。但腹腔镜检查属于有创伤性检查,有一定的风险性,特别是盆腔、腹腔广泛粘连时更有损伤脏器之虞。故应严格掌握指征,并由有经验的医师操作。宫腔镜检查已成为多数医院诊断结核性不孕的常规手段之一,可评价宫腔和内膜情况并进行定点活检,其诊断效能较盲目诊断性刮宫大为提高。采用低压膨宫技术一般不会导致结核播散。

(四)实验室检查

1.结核菌素试验

结核菌素试验阳性表明曾经有过结核感染,其诊断意义不大。若为强阳性,则提示有活动性病灶存在,但不表明病灶部位。阴性结果亦不能排除结核病。

2.血清学诊断

活动性结核病患者血清抗体水平明显升高,其升高的程度与病变活动程度成正比,且随病情好转而恢复。特异性强的 DNA 探针技术与灵敏性高的 PCR 技术结合,形成诊断结核病的新途径。但开发敏感性与特异性俱佳的方法仍旧是个棘手问题。

3.结核菌培养与动物接种

可用月经血或刮宫所获的子宫内膜进行结核菌培养或动物接种。但阳性率不高,耗时长,临床很少采用。

4.其他

白细胞计数一般不高,分类计数中淋巴细胞增多。结核活动期血沉可增快,但血沉正常亦不能除外结核。

五、诊断

重症患者有典型症状、体征,诊断一般无困难。但生殖器官结核大多为慢性炎症,缺乏典型的结核中毒症状,腹胀、腹水、盆腔包块易被误诊为卵巢肿瘤、子宫内膜异位症或盆腔炎性疾病,又因临床上相对不多见,认识不足,警惕性不够,因此早期诊断很困难,误诊率可达85%。应注意详细询问病史,拓宽诊断思路。若患者对抗生素治疗无效时应怀疑生殖器结核可能。原发不孕患者伴有月经改变:经量增多、经期延长或月经稀少甚至闭经;盆腔炎久治不愈;未婚女青年有低热、盗汗、盆腔炎或腹水,皆应高度怀疑生殖器结核。既往曾患有肺结核、胸膜结核、肠结核或有结核接触史者应警惕。根据可能的病史、体征,进一步借助子宫内膜活检及子宫输卵管造影等辅助检查可明确诊断。经血和内膜组织的结核杆菌培养是诊断的"金标准",但技术要求高、阳性率低、需时也较长。

六、鉴别诊断

临床上常需与生殖器结核鉴别的病变有以下几种。

(一)盆腔炎性疾病后遗症

既往多有急性 PID 病史,有宫腔手术史或流产史,月经量减少和闭经少见。诊断性刮宫、子宫输卵管碘油造影及腹腔镜检查有助于明确诊断。

(二)子宫内膜异位症

两者亦有很多相似之处。但子宫内膜异位症患者痛经更明显,妇科检查可在子宫后壁或骶韧带处扪及有触痛的小结节,输卵管大多通畅。

(三)卵巢肿瘤

结核性包裹性积液应与卵巢囊性肿瘤鉴别。卵巢囊性肿瘤大多表面光滑、活动,再结合病程、临床表现、B超特征等予以鉴别。卵巢恶性肿瘤伴盆、腹腔转移时,患者可有发热、消瘦,检查可发现与子宫粘连的不规则肿块,可有乳头状或结节样突起,伴腹水。血清 CA125 值明显升高。

此时与严重内生殖器结核或合并腹膜结核者常难以区分。诊断困难时,应及早剖腹探查,以免延误治疗。

(四)子宫颈癌

子宫颈结核可有乳头状增生或溃疡,出血明显,肉眼观察与子宫颈癌不易区分。通过子宫颈活检即可明确诊断。

七、治疗

生殖器结核一经明确诊断,不论病情轻重均应积极治疗,由于分枝杆菌的特性,对结核病的治疗应坚持长期用药。

(一)一般治疗

适当休息,加强营养,增强机体抵抗力,提高免疫功能有利于恢复。急性期有发热或重症患者需卧床休息,住院治疗。

(二)预防性治疗

结核菌素试验阳性而无临床症状阶段应给予预防性治疗,既可防止具有明显临床症状的活动性病例出现,又可阻止细菌的传播。可选择异烟肼每天 300 mg 和维生素 B_6 每天 50 mg 同服,持续服用 3～6 个月。已证实异烟肼预防活动性结核的有效率为 60%～90%,甚至高达 98%。

(三)活动性结核的治疗

抗结核药物对绝大多数生殖器结核有效,是最重要的首选治疗。抗结核药疗效好、不良反应少的药物有异烟肼、利福平、乙胺丁醇、吡嗪酰胺及链霉素等,多作为初治的首选药物,称为一线药。对氨基水杨酸钠、乙硫异烟胺、丙硫异烟肼和卡那霉素等为二线药物。异烟肼联合利福平可治愈 85% 的结核患者,但对耐多药结核病无效。近年研究表明,氟喹诺酮类药物具有抗分枝杆菌活性,疗效良好。某些品种(如环丙沙星、司帕沙星、氧氟沙星和左氧氟沙星)被作为二线抗TB 药物,在治疗耐多药结核病以及对耐受一线抗 TB 药物的患者使用中发挥着重要作用。

1.常用抗结核药

(1)异烟肼(isoniazid,H):对结核杆菌有选择性抗菌作用,对生长旺盛的结核菌有杀灭作用,能杀灭细胞内外的结核菌,但对静止期结核菌仅有抑制作用。其用量较小,疗效较好,毒性相对较低。口服吸收快而完全,生物利用度为 90%,服药后 1～2 小时血药浓度达峰值。通常每天300 mg 一次顿服,需要时可肌内注射或静脉注射。不良反应可有周围神经炎、肝损害等,多在大量或长期应用时发生。加服维生素 B_6 30 mg/d 可预防神经炎。用药时注意监测肝功能。

(2)利福平(rifampicin,R):为利福霉素的半合成衍生物,是对结核菌有明显杀菌作用的全效杀菌药。对增殖期结核菌作用最强,浓度较高时对静止期结核菌亦有杀菌作用。能渗入细胞内,对吞噬细胞内的结核菌亦有杀灭作用。口服吸收迅速而完全,生物利用度 90%～95%。每天 0.45～0.60 g 空腹顿服。不良反应轻,可有胃肠道症状、药疹热、皮疹等,少数有肝损害、粒细胞和血小板计数减少等。

(3)乙胺丁醇(ethambutol,E):对增殖期结核菌有较强的抑制作用。口服吸收约 80%,常用剂量 15～25 mg/(kg·d),一次顿服。不良反应较少,大剂量长时间用药偶可见视神经炎,用15 mg/(kg·d)则很少发生。

(4)吡嗪酰胺(pyrazinamide,Z):对细胞内结核杆菌有杀灭作用,在酸性环境中杀菌作用更强。口服易吸收,每天剂量 0.75～1.50 g。不良反应少,可有高尿酸血症及肝毒性。

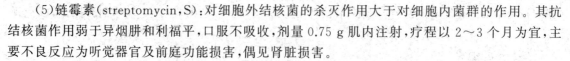

(5)链霉素(streptomycin,S)：对细胞外结核菌的杀灭作用大于对细胞内菌群的作用。其抗结核菌作用弱于异烟肼和利福平，口服不吸收，剂量0.75 g肌内注射，疗程以2～3个月为宜，主要不良反应为听觉器官及前庭功能损害，偶见肾脏损害。

2.氟喹诺酮类药物

氧氟沙星、左氟沙星、环丙沙星等为常用药物。该类药物主要通过抑制结核菌的DNA旋转酶(拓扑异构酶ⅡA亚单位)，从而抑制细菌DNA的复制和转录，达到抗菌目的。氟喹诺酮类药物对细胞内外的结核菌均有杀灭作用，且有在巨噬细胞内聚积的趋势。与其他抗结核药多呈协同或相加作用。氧氟沙星用量300～800 mg/d，口服吸收迅速，生物利用度高，不良反应少。

3.其他新型抗结核药

如利福霉素类药物中的利福喷汀、克拉霉素、阿奇霉素、罗红霉素及近年开发的5-硝基咪唑衍生物等均具有肯定的抗结核作用。

抗结核治疗应严格遵照"早期、联合、适量、规律、全程"的原则，制定合理的化疗方案。20世纪70年代以来，短疗程方案日益盛行，其用药时间短，剂量减少，患者经济负担减轻，疗效好。大多以异烟肼、利福平和吡嗪酰胺为基础，在开始2个月内可加用链霉素或乙胺丁醇，进行6～9个月的短程化疗。活动性结核病常用治疗方案如下。

(1)2SHRZ/4HRE，世界卫生组织提出的短程化疗方案即每天用链霉素(S)、异烟肼(H)、利福平(R)、吡嗪酰胺(Z)2个月，以后用异烟肼(H)、利福平(R)、乙胺丁醇(E)4个月。在此基础上改良的服药方法有多种。

(2)2HRSZ/6H3R3E3，即每天用HRSZ 2个月后再改为HRE，每周3次，用6个月。

(3)2SHR/2S2H2R2/5S2H2，每天用药SHR 2个月，每周用SHR 2次2个月，每周用SH 2次5个月。

(4)2SHRZ/4～6TH，每天给SHRZ治疗2个月，以后4～6个月给硫胺脲(T)和异烟肼。

(5)2SHRE/4H3R3，每天链霉素、利福平、异烟肼乙胺丁醇口服，连续应用2个月，然后每周3次给予异烟肼、利福平，连续应用4个月。

(四)手术治疗

由于药物治疗可获得满意疗效，大多数生殖器结核患者不需手术治疗。

1.手术适应证

手术治疗主要适用于以下几方面。

(1)输卵管卵巢炎块经药物治疗无效或治疗后又反复发作者。

(2)多种药物耐药。

(3)瘘管形成，药物治疗未能愈合。

(4)怀疑有生殖道肿瘤并存。

2.手术范围

手术范围依据患者的年龄及病灶范围而定。为求彻底治疗，一般以双附件及全子宫切除为宜，年轻患者应尽量保留卵巢功能。术前做好肠道准备，术时注意解剖关系，细心分离粘连，避免损伤邻近脏器。为了避免手术导致感染扩散，减少炎症反应所致手术操作困难，术前应给予抗结核药物1～2个月，术后视结核活动情况及手术是否彻底而决定是否继续抗结核治疗。若盆腔病灶已全部切除，又无其他器官结核并存者，术后再予抗结核药物治疗1～2个月即可。有生育要求的宫腔粘连患者可行宫腔镜下宫腔粘连松懈术。

八、预防

生殖器结核多为继发性感染,原发病灶以肺结核为主,因此积极防治肺结核,对预防生殖器结核有重要意义。加强防痨宣传,新生儿接种卡介苗,3个月以后的婴儿直至青春期少女结核菌素阴性者应行卡介苗接种。结核活动期应避免妊娠。此外,生殖器结核患者其阴道分泌物及月经血内可能有结核菌存在,应加强隔离,避免传染。

九、生殖器结核与妊娠

绝大多数生殖器结核患者均并发不孕。个别早期轻症输卵管结核或腹膜结核患者偶尔受孕,但妊娠可能使原已静止的结核病变再度活动甚至经血行播散,同时导致流产。

十、临床特殊情况的思考和建议

(一)生殖器结核的早期诊断

因生殖器官结核多发生于年轻女性,疾病的迁延不愈导致输卵管结构和子宫内膜组织破坏严重,严重影响日后的生育功能。因此如何提高该病的早期诊断尤为重要。生殖器官结核发病部位90%~100%在输卵管,多为双侧性,一般始发于输卵管壶腹部,逐渐向近端扩散,约50%累及子宫内膜。病程早期,局限于输卵管的结核多为粟粒状结节,病灶主要在输卵管的表面,由于期别早,结核杆菌的数量相对较少、耐药菌株少等,此时得以早期诊断并及时治疗,治疗效果是最理想的。仍强调仔细询问病史,对既往有结核病史或有接触史者应警惕,对原发不孕患者伴有月经改变:经量增多、经期延长逐渐月经稀少甚至闭经;盆腔炎久治不愈;未婚女青年有低热、盗汗、盆腔炎或腹水,皆应高度怀疑生殖器结核。传统的病原学诊断阳性率低,临床意义不大。随着分子生物学的发展,将特异强的DNA探针和灵敏度高PCR技术相结合,有利于早期诊断生殖器官结核。对不孕患者尽早进行子宫输卵管碘油有助于协助早期诊断。及时进行腹腔镜检查有助于疾病的早期诊断和及时治疗。采取月经血进行PCR检测因其无创、方便,有望成为未来结核杆菌检测的重要方法。

(二)耐药结核病及其治疗

目前抗结核药物治疗的难点是迅速出现的耐药,尤为多重耐药性问题。结核病治疗不当或治疗管理不当是多重耐药的关键。耐多药结核病(multidrug resistance tuberculosis,MDR-TB)是指对两种或更多的一线抗结核药耐药;泛耐药结核病(extensively drug resistance tuberculosis,XDR-TB)是指在耐多药结核病的基础上,同时对氟喹诺酮类药物中的其中1种和对3种二线注射药物(硫酸卷曲霉素、卡那霉素和阿米卡星)中至少1种具有耐药的结核病。由于耐多药结核的出现,美国CDC推荐初始治疗应同时应用5种药物,直至结核杆菌培养结果明确后将抗结核药减少至2~3种。对于MDRTB者应给予5种药物抗结核治疗。

(三)生殖器结核与不孕

生殖器结核可导致生殖道解剖学的异常、胚胎着床障碍和卵巢功能的异常而严重影响生育能力,绝大多数患者均并发不孕。对导致不孕的患者除了抗结核的药物治疗、手术治疗外,必要时需助孕治疗。但因双侧输卵管的结构及功能往往严重受损,人工受精不能提高妊娠率,IVF-ET虽能提高受孕能力,但明显低于非生殖器结核合并不孕者。生殖器结核患者能否恢复生育能力,取决于治疗是否及时彻底。病变轻微者,经积极治疗可能恢复生育能力,但由于早期诊断不易,正常妊娠机会少。有学者综合 7 000 余例患者的妊娠,获正常宫内妊娠者仅 31 例,占 0.44%,其余为输卵管妊娠 125 例,流产 67 例。张丹等研究表明,早期生殖器结核中妊娠率为 42.11%(16/38),中晚期结核患者妊娠率仅 6.19%,流产率高达 39.29%。因此须强调结核的早期诊断和严格遵照"早期、联合、适量、规律、全程"的原则。

(张金秀)

第六章

女性生殖内分泌疾病

第一节 性 早 熟

一、性早熟的发生机制和分类

对女孩来说,8岁之前出现第二性征就称为性早熟。根据发病机制,性早熟可分为 GnRH 依赖性性早熟和非 GnRH 依赖性性早熟两大类。

(一)正常青春期的启动机制

了解正常的青春期启动机制是理解性早熟发生机制的基础。正常女孩的青春期启动发生在8岁以后,临床上表现为8岁以后开始出现第二性征的发育。性早熟患儿在8岁前就出现青春期启动。

正常青春期启动是由两个生理过程组成,它们分别被称为性腺功能初现和肾上腺皮质功能初现。女性性腺功能初现是指青春期下丘脑-垂体-卵巢轴(H-P-O 轴)被激活,卵巢内有卵泡的发育,卵巢性类固醇激素分泌显著增加,临床上表现为乳房发育和月经初潮。肾上腺皮质功能初现是指肾上腺皮质雄激素分泌显著增加,临床上主要表现为血脱氢表雄酮(DHEA)和硫酸脱氢表雄酮(DHEAS)水平升高及阴毛出现,青春期阴毛出现称为阴毛初现。目前认为性腺功能初现和肾上腺功能初现是两个独立的过程,两者之间不存在因果关系。对女性来讲,青春期启动主要是指卵巢功能被激活。

青春期出现的最主要的生理变化是第二性征的发育和体格生长加速。女性第二性征的发育表现为乳房发育、阴毛生长和外阴发育。乳房是雌激素的靶器官,乳房发育反映的是卵巢的内分泌功能,Tanner 把青春期乳房发育分成5期(表6-1)。阴毛生长是肾上腺皮质分泌的雄激素作用的结果,因此反映的是肾上腺皮质功能初现,Tanner 把青春期阴毛生长也分成5期。Tanner 2期为青春期启动的标志。一般来说,肾上腺皮质功能初现的时间较性腺功能初现的时间早,月经初潮往往出现在乳房开始发育后的2~3年。

青春期体格生长加速又称为生长突增,女孩青春期生长突增发生的时间与卵巢功能初现发生的时间一致,临床上表现为生长突增发生在乳房开始发育的时候。青春期启动前女孩生长速度约为每年5 cm,生长突增时可达9~10 cm。生长突增时间持续2~3年,初潮后生长速度明显减慢,整个青春期女孩身高可增加25 cm。

表 6-1　女孩青春发育分期(Tanner 分期)

女性	乳房发育	阴毛发育	同时的变化
1 期	青春前	无阴毛	
2 期	有乳核可触及,乳晕稍大	有浅黑色阴毛稀疏地分布在大阴唇	生长速度开始增快
3 期	乳房和乳晕继续增大	阴毛扩展到阴阜部	生长速度达高峰,阴道黏膜增厚角化,出现腋毛
4 期	乳晕第二次凸出于乳房	类似成人,但范围小,阴毛稀疏	月经初潮(在 3 期或 4 期时)
5 期	成人型	成人型	骨骺闭合,生长停止

(二)性早熟的发生机制及病因分类

性早熟的病因分类见表 6-2。GnRH 依赖性性早熟又称为真性性早熟或中枢性性早熟(CPP),是由下丘脑-垂体-卵巢轴提前激活引起的。其中未发现器质性病变的 GnRH 依赖性性早熟,称为特发性GnRH依赖性性早熟。非 GnRH 依赖性性早熟又称为假性性早熟或外周性性早熟,该类性早熟不是由下丘脑-垂体-卵巢轴功能启动引起的,患者体内性激素水平的升高与下丘脑 GnRH 的作用无关。所谓同性性早熟是指提前出现的第二性征与患者的性别一致,如女性提前出现乳房发育等女性第二性征。异性性早熟是指提前出现的第二性征与其性别相反或不一致,如女性提前出现男性的第二性征。不完全性性早熟又称为部分性性早熟。单纯乳房早发育可以认为是正常的变异,其中一部分可以发展为中枢性性早熟,因此需要长期随访。单纯性阴毛早现是由肾上腺皮质功能早现引起的,多数单纯的月经初潮早现与分泌雌激素的卵巢囊肿自然消退有关。

表 6-2　性早熟的病因分类

分类	病因
GnRH 依赖性性早熟	
	1.特发性
	2.中枢性神经系统异常
	先天性:如下丘脑错构瘤、中隔神经发育不良、蛛网膜囊肿等
	获得性:化疗、放疗、炎症、外伤、手术等
	肿瘤
	3.原发性甲状腺功能减退
非 GnRH 依赖性性早熟	
	1.女性同性性早熟
	McCune-Albright 综合征
	自律性卵泡囊肿
	分泌雌激素的卵巢肿瘤
	分泌雌激素的肾上腺皮质肿瘤
	异位分泌促性腺激素的肿瘤
	外源性雌激素

续表

分类	病因
	2.女性异性性早熟
	先天性肾上腺皮质增生症
	分泌雄激素的卵巢肿瘤
	分泌雄激素的肾上腺皮质肿瘤
	外源性雄激素
不完全性性早熟	
	1.单纯性乳房早发育
	2.单纯性阴毛早现
	3.单纯性月经初潮早现

McCune-Albright 综合征是一种少见的 G 蛋白病,临床上以性早熟、多发性骨纤维异常增殖症及皮肤斑片状色素沉着为最常见的症状,病因是胚胎形成过程中的鸟嘌呤核苷酸结合蛋白(G 蛋白)α 亚基(Gsα)基因发生突变,使 α 亚基的 GTP 酶活性增加,引起腺苷酸环化酶活性持续被激活,导致 cAMP 水平升高,最后出现卵巢雌激素分泌。McCune-Albright 综合征是一个典型的假性性早熟,它还可以有其他内分泌异常:结节性甲状腺增生伴甲状腺功能亢进、甲状旁腺腺瘤、多发性垂体瘤伴巨人症或高泌乳素血症、肾上腺结节伴库欣综合征等。

原发性甲状腺功能减退引起性早熟的机制与促甲状腺素释放激素(TRH)有关。一般认为TRH 水平升高时不仅使促甲状腺素(TSH)和泌乳素分泌增加,也可使 FSH 和 LH 分泌增加,这可能是原发性甲状腺功能减退引起性早熟的原因。有学者认为原发性甲状腺功能减退引起性早熟的机制与过多的 TSH 和 FSH 受体结合,导致雌激素分泌有关。

(三)诊断及鉴别诊断

8 岁之前出现第二性征就可以诊断为性早熟。为区别性早熟的类型和病因,临床上要做一系列辅助检查。

1.骨龄测定

骨龄超过实际年龄 1 年或 1 年以上就视为提前,是判断骨质成熟度最简单的指标。

2.超声检查

可了解子宫和卵巢的情况。卵巢功能启动的标志是卵巢容积＞1 mL,并有多个直径＞4 mm的卵泡。另外盆腔超声可鉴别卵巢肿瘤,肾上腺超声可鉴别肾上腺肿瘤。

3.头颅 MRI 检查

对 6 岁以下的女性性早熟者应常规做头颅 MRI 检查,目的是除外中枢神经系统病变。

4.激素测定

性早熟儿体内的雌激素水平明显升高,升高程度与 Tanner 分期相关。另外肿瘤患者体内的激素水平异常升高,21-羟化酶患者体内的睾酮水平常≥2 ng/mL,17-羟孕酮水平超过正常水平的数十倍或数百倍。

非 GnRH 依赖性性早熟者体内的促性腺激素水平通常不升高,但异位分泌促性腺激素的肿瘤患者例外。从理论上讲,GnRH 依赖性性早熟患者体内的促性腺激素水平升高,但临床上测定时却可能发现GnRH依赖性性早熟患者体内的促性腺激素水平并无升高。这与青春期启动早期促性腺激素分泌存在昼夜差别有关,在青春期早期促性腺激素分泌增加只出现在晚上。因此,白天测定出来的促性腺激素水平并无增加。

测定甲状腺功能对鉴别甲状腺功能减退是必要的。

5.促性腺激素释放激素(GnRH)兴奋试验

该试验是鉴别 GnRH 依赖性性早熟和非 GnRH 依赖性性早熟的重要方法:GnRH 50～100 μg 或 2.5～3.0 μg/kg 静脉注射,于 0、30、60 和 90 分钟分别采集血样,测定血清 FSH 和 LH 浓度。如果 LH 峰值＞12 IU/L,且 LH 峰值/FSH 峰值＞1,则考虑诊断为 GnRH 依赖性性早熟。

(四)性早熟的处理原则

性早熟的处理原则是去除病因,抑制性发育,减少不良心理影响,改善最终身高。对由中枢神经系统病变引起的 GnRH 依赖性性早熟,有手术指征者给予手术治疗,无手术指征者治疗原则同特发性 GnRH 依赖性性早熟。特发性 GnRH 依赖性性早熟主要使用 GnRH 类似物(GnRH-a)治疗,目的是改善成年身高,防止性早熟和月经早初潮带来的心理问题。甲状腺功能减退者需补充甲状腺素。

二、特发性 GnRH 依赖性性早熟的治疗

特发性 GnRH 依赖性性早熟的治疗目的是阻止性发育,使已发育的第二性征消退;抑制骨骺愈合,提高成年身高;消除不良心理影响,避免过早性交。目前,临床上常用的药物有孕激素、GnRH 类似物、达那唑和生长激素等,首选 GnRH 类似物。

(一)孕激素

用于治疗特发性 GnRH 依赖性性早熟的孕激素有甲羟孕酮、甲地孕酮和环丙孕酮。

1.甲羟孕酮

主要作用机制是通过抑制下丘脑-垂体轴抑制促性腺激素的释放,另外甲羟孕酮还可以直接抑制卵巢类固醇激素的合成。可使用口服或肌内注射给药。口服,10～40 mg/d;肌内注射 100～200 mg/m²,每周 1 次或每 2 周 1 次。临床上多选口服制剂。

长期大量使用甲羟孕酮的主要不良反应:①皮质醇样作用,能抑制 ACTH 和皮质醇的分泌。②增加食欲,使体重增加。③可引起高血压和库欣综合征样表现。

2.甲地孕酮

其作用机制和不良反应与甲羟孕酮相似。用法:甲地孕酮 10～20 mg/d 口服。

3.环丙孕酮

环丙孕酮有抗促性腺激素、孕激素活性,作用机制和不良反应与甲羟孕酮相似。环丙孕酮最大的特点是有抗雄激素活性。用法:每天 70～100 mg/m² 口服。

由于孕激素无法减缓骨龄增加速度,因此对改善最终身高没有益处。另外,许多患儿不能耐受长期大量使用孕激素。目前临床上更主张用 GnRH 类似物来代替孕激素。

(二)达那唑

达那唑能抑制下丘脑-垂体-卵巢轴,增加体内雌二醇的代谢率,因此能降低体内的雌激素水平。临床上常用达那唑治疗雌激素依赖性疾病,如子宫内膜异位症、子宫内膜增生症和月经过多等。有作者用达那唑治疗 GnRH 依赖性性早熟也取得了不错的疗效。北京市儿童医院李文京等用 GnRH 激动剂治疗特发性 CPP 1～2 年后,改用达那唑治疗 1 年,剂量为 8～10 mg/kg,结

果发现达那唑药物治疗可以促进骨龄超过12岁的性早熟患儿身高生长。另外,达那唑还可以作为 GnRH 激动剂停药后继续用药的选择(表 6-3)。

表 6-3 GnRH 激动剂治疗最后 1 年与达那唑治疗 1 年后的比较

项目	GnRH 激动剂治疗的最后 1 年	达那唑治疗 1 年后
生物年龄(CA)(岁)	(9.76±1.7)	(10.6±1.7)
骨龄(BA)(岁)	(11.85±0.99)	(12.81±0.78)
△BA/△CA	(0.58±0.36)	(0.95±0.82)
身高增长速度(厘米/年)	(4.55±2.63)	(6.78±3.11)
预测身高(PAH)(cm)	(156.79±7.3)	(158.01±6.66)

达那唑的主要不良反应:①胃肠道反应,恶心、呕吐等不适。②雄激素过多的表现,皮脂增加、多毛等。③肝功能受损。由于达那唑的不良反应比较明显,因此许多患儿无法耐受。事实上,在临床上达那唑也很少用于治疗性早熟。

(三)GnRH 类似物

根据作用机制可以将 GnRH 类似物分为 GnRH 激动剂和 GnRH 拮抗剂两种,它们均可用于治疗 GnRH 依赖性性早熟。目前,临床上最常用的是长效 GnRH 激动剂,如亮丙瑞林、曲普瑞林、戈舍瑞林等,一般每 4 周肌内或皮下注射一次。长效 GnRH 激动剂对改善第二性征、抑制下丘脑-垂体-卵巢轴有非常好的疗效。另外,由于它能延缓骨龄增加速度,增加骨骺愈合时间,所以能改善最终身高。

1.GnRH 激动剂治疗规范

关于 GnRH 激动剂的使用,中华医学会儿科学分会内分泌遗传代谢学组提出以下建议供参考。

(1)GnRH 激动剂的使用指征:为改善成年身高,建议使用指征如下。①骨龄:女孩≤11.5岁,骨龄>年龄 2 岁或以上。②预测成年身高:女孩<150 cm。③骨龄/年龄>1,或以骨龄判断身高的标准差积分(SDS)≤−2 。④发育进程迅速,骨龄增长/年龄增长>1。

(2)慎用指征:有以下情况时,GnRH 激动剂改善成年身高的疗效差,应酌情慎用。①开始治疗时骨龄:女孩>11.5 岁。②已有阴毛显现。③其靶身高低于同性别、同年龄正常身高平均值 2 个标准差($\overline{X}-2S$)。

(3)不宜使用指征:有以下情况不宜应用 GnRH 激动剂,因为治疗几乎不能改善成年身高。①骨龄:女孩≥12.5 岁。②女孩月经初潮。

(4)不需应用的指征:因性发育进程缓慢(骨龄进展不超越年龄进展)而对成年身高影响不大的 CPP 不需要治疗,但需定期复查身高和骨龄变化。

(5)GnRH 激动剂使用方法。①剂量:首剂为 80~100 μg/kg,2 周后加强 1 次,以后每 4 周 1 次,剂量为 60~80 μg/kg,根据性腺轴功能抑制情况(包括性征、性激素水平和骨龄进展)而定,抑制差者可参照首次剂量,最大剂量为每次3.75 mg。为确切了解骨龄进展的情况,临床医师应自己对治疗前后的骨龄进行评定和对比,不宜只按放射科的报告。②治疗监测:首剂 3 个月末复查 GnRH 激发试验,LH 激发值在青春前期水平说明剂量合适,以后对女孩只需定期复查基础血清雌二醇(E_2)浓度判断性腺轴功能抑制状况。治疗过程中每2~3 个月测量身高和检查第二性征。每 6 个月复查骨龄,同时超声复查子宫和卵巢。③疗程:为改善成年身高,GnRH 激动剂的疗程至少需要 2 年。一般在骨龄 12～12.5 岁时可停止治疗。对年龄较小开始治疗者,在年龄已追赶上骨龄,且骨龄已达正常青春期启动年龄时可停药,使其性腺轴功能重新启动。

停药后监测:治疗结束后第 1 年内应每 6 个月复查身高、体重和第二性征。

2.GnRH 激动剂的不良反应

GnRH 激动剂没有明显的不良反应。少部分患者有变态反应及注射部位硬结或感染等。临床上人们最关心的是 GnRH 激动剂对患者的远期影响,目前的研究表明长期使用 GnRH 激动剂不会给下丘脑-垂体-卵巢轴造成永久性的抑制。一旦停用 GnRH 激动剂,受抑制的下丘脑-垂体-卵巢轴会很快恢复活动。另外,有患者担心使用 GnRH 激动剂可造成将来的月经失调,目前尚无证据说明患者以后的月经失调与 GnRH 激动剂治疗之间存在着联系。

3.GnRH 拮抗剂

GnRH 拮抗剂也可用于治疗 GnRH 依赖性性早熟,它与 GnRH 激动剂的区别在于开始使用时就会对下丘脑-垂体-卵巢轴产生抑制作用。

(四)生长激素

生长激素(GH)是由垂体前叶生长激素细胞产生的一种蛋白激素,循环中的生长激素可以单体、二聚体或聚合体的形式存在。80% 为相对分子质量 22×10^3 单体,含有 191 个氨基酸,20% 为相对分子质量 20×10^3 单体,含有 176 个氨基酸。GH 对正常的生长是必需的。青春期性激素和 GH 的水平同步增加提示这两类激素之间存在着相互调节作用,一般认为是性激素驱动 GH 的分泌和促生长作用。

GnRH 激动剂可以减慢生长速率及骨骼成熟、提高患儿最终身高,但一部分患儿生长速率过缓,以致不能达到成年预期身高。近年来,为了提高 CPP 患者的最终身高,采取了与生长激素联合治疗的方案。Pasquino 等用曲普瑞林治疗 20 例 ICCP 2～3 年后发现这些患儿的身高比正常同龄儿童低 25 个百分点,随后他们把这些患儿平均分成两组:一组继续单用曲普瑞林,而另一组同时加用 GH 继续治疗 2～4 年后发现,GnRH 激动剂加生长激素组的平均成年身高比治疗前预期成年身高高(7.9 ± 1.1)cm,而单用 GnRH 激动剂组只比治疗前预期成年身高高(1.6 ± 1.2)cm。国内一些学者的研究也得出了类似的结果。这说明 GnRH 激动剂联合生长激素治疗可提高患者的成年身高。

临床上使用的生长激素是用基因重组技术合成的,与天然生长激素具有完全相同的药效学和药代学的人生长激素(HGH)。HGH 半衰期为 3 小时,皮下注射后 4～6 小时出现 GH 峰值。用法:每周皮下注射0.6～0.8 IU/kg,分 3 次或 6 次给药,晚上注射。一般连续治疗 6 个月以上才有意义。

不良反应:①注射部位脂肪萎缩,每天更换注射部位可避免。②亚临床型甲状腺功能减退,约 30% 的用药者会出现,此时需要补充甲状腺素。③少数人会产生抗 rGH 抗体,但在多数情况下抗体不会影响生长速度。

(五)心理教育

青春期过早启动可能会对儿童的心理产生不利影响。为了避免这种情况的发生,家长和医师应告诉患儿有关知识,让她们对性早熟产生正确的认识。另外,还应对患儿进行适当的性教育。

三、其他性早熟的治疗

对于除特发性 GnRH 依赖性性早熟以外的性早熟治疗来说,治疗的关键是去除原发病因。

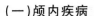

(一)颅内疾病

包括颅内肿瘤、脑积水及炎症等。颅内肿瘤主要是下丘脑和垂体部位的肿瘤,这些肿瘤可以引起GnRH依赖性性早熟,治疗主要采用手术、放疗或化疗。脑积水者应行引流减压术。

(二)自律性卵泡囊肿

自律性卵泡囊肿是非 GnRH 依赖性性早熟的常见病因。青春期前儿童卵巢内看到生长卵泡属于正常现象,但这些卵泡直径通常小于 10 mm。个别情况下,卵泡增大成卵泡囊肿,直径可大于 5 cm。如果这些卵泡囊肿反复存在且分泌雌激素,就会导致性早熟的出现。

自律性卵泡囊肿发生的具体机制尚不清楚,有研究提示部分患者可能与 FSH 受体或 LH 受体基因突变,导致受体被激活有关。

自律性卵泡囊肿有时需要与卵巢颗粒细胞瘤相鉴别。另外,自律性卵泡囊肿与其他卵巢囊肿一样,也可出现扭转或破裂,临床上表现为急腹症,此时需要手术治疗。

自律性卵泡囊肿的处理:可以在超声监护下行卵泡囊肿穿刺术。另外,也可口服甲羟孕酮抑制雌激素的合成。

(三)卵巢颗粒细胞瘤

青春期儿童可以发生卵巢颗粒细胞瘤,由于卵巢颗粒细胞瘤能分泌雌激素,因此这些儿童会发生性早熟。一旦诊断为卵巢颗粒细胞瘤,应立即手术,术后需要化疗。

卵巢颗粒细胞瘤能分泌抑制素和抗米勒管激素(AMH),这两种激素被视为卵巢颗粒细胞瘤的肿瘤标志物,可用于诊断和治疗后随访。

(四)McCune-Albright 综合征

McCune-Albright 综合征的发病机制和临床表现见前面所述。治疗为对症处理。对性早熟可用甲羟孕酮治疗。

(五)先天性肾上腺皮质增生症

导致肾上腺皮质雄激素分泌过多的先天性肾上腺皮质增生症患者会发生女性异性性早熟,临床上表现为女性儿童有男性化体征。这些疾病中最常见的是 21-羟化酶缺陷。

(六)芳香化酶抑制剂的使用

芳香化酶是合成雌激素的关键酶,其作用是将雄激素转化成雌激素。芳香化酶抑制剂可以抑制芳香化酶的活性,阻断雌激素的合成,从而降低体内的雌激素水平。目前临床上有作者认为可用芳香化酶抑制剂如来曲唑等,治疗非 GnRH 依赖性性早熟,如 McCune-Albright 综合征等。

(张　娟)

第二节　经前期综合征

经前期综合征(premenstrual syndromes,PMS)又称经前紧张症(premenstrual tension,PMS)或经前紧张综合征(premenstrual tension syndrome,PMTS),是育龄妇女常见的问题。PMS 是指月经来潮前7~14 天(即在月经周期的黄体期),周期性出现的躯体症状(如乳房胀痛、头痛、小腹胀痛、水肿等)和心理症状(如烦躁、紧张、焦虑、嗜睡、失眠等)的总称。PMS 症状多样,除上述典型症状外,自杀倾向、行为退化、嗜酒、工作状态差甚至无法工作等也常出现于PMS。由于PMS临床表现复杂且个体差异巨大,因此诊断的关键是症状出现的时间及严重程度。PMS发生于黄体期,随月经的结束而完全消失,具有明显的周期性,这是区分PMS和心理性疾病的重要依据;上述心理及躯体症状只有达到影响女性正常的工作、生活、人际交往的程度才称为PMS。

一、历史、概念及在疾病分类学中的位置

有关PMS的定义、概念以及其在疾病分类学中的位置在相当一段时间并无定论。Dalton的定义为"经前再发症状,月经后期则缺乏症状"。美国精神病协会(APA)出版的《诊断统计手册》第三修订版(DSM-Ⅲ-R)用"黄体后期心境恶劣障碍(late-luteal phasedysphoric disorder,LLPDD)"来概括经前出现的一组症状,后来在《诊断统计手册第四版》(DSM-Ⅳ)更名为"经前心境恶劣障碍(premenstrual dysphoric disorder,PMDD)"。国际疾病分类系统将大多数疾病实体按他们的主要表现分类,PMS被包括在"泌尿生殖疾病"类目之下,犹如伴发于女性生殖器官和月经周期的疼痛或其他状态一样。因此,国际上两大分类系统对PMS作了不同的处理,DSM认为它可能是一种心境障碍,ICD则视为妇科疾病。《中国精神疾病分类方案与诊断标准第二版》修订(CCMD-2-R)将PMS列入"内分泌障碍所致精神障碍"类目中,认为PMS"能明确内分泌疾病性质",但命名为经期精神障碍(经前期紧张综合征)。

PMS的临床特点必须考虑:①在大多数月经周期的黄体期,再发性或循环性出现症状。②症状于经至不久缓解,在卵泡期持续不会超过1周。③招致情绪或躯体苦恼或日常功能受累或受损。④症状的再发,循环性和定时性,症状的严重性和无症状期均可通过前瞻性逐日评定得到证实。

二、流行病学研究

PMS的患病率各地报道不一,这与评定方法(回顾性或前瞻性)、调查者的专业、调查样本人群、症状严重水平不一,以及一些尚未确定的因素有关。在妇女生殖阶段可发生,初潮后未婚少女的患病率低,产后倾向出现PMS。

美国妇产科学院委员会声明66号指出,一般认为20%～40%的妇女在经前体验到一些症状,只有5%对工作或生活方式带来一定程度的显著影响。

对生活方式不同(包括尼姑、监狱犯人、女同性恋者)的384名妇女进行147项问卷研究,结果发现家庭主妇和教育水平低者有较多的水潴留,自主神经症状和负性情感,但年龄、种族、性偏向、显著的体育活动、婚姻状态或收入与PMS的发生率不相关(Friedman 和 Jaffe)。双生儿研究显示单卵双生儿发生PMS的同病率为94%,双卵双生儿为44%,对照组为31%(Dalton 等)。另一项来自伯明翰的462对妇女双生儿的研究亦支持Dalton等的结果,并认为PMS是具遗传性的(Vanden Akker 等)。口服避孕药(OC)似可降低PMS的发生率。爱丁堡大学于1974年调查3 298名妇女,其中756人服用OC,2 542人未服,结果发现口服OC者较少发生PMS(Sheldrake 和 Cormack)。月经长周期(>40天)和周期不规律者PMS发生率低,而且主要表现为躯体症状如胃痛、背痛和嗜睡。月经周期长度在31～40天者体验到较多的经前症状,而且躯体症状和情绪症状均明显。短而不规律的月经周期妇女则经前症状主要表现为情绪症状,如抑郁、紧张和激惹(Sheldrake 和 Cormack)。

PMS与产后抑郁症呈正相关,已得到证实。Dalton报告610例PMS妇女中,56%在产后出现抑郁症。一些妇女回忆PMS是继产后抑郁症之后发生的,另一些则报告受孕前出现PMS,但PMS的严重程度却在产后抑郁症减轻后加重。

PMS与围绝经期综合征的相关性也为多数学者研究证实。PMS与围绝经期综合征均有心理症状及躯体症状,均可表现为与卵巢激素水平波动相关的烦躁、抑郁、疲惫、失眠及乳房胀痛、水肿等,在激素水平稳定后(月经结束及绝经后数年)原有症状及体征消失。在经前期和围绝经期原有的抑郁等心理疾病可表现增强,因此PMS和围绝经期抑郁均需和原发心理疾病相鉴别。除了临床表现的相关性,围绝经期综合征和PMS在流行病学上也密切相关。Harlow等的研究发现,围绝经期综合征的女性在抑郁流行病学评分(CES-D)中表现为明显抑郁者,多数患有PMS。同样Becker等用视觉模拟评分(VAS)评价女性的心情状态,也发现女性围绝经期的情绪感受与既往经前期的心境变化明显相关。Freeman等的研究认为患有PMS的女性在围绝经期出现抑郁、失眠、性欲低下的可能性大。因此,PMS在一定程度上可以预测围绝经期抑郁的出现。在易感人群中,PMS和围绝经期抑郁不但易相继出现,还常常同时发生。围绝经期女性,患有围绝经期抑郁的较未患者出现月经周期相关症状及PMDD的明显增多。在Richards等的研究中有21%的围绝经期抑郁患者同时伴有中度以上的PMDD,而仅有3%的围绝经期非抑郁女性出现这一疾病。此外,患有PMS及围绝经期抑郁的女性也常伴有其他激素相关的情绪异常如产褥抑郁,及其他激素非相关的心理疾病如抑郁症。

经前期综合征与精神疾病关系受到妇科学家、心理学家、精神病学家较多的重视与研究。妇女复发性精神病状态,不论是认知、情感或混合功能障碍均易于在经前复发。Schukit和Wetzel报告类似结果,情感性疾病患者不仅PMS发生率高(72%),症状严重,出现经前不适症状亦较正常人多(Coppen),并且现存的情感症状在经前趋向恶化。精神分裂症患者往往在经前恶化,急性精神病症状掩盖了经前不适,导致对检出PMS发生率带来困难。多数研究指出,经前期和月经期妇女自杀较之其他阶段多,但这些资料的取得多系回顾性。Mackinnon的研究并非回顾性,而系死后病理检查子宫内膜改变以确定月经周期。他们指出,黄体期自杀者增多,其高峰在黄体期的早、中期,死于黄体中期者约占60%;与其他死亡者比较,自然死亡发生于黄体期者占84%,意外事故为90%,自杀为89%,提示在月经周期后半期内妇女容易死于自杀、外伤、中毒和疾病。

三、病因与发病机制

近年研究表明,PMS病因涉及诸多因素的联合,如社会心理因素、内分泌因素及神经递质的调节等。但PMS的准确机制仍不明,一些研究结果尚有矛盾之处,进一步的深入研究是必要的。

(一)社会心理因素

情绪不稳定及神经质、特质焦虑者容易体验到严重的PMS症状。应激或负性生活事件可加重经前症状,而休息或放松可减轻之,均说明社会心理因素在PMS的发生或延续上发挥作用。

(二)内分泌因素

1.孕激素

英国妇产科学家Dalton推断PMS是由于经前孕酮不足或缺陷,而且应用黄体酮治疗可以获得明显效果。然而相反的报道则发现 PMS 妇女孕酮水平升高。Hammarback 等对 18 例 PMS 妇女连续 2 月逐日测定血清雌二醇和孕酮,发现严重 PMS 症状与黄体期血清这两种激素水平高相关。孕酮常见的不良反应如心境恶劣和焦虑,类似普通的经前症状。

这一疾病仅出现于育龄女性,青春期前、妊娠期、绝经后期均不会出现,且仅发生于排卵周期的黄体期。给予外源性孕激素可诱发此病,在激素替代治疗(hormone replace therapy,HRT)中使用孕激素建立周期引发的抑郁情绪和生理症状同 PMS 相似;曾患有严重 PMS 的女性,行子宫加双附件切除术后给予 HRT,单独使用雌激素不会诱发 PMS,而在联合使用雌孕激素时 PMS 复发。相反,卵巢内分泌激素周期消失,如双卵巢切除或给予促性腺激素释放激素激动剂(GnRHa)均可抑制原有的 PMS 症状。因此,卵巢激素尤其是孕激素可能与 PMS 的病理机制有关,孕激素可增加女性对甾体类激素的敏感性,使中枢神经系统受激素波动的影响增加。

2.雌激素

(1)雌激素降低学说:正常情况下雌激素有抗抑郁效果,经前雌激素水平下降可能与 PMS,特别是经前心境恶劣的发生有关。Janowsky 强调雌激素波动(中期雌激素明显上升,继之降低)的作用。

(2)雌激素过多学说:持此说者认为雌激素水平绝对或相对高,或者对雌激素的特异敏感性可招致 PMS。Morton 报告给妇女注入雌激素可产生 PMS 样症状。Backstrom 和 Cartenson 指出,具有经前焦虑的妇女,雌激素/黄体酮比值较高。雌孕激素比例异常可能与 PMS 发生有关。

3.雄激素

Lahmeyer 指出,妇女雄激素来自卵巢和肾上腺。在排卵前后,血中睾酮水平随雌激素水平的增高而上升,且由于大部分来自肾上腺,故于围月经期并不下降,其时睾酮/雌激素及睾酮/孕激素之比处于高值。睾酮作用于脑可增强两性的性驱力和攻击行为,而雌激素和孕酮可对抗之。经前期雌激素和孕酮水平下降,脑中睾酮失去对抗物,这至少与一些人 PMS 的发生有关,特别是心境改变和其他精神病理表现。

(三)神经递质

研究表明在 PMS 女性中血清性激素的浓度表现为正常,这表明除性激素外还可能有其他因素作用。PMS 患者常伴有中枢神经系统某些神经递质及其受体活性的改变,这种改变可能与中枢对激素的敏感性有关。一些神经递质可受卵巢甾体激素调节,如 5-羟色胺(5-HT)、乙酰胆碱、去甲肾上腺素、多巴胺等。

1.乙酰胆碱(Ach)

Janowsky 推测 Ach 单独作用或与其他机制联合作用与 PMS 的发生有关。在人类 Ach 是抑郁和应激的主要调节物,引起脉搏加快和血压上升,负性情绪,肾上腺交感胺释放和止痛效应。Rausch 发现经前胆碱能占优势。

2.5-HT 与 γ-氨基丁酸

经前 5-HT 缺乏或胆碱能占优势可能在 PMS 的形成上发挥作用。选择性 5-HT 再摄取阻断剂(SSRLS)如氟西汀、舍曲林问世后证明它对 PMS 有效,而那些主要作用于去甲肾上腺素能的三环抗抑郁剂的效果较差,进一步支持 5-HT 在 PMS 病理生物学中的重要作用。PMDD 患者与患 PMS 但无情绪障碍者及正常对照组相比,5-HT 在卵泡期增高,黄体期下降,波动明显增大,因此 Inoue 等认为,5-HT 与 PMS、PMDD 出现的心理症状密切相关。5-羟色胺能系统对情绪、睡眠、性欲、食欲和认知具有调节功能,在抑郁的发生发展中起到重要作用。雌激素可增加

5-HT 受体的数量及突触后膜对 5-HT 的敏感性,并增加5-HT的合成及其代谢产物 5-羟吲哚乙酸的水平。有临床研究显示选择性 5-HT 再摄取抑制剂(SSRIs)可增加血液中 5-HT 的浓度,对治疗 PMS/PMDD 有较好的疗效。

另外,有研究认为在抑郁、PMS、PMDD 的患者中 γ-氨基丁酸(GABA)活性下降,Epperson 等用磁共振质谱分析法测定 PMDD 及正常女性枕叶皮质部的 GABA、雌激素、孕激素等水平发现,PMDD 者卵泡期 GABA 水平明显低于对照组;同时 Epperson 等认为 PMDD 患者可能存在 GABA 受体功能的异常。PMS 女性黄体期异孕烷醇酮水平较低,而异孕烷醇酮有 GABA 激活作用,因此低水平的异孕烷醇酮使 PMS 女性 GABA 活性降低,产生抑郁。此外,雌激素兼具增加 GABA 的功能及 GABA 受体拮抗剂的双重功能。

3.类阿片物质与单胺氧化酶

Halbreich 和 Endicott 认为内啡肽水平变化与 PMS 的发生有关。他们推测 PMS 的许多症状类似类阿片物质撤出。目前认为在性腺类固醇激素影响下,过多暴露于内源性阿片肽并继之脱离接触可能参与 PMS 的发生(Reiser 等)。持单胺氧化酶(MAO)学说则认为 PMS 的发生与血小板 MAO 活性改变有关,而这一改变是受孕酮影响的(Klaiber 等)。正常情况下,雌激素对 MAO 活性有抑制效应,而黄体酮对组织中 MAO 活性有促进作用。MAO 活性增强被认为是经前抑郁和雌激素/孕激素不平衡发生的中介。MAO 活性增加可以减少有效的去甲肾上腺素,导致中枢神经元活动降低和减慢。MAO 学说可解释经前抑郁和嗜睡,但无法说明其他众多的症状。

4.其他

前列腺素可影响钠潴留,以及精神、行为、体温调节及许多 PMS 症状,前列腺素合成抑制剂能改善 PMS 躯体症状。一般认为此类非甾体抗炎药物可降低引起 PMS 症状的中介物质的组织浓度起到治疗作用。维生素 B_6 是合成多巴胺与五羟色胺的辅酶,维生素 B_6 缺乏与 PMS 可能有关,一些研究发现维生素 B_6 治疗似乎比安慰剂效果好,但结果并非一致。

四、临床表现

历来提出的症状甚为分散,可达 200 项之多,近年研究提出大约 20 类症状是常见的,包括躯体、心理和行为 3 个方面。其中恒定出现的是头痛、疼痛、肿胀、嗜睡、易激惹和抑郁,行为笨拙,渴望食物。但表现有较大的个体差异,取决于躯体健康状态,人格特征和环境影响。

(一)躯体症状

1.水潴留

经前水潴留一般多见于踝、小腿、手指、腹部和乳房,可导致乳房胀痛、体重增加、面部虚肿和水肿,腹部不适或胀满或疼痛,排尿量减少。这些症状往往在清晨起床时明显。

2.疼痛

头痛较为常见,背痛、关节痛、肌肉痛、乳房痛发生率亦较高。

3.自主神经功能障碍

常见恶心、呕吐、头晕、潮热、出汗等。可出现低血糖,许多妇女渴望摄入甜食。

(二)心理症状

主要为负性情绪或心境恶劣。

1.抑郁

心境低落、郁郁不乐、消极悲观、空虚孤独,甚至有自杀意念。

2.焦虑、激动

烦躁不安,似感到处于应激之下。

3.运动共济和认知功能改变

可出现行动笨拙、运动共济不良、记忆力差、自感思路混乱。

(三)行为改变

可表现为社会退缩,回避社交活动;社会功能减低,判断力下降,工作时失误;性功能减退或亢进等改变。

五、诊断与鉴别诊断

(一)诊断标准

PMS 具有三项属性(经前期出现、此以前无同类表现、经至消失),诊断一般不难。

美国国立精神卫生研究院的工作定义如下:一种周期性的障碍,其严重程度是以影响一个妇女生活的一些方面(如为负性心境,经前一周心境障碍的平均严重程度较之经后一周加重30%),而症状的出现与月经有一致的和可以预期的关系。这一定义规定了 PMS 的症状出现与月经有关,对症状的严重程度做出定量化标准。美国精神学会对经前有精神症状(premenstrual dysphoric disorder,PMDD)的 PMS 测定的诊断标准见表 6-4。

表 6-4　PMDD 的诊断标准

对患者 2～3 个月经周期所记录的症状前瞻性评估。在黄体期的最后一个星期存在 5 个(或更多个)下述症状,并且在经后消失,其中至少有 1 种症状必须是 1、2、3 或 4

1.明显的抑郁情绪,自我否定意识,感到失望

2.明显焦虑、紧张、感到"激动"或"不安"

3.情绪不稳定,比如突然伤感、哭泣或对拒绝增加敏感性

4.持续和明显易怒或发怒或与他人的争吵增加

5.对平时活动(如工作、学习、友谊、嗜好)的兴趣降低

6.主观感觉注意力集中困难

7.嗜睡、易疲劳或能量明显缺乏

8.食欲明显改变,有过度摄食或产生特殊的嗜食渴望

9.失眠

10.主观感觉不安或失控

11.其他身体症状,如乳房触痛或肿胀、头痛、关节或肌肉痛、肿胀感、体重增加

这些失调必是明显干扰工作、学习或日常的社会活动及与他人的关系(如逃避社会活动,生产力和工作学习效率降低)

这些失调务必不是另一种疾病加重的表现(如重症抑郁症、恐慌症、恶劣心境或人格障碍)

(二)诊断方法

前瞻性每天评定计分法目前获得广泛应用,它在确定 PMS 症状的周期性方面是最为可信的,评定周期需患者每天记录症状,至少记录 2 个周期,见表 6-5。

表 6-5 经前症状日记

姓名			日期			末次月经	
	周一	周二	周三	周四	周五	周六	周日
月经(以×表示)							
体重增加							
臂/腿肿胀							
乳房肿胀							
腹部肿胀							
痛性痉挛							
背痛							
身体痛							
神经紧张							
情绪波动							
易怒							
不安							
失去耐心							
焦虑							
紧张							
头晕							
抑郁							
健忘							
哭闹							
精神错乱							
失眠							
嗜甜食							
食欲增加							
头痛							
疲劳							
兴奋							
松弛							
友好							
活力							
每天体重							
每天基础体温							

注:1.每晚记下你注意到的上述症状。无:空格;轻:记1;中:记2(干扰每天生活);重:记3(不能耐受)。2.记录每天清晨的体重(排空膀胱)。3.起床前测基础体温。

(三)鉴别诊断

1.月经周期性精神病

PMS可能是在内分泌改变和心理社会因素作用下起病的,而月经周期性精神病则有着更为深刻的原因和发病机制。PMS的临床表现是以心境不良和众多躯体不适组成,不致发展为重性精神病形式,可与月经周期性精神病区别。

2.抑郁症

PMS 妇女有较高的抑郁症发生风险以及抑郁症患者较之非情感性障碍患者有较高的 PMS 发生率已如上述。根据 PMS 和抑郁症的诊断标准,可作出鉴别。

3.其他精神疾病经前恶化

根据 PMS 的诊断标准与其他精神疾病经前恶化进行区别。

须注意疑难病例诊断过程中妇科、心理、精神病专家协作的重要性。

六、治疗

PMS 的治疗应针对躯体、心理症状、内在病理机制和改变正常排卵性月经周期等方面。此外,心理治疗和家庭治疗亦受到较多的重视。轻症 PMS 病例采取环境调整、适当膳食、身体锻炼、改善生活方式、应激处理和社会支持等措施即可,重症患者则需实施以下治疗。

(一)调整生活方式

包括合理的饮食与营养、适当的身体锻炼、戒烟、限制盐和咖啡的摄入。可改变饮食习惯,增加钙、镁、维生素 B_6、维生素 E 的摄入等,但尚没有确切、一致的研究表明以上维生素和微量元素治疗的有效性。体育锻炼可改善血液循环,但其对 PMS 的预防作用尚不明确,多数临床专家认为每天锻炼 20～30 分钟有助于加强药物治疗和心理治疗。

(二)心理治疗

心理因素在 PMS 发生中所起的作用是不容忽视的。精神刺激可诱发和加重 PMS。要求患者日常保持乐观情绪,生活有规律,参加运动锻炼,增强体质,行为疗法曾用以治疗 PMS,放松技术有助于改善疼痛症状。生活在经前综合征妇女身边的人,如父母、丈夫、子女等,要多关心患者,对她们在经前出现的心境烦躁,易激惹等给以容忍和同情。工作周围的人也应体谅她们经前发生的情绪症状,在各方面予以照顾,避免在此期间从事驾驶或其他具有危险性的作业。

(三)药物治疗

1.精神药物

(1)抗抑郁药:5-羟色胺再摄取抑制剂(selective serotonergic reuptake inhibitors,SSRIs)对 PMS 有明显疗效,达 60%～70%且耐受性较好,目前认为是一线药物。如氟西汀(百忧解) 20 mg 每天一次,经前口服至月经第 3 天。减轻情感症状优于躯体症状。舍曲林(sertraline)剂量为每天 50～150 mg。三环类抗抑郁药氯丙咪嗪(clomipramine)是一种三环类抑制 5 羟色胺和去甲肾上腺素再摄取的药物,每天25～75 mg 对控制 PMS 有效,黄体期服药即可。SSRIs 与三环类抗抑郁药物相比,无抗胆碱能、低血压及镇静等不良反应,并具有无依赖性和无特殊的心血管及其他严重毒性作用的优点。SSRIs 除抗抑郁外也有改善焦虑的效应,目前应用明显多于三环类。

(2)抗焦虑药:苯二氮䓬类用于治疗 PMS 已有很长时间,如阿普唑仑为抗焦虑药,也有抗抑郁性质,用于 PMS 获得成功,起始剂量为 0.25 mg,1 天 2～3 次,逐渐递增,每天剂量可达2.4 mg 或 4 mg,在黄体期用药,经至即停药,停药后一般不出现戒断症状。

2.抑制排卵周期

(1)口服避孕药:作用于 H-P-O 轴可导致不排卵,常用以治疗周期性精神病和各种躯体症状。口服避孕药对 PMS 的效果不是绝对的,因为一些亚型用本剂后症状不仅未见好转反而恶化。就一般病例而论复方短效单相口服避孕药均有效。国内多选用复方炔诺酮或复方甲地孕酮。

(2)达那唑:一种人工合 17α-乙炔睾酮的衍生物,对下丘脑-垂体促性腺激素有抑制作用。100～400 mg/d对消极情绪、疼痛及行为改变有效,200 mg/d 能有效减轻乳房疼痛。但其雄激素活性及致肝功能损害作用,限制了其在 PMS 治疗中的临床应用。

(3)促性腺激素释放激素激动剂(GnRHa):GnRHa 在垂体水平通过降调节抑制垂体促性腺激素分泌,造成低促性腺激素水平及低雌激素水平,达到药物切除卵巢的疗效。有随机双育安慰剂对照研究证明 GnRHa 治疗 PMS 有效。单独应用 GnRHa 应注意低雌激素血症及骨量丢失,故治疗第 3 个月应采用反加疗法(add-back therapy)克服其不良反应。

(4)手术切除卵巢或放射破坏卵巢功能:虽然此方法对重症 PMS 治疗有效,但卵巢功能破坏导致绝经综合征及骨质疏松性骨折、心血管疾病等风险增加,应在其他治疗均无效时酌情考虑。对中、青年女性患者不宜采用。

3.其他

(1)利尿剂:PMS 的主要症状与组织和器官水肿有关。醛固酮受体拮抗剂螺内酯不仅有利尿作用,对血管紧张素功能亦有抑制作用。剂量为 25 mg 每天 2～3 次,可减轻水潴留,并对精神症状亦有效。

(2)抗前列腺素制剂:经前子宫内膜释放前列腺素,改变平滑肌张力,免疫功能及神经递质代谢。抗前列腺素如甲芬那酸 250 mg 每天 3 次,于经前 12 天起服用。餐中服可减少胃刺激。如果疼痛是 PMS 的标志,抗前列腺素有效。除对痛经、乳胀、头痛、痉挛痛、腰骶痛有效,对紧张易怒症状也有报告有效。

(3)多巴胺拮抗剂:高催乳素血症与 PMS 关系已有研究报道。溴隐亭为多巴胺拮抗剂,可降低 PRL 水平并改善经前乳房胀痛。剂量为 2.5 mg,每天 2 次,餐中服药可减轻不良反应。

(王书青)

第三节　痛　经

痛经(dysmenorrhea)是指伴随着月经的疼痛,疼痛可以出现在行经前后或经期,主要集中在下腹部,常呈痉挛性,通常还伴有其他症状,包括腰腿疼、头痛、头晕、乏力、恶心、呕吐、腹泻、腹胀等。痛经是育龄期妇女常见的疾病,发生率很高,文献报道为 30%～80% 不等,每个人的疼痛阈值差异及临床上缺乏客观的评价指标使得人们对确切的发病率难以评估。我国 1980 年全国抽样调查结果表明:痛经发生率为 33.19%,其中原发性痛经占 36.06%,其余为继发性痛经。不同年龄段痛经发生率不同,初潮时发生率较低,随后逐渐升高,16～18 岁达顶峰,30～35 岁时下降,生育期稳定在 40% 左右,以后更低,50 岁时约为 20%。

痛经分为原发性和继发性两种。原发性痛经(primary dysmenorrhea)是指不伴有其他明显盆腔疾病的单纯性功能性痛经;继发性痛经(secondary dysmenorrhea)是指因盆腔器质性疾病导致的痛经。

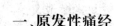

一、原发性痛经

青春期和年轻的成年女性的痛经大多数是原发性痛经,是功能性的,与正常排卵有关,没有盆腔疾病;但有大约 10%的严重痛经患者可能会查出有盆腔疾病,如子宫内膜异位症或先天性生殖道发育异常。原发性痛经的发病原因和机制尚不完全清楚,研究发现原发性痛经发作时有子宫收缩的异常,而造成收缩异常的原因有局部前列腺素、白三烯类物质、血管加压素、催产素的增高等。

(一)病因和病理生理

1.子宫收缩异常

正常月经期子宫的基础张力<1.3 kPa(10 mmHg),宫缩时可达 16.0 kPa(120 mmHg),收缩频率为 3~4 次/分。痛经时宫腔的基础压力提高,收缩频率增高且不协调。因此原发性痛经可能是子宫肌肉活动增强、过渡收缩所致。

2.前列腺素(PG)的合成和释放过多

子宫内膜是合成前列腺素的主要场所,子宫合成和释放前列腺素过多可能是导致痛经的主要原因。PG 的增多不仅可以刺激子宫肌肉过度收缩,导致子宫缺血,并且使神经末梢对痛觉刺激敏感化,使痛觉阈值降低。

3.血管紧张素和催产素过高

原发性痛经患者体内的血管紧张素增高,血管紧张素可以引起子宫肌层和血管的平滑肌收缩加强,因此,被认为是引起痛经的另一重要因素。催产素是引起痛经的另一原因,临床上应用催产素拮抗剂可以缓解痛经。

4.其他因素

主要是精神因素,紧张、压抑、焦虑、抑郁等都会影响对疼痛的反应和主观感受。

(二)临床表现

原发性痛经主要发生在年轻女性身上,初潮或初潮后数月开始,疼痛发生在月经来潮前或来潮后,在月经期的 48~72 小时持续存在,疼痛呈痉挛性,集中在下腹部,有时伴有腰痛,严重时伴有恶心、呕吐、面色苍白、出冷汗等,影响日常生活和工作。

(三)诊断与鉴别诊断

诊断原发性痛经,首先要排除器质性盆腔疾病的存在。全面采集病史,进行全面的体格检查,必要时结合辅助检查,如 B 超、腹腔镜、宫腔镜、子宫输卵管碘油造影等,排除子宫器质性疾病。鉴别诊断主要排除子宫内膜异位症、子宫腺肌症、盆腔炎等疾病,并区别于继发性痛经,还要与慢性盆腔痛相区别。

(四)治疗

1.一般治疗

对痛经患者,尤其是青春期少女,必须进行有关月经的生理知识教育,消除其对月经的心理恐惧。痛经时可卧床休息,热敷下腹部,还可服用非特异性的止痛药。研究表明,对痛经患者施行精神心理干预可以有效减轻症状。

2.药物治疗

(1)前列腺素合成酶抑制剂:非甾体抗炎药是前列腺素合成酶抑制剂,通过阻断环氧化酶通路,抑制前列腺素合成,使子宫张力和收缩力下降,达到止痛的效果。有效率为 60%~90%,服用简单,不良反应小,还可以缓解其他相关症状,如恶心、呕吐、头痛、腹泻等。用法:一般于月经来潮、痛经出现前开始服用,连续服用2～3天,因为前列腺素在月经来潮的最初48小时释放最多,连续服药的目的是减少前列腺素的合成和释放。因此疼痛时临时间断给药效果不佳,难以控制疼痛。

常用于治疗痛经的非甾体类药物及剂量见表6-6。

表 6-6 常用治疗痛经的非甾体类止痛药

药物	剂量
甲灭酸	首次 500 mg,250 mg/6 h
氟灭酸	100～200 mg/6～8 h
吲哚美辛(消炎痛)	25～50 mg/6～8 h
布洛芬	200～400 mg/6 h
酮基布洛芬	50 mg/8 h
芬必得	300 mg/12 h

布洛芬和酮基布洛芬的血药浓度30～60分钟达到峰值,起效很快。吲哚美辛等对胃肠道刺激较大,容易引起消化道大出血,不建议作为治疗痛经的一线药物。

(2)避孕药具:短效口服避孕药和含左炔诺孕酮的宫内节育器(曼月乐)适用于需要采用避孕措施的痛经患者,可以有效地治疗原发性痛经。口服避孕药可以使50%的患者疼痛完全缓解,40%明显减轻。曼月乐对痛经的缓解的有效率也高达90%左右。避孕药的主要作用是抑制子宫内膜生长、抑制排卵、降低前列腺素和血管加压素的水平。各类雌、孕激素的复合避孕药均可以减少痛经的发生,它们减轻痛经的程度无显著差异。

(3)中药治疗:中医认为痛经是由于气血运行不畅引起,因此一般以通调气血为主,治疗原发性痛经一般用当归、川芎、茯苓、白术、泽泻等组成的当归芍药散,效果明显。

3.手术治疗

以往对原发性痛经药物治疗无效者的顽固性病例,可以采用骶前神经节切除术,效果良好,但有一定的并发症。近年来,主要用子宫神经部分切除术。无生育要求者,可进行子宫切除术。

二、继发性痛经

继发性痛经是指与盆腔器官的器质性病变有关的周期性疼痛。常在初潮后数年发生。

(一)病因

有许多妇科疾病可能引起继发性痛经,包括以下几种。

1.典型周期性痛经的原因

处女膜闭锁、阴道横膈、宫颈狭窄、子宫异常(先天畸形、双角子宫)、子宫腔粘连(Asherman综合征)、子宫内膜息肉、子宫平滑肌瘤、子宫腺肌病、盆腔瘀血综合征、子宫内膜异位症、IUD等。

2.不典型的周期性痛经的原因

子宫内膜异位症、子宫腺肌病、残留卵巢综合征、慢性功能性囊肿形成、慢性盆腔炎等。

(二)病理生理

研究表明,子宫内膜异位症和子宫腺肌症患者体内产生过多的前列腺素,可能是痛经的主要原因之一。前列腺素合成抑制制剂可以缓解该类疾病的痛经症状。环氧化酶（COX）是前列腺素合成的限速酶,在子宫内膜异位症和子宫腺肌症患者体内表达量过度增高。这些均说明前列腺素合成代谢异常与继发性痛经的疼痛有关。

宫内节育器（IUD）的不良反应主要是月经过多和继发痛经,其痛经的主要原因可能是子宫的局部损伤和 IUD 局部的白细胞浸润导致的前列腺素合成增加。

(三)临床表现

痛经一般发生在初潮后数年,生育年龄妇女较多见。疼痛多发生在月经来潮之前,月经前半期达到高峰,此后逐渐减轻,直到结束。继发性痛经症状常有不同,伴有腹胀、下腹坠痛、肛门坠痛等。但子宫内膜异位症的痛经也有可能发生在初潮后不久。

(四)诊断和鉴别诊断

诊断继发性痛经,除了详细询问病史外,主要通过盆腔检查,相关的辅助检查,如 B 超、腹腔镜、宫腔镜及生化指标的化验等,找出相应的病因。

(五)治疗

继发性痛经的治疗主要是针对病因进行治疗,具体方法其参阅相关章节。

（王书青）

第四节 功能失调性子宫出血

功能失调性子宫出血（简称功血,dysfunctional uterine bleeding）是因下丘脑-垂体-卵巢轴内分泌功能调节失衡所导致的大量的子宫出血,而没有器质性原因。功血可发生在青春期至绝经期之间的任何年龄,表现为周期的缩短、经期的延长和/或月经量的增多,是妇产科的常见病和多发病之一。临床上一般分为无排卵型和有排卵型两大类,85％的患者为无排卵型,其中绝大部分发生在绝经前期。

功血出血所涉及的机制各不相同,但每个机制均与类固醇激素的刺激相关。临床治疗的关键是要识别或确定发生机制。各式各样的内外生殖道病理都可以表现成无排卵性出血。仔细询问月经病史和体格检查,通常可提供区别于其他异常出血的原因的大部分信息。当强烈怀疑有器质性改变或经验治疗失败时,需额外的评估。

一、病理生理机制

(一)正常月经出血的生理

月经期的阴道流血是子宫内膜在卵巢周期的调控下发生的规律性剥脱的结果。它的正常周期的范围应是 25～35 天,平均 28～30 天。月经期的时间范围应是 2～7 天,平均 3～5 天。月经量平均是每周期80 mL左右。子宫内膜在卵巢周期的卵泡期中受雌激素的影响,发生增生期改变;排卵后,黄体形成分泌大量的孕激素和雌激素,子宫内膜发生分泌期改变。如果排出的卵母细胞没有发生受精,黄体的寿命为10～12 天,当黄体自然萎缩造成雌孕激素的水平骤然下降到一定的水平,子宫内膜的血管破裂出血,形成黏膜下血肿和出血,内膜组织崩解,月经来潮。

1.月经的出血机制

经典的关于月经期出血的机制认为,一个月经周期的子宫内膜变化,是由于雌孕激素的撤退诱导子宫内膜基底层中的螺旋小动脉血管痉挛,引起内膜缺氧的凝固性坏死,导致月经的开始。而持续更强烈的血管收缩导致子宫内膜萎缩坏死脱落,月经血止。在下一个周期中产生的雌激素作用下子宫内膜上皮再生。

但是较近期的调查结果不支持经典的月经缺氧学说。在月经前,经过灌注研究未能证明子宫内膜血流减少,人类在处于月经前期子宫内膜并未测到经典的缺氧诱导因子。组织学证明,月经早期的子宫内膜是呈灶性坏死、炎症和凝血改变,而不是血管收缩和缺氧引起的弥漫性透明变性或凝固性坏死。过去十年中,月经发生机制的理论已经有所改变。可能不能完全用"血管事件"来解释,推测是延伸到子宫内膜基底层螺旋动脉系统上的子宫内膜功能层的毛细血管丛的酶的自身消化引发月经。月经止血的经典机制没有发生变化,包括了凝血机制、局部的血管收缩和上皮细胞再形成。血管事件在月经止血中发挥重要的作用。

2.月经出血机制相关的酶活性

由雌孕激素的撤退引起的子宫内膜酶降解机制,包括细胞内溶酶体酶的释放数量,炎性细胞的浸润蛋白酶和基质金属蛋白酶。在分泌早期,酸性磷酸酶和其他溶解酶只限于细胞内溶酶体内,孕激素抑制溶酶体膜的稳定,抑制酶的释放。由于雌激素和孕激素水平在经前下降,溶酶体膜破坏,酶释放到上皮细胞和间质细胞的胞质中,最终进入细胞间隙。完好的子宫内膜表层和桥粒可以阻碍这些蛋白酶对自身的消化降解,桥粒的溶解也就破坏了这个防御功能,造成内膜细胞连接的崩解导致血管内皮细胞中血小板沉积,前列腺素释放,血管栓塞,红细胞渗出和组织坏死。

3.月经出血时内膜的炎性反应

孕激素撤退也会刺激子宫内膜的炎性反应。在月经前期,子宫内膜白细胞总数显著增加,较血浆增加高达 40%,子宫内膜中炎性细胞浸润(包括中性粒细胞、嗜酸性粒细胞巨噬细胞和单核细胞),趋化因子合成的白细胞介素-8(IL-8)等细胞因子增加。月经时,白细胞产生一系列细胞分子活化,包括细胞因子、趋化因子以及一系列的酶,有助于降解细胞外基质,直接或间接地激活其他蛋白酶。

基质金属蛋白酶是蛋白水解酶家族的一种,可降解细胞外基质和基膜。基质金属蛋白酶包括了可降解细胞间质和基膜的胶原酶,进一步消化胶原的胶原酶,可连接纤维蛋白、层粘连蛋白和糖蛋白的纤维连接蛋白。每个家族成员都需要酶作用底物和以酶原形式存在,能被纤维蛋白酶、白细胞蛋白酶或其他金属蛋白酶激活。在月经前期子宫内膜酶原被广泛激活并显著增加。总之,孕激素抑制子宫内膜金属蛋白酶的表达,孕激素的撤退促进了细胞外基质的金属蛋白的酶的分泌,局部子宫内膜上皮细胞,基质和血管内皮细胞和局部组织的基质金属蛋白酶抑制了酶的活化。在正常月经后因为增加的雌激素水平,金属蛋白酶的表达也是被抑制的。

4.月经的内膜毛细血管出血机制

由于子宫内膜内逐渐增加的酶的降解,最终扰乱了内膜下毛细血管和静脉血管系统,导致间质出血;内膜的表面破溃,血液流入子宫内膜腔。最终内膜的改变延伸到功能层,基底动脉破裂导致增厚、水肿和松懈的内膜间质出血。子宫内膜脱落开始并逐步延伸至宫底。

月经血是包括子宫内膜碎片、大量的炎症细胞、血红细胞和蛋白水解酶。由于纤维蛋白溶解酶对纤维蛋白的溶解作用,使经血呈不凝固,并促进蜕变组织排出。纤维蛋白酶原(纤维蛋白溶酶原激活剂)常出现在分泌晚期和月经期内膜中,激活了蛋白激酶导致出血。在一定程度上,月经出血量是由纤维蛋白溶解和凝固之间的平衡所决定的。子宫内膜间质细胞组织因子和纤溶酶原激活物抑制物(PAI)-1 促进凝血纤维溶解之间的平衡。月经早期,血管内血小板以及血栓形成自限性地减少出血量。血小板减少症及血友病的妇女月经量多,可以推断在月经止血中血小板和凝血因子的重要作用。然而,最终的月经出血停止依赖于血管收缩反应,有可能是子宫内膜基底层螺旋动脉,或子宫肌层的动脉的收缩。内皮素是强有力的长效血管收缩剂,月经期子宫内膜含有高浓度的内皮素和前列腺素,两者共同作用导致螺旋动脉收缩。

5.子宫内膜月经期出血还受到内分泌和免疫系统各种因子的调节

(1)前列腺素(prostaglandins,PGs):PGs 在全身分布广泛。子宫内膜不仅是 PGs 的合成场所,也是作用部位。主要的种类是 $PGF_{2\alpha}$ 和 $PGE_{2\alpha}$。PGs 在月经周期各个阶段都分泌,但在月经期含量最高。PGs 对血管平滑肌有强收缩作用,在雌孕激素的调控下,使月经期子宫内膜血管发生痉挛,出血。

(2)血管内皮素(endothelin,ET):内皮素-1 是一种强血管收缩剂,在子宫内膜中合成和释放。它能够促使 $PGF_{2\alpha}$ 的合成,对月经后内膜修复起重要的作用。

(3)雌激素受体和孕激素受体:雌激素受体有 ERα 和 ERβ 两个亚型,在内膜中以 ERα 为主。孕激素受体亦有 PRA 和 PRB 两个亚型,位于子宫内膜的受体以 PRA 为主。雌孕激素通过其受体分别作用在子宫内膜上,使子宫内膜产生周期性改变。雌激素促使子宫内膜腺体和腺上皮增生,而孕激素则促使子宫内膜间质水肿,使质中的酸性黏多糖结构崩解,便于内膜的剥脱。

(4)溶酶体酶:在月经周期中的子宫内膜,受雌孕激素调节,合成许多溶酶体,包含很多种水解酶。当雌孕激素水平下降或撤退时,溶酶体膜释放大量水解酶和胶质酶,使子宫内膜崩解,刺激 PGs 的大量合成,使螺旋小动脉痉挛性收缩,继而破裂出血。

(5)基质金属蛋白酶(matrix metalloproteinase,MMPs):MMPs 包括胶原酶、明胶酶、间质溶解素等,月经期子宫内膜中分泌增多,这些酶对细胞外基质有强的降解作用,可能参与月经内膜的溶解和破坏的机制。

6.正常月经出血的自限性模式

(1)在雌孕激素同时撤退时,子宫内膜脱落产生月经。由于月经周期中的雌孕激素均匀作用于整个子宫内膜,导致内膜功能层脱落和基底上皮层血管收缩、血液凝固、上皮重建等机制有效地限制出血的量和时间。

(2)随着雌孕激素序贯刺激子宫内膜,使上皮细胞增殖、间质细胞和微血管的结构稳定,避免了内膜的突破性出血。

7.子宫内膜对类固醇激素的生理和药理反应

正常月经出血是由一个排卵周期结束后雌孕激素同时撤退引起的。同样的出血机制也出现在黄体酮撤退时或激素剂量不足时,包括绝经后雌孕激素替代治疗后和规律口服避孕药后的阴道出血。在这种情况下,出血一般是可预测的,量和时间都是可控的。

(1)雌激素撤退性出血:卵巢去势,即双侧卵巢切除术后的妇女或绝经后妇女接受单一的雌激素替代治疗时或停药时可发生出血,或某些患者排卵前雌激素短暂下降时可引起月经间期出血。

(2)雌激素突破性出血:发生在各种原因的长期持续性无排卵的妇女。雌激素突破性出血的量和持续时间取决于子宫内膜雌激素作用的剂量和持续时间。相对较低的长时间的雌激素刺激通常出血量少或点滴出血,但持续时间较长。而持续的高水平雌激素刺激常在时间不等的闭经后,发生急剧的大量出血。

(3)孕激素撤退性出血:发生在外源性孕激素治疗停止后。孕激素撤退性出血通常只发生在已经有一定外源性或内源性雌激素的子宫内膜中。出血量和持续时间差别很大,一般与既往雌激素刺激子宫内膜的时间和量有关。雌激素水平作用或闭经时间很短时,出血程度轻,量很少,甚至可能不会发生出血。雌激素高水平持续作用或闭经很长时间时,出血可能量大,持续时间长,但仍然是自限性的。在接受外源性雌激素和孕激素治疗的妇女,即使雌激素持续应用,孕激素撤退仍然可以发生出血;当雌激素水平提高10倍时,孕激素撤退性出血可能会延长。

(4)孕激素突破性出血:孕激素突破性出血发生在孕激素和雌激素的比值较高时,特别是单独使用孕激素避孕药或其他长效孕激素(孕激素植入物,甲羟孕酮)时,除非有足够的雌激素水平与孕激素对抗才能止血。非常类似于雌激素水平低时的突破性出血。使用结合雌孕激素口服避孕药的妇女有时也会有突破性出血。尽管所有的口服避孕药含有标准药理学上雌激素和孕激素的剂量,但孕激素始终是主导成分。

(二)功血的出血机制

1.无排卵性功血

因排卵障碍,下丘脑-垂体-卵巢轴的功能紊乱,卵巢自然周期丧失,子宫内膜没有周期性的雌孕激素的作用,而为单一的雌激素刺激,不规则地发生雌激素突破性出血。因为雌激素对内膜的增生作用,间质缺少孕激素所诱导的溶解酶的生成和基质的降解,子宫内膜常常剥脱不完全,修复不同步,使阴道出血淋漓不尽。内膜组织反复剥脱,组织破损使纤维溶解酶活化,子宫内膜纤溶亢进,局部凝血功能缺陷,出血不止;但如果雌激素水平较高,对内膜的作用较强,子宫内膜持续增厚而不发生突破性出血,临床上出现闭经。一旦发生突破性出血,血量将会很大,甚至出现失血性贫血和休克。最严重的无排卵性出血往往发生在雌激素水平持续刺激,而无孕激素作用的妇女。临床上多见的是多囊卵巢综合征、肥胖女性、青春期和绝经期妇女。青少年可出现贫血,老年妇女则担心的是患癌症的风险。

无排卵性妇女的卵巢类固醇激素对子宫内膜刺激的模式是混乱和不可预测的。根据定义,无排卵女性总是处于卵巢周期的卵泡期和子宫内膜增生期。子宫内膜唯一接受的卵巢激素是雌激素,子宫内膜受雌激素持续刺激,异常增生但高度脆弱。持续性增生和局灶增殖的子宫内膜近基质层表面的细胞小血管多灶破裂,基质细胞内毛细血管的血小板/纤维蛋白血栓形成脱落。因此,功血的发生不仅与异常增生的上皮和基质细胞组成的子宫内膜密切相关,还与内膜表面的微循环有关。

在持续增生和增殖的子宫内膜中毛细血管非正常增加、扩张,超微结构的研究揭示了这种非正常的结构使得组织变脆弱。微血管异常也可能是导致不正常出血的直接原因。从组织学和分子生物学研究表明,增生的异常血管结构脆弱、易破裂,引起溶酶体蛋白水解酶的释放,周围上皮细胞、基质细胞、迁徙白细胞和巨噬细胞聚集,导致了无排卵性出血。一旦启动,这个过程进一步加剧了局部前列腺素的释放尤其是前列腺素 E_2(PGE$_2$),其他分子抑制毛细血管血栓和降低毛细血管静脉丛的形成。因为局部浅表组织破损子宫内膜基底层和肌层血管不发生收缩。正常月经的止血机制是子宫上皮细胞修复重建和内膜增生。然而,在异常月经出血中多个局灶上皮细胞修复和脱落出血和局灶性脱落。

2.有排卵性功血

有排卵性功血的子宫内膜虽然有周期性的雌孕激素刺激,但其规律和调节机制的缺陷,使子宫内膜不能正常剥脱。①黄体萎缩不全是由于溶黄体因子功能不良或缺陷,使黄体萎缩的时间过长,孕激素持续分泌,子宫内膜呈不规则剥脱,出现阴道持续流血不止。②黄体功能不足也是一种常见的内分泌紊乱,卵泡缺乏足够的 FSH 的刺激,卵泡颗粒细胞增生不良,不能分泌足够的雌激素,并且卵泡不能成熟,因而无法具备正常的颗粒黄体细胞来提供孕酮的分泌。还可以因为下丘脑-垂体分泌促性腺激素 LH 的频率和幅度的异常,使得卵泡黄体细胞不能产生足够的孕酮,子宫内膜的分泌相对滞后和缩短,月经周期变短和频繁,出血量增多。

二、诊断

一般视月经周期短于 21 天,月经期长于 7 天或经量多于 80 毫升/周期,为异常子宫出血,经临床检查排除器质性的病变,如子宫肌瘤、凝血机制障碍等,方能作出功血的诊断。如果出血量较多,可能伴随失血性贫血的临床症状和体征。

(一)病史

月经史是区别无排卵性子宫出血和其他异常出血最简单而重要的方法。详细记录月经周期时间(天数、规律性)、月经量(多、少或变化)、持续时间(正常或延长、一致的或变化的)、月经异常的发病特点(初潮前、突然的、渐进的)、发生时间(性交后、产后、体重增加或减少)、伴随症状(经前期不适、痛经、性交困难、溢乳、多毛)、全身性疾病(肾、肝、造血系统、甲状腺)和药物(激素、抗凝血剂)等均可以快速帮助评估出血原因,是否需要治疗。

(二)体检

体格检查应发现贫血的全身表现,应排除明显的阴道或宫颈病变,确定子宫的大小(正常或增大)、轮廓(光滑、对称或不规则)、质地(硬或软)和触痛。

(三)辅助检查

对大多无排卵性子宫出血的妇女,根据月经史便可以制订治疗方案,不需要额外的实验室或影像学检查。

1.妊娠试验

可以迅速排除任何与妊娠相关或妊娠并发症导致的异常子宫出血。

2.血常规

对于经期延长或经量增多的妇女,血常规可排除贫血和血小板减少症。

3.内分泌激素

(1)在黄体期血清孕酮测定可鉴别有无排卵,当数值大于 3 ng/mL 均提示有排卵可能。但出血频繁时很难确定检查孕激素的适当时机。

(2)血清促甲状腺激素(TSH)水平可迅速排除甲状腺疾病。

4.凝血机制检测

对那些有可疑的个人史或家庭史的青少年,出现不明原因月经过多,凝血筛选实验可排除出血性疾病。对于血友病患者凝血因子的检测是最好的筛查指标,同时需咨询血液病学家。

5.子宫内膜活组织检查

可以排除子宫内膜增生过长或癌症。年龄 40 岁以上是子宫内膜疾病的危险因素,所以需进行子宫内膜活检。在绝经前妇女的子宫内膜组织学异常的比例相对较高(14%),而月经规则者则较低(小于 1%)。目前广泛应用的宫腔吸引管较传统的方法可减少患者痛苦。除了可以发现任何子宫内膜疾病,活检有助于对子宫异常出血进一步诊断或直接止血。在异常出血,近期没有

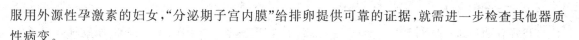

服用外源性孕激素的妇女,"分泌期子宫内膜"给排卵提供可靠的证据,就需进一步检查其他器质性病变。

6.子宫影像学检查

可以帮助区分无排卵性和器质性病变所致子宫出血,最常见的是子宫肌瘤、子宫内膜息肉。标准的经阴道超声检查可以检测子宫平滑肌瘤大小、位置,可以解释因肌瘤所致的异常出血或月经量过多。还可发现宫腔损坏,或薄或厚的子宫内膜。子宫内膜很薄(小于 5 mm)时,内膜活检可能根本取不到组织。在围绝经期和绝经后妇女子宫异常出血时,如果子宫内膜厚度小于 4 或 5 mm,则认为没有必要进行子宫内膜活检,因为此时子宫内膜发生增生或癌症的风险很小。同样适用于绝经前期异常出血的妇女。但是否活检取决于临床证据和危险因素,而不是超声检测子宫内膜的厚度,一旦子宫内膜厚度增厚(大于 12 mm),就增加了疾病的危险。抽样研究表明,即使在临床病理诊断疾病风险低时也需行内膜活检;特别是当临床病史提示有长期雌激素作用史时,即使子宫内膜厚度正常,都应进行活检;当子宫内膜厚度大于 12 mm,即使临床没有发现病变时都应该行活检。

宫腔声学造影经阴道超声下,导管灌注无菌生理盐水充盈宫腔显示宫腔轮廓,显现子宫内小占位,敏感性和特异性均高于经阴道超声和宫腔镜检查。宫腔镜检查同时能诊断和治疗宫腔内病变。磁共振(MRI)方法可以诊断子宫内膜病变的性质,是否向基层浸入。

7.宫腔镜检查

在治疗疾病中较其他方法入侵最小,现代宫腔镜手术直径仅有 2 mm 或 3 mm,对可疑诊断进行直观的诊断和精细手术操作。目前在各级医院已经相当的普及。

三、分类诊断标准

(一)无排卵性功血

1.诊断的依据

各项排卵功能的检查结果为无排卵发生:①基础体温(basic body temperature,BBT)测定为单相。②闭经时、不规则出血时、经期 6 小时内或经前诊断性刮宫提示子宫内膜组织学检查无分泌期改变。③B 超动态监测卵巢无优势卵泡可见。④激素测定提示孕激素分泌始终处于基础低值水平。⑤宫颈黏液始终呈单一雌激素刺激征象。

2.病理诊断分类

(1)子宫内膜增生过长(国际妇科病理协会 ISGP)。①简单型增生过长:即囊腺型增生过长。腺体增生有轻至中度的结构异常。子宫内膜局部或全部增厚,或呈息肉样增生。镜下为腺体数目增多,腺腔囊性扩大,犹如瑞士干酪样外观。腺上皮细胞高柱状,可形成假复层排列,无分泌表现。②复杂型增生过长:即腺瘤型增生过长。腺体增生拥挤且结构复杂。子宫内膜腺体高度增生,形成子腺体或突向腺腔,腺体数目明显增多,出现背靠背现象。腺上皮细胞呈复层或假复层排列,细胞核大、深染,有核分裂,但无不典型病变。③不典型增生过长:即癌前病变,10%～15%可转化为子宫内膜癌。腺上皮出现异型改变,增生层次增多,排列紊乱,细胞核大,深染有异型性。

(2)增生期子宫内膜:与正常月经周期的增生期子宫内膜完全一样,但不发生分泌期改变。

(3)萎缩型子宫内膜:子宫内膜萎缩,菲薄,腺体少而小,腺管狭而直,腺上皮为单层立方形或低柱状细胞。

3.常见的临床分类

(1)青春期功血:是指初潮后 1～2 年,一般不大于 18 岁,由于下丘脑-垂体-卵巢轴发育不完善,雌激素对下丘脑和垂体的反馈机制不健全,不能形成血 LH 的峰值诱发排卵,使子宫内膜缺乏孕激素作用而长期处于雌激素的刺激之下,继而出现子宫内膜不能同步脱落引发的子宫多量的不规则出血。

(2)围绝经期功血:该类患者由于卵巢功能衰退,雌激素分泌显著减少,不能诱导垂体的 LH 峰值发生排卵,出现周期、经期和经量不规则的子宫出血。

(3)育龄期的无排卵性功血:该组患者常常由于下丘脑-垂体-卵巢轴以及肾上腺或甲状腺等内分泌系统功能紊乱造成。例如,多囊卵巢综合征造成的慢性无排卵现象,在临床上除了闭经、月经稀发外,也常常表现为功血。

(二)有排卵型功血

1.诊断依据

卵巢功能检测表明有排卵发生而出现的子宫异常出血:①基础体温(BBT)测定为双相。②经期前诊断性刮宫提示子宫内膜组织学检查呈分泌期改变。③B 超动态监测卵巢可见优势卵泡生长。④黄体中期孕酮测定≥10 ng/mL。⑤宫颈黏液呈周期性改变。

2.常见的临床分类

(1)黄体功能不足:因不良的卵泡发育和排卵以及垂体 FSH、LH 分泌,导致的黄体期孕激素分泌不足造成的子宫异常出血。表现:①经期缩短和经期延长。②基础体温高温相持续短于 12 天。③黄体期子宫内膜病理提示分泌相有 2 天以上的延迟,或分泌反应不良。④黄体中期的孕酮值持续 5～15 nmol/L。

(2)子宫内膜不规则脱落:发育良好的黄体萎缩时间过长,雌、孕激素下降缓慢,使子宫内膜不能同步剥脱,出现异常子宫出血。表现:①经期延长,子宫出血淋漓不净。②基础体温高温下降缓慢,伴子宫不规则出血。③月经期第 5 天子宫内膜病理,提示仍可见到分泌期子宫内膜,并呈残留的分泌期子宫内膜和新增生的子宫内膜混合现象。

(三)子宫异常出血的其他类型鉴别

并非所有的不规则或月经过多或经期延长都是因为不排卵。妊娠并发症可通过一个简单的怀孕测试排除。任何可疑的子宫内膜癌和生殖道肿瘤都需要宫颈和子宫内膜活检。

1.慢性子宫内膜炎

慢性子宫内膜炎很少单独引起出血,但往往可能是一个间接的或促使异常出血的原因。炎症细胞释放蛋白水解酶,破坏上皮的毛细血管丛和表面上皮细胞,组织变脆弱。蛋白酶阻止内膜修复和血管的再生。此外,白细胞和巨噬细胞释放血小板活化因子和前列腺素这些强血管扩张剂使血管扩张,出血增加。

慢性炎症相关的异物反应,几乎可以肯定是导致月经增多的原因,这与带铜宫内节育器(IUD)导致异常子宫出血的机制相同。组织学研究提示慢性子宫内膜炎也与黏膜下肌瘤或肌壁间肌瘤、子宫内膜息肉引起的异常出血有关。

2.子宫肌瘤

子宫异常出血最常见的临床原因是子宫肌瘤,特别是导致排卵女性持续大量出血的主要病因,大多数患子宫肌瘤的妇女有正常月经。子宫肌瘤发病率高,首先需鉴别异常出血的原因是否为排卵异常或有其他原因。因此,肌瘤在不能排除其他明显因素导致异常出血,特别是当肌瘤不凸出在宫体外或脱出在子宫腔内的时候。经阴道超声通常提供关于肌瘤大小、数量和位置。

宫腔声学造影更清楚地显示肌瘤与子宫腔的关系,因此可帮助诊断无症状的肌瘤。肌瘤导致子宫异常出血的机制不是很清楚,可能主要取决于肌瘤的位置。组织学研究表明,黏膜下肌瘤和大而深的壁间肌瘤导致子宫内膜拉长和受压。受压迫的上皮细胞可能会导致慢性炎症,甚至溃烂、出血。在压迫或损坏的子宫内膜,血小板等其他止血机制也可能受到损害,进一步导致经期延长和大量出血。远离子宫内膜的多发的大肌瘤使患者宫腔表面积严重扩大,导致月经过多。

对有些妇女,内科治疗可以降低由子宫肌瘤导致的异常出血。黏膜下肌瘤的妇女使用口服避孕药可减少月经量和持续时间。非甾体抗炎药和促性腺激素释放激素激动剂对控制出血也有益处。

对造成异常出血的子宫肌瘤的手术治疗必须考虑到个性化、肌瘤大小、数量及位置、相对风险、手术利益和不同手术方案,以及年龄和生育要求。一般来说,对于单个黏膜下小肌瘤,不论年龄和生育要求宫腔镜下肌瘤切除术是合适的选择。对于多个黏膜下大肌瘤,宫腔镜下黏膜下肌瘤手术需要更多的技术和更大的风险,这些更适于有生育要求的妇女。位置较深的黏膜下子宫肌瘤根据手术技巧和生育要求选择宫腔镜下子宫肌瘤切除术、腹式子宫肌瘤切除术或子宫切除术。对于经验丰富的医师,腹腔镜子宫肌瘤切除术为未生育妇女提供了更多选择。对于多个子宫大肌瘤,没有生育要求的妇女首选的治疗是子宫切除术。

3.子宫内膜息肉

子宫内膜息肉是因慢性炎症和表面侵蚀等造成血管脆性增加的异常出血,较大的有蒂息肉在其顶部毛细血管缺血坏死,阻止血栓形成。阴道超声或子宫声学造影可发现息肉,宫腔镜手术是一种简单高效治疗方法。

4.子宫内膜异位症

子宫内膜异位症是非子宫肌瘤而因月经过多行子宫切除最常见的病因。超声见到子宫肌层出现特异性回声可帮助诊断。磁共振成像也可用于鉴别子宫腺肌病和子宫肌瘤,主要表现局部厚度增加大于12 mm或与肌层厚度比小于40%,为最有价值的诊断标准,但是性能价格比是否合适还是需要考虑。带孕酮宫内避孕器是一种有效的治疗方法。在80%的患者子宫腺肌病和子宫肌瘤是同时发生的,增生的肌层多在子宫内膜异位灶附近,发生的机制可能类似于肌瘤。

5.出血性疾病

许多研究已提示月经过多与遗传的凝血功能障碍有关。当出现不能解释的月经过多时需要查凝血功能。血管性血友病是最常见的女性遗传性出血的疾病。血管性血友病在血液循环中缺少凝血因子Ⅷ,以致在血管损伤部位的血小板黏附蛋白和血栓形成减少。这种疾病有几个亚型,出血倾向在个人和家庭之间有很大的差异。

四、治疗原则

(一)无排卵性功血

1.支持治疗

对长期出血造成贫血的患者,要适当补充铁剂和其他造血营养成分;对急性大出血的患者,要及时扩容,补充血液成分,防止休克发生;对已经发生休克者,在争分夺秒止血的同时,应积极抗休克治疗,防止重要器官的衰竭;对长期出血的患者,要适当给予预防感染的治疗。去氨加压素是一种精氨酸加压素合成类似物,可用于治疗子宫异常出血的凝血功能障碍,特别是血管性血友病患者。该药物可静脉注射和可作为高度集中的鼻腔喷雾剂(1.5 mg/mL)使用。鼻腔喷雾制剂一般建议血友病的预防性治疗。

2.止血

(1)刮宫:适用于绝经前和育龄期出血的患者,可以同时进行子宫内膜的病理诊断;如果青春期功血在充分的药物治疗无效和生命体征受到威胁时,也可在麻醉下进行刮宫;雌激素低下的患者在刮宫后可能出现淋漓不净的子宫出血,需补充雌激素治疗。

(2)甾体激素,包括雌激素、孕激素、雄激素等。

1)雌激素:适用于内源性雌激素不足的患者,过去常用于青春期功血,现已较少用。①苯甲酸雌二醇2 mg,每6小时1次,肌内注射,共3~4天血止;之后每3天减量1/3,直至维持量2 mg,每天1次,总时间22~28天。②结合雌激素1.25~2.5 mg,每6小时1次,血止后每3天减量1/3,直至维持量每天1.25 mg,共22~28天。③雌二醇1~2 mg,每6小时1次,血止后每3天减量1/3,直至维持量每天1 mg,共22~28天。

2)孕激素:适用于有一定内源性雌激素水平的无排卵性功血患者。炔诺酮2.5 mg,每6小时1次,3~4天血止后;以后每3天减量1/3,直至维持量2.5 mg,每天2次,总时间22~28天。含左炔诺孕酮(LNG)释放性宫内节育器(曼月乐)是批准在美国使用的孕激素释放性宫内节育器,使用年限是10年。近年来,在国际上因为性能价格比优越被广泛使用。由于孕酮可使子宫内膜转化,可使月经量减少75%。与非甾体抗炎药或抗纤溶药物相比,宫内节育器更有效。手术可以更显著地减少出血量,但闭经发生率高,这两种治疗方案在临床的满意度最高。

3)雌孕激素联合止血:是最常用和推荐的方法。①在孕激素止血的基础上,加用结合雌激素0.625~1.25 mg,每天1次,共22~28天。②在雌激素止血的基础上,于治疗第2天起每天加用甲羟孕酮10 mg左右,共22~28天。③短效避孕药2~4片,每天1次,共22~28天。无论有无器质性病变,口服避孕药明显减少月经量。在不明原因的月经过多者,预计将减少约40%的出血量。

4)雄激素:适用于绝经前功血。甲睾酮25 mg,每天3次。每月总量不超过300 mg。

(3)其他药物:①非甾体抗炎药,抗前列腺素制剂氟芬那酸200 mg,每天3次;在月经周期的人类子宫内膜中PGE_2和$PGF_{2\alpha}$逐渐增加,月经期含量最高。非甾体抗炎药可以抑制PG的形成,减少月经失血量;甾体抗炎药也可改变血栓素A_2(血管收缩剂和血小板聚集促进剂)和前列环素(PGI_2)(血管扩张剂和血小板聚集抑制剂)的水平。一般情况下,甾体抗炎药减少了约20%的失血量。非甾体抗炎药可被视为无排卵性和功能性子宫大量出血的一线治疗方案。不良反应很少,通常开始出血时使用并持续3天。在正常月经中,甾体抗炎药可改善痛经症状。②一般止血药,如纤溶药物氨甲苯酸、卡巴克洛等。③促性腺激素释放激素激动剂(GnRH-α)可以短期止血,经常作为异常出血术前辅助治疗。月经过多伴严重贫血者术前使用GnRH-α暂时控制出血,可使血红蛋白恢复正常,减少手术输血的可能性。GnRH-α治疗也往往减少子宫肌瘤和子宫的体积。在因为大肌瘤的子宫切除术前使用可以缩小子宫便于经阴道手术,并减少手术难度。GnRH-α可以减少在器官移植后免疫抑制药物降低性激素造成的毒性作用。然而,由于价格昂贵和低雌激素不良反应,使其不能作为长期治疗方案。

3.调整周期

止血治疗后调整周期的治疗是提高治愈效果的关键。止血周期撤药性出血后即开始周期治疗,共连续4~6个周期。对无生育要求的患者,可以长期周期性用药。

(1)对子宫内膜增生过长的患者,可给甲羟孕酮 10 mg,每天 1 次,共 22～28 天。

(2)对高雄激素血症,长期无排卵的患者,可给半量或全量短效避孕药周期用药。

(3)对雌激素水平较低的患者,可给雌孕激素序贯治疗调整周期,结合雌激素 0.625 mg,或雌二醇 2 mg 于周期第 5 天起,每天 1 次,共 22～28 天,于用药第 12～15 天起,加用甲羟孕酮 8～10 mg,每天 1 次共 10 天,两药同时停药。

4.诱导排卵

对要求生育的患者,在调整周期后,进行诱导排卵治疗。

(1)氯米芬:50～100 mg,于周期第 3～5 天起,每天 1 次共 5 天;B 超监测卵泡生长。

(2)促性腺激素(HMG 或 FSH):于周期第 3 天起,每天 0.5～2 支(每支 75 U),直至卵泡生长成熟;也可和氯米芬合用,于周期第 5～10 天,氯米芬 50 mg,每天 1 次,于周期第 2～3 天开始,每天或隔天 1 次肌内注射 HMG 或 FSH 75 U,直至卵泡成熟。

(3)人绒毛膜促性腺激素(HCG):于卵泡生长成熟后,肌内注射 HCG 5 000 U,模拟内源性 LH 峰值促进卵母细胞的成熟分裂,发生排卵。

(4)促性腺激素释放激素(LHRH):对下丘脑性功能失调的患者,可给 LHRH 泵式脉冲样静脉注射 25～50 μg,每 90～120 分钟的频率,促使垂体分泌 FSH 和 LH 刺激卵巢排卵。

5.手术治疗

对药物治疗无效,并且已经没有生育要求的患者,可以行手术治疗。

(1)子宫内膜去除术:现有的子宫内膜去除术包括热球法、微波法、电切法、热疗法、滚球法等。可以有效地破坏子宫内膜的基底层结构,起到止血的目的。这些操作大多在宫腔镜下进行,需要有经验的医师进行很细致的手术,防止子宫穿孔。热球法较为方便安全,但是内膜有可能残留,造成出血淋漓不净,也有个别手术后怀孕的病例。

(2)子宫血管选择性栓塞术:在大出血的急诊情况下,或黏膜下和肌壁间肌瘤,或子宫肌腺症患者,可以在 X 线下进行放射介入的选择性子宫血管栓塞术。能够紧急止血,并减少日后的出血量。有报道术后的患者似乎仍然可能妊娠。

(3)子宫切除术:对合并子宫器质性病变、不能或不愿行子宫内膜去除术的患者,可行子宫次全或全切术。

(4)子宫内膜消融术:是另一种日益流行的治疗月经过多的方法,尤其是药物治疗失败、效果不佳或耐受性的。有多种子宫内膜射频消融的方法,宫腔镜下 Nd：YAG(钕：yttrIUm-铝-garnet)激光气液化治疗现已超过 20 年的历史;虽然许多患者消融治疗后还需要后续治疗,使治疗费用升高,但获得的满意率高近期有一些新的不需要宫腔镜的子宫内膜消融技术,与传统的宫腔镜相比,在技术上更容易掌握,需要更短的时间。新设备和新技术仍在发展和完善中。

接受子宫内膜消融术后,80％的患者减少了出血量,闭经占 25％,痛经减少了 70％,75％对手术满意,80％的不需要在 5 年之内行后续治疗。有证据显示,子宫内膜消融术后可能发生子宫内膜癌,往往能在宫腔残余部分的孤立的子宫内膜发展成腺癌,因为没有出血不易被发现。因此应充分强调术前评估的重要性,其中包括子宫内膜活检,消融的规范和患者的选择。不建议在子宫内膜癌高风险的患者使用子宫内膜消融术。

(二)有排卵型功血

针对患者的不同病因,采用个体化的治疗方案。

1.黄体功能不足

主要是促排卵治疗以促进黄体功能,通常采用氯米芬方案刺激卵泡生长,并辅以黄体酮 20 mg或口服孕激素,或3天一次肌内注射 HCG 2 000 U,每3天1次肌内注射的健黄体治疗。

2.子宫内膜不规则脱落

于排卵后开始,黄体酮 20 mg 每天肌内注射,或甲羟孕酮 10 mg 每天1次口服,共 10～14 天,促使黄体及时萎缩。

3.排卵期出血

雌孕激素序贯疗法可以改善症状,一般需要连续治疗 4～6 个月。

4.月经过多

在不需要生育的情况下可以使用口服短效避孕药,或进行子宫内膜去除术,减少月经量。

(三)疗效评估

治愈标准:①恢复自发的有排卵的规则月经者。②月经周期长于 21 天,经量少于 80 mL,经期短于7天者。

(四)治疗原则

考虑到异常月经出血是最常见的就诊原因,所有医师都必须在治疗前有能力给出充分的合乎逻辑的评估和处理问题的方法。

(1)某一个月经周期突然的异常出血,最常见的原因是偶然的妊娠及其并发症。

(2)无排卵性子宫出血通常是不规则的,不可预测的,月经量不定,时间长短和性质不定,最常见于青少年和老年妇女、肥胖妇女,有多囊卵巢综合征的妇女。

(3)规则的、逐渐加重的或长时间的出血往往是子宫结构异常的原因,而不是因为无排卵。

(4)从月经初潮开始就出现、创伤或手术时失血过多,月经过多未见其他原因,往往警惕出血性疾病的可能性。一般常发生在自月经初潮以来月经过多的青少年和不明原因重度或长期月经过多的妇女,检查凝血试验即可明确诊断。

(5)当临床病史和检查显示无排卵性出血时,可行经验性治疗,不需要额外的实验室或影像学检查。但怀孕测试和全血细胞计数是合理的和必需的。

(6)当不确定是否为无排卵性出血时,测定血清孕酮的水平帮助诊断。TSH 检查可以排除无排卵患者的甲状腺疾病。

(7)无论年龄如何,长期暴露于雌激素的患者在治疗前需行子宫内膜活检,除非子宫内膜很薄(<5 mm)时。子宫内膜异常增厚(>12 mm),无论如何都应该行子宫内膜活检。

(8)当病史(出血周期、持续时间,新发的月经间期出血)、实验室检查(血清孕酮大于 3 ng/mL)、或子宫内膜活检(分泌期)均显示有排卵时,经验性治疗失败,需行子宫声学造影与超声显像检查,以发现子宫异常大小或轮廓。

(9)宫腔声学造影及子宫内膜活检组合是一个高灵敏度的、预测子宫内膜癌和子宫结构异常的指标。

(10)孕激素治疗对于异常出血的无排卵妇女是合适的,但没有避孕目的,此时雌孕激素避孕药是更好的选择。

(11)对长期大量无排卵性出血的患者,通常最佳治疗是口服避孕药,必要时增加起始剂量(一次一片,2 次/天,持续 5～7 天),然后逐渐变成标准避孕药的剂量。治疗失败时需进一步的评估。

（12）当子宫内膜脱落不全或萎缩不全时雌激素是最好的治疗药物。临床上雌激素治疗对象包括组织活检数量极少、长期接受孕激素治疗和子宫内膜较薄的妇女。治疗失败时需进一步的评估。

（13）当需立即止血的或来不及使用止血药物的患者需要行诊刮术时，宫腔镜检查下诊刮更有助于协助诊断。

（14）长期无排卵妇女，因为无孕激素作用会导致子宫内膜增生，往往没有细胞学异型性改变。除了少数例外，可使用周期孕激素疗法或雌孕激素避孕药。

（15）有细胞学异型性的子宫内膜增生是一种癌前病变，除了有生育要求的妇女，最佳治疗方案是手术。非典型子宫内膜增生需要高剂量孕激素治疗，需定期行子宫内膜活检和长期的密切随访。

（16）子宫肌瘤是常见病，如没有排除其他明显原因的阴道异常出血，特别当肌瘤不凸进子宫腔。宫腔声学造影明确界定肌瘤的位置，帮助区分无害的肌瘤。

（17）类固醇消炎药、雌激素、孕激素避孕药，以及宫内节育器，可有效地治疗子宫腺肌症、宫腔扩张与多个肌壁间肌瘤和其他不明原因的月经过多。

（18）宫腔镜下子宫内膜消融，在异常子宫出血患者中替代治疗时，尤其是药物治疗被拒绝、失败或效果不佳，不能耐受药物时采用。

功血，特别是长期的无排卵性功血，不仅有出血、不孕的近期问题，长期单一的内源性雌激素的刺激会带来子宫内膜癌、冠心病、糖尿病、高脂血症等一系列远期并发症，造成致命的健康损害。适当合理的药物治疗可以改善和治愈部分患者的功血，但对有些患者的治疗周期可能会较长。一般坚持周期性的治疗可以较好地改善出血，保护子宫内膜，甚至妊娠，但药物治疗也有一定的不良反应；对顽固不愈的患者，或合并有其他疾病的患者，可以选择手术治疗。

功血是妇科一种常见的疾病，是一种内分泌系统的功能紊乱。它的临床类型和发病原因非常复杂，在诊断和治疗功血的问题时，一定要非常清楚地理解月经生理和雌孕激素的治疗原理和机制，治疗一定要针对病因，并且采用个体化的方案，才能得到较为有效和合理的治疗。

（刘清霞）

第五节　多囊卵巢综合征

多囊卵巢综合征（PCOS）是青春期少女和育龄期妇女最常见的妇科内分泌疾病之一，据估计其在育龄期妇女中的发生率为 5%～10%。1935 年，Stein 和 Leventhal 首次描述了多囊卵巢综合征，因此它又被称为 Stein-Leventhal 综合征。PCOS 在临床上主要表现为功能性高雄激素血症和不排卵，近年来发现继发于胰岛素抵抗的高胰岛素血症也是它的特征性表现之一。

1970 年以来，已对 PCOS 做了大量的研究工作，可是其发病机制迄今仍不清楚。20 世纪 70 年代发现许多 PCOS 患者的血清 LH/FSH 比值偏高，因此当时认为促性腺激素分泌紊乱是 PCOS 发病的主要原因。从 20 世纪 80～90 年代迄今对 PCOS 发病机制的研究主要集中在雄激素分泌过多和胰岛素抵抗方面。目前认为 PCOS 的发病机制非常复杂，H-P-O 轴紊乱、胰岛素抵抗、肾上腺皮质功能异常，一些生长因子和遗传因素都牵涉其中。

PCOS不但影响生殖健康,而且还引起糖尿病、高血压、子宫内膜癌等远期并发症,对健康的危害很大。但是由于PCOS的发病机制尚不清楚,因此现在的治疗往往都达不到根治的目的。

一、病理生理机制

关于PCOS发病的病理生理机制,人们做了许多研究,提出了一些假说,如促性腺激素分泌失调、性激素分泌失调、胰岛素抵抗和遗传因素等。近年又发现,脂肪细胞分泌的一些激素也可能与PCOS的发生有关。

(一)促性腺激素分泌失调和性激素分泌失调

卵巢合成雄激素受促性腺激素调节,LH刺激卵泡膜细胞分泌雄激素。20世纪70年代发现PCOS患者体内的LH水平异常升高,FSH水平相对偏低,当时认为PCOS患者体内过多的雄激素是促性腺激素分泌紊乱的结果。

PCOS患者体内过多的雄激素在周围组织的芳香化酶作用下转化成雌酮。与排卵正常的妇女相比,PCOS患者体内的雌酮/雌二醇比值偏高。雌激素对促性腺激素的分泌有反馈调节作用,过去认为雌酮/雌二醇的比值不同,反馈作用也有差异。当雌酮/雌二醇比值偏高时可引起LH分泌增加,从而加重PCOS的促性腺激素分泌紊乱。

过去认为在PCOS患者体内,促性腺激素分泌失调和性激素分泌失调相互影响形成恶性循环是PCOS发病的关键,因此当时把LH/FSH比值作为PCOS的诊断标准之一。目前认为,促性腺激素分泌失调和性激素分泌失调很可能只是PCOS的临床表现,因此新的PCOS诊断标准没有考虑LH/FSH比值。

(二)胰岛素抵抗

胰岛素抵抗指机体对胰岛素不敏感,在正常人群中的发生率为10%～25%,在PCOS妇女中的发生率为50%以上。在胰岛素抵抗时,机体为代偿糖代谢紊乱会分泌大量的胰岛素,从而导致高胰岛素血症。PCOS患者往往同时存在高胰岛素血症和高雄激素血症,目前认为高胰岛素血症与高雄激素血症之间存在因果关系。

1.在PCOS中高胰岛素血症引起高雄激素血症

由于人们观察到有胰岛素抵抗和高胰岛素血症的妇女常常有男性化表现,因此考虑胰岛素可能影响雄激素代谢。Taylor第1次提出有胰岛素抵抗的PCOS者体内过多的睾酮是高胰岛素血症直接作用于卵巢的结果。以后又有许多临床观察结果支持这一假说,部分或全部切除卵巢或用长效GnRH-A抑制卵巢雄激素合成后,胰岛素抵抗依然存在,高胰岛素血症没有得到改善。黑棘皮症患者在青春期就存在胰岛素抵抗和高胰岛素血症,可是在若干年后才能观察到血雄激素水平升高。因此,如果说高胰岛素血症与高雄激素血症之间存在因果关系,很可能是高胰岛素血症引起高雄激素血症。

近年来,许多试验证实胰岛素对血雄激素水平具有一定的调节作用。这些试验一般采用高胰岛素——正常血糖钳夹技术或口服葡萄糖方法,使胰岛素水平在短期内迅速提高,结果发现无论是胰岛素水平正常的妇女还是高胰岛素血症患者的血雄激素水平都有不同程度的升高。研究者也发现高胰岛素血症患者体内的雄激素水平明显高于胰岛素水平正常的妇女,尽管她们体内的LH水平及LH/FSH差别无统计学意义,这提示胰岛素能刺激卵巢合成更多的睾酮,胰岛素水平升高可能会引起高雄激素血症。为研究慢性高胰岛素血症对雄激素合成的影响,一些试验用二甲双胍改善胰岛素抵抗降低胰岛素水平,结果发现睾酮水平也相应降低。口服二甲双胍并不影响血 LH 的脉冲频率和振幅、LH/FSH 值、LH 对 LHRH 的反应和体内性类固醇激素合成。这些研究的结果从反面进一步证实，胰岛素能增加卵巢雄激素的合成。

2.高胰岛素血症引起高雄激素血症的机制

胰岛素增强细胞色素 P450c17α 的活性，从而刺激卵巢雄激素的合成。细胞色素 P450c17α 是一种双功能酶，同时有 17α-羟化酶和 17,20 裂解酶活性，是性类固醇激素合成的关键酶。在许多 PCOS 者的卵巢内，细胞色素 P450c17α 的活性显著增强。二甲双胍能抑制肝糖原的合成，提高周围组织对胰岛素的敏感性，从而减少胰岛素的分泌，降低胰岛素水平。伴有高胰岛素血症的 PCOS 者口服二甲双胍 4～8 周后，血胰岛素水平降低，细胞色素 P450c17α 的活性也显著降低，睾酮的合成也受到抑制。用控制饮食的方法改善肥胖型 PCOS 者的胰岛素抵抗做类似实验得到同样的结果。这表明 PCOS 者卵巢中细胞色素 P450c17α 活性增强可能是高胰岛素直接刺激的结果。

高胰岛素增强胰岛素样生长因子-1(IGF-1)的生物活性。IGF-1 是一种能促进合成代谢的多肽，其结构类似于胰岛素。IGF-1 的作用是由 IGF-1 受体介导的，该受体在结构和功能上类似于胰岛素受体，与胰岛素也有一定的亲和力。另外体内还存在胰岛素和 IGF-1 的杂交受体，其两条链中一条来自于胰岛素受体，另一条来自于 IGF-1 受体，同胰岛素和 IGF-1 均有较高的亲和力。体内大多数 IGF-1 与 IGF 结合球蛋白(IGFBP)结合，只有少部分是游离的，具有生物活性。体内共有 6 种 IGFBP，其中 IGFBP-1 是由肝脏合成的，在调节 IGF-1 活性方面最重要。

IGF-1 能直接刺激卵泡膜细胞合成雄激素，也能协同 LH 的促雄激素合成作用。许多研究证明胰岛素能通过影响 IGF-1 系统促进卵巢雄激素的生物合成，这可能是高胰岛素诱发高雄激素的机制之一。体内升高的胰岛素则竞争性地结合于 IGF-1 受体或杂交受体，发挥类似 IGF-1 的生物学效应，从而促进卵巢雄激素的合成。

更多的研究表明胰岛素主要通过影响 IGFBP-1 的合成来促进卵巢雄激素的合成，胰岛素能抑制肝脏 IGFBP-1 的合成，提高卵巢组织 IGF-1 的生物活性，促进雄激素的合成。PCOS 者血胰岛素水平升高时，血 IGFBP-1 浓度明显降低。PCOS 者胰岛素抵抗得到改善，胰岛素水平降低后，血 IGFBP-1 会相应升高。

LH 主要作用于已分化的卵泡膜细胞，促进其合成雄激素。LH 是促进雄激素合成的最重要的因子，它能增强细胞色素 P450c17α 的活性，促进雄激素的生物合成。体外实验发现胰岛素能协同 LH 促进卵巢雄激素的合成，这可能是高胰岛素血症引起高雄激素血症的又一机制。另外有学者认为胰岛素可能在垂体水平调节 LH 的分泌，从而增强卵巢雄激素的合成。

近年来的研究还表明，高胰岛素对雄激素代谢的调控不仅与直接参与卵巢雄激素的合成有关，而且还可能与影响性激素结合球蛋白(SHBG)合成有关。SHBG 是由肝脏合成的，与睾酮有很高的亲和力，而与其他性类固醇激素的亲和力则较低。体内大多数睾酮都与 SHBG 结合，只有小部分是游离的。被组织直接利用的只是游离的睾酮，而不是与 SHBG 结合的部分。因此，SHBG 能调节雄激素的生物利用度。

胰岛素能抑制肝细胞 SHBG 的生物合成，SHBG 降低能增加游离睾酮浓度，诱发高雄激素血症。青春期性成熟过程中常伴有胰岛素抵抗和高胰岛素血症，此时女孩体内 SHBG 水平偏低。生育年龄妇女中也发现血胰岛素水平与 SHBG 水平呈负相关，高胰岛素血症患者的血 SHBG 水平显著低于胰岛素正常的正常妇女。当高胰岛素血症患者的胰岛素抵抗改善后，胰岛素水平下降，SHBG 水平也明显升高。在离体培养的肝细胞中发现，胰岛素能直接抑制 SHBG

的生物合成。

高胰岛素血症引起高雄激素血症的机制非常复杂，一些脂肪细胞分泌的激素或因子也可能参与其中，如瘦素、脂联素和抵抗素等。

(三)肾上腺皮质与 PCOS

肾上腺皮质是雄激素的又一重要来源，由于 95％以上的硫酸脱氢表雄酮(DHEAS)来自于肾上腺皮质，因此临床上把 DHEAS 水平作为衡量肾上腺皮质雄激素分泌的指标。研究发现一半以上的 PCOS 患者伴有 DHEAS 的分泌增加，这提示肾上腺皮质可能在 PCOS 的发病机制中发挥一定的作用。

有学者认为肾上腺皮质功能早现与 PCOS 的发生有关。作为第二性征的阴毛和腋毛是肾上腺皮质分泌的雄激素作用的结果，正常女孩在 8 岁以后，肾上腺皮质分泌的雄激素开始增加，临床上主要表现为血脱氢表雄酮和硫酸脱氢表雄酮水平升高及阴毛出现，这被称为肾上腺皮质功能初现。另外，青春期阴毛的出现称为阴毛初现。8 岁以前发生肾上腺皮质功能启动称为肾上腺皮质功能早现，许多研究发现肾上腺功能早现在 PCOS 的发病机制中可能扮演一定的角色。

(四)遗传因素

PCOS 具有家族集聚性。与普通人群相比，多囊卵巢(PCO)患者的姐妹更容易发生月经紊乱、高雄激素血症和多囊卵巢；PCOS 患者的姐妹发生 PCOS 的概率是普通人群的 4 倍左右；早秃是男性雄激素过多的临床表现，PCOS 患者的一级男性亲属有较高的早秃发病风险。目前许多学者认为遗传因素在 PCOS 的发病机制中起重要作用，但是 PCOS 的高度异质性却提示PCOS 的遗传模式可能非常复杂。

目前，国、内外学者对 PCOS 的相关基因做了大量研究，其中包括类固醇激素代谢相关基因、糖代谢和能量平衡基因、与下丘脑和垂体激素活动有关的基因等。目前，对调节类固醇激素合成和代谢的酶的基因研究较多。文献表明 PCOS 患者的 CYP11A、CYP17、CYP11B2、SHBG、雄激素受体、GnRH、LH、ISNR、IGF 和瘦素的基因都可以发生表达水平或单核苷酸多态性变化。虽然已对 PCOS 的遗传学做了很多研究，可是迄今仍未发现能导致 PCOS 的特异基因。目前发现的与 PCOS 有关的基因，只是对 PCOS 临床表现的严重程度有所修饰，而对 PCOS 的发生没有决定作用。疾病基因连锁分析和关联分析均不能证明这些基因与 PCOS 存在特异的遗传学关系。

随着遗传学的发展，人们发现人类疾病有半数原因与基因遗传有关，另一半则取决于基因组外遗传变化，这种基因组外遗传变化不改变遗传信息，但可导致细胞遗传性质发生变化，这就是表观遗传学。表观遗传调控可以影响基因转录活性而不涉及 DNA 序列改变，其分子基础是 DNA 甲基化及染色质的化学修饰和物理重塑。大量的临床和基础研究结果表明环境因素在疾病发生、发展中有巨大的影响，而表观遗传调控在遗传因素和环境因素的互动关系中起着桥梁的作用。

PCOS 除了有高雄激素血症、排卵障碍和多囊卵巢以外，还常伴有胰岛素、血糖和血脂的变化，因此近年来人们认为 PCOS 也是一种代谢性疾病。饮食结构、生活方式可以影响 PCOS 的发生，控制饮食、增加锻炼、降低体重等措施能明显改善 PCOS 的症状，这提示 PCOS 的发生、发展与环境因素有密切关系。由于一直没找到导致 PCOS 的特异基因，因此推测，PCOS 的发生可能是 PCOS 易感基因与环境因素共同作用的结果。也就是说，在环境因素的影响下，人体启动了表观遗传调控，PCOS 易感患者的相关基因表达发生了变化，从而导致了 PCOS 的发生。虽然目前关于其他代谢性疾病与表观遗传学关系的研究已经有了大量的报道，可是关于 PCOS 与表观遗传学变化关系的研究国内外却鲜有报道。

二、临床表现

PCOS 临床表现呈高度异质性,有月经稀发或闭经、多毛、痤疮、肥胖、黑棘皮症、多囊卵巢、不孕、LH/FSH升高、血睾酮水平升高、血清性激素结合球蛋白(SHBG)降低和空腹胰岛素水平升高等。

(一)症状

1.月经失调

月经失调是由排卵障碍引起的,多表现为月经稀发或闭经,少数可表现为月经频发或月经规则。

2.不孕

PCOS 是排卵障碍性不孕的主要病因,许多患者正是由于不孕才来就诊的。有统计表明,约 75％的 PCOS 患者有不孕。

(二)体征

1.肥胖

一半以上的 PCOS 患者有肥胖表现。体重指数[BMI,体重(kg)/身高^2(m^2)]是常用的衡量肥胖的指标。肥胖的标准为 BMI≥25。

腰臀围比(WHR)=腰围/臀围,WHR 的大小与腹部脂肪的量呈正相关。根据 WHR 可以把肥胖分为两类:WHR≥0.85 时称为男性肥胖、腹部型肥胖、上身肥胖或中心型肥胖;WHR<0.85 时称为女性肥胖、臀股肥胖、下身肥胖或外周型肥胖。PCOS 多与男性肥胖有关。

2.多毛、雄激素性脱发和痤疮

多毛、雄激素性脱发和痤疮是由高雄激素血症引起的。多毛是指性毛过多,妇女的性毛主要分布于上唇、下唇、腋下、胸中线、腹中线和外阴,雄激素水平过高时这些部位的毫毛就会变成恒毛,临床上表现为多毛(图 6-1)。四肢和躯干的毛发生长受雄激素的影响较少,它们主要与体质和遗传有关,这些部位的毛发增多不一定与高雄激素血症有关。约 2/3 的 PCOS 患者有多毛。

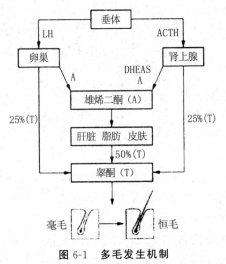

图 6-1　多毛发生机制

临床上多用 Ferriman-Gallway 半定量评分法(即 FG 评分)来评判多毛的严重程度

（图 6-2）。Ferriman 和 Gallway 把对雄激素敏感的毛发分为 9 个区，根据性毛生长情况，分别评 0～4 分。对每个区进行评分，最后把 9 个区的评分相加作为总评分。如果总评分＞7 分，则诊断为多毛。

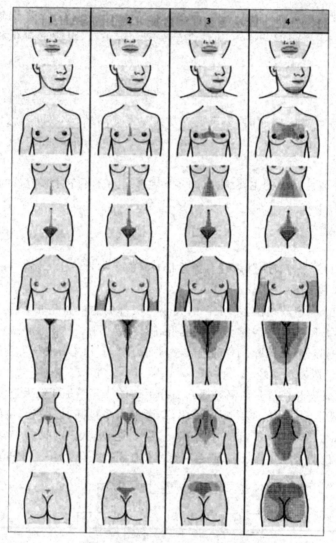

图 6-2　Ferriman-Gallway 评分

雄激素性脱发为进行性头发密度减少，男女均可发生，但女性症状较轻。临床上表现为头顶部毛发变得稀疏，其病理特点是生长期毛囊与休止期毛囊比例下降，毛囊逐渐缩小，毛囊密度减少。

痤疮主要分布于面部，部分患者的背部和胸部也可有较多的痤疮。痤疮是高雄激素血症的一个重要体征，不少患者因面部痤疮过多而就诊。

3.黑棘皮症

继发于胰岛素抵抗的高胰岛素血症患者常有黑棘皮症。黑棘皮症是一种较常见的皮肤病变，受累部位皮肤增厚成乳头瘤样斑块，外观像天鹅绒；病变皮肤常伴有色素沉着，呈灰褐色至黑色，故称为黑棘皮症。黑棘皮症多发生于皮肤皱褶处，如腋、颈部和项部、腹股沟、肛门生殖器等部位,且呈对称性分布。黑棘皮症评分标准如下。

0:无黑棘皮症。

1+:颈部和腋窝有细小的疣状斑块,伴有或不伴有受累皮肤色素沉着。

2+:颈部和腋窝有粗糙的疣状斑块,伴有或不伴有受累皮肤色素沉着。

3+:颈部、腋窝及躯干有粗糙的疣状斑块,伴有或不伴有受累皮肤色素沉着。

4.妇科检查

可发现阴毛呈男性分布,有时阴毛可延伸至肛周和腹股沟外侧;阴道、子宫、卵巢和输卵管无异常。

(三)辅助检查

1.内分泌检查

测定血清促卵泡素(FSH)、黄体生成素(LH)、泌乳素(PRL)、睾酮、硫酸脱氢表雄酮(DHE-AS)、性激素结合球蛋白(SHBG)、雌二醇、雌酮和空腹胰岛素。有月经者在月经周期的第 $3\sim5$ 天抽血检测,闭经者随时抽血检测。

PCOS 患者的 FSH 在正常卵泡早期水平范围,为 $3\sim10$ IU/L。约 60% 的患者的 LH 水平较正常妇女高,LH/FSH>2.5,如 LH/FSH≥3,有助于诊断。多数患者的 PRL 水平在正常范围(<25 ng/mL),少部分患者的 PRL 水平可轻度升高(40 ng/mL)。

妇女体内的睾酮水平往往升高,如伴有肾上腺皮质分泌雄激素过多时,DHEAS 水平也可升高。一般来说,大多数 PCOS 患者体内的睾酮水平偏高(>0.55 ng/mL),一半患者体内的 DHE-AS 水平偏高。妇女体内的大多数睾酮是与 SHBG 结合的,只有少部分是游离的。当 SHBG 水平降低时,游离睾酮会增加,此时即使总睾酮在正常范围,也可有多毛和痤疮等表现。PCOS 患者的 SHBG 水平往往较低。

PCOS 患者的雌二醇水平往往低于雌酮水平,这是过多的雄激素在周围组织中转化成雌酮的缘故。

有胰岛素抵抗的患者空腹胰岛素水平升高,大于 20 mU/L。

2.超声检查

已常规用于 PCOS 的诊断和随访,PCOS 患者在做超声检查时常发现卵巢体积增大,皮质增厚,皮质内有多个直径为 $2\sim10$ mm 的小卵泡。

3.基础体温(BBT)

由于患者存在排卵障碍,因此 BBT 呈单相反应。

4.腹腔镜检查

腹腔镜下见卵巢体积增大,皮质增厚,皮质内有多个小卵泡。

(四)PCOS 临床表现的异质性

不同的 PCOS 患者,临床表现不完全相同。前面介绍的各种表现可以有多种组合,这些不同的组合均可以诊断为 PCOS(图 6-3)。

三、诊断标准

PCOS 是一个综合征,因此严格来说没有一个诊断标准能完全满足临床诊断要求。目前,临床上最为广泛接受的诊断标准是鹿特丹诊断标准。该标准是从 NIH 诊断标准发展而来的,其依据的基础是多年来的临床研究结果。鹿特丹诊断标准不可能是 PCOS 的最终诊断标准。随着对 PCOS 认识的深入,将来可能会在鹿特丹诊断标准的基础上修订出一个更好的诊断标准。由于国内缺乏大样本、多中心的 PCOS 临床流行病学资料,因此国内学者无法基于自己的资料建立一个适合中国人的诊断标准。目前国内多采用鹿特丹诊断标准(表 6-7)。

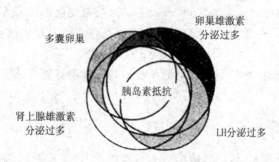

图 6-3　PCOS 临床表现的异质性过多

表 6-7　PCOS 鹿特丹诊断标准

3 项中符合 2 项
1.排卵稀发或无排卵
2.高雄激素血症的临床和/或生化证据
3.多囊卵巢
以及排除其他病因(先天性肾上腺皮质增生、分泌雄激素的肿瘤和库欣综合征)

(一)排卵障碍的诊断

多数患者有月经稀发或继发性闭经,故排卵障碍不难诊断。如患者月经正常,则需要测定基础体温或做卵泡监测来了解有无排卵。

(二)高雄激素血症的诊断标准

高雄激素血症的诊断标准见表 6-8。女性体内雄激素有 3 个来源:卵巢、肾上腺皮质和周围组织转化。人体内的雄激素有雄烯二酮、睾酮、双氢睾酮、DHEA 和 DHEAS 等,任何一种雄激素水平的异常升高都可引起高雄激素血症的临床表现。目前,临床上能常规测定的雄激素是睾酮,由于游离睾酮测定的技术要求高,因此国内包括上海市各医院只测定总睾酮。多数 PCOS 有总睾酮的升高,但总睾酮不升高并不意味着可除外高雄激素血症。

表 6-8　高雄激素血症的诊断标准

只要满足下述两项中的一项即可诊断为高雄激素血症
1.有高雄激素血症的生化证据:血睾酮升高或 DHEAS 升高或血 SHBG 下降
2.有高雄激素血症的临床证据:多毛或痤疮

多毛是指性毛异常增多,单纯的临床诊断不需要做 FG 评分。上唇、颏、胸部中线、乳头周围、下腹中线等部位出现毛发即可诊断,阴毛增多也可诊断。脱发也是高雄激素血症的临床表现,但临床上较少见。

痤疮出现也是高雄激素血症存在的标志,单纯的临床诊断不需要做 Rosenfield 评分。反复出现的痤疮是诊断高雄激素血症的有力证据。

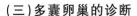

(三)多囊卵巢的诊断

多囊卵巢的诊断标准见表 6-9。由于卵巢体积也是多囊卵巢的诊断标准之一,因此在做超声检查时应同时测定卵巢的 3 个径线。该诊断标准不适用于正在口服避孕药的妇女,因为使用口服避孕药能改变正常妇女和 PCOS 妇女的卵巢形态。如果存在优势卵泡(>10 mm)或黄体的证据,需在下个周期再做超声检查和测定基础体温。

表 6-9　多囊卵巢的诊断标准

只要一侧卵巢满足下述两项中的一项即可诊断为多囊卵巢
1.每侧卵巢至少有 12 个直径为 2～9 mm 的卵泡
2.卵巢体积增大(>10 mL),用简化的公式 0.5×长(cm)×宽(cm)×厚度(cm)来计算卵巢的体积

(四)排除相关疾病

排除先天性肾上腺皮质增生、库欣综合征和分泌雄激素的肿瘤等临床表现相似的疾病,对诊断 PCOS 非常重要。当血睾酮水平≥1.5 ng/mL 时应除外分泌雄激素的肿瘤,患者有向心性肥胖、满月脸等体征时应除外库欣综合征。当环丙孕酮/炔雌醇对降低雄激素的疗效不明显时,应考虑排除 21-羟化酶缺陷引起的不典型肾上腺皮质增生症。

高雄激素血症患者常规除外甲状腺功能失调的意义有限,因为其在高雄激素血症患者中的发生率并不比正常生育年龄妇女中的发病率高。在评估高雄激素血症患者时应常规测定泌乳素,目的是排除高泌乳素血症。需要注意的是许多高雄激素血症患者的泌乳素水平可处于正常范围的上限或稍微超过正常范围。严重的胰岛素抵抗综合征(如高雄激素血症-胰岛素抵抗-黑棘皮综合征或 Hairan 综合征)不难诊断,因为这些患者往往有典型的黑棘皮症。

(五)胰岛素抵抗

胰岛素抵抗在 PCOS 妇女中,无论是肥胖的还是不肥胖的,都很常见(高达 50%)。但基于以下理由鹿特丹标准并未把胰岛素抵抗列为 PCOS 的诊断标准。

(1)PCOS 妇女中所报道的胰岛素抵抗的发生率,因所使用试验的敏感性和特异性的不同以及 PCOS 的异质性而不同。

(2)缺乏标准的全球性的胰岛素分析。

(3)目前尚没有在普通人群中探查胰岛素抵抗的临床试验。公认的评估胰岛素抵抗的最佳方法是正常血糖钳夹试验,但该方法操作复杂,患者依从性差,因此只适于小样本的科学研究,不适于临床应用。

国内、外许多学者都通过计算 OGTT 试验的胰岛素水平曲线下面积与血糖水平曲线下面积比值,来评估胰岛素抵抗状况,可是该方法无法给出判断胰岛素抵抗的参考值,因此不能用于胰岛素抵抗的诊断。目前,临床上常用的诊断胰岛素抵抗的指标有胰岛素敏感指数(ISI)和HOMA-IR,这两个指数都是根据空腹胰岛素水平和葡萄糖水平计算出来的。它们的优点是计算简便,患者依从性高;缺点是不能反映胰岛素水平的正常生理变化和 β 细胞的功能变化。目前使用的 ISI 和 HOMA-IR 的参考值不是来自大规模的多中心研究,因此其可靠程度令人质疑。

(4)目前缺少资料证明,胰岛素抵抗的指标可预测对治疗的反应,因此这些指标在诊断PCOS 及筛选治疗方面的作用尚不明确。2003 年,鹿特丹共识关于代谢紊乱筛选的总结如下:①对诊断PCOS来说没有一项胰岛素抵抗试验是必需的,它们也不需要选择治疗。②应该对肥胖型 PCOS 妇女做代谢综合征的筛选,包括用口服糖耐量试验筛选葡萄糖不耐受。③对不肥胖的 PCOS 妇女有必要做进一步的研究以确定这些试验的使用,尽管在胰岛素抵抗额外危险因素如糖尿病家族史存在时需要对这些试验加以考虑。

(六)鉴别诊断

1.多囊卵巢

虽然患者的卵巢皮质内见多个小卵泡,呈多囊改变,但患者的月经周期规则、有排卵,内分泌激素测定无异常发现。

2.库欣综合征

由于肾上腺皮质增生,肾上腺皮质分泌大量的皮质醇和雄激素。临床上表现为月经失调、向心性肥胖、紫纹和多毛等症状。内分泌激素测定:LH 在正常范围、皮质醇水平升高,小剂量的地塞米松试验无抑制作用。

3.迟发性 21-羟化酶缺陷症

临床表现与 PCOS 非常相似,诊断的依据是 17-羟孕酮的升高和有昼夜规律的 ACTH-皮质醇分泌。

4.卵巢雄激素肿瘤

患者体内的雄激素水平更高,睾酮多数>3 ng/mL,男性化体征也更显著。超声检查可协助诊断。

5.高泌乳素血症

患者虽有月经稀发或闭经,可是常伴有溢乳。内分泌激素测定除发现泌乳素水平升高外,余无特殊。

四、治疗

由于 PCOS 的具体发病机制尚不清楚,因此现在的治疗都达不到治愈的目的。PCOS 治疗的目的是解决患者的需求,减少远期并发症。

(一)一般治疗

对于肥胖的 PCOS 患者来说,控制体重是最重要的治疗手段之一。控制体重的关键是减少饮食和适当增加体育锻炼。一般来说不主张使用药物控制体重,除非患者极度肥胖。

1.控制饮食

节食是治疗肥胖最常见的方法,优点是短时间内就可使体重下降。如果每天膳食能量缺乏 5 021 kJ(1 200 kcal),10~20 周患者的体重就可以下降 15%。节食的缺点是不容易坚持,为了达到长期控制体重的目的,现在不主张过度节食。刚开始减肥时,每天膳食能量缺乏 2 092 kJ(500 kcal),坚持 6~12 个月体重可以下降 5~10 kg。每天膳食缺乏 418 kJ(100 kcal)时,可以保持体重不增加。

在节食的同时,还应注意食物结构。建议患者总的能量摄入不低于 5 021 kJ/d,其中 15%~30% 的能量来自脂肪,15% 的能量来自蛋白质,55%~60% 来自糖类。患者应不吃零食,少吃或不吃油炸食品和含油脂高的食品,多吃蔬菜和水果。喝牛奶时,应选择脱脂牛奶或脂肪含量少的牛奶。另外,每天的膳食还应保证提供足够的维生素和微量元素。

2.增加体力活动

体力活动可以消耗能量,因此对控制体重有帮助。为降低体重,患者每天应坚持中等强度的体育锻炼 60 分钟。如果做不到上述要求,那么适当增加体力活动也是有意义的。步行或骑自行车 1 小时,可以消耗能量 251～836 kJ(60～200 kcal)。

每天坚持体育锻炼对很多人来说不现实。但是,每天适当增加体力活动还是可行的。为此建议患者尽量避免长时间的久坐少动,每天坚持有目的的步行 30～60 分钟(有条件的可以做中等强度的体育锻炼),这对控制体重很有帮助。

体重减少 5%～10% 后,患者有可能恢复自发排卵。体重减轻对改善胰岛素抵抗和高雄激素血症也有益,临床上表现为空腹胰岛素、睾酮水平降低,SHBG 水平升高,黑棘皮症、多毛和痤疮症状得到改善。另外,控制体重对减少远期并发症,如糖尿病、心血管疾病、子宫内膜癌等也有帮助。

(二)治疗高雄激素血症

高雄激素血症是 PCOS 的主要临床表现。当患者有高雄激素血症,但无生育要求时,采用抗高雄激素血症疗法。有生育要求的患者,也应在雄激素水平恢复正常或下降后,再治疗不孕症。

1.螺内酯

该药原本用作利尿剂,后来发现它有抗雄激素的作用,所以又被用于治疗高雄激素血症。治疗方案:螺内酯20 mg,每天 3 次,口服,最大剂量每天可用至 200 mg,连续使用 3～6 个月。在治疗的早期患者可能有多尿表现,数天以后尿量会恢复正常。肾功能正常者一般不会发生水和电解质的代谢紊乱。如果患者有肾功能损害,应禁用或慎用该药。在使用螺内酯时,往往会出现少量、不规则出血。由于螺内酯没有调节月经的作用,因此如果患者仍然有月经稀发或闭经,须定期补充孕激素,以免发生子宫内膜增生症或子宫内膜癌。

2.复方口服避孕药

PCOS 的雄激素主要来自于卵巢,卵巢分泌雄激素的细胞主要是卵泡膜细胞。LH 能刺激卵泡膜细胞分泌雄激素,当 LH 水平降低时,卵泡膜细胞分泌的雄激素减少。复方口服避孕药能负反馈地抑制垂体分泌 LH,减少卵巢雄激素的分泌,因此可用于治疗多毛和痤疮。另外,复方口服避孕药还有调整月经周期的作用。

(1)复方甲地孕酮片:又称避孕片 2 号,每片含甲地孕酮 1 mg、炔雌醇 35 μg。治疗方案:从月经周期的第 3～5 天开始每天服用1片,连服 21 天后等待月经来潮。

(2)复方去氧孕烯片:为短效复方口服避孕药,每片复方去氧孕烯片含去氧孕烯 150 μg、炔雌醇30 μg。治疗方案:从月经周期的第 3～5 天开始每天服用 1 片,连服 21 天后等待月经来潮。

(3)环丙孕酮/炔雌醇:为短效复方口服避孕药,每片环丙孕酮/炔雌醇含环丙孕酮 2 mg、炔雌醇35 μg。由于环丙孕酮具有很强的抗雄激素活性,因此环丙孕酮/炔雌醇除了能通过抑制LH 的分泌来治疗高雄激素血症外,还能通过环丙孕酮直接对抗雄激素来治疗高雄激素血症。总的来讲,环丙孕酮/炔雌醇的疗效优于复方甲地孕酮片和复方去氧孕烯片。治疗方案:从月经周期的第 3～5 天开始每天服用1片,连服21 天后等待月经来潮。

3.地塞米松

地塞米松为人工合成的长效糖皮质激素制剂,它对下丘脑-垂体-肾上腺皮质轴有负反馈抑制作用,对肾上腺皮质雄激素的分泌有抑制作用。如果患者体内的 DHEAS 水平升高,提示肾上腺皮质来源的雄激素增多,可给予地塞米松治疗。一般情况下较少使用地塞米松,往往在氯米芬疗效欠佳且 DHEAS 升高时才使用地塞米松。方法:地塞米松 0.50～0.75 mg/d。一旦确诊怀孕,应立即停用地塞米松。为了避免肾上腺皮质功能受到抑制,地塞米松治疗时间一般不超过3个月。

4.非那雄胺

非那雄胺是20世纪90年代研制开发的新一类Ⅱ型5α-还原酶抑制剂,其结构与睾酮相似,临床上主要用于治疗前列腺疾病,近年也开始用于治疗女性高雄激素血症。非那雄胺每片5 mg,治疗前列腺增生时的剂量是5 mg/d,女性用药的剂量需要摸索。

5.氟他胺

氟他胺为非类固醇类雄激素受体拮抗剂。临床证据表明,其抗高雄激素血症的疗效不亚于螺内酯。用法:氟他胺每次250 mg,每天1～3次。抗雄激素治疗1～2个月痤疮体征就会得到改善,6～12个月多毛体征得到改善。在治疗高雄激素血症时,一般至少治疗6个月才停药。在高雄激素血症改善后,改用孕激素疗法。患者往往在停止抗高雄激素血症治疗一段时间后又复发,复发后可以再选用抗高雄激素疗法。有学者认为没有必要在高雄激素血症缓解后仍长期使用抗高雄激素疗法。

(三)治疗高胰岛素血症

1.控制体重

对肥胖患者来说,治疗高胰岛素血症首选控制体重。控制体重的关键是减少饮食和适当增加体育锻炼。

2.二甲双胍

二甲双胍能抑制肝糖原的合成,提高周围组织对胰岛素的敏感性,从而减少胰岛素的分泌。降低血胰岛素水平,是目前用于改善胰岛素抵抗最常见的药物。由于PCOS中胰岛素抵抗的发生率较高,因此从20世纪90年代以来二甲双胍越来越普遍地用于治疗PCOS。治疗方案:二甲双胍250～500 mg,每天3次,口服。部分患者服用后有恶心、呕吐、腹胀或腹泻不适,继续服药1～2周症状会减轻或消失,少部分患者会因无法耐受该药而终止治疗。

许多研究均报道二甲双胍能通过改善胰岛素抵抗来降低雄激素水平,促进排卵。因此,许多学者在联合使用二甲双胍和氯米酚治疗耐氯米酚的PCOS患者时取得了很好的疗效。可是,在对1966－2002年发表的有关文献分析后却发现,根据当时的资料无法确定二甲双胍治疗PCOS不孕症的疗效。二甲双胍也可用于无生育要求的育龄期PCOS患者,研究报道胰岛素抵抗和高雄激素血症可因此得到改善。无胰岛素抵抗的育龄期PCOS患者可否使用二甲双胍,尚有待进一步的研究。

青春期PCOS患者可否使用二甲双胍治疗,目前还存在很大的争议。理论上讲,二甲双胍能改善胰岛素抵抗,减少糖尿病和心血管疾病的发生率。可是糖尿病和心血管疾病多发生在40岁以后,青春期PCOS患者使用二甲双胍治疗20年(或以上)是否安全,根据目前的文献无法回答该问题。间断或短期使用二甲双胍与不使用二甲双胍有何区别一,目前也不清楚。

3.罗格列酮

该药为噻唑烷二酮类药物,其主要功能是改善胰岛素抵抗,因此被称为胰岛素增敏剂。用法:罗格列酮2～8 mg/d。其疗效优于二甲双胍。罗格列酮可能有肝毒性作用,因此在使用期间应严密随访肝功能。目前,在治疗胰岛素抵抗时往往首选二甲双胍,如果二甲双胍疗效欠佳,则加用罗格列酮。对重度胰岛素抵抗,开始时就可以联合使用二甲双胍和罗格列酮。

改善胰岛素抵抗时首选饮食控制和体育锻炼,当饮食控制和体育锻炼效果不佳时才加用二甲双胍和罗格列酮。在药物治疗时应继续坚持饮食控制和体育锻炼,一旦确诊患者怀孕应停用二甲双胍或罗格列酮。

一般来说,一旦选用二甲双胍治疗,至少使用 6 个月。一般在使用二甲双胍 6 个月后对患者进行评价,如果胰岛素抵抗得到改善,则停用二甲双胍。在停药随访期间,如果再次出现明显的胰岛素抵抗,则再选用二甲双胍治疗。

(四)建立规律的月经周期

如果多毛和痤疮不严重,且又无生育要求,可采用补充激素的方式让患者定期来月经,这样可以避免将来发生子宫内膜增生或子宫内膜癌。

1.孕激素疗法

每月使用孕激素 5～7 天,停药后 1～7 天可有月经来潮。例如,甲羟孕酮 8～12 mg,每天 1 次,连续服用 5～7 天。甲地孕酮 6～10 mg,每天 1 次,连续服用 5～7 天。该方案适用于体内有一定雌激素水平的患者(如子宫内膜厚度≥7 mm),停药后 1 周左右会有月经来潮。如果撤药性出血较多,可适当延长孕激素的使用天数。

孕激素疗法的优点是使用方便,患者容易接受。如果没有特殊情况,该方案可以长期使用。在采用孕激素治疗时,如果患者出现明显的高雄激素血症的临床表现,需要改用降雄激素治疗。如果患者有生育要求,可改用促排卵治疗。

2.雌、孕激素序贯治疗

每月使用雌激素 20～22 天,在使用雌激素的最后 5～7 天加用孕激素。例如,戊酸雌二醇 1～2 mg,每天 1 次,连续服用 21 天;从使用戊酸雌二醇的第 15 天开始加用甲羟孕酮 10 mg,每天 1 次,连续服用7 天。停药后 1～7 天有月经来潮。使用 3～6 个周期后可停药,观察患者下一周期有无月经自发来潮,如果有月经自发来潮可继续观察下去;如无月经自发来潮,则继续使用激素治疗。

由于许多 PCOS 患者体内的雌激素水平并不低,所以大多数情况下不需要采用此方案。如果患者体内雌激素水平偏低,单用孕激素治疗。患者的月经量偏少或无“月经”,可以选择该方案。

3.雌、孕激素联合治疗

每月同时使用雌激素和孕激素 20～22 天。例如,戊酸雌二醇 1～2 mg,每天 1 次,连续服用 21 天;在使用戊酸雌二醇的同时服用甲羟孕酮 4 mg。停药后 1～7 天就有月经来潮。长期使用雌、孕激素联合治疗,患者的月经会逐步减少,如果停药后无月经来潮,应首先排除妊娠可能,如果没有怀孕则说明子宫内膜生长受到抑制,此时可改用雌、孕激素序贯治疗。雌、孕激素连续治疗 3～6 个周期后可停药,观察下一周期有无月经自发来潮,如果有月经自发来潮则继续观察下去;如无月经自发来潮,可继续使用激素治疗。

复方口服避孕药属于雌、孕激素联合治疗。由于复方口服避孕药使用方便,治疗高雄激素血症和多囊卵巢综合征的疗效好,因此临床上在考虑雌、孕激素联合治疗时往往选择复方口服避孕药。

(五)促卵泡发育和诱发排卵

仅适用于有生育要求者。无生育要求者一般不采用此治疗方法。为提高受孕的成功率,在促排卵之前往往先治疗高雄激素血症和胰岛素抵抗,使血睾酮、LH 和胰岛素水平恢复至正常范围,增大的卵巢恢复正常,卵泡数减少。

1.氯米芬

氯米芬为雌激素受体拮抗剂,它能竞争性地结合下丘脑、垂体上的雌激素受体,解除雌激素对下丘脑-垂体-卵巢轴的抑制,促进卵泡的发育。氯米芬为 PCOS 患者促卵泡发育的首选药。氯米芬治疗 PCOS 时,排卵成功率可高达 80%,但受孕率却只有 40%。目前认为受孕率低下与氯米芬拮抗雌激素对子宫内膜和宫颈的作用有关。

从月经周期的第 2~5 天开始服用氯米芬,开始剂量为 50 mg,每天 1 次,连续服用 5 天。停药 5 天开始进行卵泡监测。宫颈黏液评分,可了解氯米芬是否抑制宫颈黏液的分泌。超声检查,可了解卵泡发育情况和子宫内膜厚度。

一般停用氯米芬 5~10 天内会出现直径>10 mm 的卵泡。如果停药 10 天还没有出现直径>10 mm 的卵泡,则视为氯米芬无效。卵泡直径>10 mm 时,应每 2~3 天做一次卵泡监测。当成熟卵泡直径>16 mm 时,肌内注射 HCG 6 000~10 000 IU 诱发排卵,一般在注射 HCG 36 小时后发生排卵。

如果低剂量的氯米芬无效,下个周期可以增加剂量。氯米芬的最大剂量可以用到 200 mg/d。不过,许多医师认为没必要使用大剂量的氯米芬(>100 mg/d),有研究表明使用大剂量的氯米芬并不增加诱发排卵的成功率。当氯米芬治疗无效时,应改用 HMG+HCG。与 HMG 治疗相比,氯米芬治疗的受孕率较低,不易引起严重的卵巢过度刺激综合征(OHSS)。

如果氯米芬抑制宫颈黏液分泌,就表现为卵泡发育与宫颈黏液不同步。此时可加用戊酸雌二醇 1~2 mg/d,以改善宫颈黏液。部分患者的宫颈黏液因此得到改善,但是也有许多患者无效。如果无效,则采用人工授精。肌内注射 HCG 前停用戊酸雌二醇。

如果氯米芬抑制子宫内膜的生长,就表现为卵泡发育与子宫内膜的厚度不一致。此时也可加用戊酸雌二醇 2 mg/d,以刺激内膜生长。但是该治疗方法往往无效。临床上如果出现氯米芬抑制内膜生长的情况,往往改用其他药物治疗,如 HMG 等。对诊断为氯米芬抵抗的患者来说,加用地塞米松或二甲双胍可能有效。许多报道发现地塞米松或二甲双胍,尤其是二甲双胍,能提高氯米芬治疗的成功率。

氯米芬的不良反应有多胎和卵巢过度刺激。一般来说,氯米芬很少引起严重的卵巢过度刺激综合征,所以还是很安全的。

2.他莫昔芬

他莫昔芬与氯米芬一样也是雌激素受体拮抗剂,其作用机制与氯米芬相似,也是通过解除雌激素对下丘脑-垂体-卵巢轴的抑制,促进卵泡的发育。临床上较少使用他莫昔芬。从月经周期的第 2~5 天开始服用他莫昔芬 20~40 mg,每天 1 次,连续服用 5 天。用药过程中需监测卵泡的发育。当成熟卵泡的直径达到 18~20 mm 时,肌内注射 HCG 6 000~10 000 IU,36 小时后发生排卵。

他莫昔芬也可以抑制宫颈黏液的分泌和子宫内膜的生长。如果出现这些情况,可以参考氯米芬的处理方法。

3.来曲唑

来曲唑是第三代非类固醇芳香化酶抑制剂,临床上主要用于治疗乳腺癌,近年来也开始用于诱发排卵的治疗。来曲唑能抑制雌激素的合成,减轻雌激素对下丘脑-垂体-卵巢轴的抑制作用,这是来曲唑诱发排卵的机制。用法:从月经周期的第 2~4 天开始服用来曲唑 2.5~7.5 mg,每天 1 次,连续服用 5 天。用药过程中需监测卵泡的发育。当成熟卵泡的直径达到 18~20 mm 时,肌内注射 HCG 6 000～10 000 IU,36 小时后发生排卵。

有研究表明来曲唑诱发排卵的成功率优于氯米芬。另外,来曲唑没有对抗宫颈和子宫内膜的缺点。由于来曲唑半衰期短,因此有作者推测它可能对胎儿无不利影响。来曲唑用于诱发排卵的时间还很短,远期不良反应还有待于进一步的观察。

由于来曲唑治疗的资料还很少,因此临床上应慎用。

4.人绝经期促性腺激素(HMG)

该药是从绝经妇女的尿液中提取的,每支含 FSH 和 LH 各75 U,适用于氯米芬治疗无效的患者。

从月经周期的第 2～5 天开始每天肌内注射 HMG,起步剂量是 1 支/天,治疗期间必须监测卵泡发育的情况。一般在使用 3～5 天做第一次超声监测,如果卵泡直径＞10 mm,应缩短卵泡监测间隔时间。当 B 超提示优势卵泡直径达 16～20 mm 时,停用 HMG,肌内注射 HCG 5 000～10 000 IU,48 小时后复查B超了解是否排卵。

如果卵泡持续 1 周不增大,则增加剂量至 2 支/天。如果治疗2 周还没有优势卵泡出现,应考虑该周期治疗失败。

HMG 治疗的并发症有卵巢过度刺激综合征(OHSS)和多胎妊娠。严重的 OHSS 可危及患者的生命,因此在使用 HMG 时应严密监测卵泡的发育,一旦发现有 OHSS 的征象,应立即采取适当的措施。当超声检查发现一侧卵巢有 3 个以上直径＞14 mm 的优势卵泡或卵巢直径＞5 cm时容易发生严重的 OHSS,此时应建议患者放弃使用 HCG。在采用雌激素测定监测卵泡发育时,雌二醇浓度＞2 000 pg/mL提示有发生 OHSS 的可能。

HMG＋FSH 治疗可能对减少 OHSS 的发生有帮助。由于患者不同,具体用法也不相同。临床上应根据卵泡监测的结果调整剂量。

在使用 HMG 治疗前,如果发现卵巢体积大、卵泡数多,可以先用环丙孕酮/炔雌醇或GnRH-a 治疗,待卵巢体积缩小后,再给予促排卵治疗。

使用药物怀孕的患者常有黄体功能不全,因此一旦确诊怀孕,立即给予黄体酮或 HCG 肌内注射。用法:黄体酮 20～40 mg/d 或 HCG1 000～2 000 IU/d。有卵巢过度刺激的患者,不宜采用 HCG 保胎。

5.体外受精-胚胎移植术(IVF-ET)

当患者经上述治疗仍达不到怀孕目的时,可以选择 IVF-ET。

6.未成熟卵泡体外培养

近年来,未成熟卵泡体外培养也开始用于治疗 PCOS 引起的不孕,该方法的优点是可以避免 OHSS。

(六)手术治疗

由于手术疗效有限,因此近年来不主张手术治疗。手术治疗仅限于迫切要求生育且要求手术治疗的患者。在手术治疗后的 3～6 个月,由于卵泡液的丢失,卵巢局部雄激素水平有所降低,所以患者可能有自发排卵。手术 6 个月后,卵巢局部雄激素水平又恢复至手术前水平,卵泡发育及排卵存在障碍,此时患者很难自然怀孕。

1.腹腔镜下行皮质内卵泡穿刺及多点活检

术中注意避免过多使用电凝,否则会灼伤周围组织,从而影响卵巢的功能,引起卵巢早衰。

2.经腹卵巢楔形切除术

此法是最早用于多囊卵巢的手术方法,由于术后输卵管、卵巢周围的粘连率高,近年来已被腹腔镜手术所替代。本手术楔形切除的卵巢组织不应大于原卵巢组织的1/3,以免引起卵巢早衰。

（刘清霞）

第六节 闭 经

闭经在临床生殖内分泌领域是一个最复杂而困难的症状,可由多种原因造成。对临床医师来说,妇科内分泌学中很少有问题像闭经那样烦琐而又具有挑战性,诊断时必须考虑到一系列可能潜在的疾病和功能紊乱,其中一些可能给患者带来致病甚至致命的影响。传统上将闭经分成原发性和继发性。但因为闭经的病因和病理生理机制十分复杂,加上环境和时间的变迁,以及科技的发展,人们对闭经的认识、定义、诊断标准和治疗方案都有了较大的改变和进步。

闭经有生理性和病理性之分。青春期前、妊娠期、哺乳期、绝经后月经的停止,均属于生理性闭经。本文讨论的只是病理性闭经的问题。

一、闭经的定义和分类

(一)闭经的定义

(1)已达14岁尚无月经来潮,第二性征不发育者。

(2)已达16岁尚无月经来潮,不论其第二性征发育是否正常者。

(3)已经有月经来潮,但月经停止3个周期(按自身原有的周期计算)或超过6个月不来潮者。

(二)闭经的分类

根据月经生理的不同层面和功能,为便于对导致闭经的原因的识别和诊断,将闭经归纳为以下几类。

Ⅰ度闭经:子宫和生殖道的异常。

Ⅱ度闭经:卵巢异常。

Ⅲ度闭经:垂体前叶的异常。

Ⅳ度闭经:中枢神经系统(下丘脑)的异常。

先天性性腺发育不良在闭经中占有重要的比例。既往对于性腺衰竭导致的闭经的病因和病理生理是根据染色体和月经情况划分的,概念比较混乱且各型疾病之间有交叉和重复的内容。一般认为,原发性闭经伴45,XO或45,XO/46,XX嵌合型染色体核型异常且身材矮小者定义为Turner综合征,但此类核型患者中有一小部分为继发性闭经;患者如果染色体核型大致正常,身高正常但卵巢先天性未发育,原发性闭经,我们把其定义为先天性性腺发育不良。但该类患者可能伴有染色体的异位或微缺失;另一些患者为继发性闭经,染色体核型大致正常,卵巢曾有排卵但提前衰竭,被临床定义为卵巢早衰。实际上,这一类疾病在本质上是相同的,即性腺(卵巢)发育不良,但临床表现和闭经时间则有不同程度的差别。

二、闭经的诊断程序

(一)病史和临床表现

对闭经的诊断首先应开始于一个细致和完整的病史采集程序:神经精神方面的状况;家族遗传史;营养情况;发育成长史;生殖道的完整性;中枢神经系统体征;还要仔细鉴别半乳糖血症的存在。

(二)经典的闭经诊断程序

多年来,对闭经的诊断有一个经典的程序。

第1步:孕激素试验＋血清促甲状腺激素测定＋血清催乳素测定。

孕激素试验的方法:①黄体酮 20 mg,每天 1 次肌内注射,共 3 天。②微粒化黄体酮,每次 100～200 mg,每天 3 次,共 7～10 天。③地屈孕酮每次 10 mg,每天 2 次,共 7～10 天。④甲羟孕酮8～10 mg/d,共 5～7 天。为避免不良反应最好在睡前服用。观察停药后 1 周内是否发生子宫内膜脱落造成的撤药性出血。

此步骤可以大致诊断:①孕激素试验有撤药性出血可确定卵巢、垂体、下丘脑有最低限度的功能。说明体内有一定水平的雌激素但缺少孕激素的分泌,提示卵巢内有可能有窦卵泡分泌雌激素但没有发生排卵。②PRL 水平正常说明可以基本排除由高催乳素血症引起的闭经;PRL 水平异常升高伴溢乳则提示可能存在高催乳素血症或垂体分泌 PRL 的肿瘤。如果 PRL 水平持续较高,建议行垂体影像学检查。③促甲状腺激素的异常可能反映甲状腺功能亢进或低下对月经的影响。虽然发病率较低,但是因为治疗较简单且有效,因此仍然建议作为第 4 步筛查。④孕激素试验有撤药性出血说明生殖道解剖正常,且子宫内膜存在一定程度的功能,女性生殖道是完整的。⑤即使内源性 E_2 足够,仍有两种情况导致孕激素撤药试验阴性。即子宫内膜蜕膜化,停用外源性孕激素后子宫内膜不会剥脱。第 4 种情况是子宫内膜应对高孕酮水平而蜕膜化,见于黄体期或妊娠;第 2 种情况即子宫内膜由于高浓度的孕激素或睾酮伴随一种特殊的肾上腺酶的不足而蜕膜化,见于雄激素过多症伴无排卵及多囊卵巢的患者,但这种临床现象并不常见。

第2步:雌孕激素试验。

雌孕激素试验的方法:雌孕激素序贯用药一个周期(结合雌激素、天然雌激素或其他类型的雌激素,每天 1～2 mg 口服,共 20～28 天,最后 7～10 天加口服或肌内注射黄体酮(见第 1 步),与雌激素共用并同时停药。观察 1 周内是否有撤药性出血。

此步骤可以大致诊断:①雌孕激素试验有撤药性出血说明体内缺少雌激素分泌,雌激素分泌低下可能是卵巢功能低下所致。②雌孕激素试验无撤药性出血说明子宫或生殖道异常,有子宫内膜病变或生殖道畸形可能。

第3步:血清 FSH、LH、E_2、T、DHEA-S 水平测定。

仅对第 2 步试验有撤药性出血的闭经患者进行,用来确定内源性雌激素低下是否由于卵泡(Ⅱ度闭经)的缺陷,抑或中枢神经系统-垂体轴的(Ⅲ或Ⅳ度闭经)功能缺陷。孕激素试验阴性的闭经妇女,其 Gn 水平可能异常地偏高、偏低或正常水平。

此步骤可以大致诊断:①FSH,LH 水平升高(FSH＞20 U/L)和 E_2 水平降低,提示卵巢功能衰竭,低雌激素导致的反馈性高促性腺激素分泌。②LH/FSH 和 T 水平升高提示高雄激素血症及多囊卵巢综合征可能。③DHEA-S 明显升高提示有肾上腺来源的高雄激素血症。④FSH、LH 和 E_2 水平正常或降低(FSH 和 LH 均＜5 U/L),提示下丘脑性或垂体性闭经。

第 4 步:垂体兴奋试验。

如果血清 FSH 和 LH 水平测得正常或偏低,则需要通过垂体兴奋试验来鉴别垂体或下丘脑所导致的闭经原因。方法:LHRH 25~50 μg,静脉推注,于注射前、注射后 30 分钟、60 分钟、90 分钟、120 分钟分别测血清 LH 和 FSH。因为 LHRH 主要刺激 LH 的分泌,也可以只测血清 LH。

此步骤可以大致诊断:鉴别下丘脑或垂体的功能异常;正常情况下 LH 和 FSH 的升高峰值在 LHRH 注射后 30 分钟左右,数值升高基础值的 3 倍以上。如果 LH 和 FSH 水平没有反应、反应低下或反应延迟,均提示闭经的原因可能在垂体而非下丘脑。如果反应正常,则提示为下丘脑性的闭经。对垂体的 LH 反应延迟者,也可能因为正常垂体长期"失用"而对 LHRH 的刺激不敏感,可以反复试验几次,以激活垂体。

(三)闭经的其他诊断方法

1.B 超检查

盆腔的 B 超扫描提示子宫和内生殖器是否发育正常;子宫的大小、内膜的厚度和形态与月经的关系密切,长期雌激素低下的患者,子宫可能发育不良,也可能发生萎缩。两侧卵巢的体积和形态学是否正常,是否有优势卵泡生长,卵巢内窦卵泡数目等反映了卵巢的排卵功能和储备状况,卵巢的形态学异常与闭经的病因有关,卵巢体积增大,多个窦卵泡发育,提示高雄激素血症和多囊卵巢可能;卵巢体积小于10 mm³,且两侧卵巢窦卵泡总数小于 6 枚,提示卵巢发育不良或提早衰竭。超声应作为常规检查。

2.内镜检查

宫腔镜可以直接观察到宫腔和子宫内膜的形态,鉴别子宫内膜的厚度、色泽、子宫腔发育畸形、宫腔粘连等造成闭经的病因。腹腔镜可在直视下观察卵巢的形态、大小、排卵的痕迹等,鉴别闭经的原因。如果卵巢呈条索状形态,无卵泡和排卵证据,可提示卵巢发育不全,可伴或不伴子宫的发育不良。

3.染色体检查

所有 30 岁以下因高 Gn 水平诊断为卵巢早衰的患者,必须检查染色体核型。一些患者存在 Y 染色体嵌合现象,因为性腺内(卵巢)存在任何睾丸成分,都有形成恶性肿瘤风险,必须手术切除性腺。因为嵌合体核型(比如 XX/XO)的妇女在过早绝经之前可以有正常的青春期发育、正常月经甚至正常妊娠。有 10%~20% 的卵巢早衰或先天性性腺发育不良者伴有染色体畸变,10% 的 Turner 综合征女孩有自发性的青春期发育,2% 有月经初潮。虽然染色体核型检查对治疗不产生影响,但对于诊断还是有一定意义。况且对其家人的生育功能咨询亦有一定价值。

三、闭经的分类诊断

(一)Ⅰ度闭经(生殖道和/或子宫性闭经)

为子宫和生殖道畸形,造成的先天性阙如或梗阻,以及反复子宫手术、子宫内膜结核或炎症造成的不可逆的损伤。

1.诊断依据

(1)雌孕激素试验无撤药性出血。

(2)B超检查子宫发育不良或阙如,或子宫内膜极薄和回声异常。

(3)子宫造影和/或宫腔镜提示子宫腔粘连、畸形或子宫内膜病变。

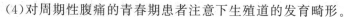

(4)对周期性腹痛的青春期患者注意下生殖道的发育畸形。

2.Asherman 综合征

子宫内膜的破坏(Asherman 综合征)可导致继发性闭经,这种情况通常是由产后过度刮宫致子宫内膜损伤的结果。子宫造影可以看到宫腔不规则粘连的典型影像;阴道 B 超可见子宫内膜线不连续和间断征象;宫腔镜检查诊断更精确,可以检出 X 线检查无法显现的极微小的粘连。患者卵巢功能正常时,基础体温是双相的,提示闭经的原因与排卵无关。

Asherman 综合征还可发生于剖宫产术、子宫肌瘤切除术、子宫成形术后。产后刮宫术后伴发产后性腺功能减退(如席汉综合征)者因内膜缺少雌激素支持,严重营养不良和菲薄,也可发生严重的宫腔粘连据报道,选择性子宫动脉栓塞治疗子宫平滑肌瘤术后可能导致局部缺血性反应,造成子宫内膜的损伤而发生 Asherman 综合征。粘连可导致子宫腔、子宫颈外口、宫颈管或这些区域部分或完全闭塞,但不一定发生宫腔积血。如果影像学检查提示宫腔内积血,用宫颈扩张术就可以解决积血的引流问题。

Asherman 综合征患者除了闭经还可能有其他问题,如流产、痛经、月经过少,也可有正常的月经周期轻度粘连也可导致不孕。反复性流产或胎儿丢失。此类患者须通过子宫造影或宫腔镜检查确诊子宫内膜腔的情况。

子宫内膜损伤导致闭经也可由结核病引起。将经血或子宫内膜活检组织进行培养找到结核杆菌方可确诊。子宫血吸虫病是导致终末器官功能障碍的另一个罕见原因,可在尿、粪、直肠排出物、经血以及子宫内膜内找到寄生虫虫卵。还有因子宫内感染发生严重而广泛盆腔炎导致的 Asherman 综合征的病例报道。

过去,Asherman 综合征的治疗是通过扩张宫颈及刮宫术来解除粘连。宫腔镜下通过电切、电凝、激光等技术直接松解粘连,效果优于扩张宫颈及刮宫术。手术后为了防止宫腔壁的粘连,过去会放置一枚宫内节育器(IUD),然而儿科的气囊导尿管也是很好的选择。囊内充有 3 mL 液体,7 天后将导管取出。术前即开始用广谱抗生素持续 10 天。前列腺素合成抑制剂可解除子宫痉挛。患者连续 2 个月用高刺激剂量的雌激素治疗,如每月前 3 周每天口服结合雌激素 2.5 mg,第 3 周开始每天加用醋酸甲羟孕酮 10 mg。如果初次手术未能重建月经流出道,为了恢复生育能力,还需要重复数次持续治疗。此类患者有 70% 能成功妊娠,然而妊娠经常合并早产、胎盘植入、前置胎盘和/或产后出血。

3.米勒管异常

米勒管发育不全是指无明显阴道的原发性闭经患者,这是原发性闭经相对常见病因,发生率仅次于性腺发育不全。在芬兰,其发生率大约为 1/5 000 新生女婴。原发性闭经者须先排除米勒管终端导致的生殖道不连续,对青春期女孩,必须先排除处女膜闭锁、阴道口闭锁以及阴道腔不连续、子宫颈甚至子宫缺失。这类患者阴道发育不全或缺失,且通常伴子宫及输卵管缺失。有正常子宫者却缺乏对外的通道,或者有始基子宫或双角子宫存在。如果有部分子宫内膜腔存在,患者可能主诉有周期性下腹痛由于与男性假两性畸形的某些征象相似,所以应证明是否为正常女性核型。由于卵巢不属于米勒结构,故卵巢功能正常而且可以通过双相基础体温及外周血孕酮水平来证实。卵巢的生长及发育都无异常。生殖道闭锁导致的闭经伴随有阴道积血、子宫腔积血或腹腔积血所致的扩张性疼痛。

米勒管发育不全的确切原因至今未明。可能是抗米勒管激素(AMH)基因或 AMH 受体基因突变。尽管通常为散发,偶尔也有家族性发病。米勒管发育不全的女儿和她们的母亲可存在半乳糖-1-磷酸尿苷酰基转移酶的基因突变。这与经典的半乳糖血症不同,推断由于半乳糖的代谢失调致使子宫内暴露有过高浓度的半乳糖,这可能就是米勒管发育不全的生物学基础。给孕期小鼠高半乳糖喂食,会延迟雌性子代的阴道开放。在这群米勒管发育不全的患者中,卵巢衰竭亦较常见。

进一步评估和诊断需包括放射学检查,大约 1/3 的患者伴有泌尿系统畸形,12% 以上的患者有骨骼异常其中多数涉及脊柱畸形,也可能发生缺指或并指。肾畸形包括异位肾、肾发育不全、马蹄肾、集合管异常B超检查子宫的大小和匀称性,若B超的解剖图像不确定,可选择 MRI 扫描。通常没必要用腹腔镜直视检查 MRI 比B超准确得多,而且费用及创伤性都低于腹腔镜检查。然而存在不同程度的 MRI 描述与腹腔镜检查所见不符。术前准确诊断有助于手术规划及手术的顺利实施。

手术之前必须明确拟解决的问题,切除米勒管残留肯定是没有必要的,除非导致子宫纤维增生,子宫积血、子宫内膜异位症或有症状的腹股沟疝。宫腔镜、腹腔镜手术可以解决上述病症。顾虑到手术困难及并发症高,更倾向于用替代材料方法构造人工阴道。推荐用渐进式扩张术,如 Frank 及后来的 Wabrek 等人描述的方法。首先向后,2 周后改为向上沿着通常的阴道轴线方向,用阴道扩条每天扩张 20 分钟直至达到明显的不适。每次使用的扩条逐渐增粗,几个月后即可产生一条功能性阴道。塑料的注射器可用于代替昂贵的玻璃扩条,将扩条放在阴道的部位,维持类似于坐在赛车车座上的压力。Vecchietti 在经腹或腹腔镜手术中采用一种牵引装置。术后再牵引 7 天就可形成一个功能性阴道。

对于不愿意或不能进行扩张术的患者。采用 Williams 阴道成形术的 Creatsas 矫形可迅速并简便的构建新阴道。该手术适用于那些不能接受 Frank 扩张术或 Frank 扩张术失败的妇女,或有完好的子宫并保留生育能力的患者。一种推荐方式为先做开腹手术来评估宫颈管情况,如果子宫颈闭锁就切除子宫,如果是相对简单的处女膜闭锁或阴道横膈问题,就联合阴道手术。多数人建议不必试图保留完全性阴道发育不全患者的生育力,建议在构建新阴道的同时切除米勒管组织。

阴道横膈患者(远端 1/3 阴道未能成腔)通常有梗阻及尿频症状,阴道横膈可利用声门关闭强行呼气法与处女膜闭锁相鉴别,前者阴道外口处无膨胀。阴道横膈可合并有上生殖道畸形,如输卵管的节段性缺失或单侧输卵管、卵巢的缺失。

生殖道远端闭锁可视为急症,延误手术治疗可能会因炎症性改变或子宫内膜异位症导致不孕,须尽快完成矫形引流手术。应尽量避免进行诊断性穿刺,因为一旦感染阴道积血则会转变为阴道积脓。

在引导患者进行一系列治疗的程序中,须进行心理咨询和安抚,帮助患者处理好失去生殖道以后的心理障碍。

(二)Ⅱ度闭经(卵巢性闭经)

1.Turner 综合征和先天性性腺发育不良

无论是原发性闭经或继发性闭经都可以有性腺发育的问题,30%～40% 的原发性闭经为性腺条索化的性腺发育不全者。核型的分布为 50% 的 45,X,25% 的嵌合体,25% 的 46,XX。继发性闭经的妇女也可存在性腺发育不全,有关的核型按出现频率依次排列为 46,XX(最常见),嵌合体(如 45,X/46,XX),X 长臂或短臂缺失,47,XXX、45,X。染色体核型正常的性腺发育不全者也与感音神经性聋症(Perrault 综合征)有关联。所以核型为 46,XX 的性腺发育不全者都必须进行听力评估。

单纯性腺发育不全是指双侧性腺条索状,无论其核型如何。混合型性腺发育不全是指一侧性腺内含有睾丸组织,而另一侧性腺条索状。常染色体异常也可与高促性腺激素性卵巢衰竭相关,如一个 28 岁的 18 染色体三体的嵌合体的高促性腺激素的继发性闭经患者,所有卵巢功能丧失。性染色体量变的患者都可列入性腺发育不全的范畴。

(1)Turner 综合征。临床诊断依据:①16 岁后仍无月经来潮(原发性闭经)。②身材矮小、第二性征发育不良、蹼状颈、盾胸、肘外翻。③高促性腺激素,低性腺激素。④染色体核型为 45,XO;或 46,XX/45,XO;或 45,XO/47,XXX。⑤体检发现内外生殖器发育均幼稚,卵巢常呈条索状。

Turner 综合征为一条 X 染色体缺失或存在异常导致的性腺发育不良。由于卵泡的损失,青春期时无性激素产生,故此类患者多表现为原发性闭经。然而须特别关注此症较少见的变异类型,如自身免疫性疾病、心血管畸形以及各种肾脏异常。Turner 综合征的患者 40% 为嵌合体或在 X、Y 染色体上有结构改变。

嵌合体即不同的性染色体成分形成的多核型细胞系。若核型中存在 Y 染色体,说明性腺内存在的睾丸组织,容易形成肿瘤及存在向男性发育的因素,需切除性腺区域。大约 30% 的 Y 染色体携带者不会出现男性第二性征,故即使正常外观女性,高促性腺激素性闭经患者都必须检查核型,以发现功能静止的 Y 染色体,以便在癌变之前对性腺进行预防性切除术。

大约 5% 诊断为 Turner 综合征的患者核型上有 Y 染色体成分。进一步用 Y 染色体特异性 DNA 探针发现另有 5% 的核型中有 Y 染色体成分。然而 Turner 综合征的患者的性腺肿瘤发生率较低(约 5%),似乎局限于那些常规核型检查有 Y 染色体成分的患者。即使常规核型未发现有 Y 染色体成分,一旦出现男性第二性征或当发现一个未知来源的染色体片段时,都需用探针来特异性检测 Y 染色体成分。

嵌合体的意义重大,当有 XX 细胞系嵌合时,性腺内可找到功能性卵巢组织,有时可有正常的月经甚至可生育。嵌合体者也可表现正常月经初潮,达到正常的身高,但出现过早绝经。大多数这类患者身材矮小身高低于 160 cm,由于功能性卵泡加速闭锁导致早年绝经。

(2)先天性性腺发育不良:染色体核型和身高正常,第二性征发育大致正常,性腺呈条索状。余同 Turner 综合征。该类患者的染色体可能存在嵌合型、小的微缺失、平衡易位或基因的缺陷。

2.卵巢早衰和卵巢抵抗综合征

两组均属于高 Gn 性的闭经患者,去势或绝经后的 Gn 高水平与卵泡加速闭锁所致的卵泡缺乏之间存在联系,但并不是绝对的,因为在某些少见的情况下,Gn 高水平时仍有卵泡存在。发生单纯 FSH 或 LH 分泌异常的罕见病例可能由于某种 Gn 基因的纯合子突变所致。曾报道过由于 LH 亚基的基因突变造成性腺功能低下,和由于 FSH 的亚基突变造成原发性闭经。基因的突变导致生成蛋白的亚基改变,使之失去了应有的免疫活性及生物活性。所以这种性腺功能低下者表现为一种 Gn 升高而另一种 Gn 降低。基因突变杂合子携带者常有相对不孕的问题,利用外源性 Gn 促排卵可以让这些患者成功妊娠。当出现 FSH 高水平,而 LH 低或正常水平时,伴有垂体占位则提示存在分泌 FSH 的腺瘤。表现为持续性无排卵、自发性的卵巢过度刺激,卵巢上有多发的大卵泡囊肿,而且影像学证据提示有垂体腺瘤。因此强调两种 Gn 同时测定,如果一种异常单独升高,需要考虑上述情况。一般卵巢功能衰退的顺序首先是 FSH 的升高,逐渐伴随 LH 升高。

(1)卵巢早衰(premature ovarian failure,POF)。卵巢早衰的诊断依据:①40岁前绝经。②高促性腺激素和低性腺激素,FSH>20 U/L,雌激素水平低值。③约20%有染色体核型异常,常为易位、微缺失、45XO/46,XX嵌合型等。④约20%伴有其他自身免疫性疾病,如弥漫性甲状腺肿,肾上腺功能减退等。⑤病理检查提示卵巢中无卵泡或仅有极少原始卵泡,部分患者的卵巢呈浆细胞浸润性的"卵巢炎"现象。⑥腹腔镜检查见卵巢萎缩,体积变小,有的呈条索状。⑦有的患者有医源性损坏卵巢的病史,如卵巢肿瘤手术史卵巢巧克力囊肿剥除术史、盆腔严重粘连史以及盆腔放疗和化疗史等。⑧对内源性和外源性促性腺激素刺激无反应,用氯米芬无法诱导出反馈的Gn升高,用外源性Gn刺激卵巢呈不反应或低反应,无卵泡生长。

大约1%的妇女在40岁之前会发生卵巢衰竭,而在原发性闭经患者中,发生率为10%~28%,多数病例的卵巢早衰机制不明。各个不同年龄都可以发生卵巢早衰,取决于卵巢所剩的卵泡数目。无论患者年龄多少,如果卵泡的丢失速度较快,则将表现为原发性闭经及性腺发育低下。假如卵泡耗损发生在青春期或青春期之后,则继发性闭经发生的时间将相应地推迟。

脆性X染色体综合征携带者中卵巢早衰的发生率为10%,已经鉴定出至少有8个基因与卵巢早衰有关,5个在X染色体上,3个在常染色体上。此类患者可考虑供卵妊娠。对于卵巢早衰妇女,推荐进行脆性X染色体综合征的筛查,尤其是当有40岁之前绝经的家族史的情况下。一种由3号染色体上转录因子基因(FOXL2)突变引起的常染色体显性疾病也已证实与眼睑畸形及卵巢早衰有关。另外,卵巢早衰也有可能是自身免疫性疾病、感染流行性腮腺炎性卵巢炎,或化疗及放疗造成的卵泡破坏所致。这些先天性因素导致卵泡消失加速所致。

卵巢早衰存在一定比例的特异性性染色体异常,最常见的异常是45,X及47,XXX、其次是嵌合体、X染色体结构异常。用荧光原位杂交法寻找45,X/46,XX嵌合体,卵巢早衰患者体内发现较高比例的单X性染色体细胞,也曾发现X染色体长臂上关键区域的易位。

放疗对卵巢功能的影响取决于患者年龄及X线的剂量,卵巢内照射2周后可出现类固醇激素水平下降,Gn水平升高。年轻妇女体内有较多的卵母细胞可以抵抗内照射的完全去势作用,闭经多年后仍可恢复卵巢功能。如放疗时正常怀孕,子代的先天异常率并不高于普通人群。若放射区域为骨盆以外,则无卵巢早衰的风险。对盆腔肿瘤患者腹腔镜手术中将卵巢选择性的移出骨盆再作放疗,可有望今后妊娠。

烷化剂(抗肿瘤药)对性腺有剧毒,与放疗一样,导致卵巢衰竭的剂量与开始治疗时患者年龄存在负相关。其他化疗药物也有潜在的卵巢损害性,但研究较少,联合化疗对卵巢的影响与烷化剂相似。约2/3的绝经前乳腺癌患者使用环磷酰胺、甲氨蝶呤、氟尿嘧啶(5-Fu)治疗者丧失卵巢功能。虽然月经及生育力的确有可能恢复,但无法预测未来的卵巢功能以及生育力。在猴模型模拟放疗过程中,用GnRH-α抑制Gn并不能抵抗卵泡的丢失但确实可保护卵泡免受环磷酰胺的损害。化疗或放疗前将卵母细胞或卵巢组织深低温保存将是保存此类患者生育力的最佳选择。

对自身免疫性"卵巢炎"的卵巢早衰患者,应进行自身免疫性疾病的血液检查,而且需要每几年一次周期性进行,作为对自身免疫性相关疾病的长期监测。检查内容包括血钙、血磷、空腹葡萄糖、21-羟化酶的肾上腺抗体、游离T_4、TSH、甲状腺抗体。

曾有建议,有时需要每周测Gn及E_2水平,如FSH低于LH(FSH/LH<1),或如果E_2高于50 pg/mL时,应考虑诱导排卵。由于很多案例报道证实了核型正常患者可恢复正常的卵巢功能(10%的患者),由于有偶发性排卵,对无生育要求者雌孕激素联合性避孕药是较好的选择。如有

生育要求者,最好选择供卵。不推荐用治疗剂量的糖皮质激素治疗特发性卵巢早衰,因为并未证明能使卵泡恢复对 Gn 的反应性。

(2)卵巢抵抗综合征(resistant ovarian syndrome,ROS)。卵巢抵抗综合征的临床特征:①原发或继发性闭经。②高促性腺激素和低性腺激素。③病理检查提示卵巢中有多量始基卵泡和原始卵泡。④腹腔镜检查见卵巢大小正常,但无生长卵泡和排卵痕迹。⑤对内源性和外源性促性腺激素刺激无反应。也称卵巢不敏感综合征,这是一组少见但颇有争议的病征。其临床表现与卵巢早衰极其相似,但如果行卵巢组织学检查,可以发现卵巢皮质中多个小的原始卵泡结构。有人推测这是 Gn 受体不敏感或缺陷,或受体前信号缺陷的原因。在雌激素和孕激素序贯治疗数月后,卵巢可能自然恢复排卵和妊娠。也有人认为这是 POF 的先兆征象和过渡阶段。

3.多囊卵巢综合征(见无排卵和多囊卵巢综合征节)

(1)临床表现:①月经稀发、闭经、不孕的持续性无排卵现象。②多毛、痤疮和黑棘皮病等高雄激素血症现象。③肥胖。

(2)超声检查诊断标准:①双侧卵巢各探及 12 个以上的小卵泡排列在卵巢表面,形成"项链征"。②卵巢偏大,卵巢髓质部分增多,反光增强。

(3)实验室检查:①血清 LH/FSH 增高 2 倍以上。②雄激素 T、A、DHEA-S 升高,SHBG 降低。③胰岛素升高;糖耐量试验(OGTT)和餐后胰岛素水平升高。④PRL 可轻度升高。

(4)经腹或腹腔镜:卵巢体积增大,表面光滑,白色,无排卵痕迹,见表面多枚小卵泡。

(三)Ⅲ度闭经(垂体性闭经)

1.垂体肿瘤和高催乳素血症

(1)概况:由于颅底狭窄的垂体窝空间,垂体良性肿瘤的生长也会造成问题。肿瘤向上生长压迫视神经交叉,产生典型的双颞侧偏盲。如果肿瘤很小则很少出现视野受损。而此区域的其他肿瘤(如颅咽管瘤,影像学上通常以钙化为标志),由于更邻近视神经交叉,会较早导致视力模糊和视野缺损。除了颅咽管瘤,还有其他更少见的肿瘤,包括脑膜瘤、神经胶质瘤、转移性肿瘤、脊索瘤。曾报道,可能由于松果体的囊性病变导致褪黑激素分泌增加,引起青春期延迟。性腺发育不全及青春发育延迟者应检查头颅 MRI。

当 GH 过度分泌导致肢端肥大症,或 ACTH 的过量分泌引起库欣综合征时,会更加怀疑垂体肿瘤的存在。TSH 分泌性肿瘤(不到垂体肿瘤的 1%)引起继发性甲状腺功能亢进,或 ACTH 或 GH 分泌的肿瘤则非常罕见。如果临床表现提示库欣综合征,则须检测 ACTH 水平及 24 小时尿中游离皮质醇水平,以及地塞米松快速抑制试验;如怀疑为肢端肥大症,则应做 GH 的检测。循环中 IGF-Ⅰ水平较稳定,随机测定血样中 IGF-Ⅰ高水平即可诊断 GH 过度分泌;ACTH 或 GH 分泌性肿瘤都很少见,最常见的两种垂体肿瘤是 PRL 分泌性肿瘤及无临床功能性肿瘤。PRL 分泌性肿瘤也可在青春期前或青春期出现,故可能影响生长发育,并导致原发性闭经。

大多数无临床功能性肿瘤(约占垂体肿瘤的 30%)起源于 Gn 细胞,活跃分泌 FSH 及其游离亚基,但很少分泌 LH,故此类患者仅表现肿瘤占位性症状。所分泌的 FSH 游离亚基可作为一项肿瘤指标。然而由于游离 FSH 亚基增加合并本身 Gn 的升高,在绝经后妇女情况就变得复杂。但并不是所有 Gn 腺瘤都合并有游离 FSH 亚基增加。对于 FSH 升高而 LH 低水平者高度提示为 Gn 分泌性腺瘤。绝经前出现 Gn 分泌性腺瘤的妇女,其特征是卵巢内多发囊性改变(卵巢过度刺激)、E_2 高水平以及子宫内膜超常增生。用 GnRH-a 治疗通常不能降低 Gn 的分泌,反而可导致 FSH 及其游离亚基的持续升高。然而大多数此类肿瘤患者由于肿瘤对垂体柄的压迫影响了下丘脑 GnRH 向垂体的运输,导致 Gn 分泌下降和闭经,并常因肿瘤的占位阻碍了多巴胺向垂体前叶的运输,PRL 水平的轻度升高。

并非所有蝶鞍内占位都是肿瘤,据报道囊肿、结核病、肉瘤样病及脂肪沉着体也可成为垂体压迫的原因,导致低促性腺素性闭经。淋巴细胞性垂体炎是垂体内少见的自身免疫性浸润,酷似垂体肿瘤,常发生于妊娠期或绝经后的前 6 个月。初期出现高 PRL 血症,接着可发生垂体功能减退症。经蝶骨手术可诊断并治疗这类有潜在致命危险的垂体疾病。在一项大型经蝶骨手术调查中发现,91% 的蝶鞍内及蝶鞍周围占位是腺瘤,与尿崩症无关,但常常伴随着非垂体来源性肿瘤。

垂体周围的病变,如颈内动脉瘤、脑室导水管梗阻也可导致闭经。垂体局部缺血即梗死可导致功能不全,即为产科著名的席汉综合征。

(2)临床表现:①闭经或月经不调。②泌乳。③如较大的垂体肿瘤可引起头痛和视物障碍。④如为空蝶鞍综合征可有搏动性头痛。⑤须排除服药引起的高催乳素血症。

(3)辅助检查:①血清 PRL 升高。②如果为垂体肿瘤或空蝶鞍综合征可经蝶鞍 X 线检查、CT 或 MRI 检查垂体确诊,应强调增强扫描,以增加检出率。

2.垂体功能衰竭

(1)临床表现:①有产后大出血或垂体手术的病史。②消瘦、乏力、畏寒、苍白,毛发稀疏,产后无乳汁分泌,无性欲,无卵泡发育和月经,生殖道萎缩。③查为性腺激素低下、甲状腺功能低下和肾上腺功能低下的症状和体征,根据病情程度,功能低下的程度不同。但常见以性腺激素低下为主,其次为甲状腺功能低下,最后为肾上腺功能低下。

(2)辅助检查(根据病情依次有):①血 FSH、LH、E_2、PRL、T 值均低下,血甲状腺激素(FT_3、FT_4)下降促甲状腺素(TSH)升高。②血肾上腺皮质激素(皮质醇,17-羟孕酮)水平低下。③垂体兴奋试验显示垂体反应低下。④空腹血糖和糖耐量试验提示血糖值偏低,反应低下。

(四)Ⅳ度闭经(中枢和下丘脑性闭经)

下丘脑性闭经(促性腺激素不足性性腺功能减退)的患者具有 GnRH 脉冲式分泌的缺陷。在排除了下丘脑器质性病变后,可诊断为功能性抑制,常常是由生活事件所致的心理生理反应,也可与工作或学校中面对的应激状况有关,常见于低体重及先前月经紊乱的妇女。很多垂体性闭经的妇女也表现为由亚临床饮食障碍引起相似的内分泌、代谢和心理特征。

GnRH 的抑制程度决定了临床表现。轻度抑制可对生育力有微小影响,如黄体期不足;中度抑制可致无排卵性月经失调;重度即表现为下丘脑性闭经。

下丘脑性闭经患者可表现为低或正常水平促性腺激素,正常催乳素水平,正常蝶鞍的影像学表现,雌孕激素撤退性出血试验多为阴性。对这样的患者应每年评估一次,监测指标包括催乳素及蝶鞍的影像学检查。如果几年监测指标均无变化,影像学检查可不必要。与心理应激或体重减轻有关的闭经,大多在6~8 年都自然恢复。83% 的妇女在病因(应激、体重减少或饮食障碍)纠正后恢复月经。但仍有一部分患者需持续监测。在饮食障碍的妇女当中,月经往往与体重增加有关。

无明显诱因的下丘脑性闭经的妇女,其下丘脑-垂体-肾上腺轴的活性是存在的,可能是应激反应干扰了生育功能的过程。自发性下丘脑性闭经的妇女其 FSH、LH、催乳素的分泌降低,促肾上腺皮质素释放激素所致皮质醇的分泌增加。有些患者有多巴胺能抑制的 GnRH 脉冲频率,GnRH 脉冲性分泌的抑制可能与内源性阿片肽及多巴胺的增加有关。功能恢复过程中高皮质

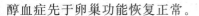

醇血症先于卵巢功能恢复正常。

需要告知患者促排卵的有效性及生育的可能性,促排卵仅用于有怀孕需求的妇女。没有证据表明周期性激素补充或是促排卵可以诱导下丘脑恢复正常生理功能。

下丘脑性闭经的诊断依据:①原发性闭经,卵泡存在但不发育。②有的患者有不同程度的第二性征发育障碍。③Kallmann 患者伴嗅觉丧失。④FSH、LH、E_2 均低下。⑤对 GnRH 治疗有反应。⑥可有 X 染色体(Xp22.3)的 KAL 基因缺陷。

功能性下丘脑性闭经的临床表现:①闭经或不规则月经。②常见于青春期或年轻女性,多有节食、精神紧张、剧烈运动及不规律生活史。③体型多瘦弱。

主要的辅助检查:①TSH 水平正常,T_3 和 T_4 较低。②FSH 和 LH 偏低或接近正常,E_2 水平偏低。③超声检查提示卵巢正常大小,多个小卵泡散在分布,髓质反光不增强。

1.体重下降,食欲缺乏和暴食综合征

肥胖可以与闭经有关,但肥胖者闭经时促性腺激素分泌不足的状态不常见,除非这个患者同时有情绪障碍。相反,急剧的体重降低,可致促性腺激素分泌不足。对下丘脑性闭经的诊断必须先排除垂体瘤。

临床表现从与饮食匮乏所致的间歇性闭经到神经性厌食所致的危及生命的极度衰弱。因为这种综合征的死亡率大概为 6%,因此受到高度重视。也有些研究认为大多数患者都能够复原,而病死率并没有增加。这些结果的差异可能因为被评估的人群不一致。临床医师应该警惕有些患者可能会死于神经性厌食。

(1)神经性厌食的诊断。

主要临床特点:①发病于 10~30 岁。②体重下降 25% 或是体重低于正常同年龄和同身高女性的 15%。③特殊的态度,包括对自己身体状况的异常认知,对食物奇怪的存积或拒绝。④毳毛的生长。⑤心动过缓。⑥过度活动。⑦偶发的过度进食(食欲过盛)。⑧呕吐,可为自己所诱发。

临床表现:①闭经。②无已知医学疾病。③无其他精神疾病。

其他特征:①便秘。②低血压。③高胡萝卜素血症。④糖尿病、尿崩症。

(2)神经性厌食的临床表现:神经性厌食曾被认为多见于中高阶层的低于 25 岁的年轻白人妇女,但现在看来这个问题可出现在社会各阶层,占年轻妇女的 0.5%。厌食一族均期望成功改变形象,其实家庭往往存在严重的问题,父母却努力维持和谐家庭的表象,掩饰或者否认矛盾冲突。根据心理学家的理解,父母一方,私下里对另一方不满,希望获得他们孩子的感情。当一个完美的孩子的角色变得极其困难时,厌食便开始了。病程往往起源于为控制体重而自行节食,这种感觉带来一种力量和成就感,随即有一种若自我约束松懈则体重不能控制的恐惧感产生。有观点认为厌食症可以作为一项辨别内在混乱家庭的指标。

青少年时期正常的体重增加可能被认为过度增加,这可以使青少年患上真性神经性厌食症。过度的体力活动是神经性厌食症的最早信号。这些孩子是典型的过分强求者,他们很少惹麻烦,但很挑剔,要求其他人达到他们苛刻的价值标准,常常导致自己在社会上的孤立。

有饮食问题的患者常常表现出滞后的性心理发展,其性行为出现得很晚。由身材苗条判断社会地位的价值观,影响她们的进食。依赖身体苗条的职业及娱乐环境容易使得妇女暴露于神经性厌食及神经性贪食的风险之中。所以通常饮食问题反映的是心理上的困境。

除了痛经,便秘也是其常见的临床表现,常常较为严重并合并腹痛。大量进食低热量食物。

低血压、低体温、皮肤粗糙、背部及臀部出现松软汗毛、心动过速及水肿是最常见的并发症。长期利尿剂及泻药的滥用可致明显的低钾。低钾性酸中毒可导致致死性的心律失常。血清胡萝卜素的升高表示机体存在维生素 A 的利用障碍，见于手脚掌的皮肤黄染。

贪食症典型表现在阶段性偷偷地疯狂进食，紧接着便是自己诱发呕吐，禁食，或是服用缓泻药和利尿剂，甚至灌肠剂。尽管贪食行为相对较常见，但临床上真正的贪食症并不常见（在一个大学学生样本中，占女性学生的 1％，男性学生的 0.1％）。贪食症行为常见于神经性厌食症患者（约占一半）。有贪食症行为的患者其抑郁症状或焦虑障碍的发生率较高，而且还会有入店行窃的问题（通常是偷食物）。约 50％的病例神经性厌食和贪食症行为长期持续。神经性厌食症患者可分为贪食性厌食症和禁食伴过度锻炼者。贪食性厌食症者比较年长，相对更加抑郁、在社交上不太孤立，但家庭问题的发生率较高。单纯贪食症者体重波动较大，但不会减少到厌食症者那么低水平。克服了贪食症的患者可有正常的生育力。

严重的神经性厌食病例经常被内科医师碰到，而临界性神经性厌食病例通常来看妇科医师、儿科医师或家庭医师。厌食症相关的各种问题都代表下丘脑调控的身体功能的障碍：食欲、渴感、水分保持、体温、睡眠、自主平衡以及内分泌。FSH、LH 水平下降，皮质激素水平升高，PRL、TSH、T_4 水平正常，但 T_3 水平较低，反式 T_3 水平升高。许多症状可用甲状腺功能减退来解释（如便秘、寒冷耐受不良、心动过缓、低血压、皮肤干燥、基础代谢率低、高胡萝卜素血症）。随着体重的增长，所有的代谢性改变恢复到正常，Gn 的分泌也可恢复到正常水平。有 30％的患者持续闭经，这是持续性心理冲突的指标。

当体重恢复到正常体重 15％以下时，即可恢复机体对 GnRH 的反应，方可恢复正常月经。神经性厌食患者的 Gn 持续低水平，与青春期前孩子的水平相似；随着体重的增长，出现 LH 夜间分泌，类似于青春早期的水平；而当完全恢复正常体重时，24 小时 LH 分泌形式就与正常成年人一样，只是峰值有所差异。如果患者 Gn 的浓度低到无法检测的水平时，可检测血中的皮质醇含量。没必要做其他太多的实验室检测。

需要告知患者闭经与低体重之间的紧密联系，以刺激患者恢复正常体重，进而恢复正常月经。有时有必要参与指导患者的每天能量计算方案［每天至少进食 10 920 J（2 600 cal 能量）］，以打破患者养成的饮食习惯。如果进展很慢，则可用激素治疗。对于体重低于 45.36 kg（100 磅）的患者，如体重持续下降，需进行心理咨询，进行心理干预。

关于厌食症目前尚无特殊的或新的治疗方法，只能强调在疾病发展到最严重的阶段之前，及早发现并进行心理干预。需要初诊医师、心理医师、营养学医师进行临床会诊帮助患者处理自己情绪的认知行为必要时也可以加用抗抑郁药治疗。

2.过度运动与闭经

从事女性竞赛运动员、芭蕾、现代舞的专业人员中，月经失调或下丘脑抑制性闭经的发生率较高。多达 2/3 有月经的跑步运动员黄体期较短，甚至无排卵，即使月经正常，周期与周期之间的差异也很大，常常合并有激素功能的下降。如在月经初潮之前就开始过度运动，则月经初潮会延迟长达 3 年之久，随后月经紊乱的发生率较高。对于体重低于 115 kg 的年轻妇女，如在训练中体重下降大于 10 kg 就很可能出现闭经，也支持 Frisch 关于临界体重观念。

临界体重理论：月经正常需要维持在临界水平之上的体重，需达到临界的躯体脂肪含量。可利用 Frisch 的临界体重计算。基于身体总水量占总体重的百分比，计算出躯体脂肪的百分比，为脂肪指数。16 岁时身体总水量占总体重 10％时相当于脂肪含量为 22％，这是维持月经所需的最低标准,13岁时身体总水量占总体重10%时相当于脂肪含量为17%,这是发生月经初潮所需的最低标准,减少标准体重的10%~15%时就可使躯体脂肪含量下降到22%以下,造成月经紊乱。

这种闭经类似于下丘脑功能障碍,剧烈运动减少Gn分泌,但促进PRL、GH、睾酮、ACTH以及肾上腺激素的分泌,同时减低它们的清除率从而增加了这些激素的血浓度。低营养状态妇女的PRL一般无改变,相反过度运动者的PRL是增加的,但幅度较小,持续时间极短,所以不能用PRL的增加来解释月经异常。当闭经运动员与非闭经运动员或非运动员相比较时,他们的PRL含量并没有明显差异。另外,月经正常的女性运动员褪黑素水平在白天升高,而闭经运动员褪黑素有夜间分泌。这也可见于下丘脑性闭经的妇女,反映对GnRH脉冲分泌的抑制。与低营养状态妇女相反的另一个现象出现在甲状腺轴。运动员的T_4水平相对较低,过度锻炼的闭经患者的甲状腺激素都完全受抑制,包括反式T_3。

运动员经常会有竞赛后或训练后的欣快愉悦感。尚不清楚这究竟是一种心理反应还是由于内源性阿片的增加。大量证据显示,内源性阿片通过抑制下丘脑GnRH的分泌来抑制Gn的分泌。纳曲酮(一种长效的阿片受体阻滞剂)用于体重下降导致的闭经患者可促使恢复月经,提示内啡肽在应激相关的下丘脑性闭经中的关键作用。运动员不管是否闭经都会出现运动诱导的血内啡肽水平的升高。

下丘脑性闭经(包括运动相关性或饮食失调)妇女由于CRH及ACTH增加,伴有皮质醇增多症,表明这是应激状态干扰生殖功能。皮质醇水平恢复正常的闭经运动员6个月内可恢复正常的月经。

闭经运动员处于能量负平衡的状态,IGFBP-1水平升高,胰岛素敏感性增强,胰岛素水平下降,IGF-Ⅰ不足以及GH水平升高。IGFBP-1的增加会抑制下丘脑IGF的活性,继而抑制GnRH的分泌。

瘦素(leptin)对生殖的影响也被视为维持应激反应,月经周期正常的运动员leptin水平可显示出正常的昼夜节律,然而闭经患者则不具有昼夜节律。运动员leptin水平普遍较低(不到30%),这与身体脂肪含量的减少有关,但在血胰岛素不足及皮质醇增多症者其水平进一步降低。当身体脂肪减少到体重的15%以下,以及leptin低于3 ng/mL的水平时会发生月经紊乱及闭经。

Fries描绘了饮食障碍连续的4个阶段:以美容为目的的忌口,因对饮食及体重神经过敏而忌口,厌食反应,神经性厌食。

厌食反应与真正的神经性厌食之间有几点重要差异,从心理上来说,神经性厌食患者对疾病及她自身的问题缺乏认识,她并不认为自己体重过低,毫不担心自己可怕的身体现状及外表,医患之间很难沟通,患者对医师极其不信任。而厌食反应的患者有自我批评的能力,他们知道问题所在,而且能描述出来运动员、过度锻炼的妇女或舞蹈演员都可能发生厌食反应。厌食反应的发生是自觉地有意识的故意努力减少体重。及早发现,给予忠告及自信心的支持可以制止问题的进展。由病理性饮食失调进展到完全综合征仅需1年时间。

尽早发现的预后较好,简单地增加体重就可以扭转闭经状态。然而这些患者通常不愿意放弃他们的运动规律。所以应鼓励激素治疗来阻止骨质流失及心血管系统的改变。如正常激素水平仍不足以使骨质密度恢复到正常水平,必须恢复足量的饮食和体重。当患者有生育要求时,推荐其减少运动量并增加一定的体重,有时必须考虑诱导排卵。

3.遗传基因缺陷

导致低促性腺素功能减退症特异性遗传缺陷尚不清楚。然而,随着分子生物学研究的深入,发现 FSH 亚基突变和 Kallmann 综合征的基因缺陷。

(1)闭经、嗅觉丧失、Kallmann 综合征:有一种少见的因 GnRH 分泌不足导致低促性腺素功能减退症,联合嗅觉丧失或嗅觉减退的综合征,亦即 Kallmann 综合征。在女性,这种综合征的特征是原发性闭经、性发育幼稚、低促性腺素,正常女性核型及无法感知嗅觉,比如咖啡、香水。她们的性腺对 Gn 有反应。所以可用外源性 Gn 成功地诱导排卵,而氯米芬无效。

Kallmann 综合征与特殊的解剖缺陷有关,MRI 和尸体剖检证实了嗅脑内嗅沟的发育不全或缺失。这一缺陷是嗅觉神经轴突及 GnRH 神经元未能从嗅板中迁移出来的结果。目前已证实有 3 种遗传方式:X 染色体连锁遗传、常染色体显性遗传、常染色体隐性遗传。男性的发病率高出 5 倍,表明 X 染色体连锁遗传是其主要的遗传方式,但在女性患者中,遗传模式为常染色体隐性或常染色体显性遗传。X 染色体连锁遗传的 Kallmann 综合征可联合有其他因 X 染色体短臂远端的邻近基因缺失或易位所致的疾病(如 X 染色体连锁的矮小症或鱼鳞病及硫酸酯酶缺乏症)。

导致这一综合征的 X 染色体连锁基因的突变或缺失包括 X 染色体短臂上(Xp22.3)的一个独立基因(KAL),它编码一种负责神经迁移的必需蛋白 anosmin-1。这种嗅觉丧失闭经综合征是由于嗅觉神经及 GnRH 神经元未能穿透前脑,组织了成功迁移。同时还可能有其他神经异常,如镜像运动、听觉缺失、小脑性共济失调等,提示泛发的神经缺陷。肾和骨异常、听力缺陷、色盲唇裂、腭裂(最常见的异常)也可以出现在这些患者中。表明除了下丘脑这一基因突变还可以在其他组织内表达。这一综合征的发生具有家族遗传性及散发性。尚未证实有常染色体的突变。

(2)单纯促性腺激素低下性闭经:单独的 GnRH 分泌不足导致的下丘脑性闭经患者可能有类似于 Kallmann 综合征患者的缺陷,但由于外显率较低,只有 GnRH 神经元的迁移缺陷表达出来。在一些嗅觉正常的闭经患者中,其家族成员有嗅觉丧失的患者。一些 GnRH 分泌不足但嗅觉正常的患者有常染色体遗传形式。然而尚未发现 GnRH 基因缺陷,X 染色体连锁基因的突变也并不常见。

报道一个家族遗传性 GnRH 受体基因突变所致的低促性腺素功能减退症,患者的父母和一个姐妹是正常的杂合子,所以突变是常染色体隐性遗传的。筛选 46 个低促性腺素功能减退症男女,发现有女性患者的家族中,1/14 存在常染色体遗传性 GnRH 受体基因突变,在另一项研究中,证实常染色体隐性遗传嗅觉正常的患者中有 40% 存在 GnRH 受体基因突变。GnRH 受体基因突变会干扰信号传导,导致对 GnRH 刺激抵抗,各种不同的表型反映了特殊突变后基因表达的质与量的差异。GnRH 受体基因突变可能在 20% 的自发性下丘脑性闭经患者中发生。GnRH 受体基因突变导致的低促性腺素功能减退症不容易用 GnRH 治疗,但外源性的 Gn 的反应未受损。由于大多数低促性腺素功能减退症患者对 GnRH 治疗起反应,因此 GnRH 受体基因突变并不常见。只有家族成员有类似表现的患者才值得继续追踪。

四、闭经的治疗

闭经的治疗应根据患者的病因、年龄、对生育的要求,采用个体化的方案进行。

(一)雌孕激素疗法

1.雌孕激素序贯疗法

适用于因卵巢早衰、卵巢抵抗综合征、垂体或下丘脑性闭经等情况。对要求生育的患者,雌

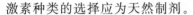

激素种类的选择应为天然制剂。

2.雌孕激素联合疗法

适用于显著高雄激素血症和没有生育要求的情况。一般可选用避孕药半量或全量。对暂时不需要生育的患者,可长期服用数年。

(二)促排卵治疗

对要求生育的患者,针对不同的闭经原因,个体化地选择适当的促排卵药物和方案。

(三)手术治疗

针对患者病因,采用适当的手术诊断和治疗。对先天性下生殖道畸形的闭经,多有周期性腹痛的急诊情况,需要紧急进行矫形手术,以开放生殖道引流月经血;对多囊卵巢综合征的患者经第一线的促排卵治疗卵巢抵抗者,可通过经腹或腹腔镜进行卵巢打孔术,促进卵巢排卵;对垂体肿瘤的患者,可行肿瘤切除手术。垂体分泌催乳素的腺瘤的患者,在有视神经压迫症状时,可选择手术治疗。

(四)其他治疗

根据患者的具体情况,可针对性地采用适当的治疗方法。

(1)对高催乳素血症的患者用溴隐亭治疗。

(2)对高雄激素血症的患者可应用螺内酯、环丙孕酮等抗雄激素制剂治疗。

(3)对胰岛素抵抗的高胰岛素血症,可用胰岛素增敏剂及减轻体重的综合治疗。

(4)对甲状腺功能减低的患者应补充甲状腺素。

(5)对肾上腺来源的高雄激素血症可用地塞米松口服。

(6)对卵巢早衰、先天性性腺发育不良或 Turner 综合征可采用激素替代,并运用赠卵的辅助生殖技术帮助妊娠。

(五)治愈标准

(1)恢复自发的有排卵的规则月经。

(2)自然的月经周期长于 21 天,经量少于 80 mL,经期短于 7 天。

(3)对于不可能恢复自发排卵的患者,如卵巢早衰等,建立规律的人工周期的阴道出血即可。

闭经是一组原因复杂的临床症状,有一百余种病因,有功能性的,也有器质性的。对闭经的诊断是在病史、体格检查和妇科检查的基础上,根据一套经典的诊断程序逐步作出的。这一诊断程序可以将闭经的原因定位在下丘脑、垂体、卵巢、子宫和生殖道及其他内分泌腺的部位,以便准确诊断和合理治疗。

因为闭经是由多种不同的原因造成的,所以对闭经的治疗方案也要根据其基础疾病而制订。有的疾病因原因不明,治疗的原则就是调整和维护机体的正常内分泌状态,帮助因闭经而不孕的夫妇怀孕,防止因闭经导致的近期和远期并发症。

(刘菲菲)

第七节　围绝经期综合征

围绝经期综合征是指妇女在自然绝经前或因其他原因丧失卵巢功能,而出现一系列性激素减少所致的症状,包括自主神经功能失调的表现。

一、病因及病理生理

更年期的变化包括两个方面:一方面是卵巢功能衰退,此时期卵巢逐渐趋于排卵停止,雌激素分泌减少,体内雌激素水平低落;另一方面是机体老化,两者常交织在一起。神经血管功能不稳定的综合征主要与性激素水平下降有关,但发生机制尚未完全阐明。

二、诊断

(一)临床表现

临床表现主要根据患者的自觉症状,而无其他器质性疾病。

(1)血管舒缩综合征:潮热、面部发红、出汗,瞬息即过,反复发作。

(2)精神神经症状:情绪不稳定、易激动,自己不能控制,忧郁失眠,精力不集中等。

(3)生殖道变化:外阴与阴道萎缩,阴道干燥疼痛,外阴瘙痒。子宫萎缩、盆底松弛导致子宫脱垂及阴道膨出。

(4)尿频急或尿失禁;皮肤干燥、弹性消失;乳房萎缩、下垂。

(5)心血管系统:胆固醇、三酰甘油和致动脉粥样化脂蛋白增高,抗动脉粥样硬化脂蛋白降低,可能与冠心病的发生有关。

(6)全身骨骼发生骨质疏松。

(二)鉴别诊断

必须排除心血管、神经精神和泌尿生殖器各处的病变;潮热、出汗、精神症状、高血压等需与甲状腺功能亢进症和嗜铬细胞瘤相鉴别。

(三)辅助检查

(1)血激素测定:FSH 及 LH 增高、雌二醇下降。

(2)X 线检查:脊椎、股骨及掌骨可发现骨质疏松。

三、治疗

(一)一般治疗

加强卫生宣教,解除不必要的顾虑,保证劳逸结合与充分的睡眠。轻症者不必服药治疗,必要时可选用适量镇静药,如地西泮2.5～5 mg/d或氯氮䓬10～20 mg/d睡前服,谷维素 20 mg,每天 3 次。

(二)性激素治疗

绝经前主要用孕激素或雌孕激素联合调节月经异常,绝经后用替代治疗。

1.雌激素

对于子宫已切除的妇女,可单纯用妊马雌酮0.625 mg或17β-雌二醇 1 mg,连续治疗 3 个月。对于存在子宫的妇女,可用尼尔雌醇片每次 5 mg,每月 1 次,症状改善后维持量1～2 mg,每月2 次,对稳定神经血管舒缩活动有明显的疗效,而对子宫内膜的影响少。

2.雌激素、孕激素序贯疗法

雌激素用法同上,后半期加用7～10天炔诺酮,每天 2.5～5 mg 或黄体酮 6～10 mg,每天1 次或甲羟孕酮 4～8 mg,每天 1 次,可减少子宫内膜癌的发生率。但周期性子宫出血的发生率高。

3.雌激素、雄激素联合疗法

妊马雌酮0.625 mg 或 17β-雌二醇 1 mg,每天 1 次,加甲睾酮5～10 mg,每天 1 次,连用20 天,对有抑郁型精神状态患者较好,且能减少对子宫内膜的增殖作用,但有男性化作用,而且常用雄激素有成瘾可能。

4.雌激素替代治疗应注意的几点

(1)HRT 应该是维持围绝经期和绝经后妇女健康的全部策略(包括关于饮食、运动、戒烟和限酒)中的一部分。在没有明确应用适应证时,比如雌激素不足导致的明显症状和身体反应,不建议使用 HRT。

(2)绝经后 HRT 不是一个给予标准女性的单一的疗法,HRT 必须根据临床症状,预防疾病的需要,个人及家族病史,相关试验室检查,女性的偏好和期望做到个体化治疗。

(3)没有理由强制性限制 HRT 使用时限。她们也可以有几年时间中断 HRT,但绝经症状可能会持续许多年,她们应该给予最低有效的治疗剂量。是否继续 HRT 治疗取决于具有充分知情权的医患双方的审慎决定,并视患者特殊的目的或对后续的风险与收益的客观评估而定。只要女性能够获得症状的改善,并且了解自身情况及治疗可能带来的风险,就可以选择 HRT。

(4)使用 HRT 的女性应该至少 1 年进行一次临床随访,包括体格检查,更新病史和家族史,相关试验室和影像学检查,与患者进行生活方式和预防及减轻慢性病策略的讨论。

(5)总体来说,在有子宫的所有妇女中,全身系统雌激素治疗中应该加入孕激素,以防止子宫内膜增生或是内膜癌。无子宫者,无须加用孕激素。用于缓解泌尿生殖道萎缩的低剂量阴道雌激素治疗,可被全身吸收,但雌激素还达不到刺激内膜的水平,无须同时给予孕激素。

(6)乳腺癌与绝经后 HRT 的相关性程度还存在很大争议。但与 HRT 有关的可能增加的乳腺癌风险是很小的(少于每年 0.1%),并小于由生活方式因素如肥胖、酗酒所带来的风险。

(7)禁忌证:如血栓栓塞性疾病、镰状细胞贫血、严重肝病、脑血管疾病、严重高血压等。

(刘菲菲)

第八节　卵巢过度刺激综合征

卵巢过度刺激综合征(ovarian hyperstimulation syndrome,OHSS)是一种以促排卵为目的而进行卵巢刺激时,特别在体外受精(IVF)辅助生育技术中,所发生的医源性疾病,是辅助生殖技术最常见且最具潜在危险的并发症,严重时可危及生命,偶有死亡病例报道。

OHSS 为自限性疾病,多发生于超促排卵周期中的黄体期与早妊娠期,发病与 HCG 的应用密不可分。按发病时间分为早发型与晚发型两种;早发型多发生于 HCG 应用后的 3～9 天,其病情严重程度与卵泡数目、E_2 水平有关。如无妊娠,10 天后缓解,如妊娠则病情加重。晚发型多发生于 HCG 应用后10～17 天,与妊娠尤其是多胎妊娠有关。

一、流行病学

大多数 OHSS 病例的发生与应用促性腺激素进行卵巢刺激有关,尤其发生在体外受精助孕技术应用促性腺激素进行卵巢刺激后,也有病例在应用克罗米酚后被观察到,非常个别的病例报道发生在未行卵巢刺激而自然受孕的早孕期,称为自发性 OHSS。

（一）OHSS 的高危因素

OHSS 的高危因素包括原发性高危因素和继发性高因素。

1.原发性高危因素

（1）年龄<35 岁。

（2）身体瘦弱。

（3）PCOS 患者或 B 超下卵巢表现为"项链"征的患者。

（4）既往有 OHSS 病史。

2.继发性高危因素

（1）血 E_2>3 000 pg/mL。

（2）取卵日卵泡数>20 个。

（3）应用 HCG 诱导排卵与黄体支持。

（4）妊娠。

（二）发病率

OHSS 发病率的不同依赖于患者因素、监测方法与治疗措施。轻度 20%～33%,中度 3%～6%,重度 0.1%～2%。轻度病例的发生在用促性腺激素进行控制性卵巢刺激的 IVF 中将近 30%或更多,但由于症状与体征的温和往往不被认识。通常 IVF 中少于 5%的患者将可能发展为中度症状,1%患者将发展为重度症状。妊娠患者的发病率是非妊娠患者的 4 倍。

二、病理生理学

OHSS 是在促排卵后卵泡过度反应的结果,但发生在黄体期 LH 峰后或外源性 HCG 应用后。其严重性与持续时间因为应用外源性 HCG 进行黄体支持及内源性 HCG 水平的升高而加重与延长。其病理生理机制于 1983 年由 Haning 等首次提出,现已认为促排卵后卵巢内生成一种或几种由黄体颗粒细胞分泌的血管活性因子,其释放入血,可以引起血管通透性升高、液体渗出,导致第三腔隙液体积聚,从而形成胸腔积液、腹水,继而导致血液浓缩与血容量减少,甚至血栓形成(图 6-4)。

可能参与 OHSS 病理生理的因子目前研究认为有肾素-血管紧张素系统(RAS)中的活性肾素与血管紧张素Ⅱ、血管内皮生长因子(VEGF)、其他细胞因子家族与内皮素等。这些因子较多文献报道参与了卵泡与黄体生成的正常生理过程。促排卵后过多卵泡被刺激生长,HCG 应用后形成的黄体使这些血管活性因子生成量增加,它们直接或间接进入血循环甚至腹腔,引起广泛的血管内皮通透性增加从而形成胸腔积液与腹水,偶有严重者发生心包积液、全身水肿。胸腔、腹腔穿刺后这些物质的减少有助于毛细血管通透性的降低,临床上可改善病情。

文献报道表明血管紧张素Ⅱ在 OHSS 患者的血清、卵泡液中含量比促排卵未发生 OHSS 者显著升高,并且随着病情好转明显降低;免疫组化显示排卵前卵泡的颗粒细胞与黄体细胞内均存在血管紧张素Ⅱ与其两型受体 AT_1、AT_2;动物试验中应用 ACEI 阻断血管紧张素Ⅱ生成,降低了 OHSS 的发生率。因此我们的研究提示卵巢内 RAS 以自分泌的形式引起或参与了 OHSS 的发病。

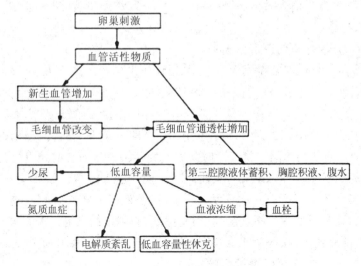

图 6-4 OHSS 的病生理改变

与 OHSS 发生的相关因子还包括 VEGF。过多的 VEGF 引起的血管过度新生导致血管通透性增加。颗粒细胞生成的 VEGF 可被 HCG 升调节,血与腹水中非结合性 VEGF 的水平随OHSS 的发展而升高,因此有作者认为非结合性 VEGF 的水平与 OHSS 的严重性相关。VEGF的作用是通过 VEGFR-2 完成的,动物试验中应用 VEGFR-2 的特异抗体(SU5416)可以阻断VEGFR-2 的细胞内磷酸化而致血管通透性降低,从而抑制 OHSS 的发展。

家族自发性 OHSS 可能是由于 FSH 受体的变异,导致其对 HCG 的过度敏感所致;因此本病多在同一患者重复发生,或同一家族中多人发病。发病与妊娠相关,其中最多一例患者 6 次妊娠均发病。与医源性 OHSS 不同,其发病时间多在妊娠 8～14 周,亦即内源性 HCG 升高之后,作用于变异的 FSH 受体,引发卵巢内窦卵泡生长发育,之后 HCG 又作用于 LH 受体,而致卵泡黄素化,启动 OHSS 的病理生理过程。

三、对母儿的影响

(一)OHSS 与妊娠

1.OHSS 对妊娠率的影响

OHSS 的发生与妊娠密切相关,妊娠是晚发型 OHSS 的发病因素之一,因此在 OHSS 人群妊娠率往往高于非 OHSS 人群。有资料显示 OHSS 患者妊娠率约 82.8%,明显高于非 OHSS人群 32.5%,符合 OHSS 的发患者群的倾向性。但是对于早发型 OHSS 对移植后是否影响胚胎着床一直存在争议。有学者认为 OHSS 患者中过高的 E_2 水平以及 P/E_2 比例的改变,尤其是后者对内膜的容受性产生影响,从而降低妊娠率;过高的细胞因子如 IL-6 也将降低妊娠率;OHSS患者的卵子与胚胎质量较非 OHSS 患者差,从而影响妊娠率;但也有研究发现相反结论:OHSS妊娠患者与未妊娠患者相比 E_2 水平反而略高;OHSS 患者虽高质量卵子比例低于非 OHSS 患者,但因其获卵数多,最终高质量胚胎数与非 OHSS 患者无差异。而也有学者观察到早发型OHSS 患者移植后的妊娠率为 60.5%,较非 OHSS 人群 32.5% 的妊娠率高,支持后者观点。

2.妊娠对 OHSS 的影响

有研究发现妊娠与晚发型 OHSS 密切相关,并影响了 OHSS 病程的长短;妊娠与病情轻重虽无显著性相关,但病情重者与多次腹腔穿刺患者均为妊娠患者,进一步说明了妊娠影响了OHSS病情的发展与转归。

(二)中重度 OHSS 对孕期流产的影响

中重度 OHSS 是否会增加妊娠流产率,文献报道较少。多数研究认为过高的 E_2 水平,血管活性因子包括肾素-血管紧张素、细胞因子、前列腺素水平改变,以及 OHSS 病程中的血流动力学变化、血液浓缩、低氧血症、肝肾功能异常等,都将增加早期妊娠流产率。有学者对同期 OHSS与非 OHSS 患者进行了对比分析,两组总体流产率(早期流产+晚期流产)相近,分别为 16.9%与 18.7%,与 Mathur 的结果相同。我们同时观察到妊娠丢失与患者的继发妊娠所致病情加重、病程延长有一定的相关性,但并未改变总体流产率。这一点可能与我们在发病早期就积极进行扩容治疗有关,扩容后改变了原先的血液浓缩状态,甚至降低了妊娠期的血液浓缩状态,减轻了因高凝状态、低氧血症等对妊娠的不良影响,因此中度、病程短的患者妊娠丢失率降低,而病情越重、病程越长,引起的血液改变、肝功能升高等持续时间延长,相应地增加了妊娠丢失。

(三)中重度 OHSS 对远期妊娠的影响

有文献报道 OHSS 患者因血液浓缩,血栓素与肾素-血管紧张素水平升高,孕期并发症如子痫前期与妊娠期糖尿病的发生率升高;但 Wiser 的研究显示 OHSS 患者中子痫前期与妊娠期糖尿病的发病率与对照组无差异。也有研究发现妊娠期并发症包括 PIH、GDM 与前置胎盘的发病率略高于对照组,但无统计学差异,支持后者观点;且与对照组相比正常分娩比例、出生缺陷率相同;早产与低体重儿比例略高于对照组,但无统计学差异,这点可能与 OHSS 组双胎率略高有关;发病早晚、病情轻重、病程长短也均未影响早产率与低体重儿比例,而双胎与早产、双胎与低体重儿均显著性相关,此结果与常规妊娠结局相同。因此我们认为 OHSS 的发生并未影响远期的妊娠发展,未增加妊娠期并发症,对妊娠的分娩结局(包括早产率与低体重儿率)也未产生不良影响。

四、临床表现

(一)胃肠道症状

轻度患者可有恶心、呕吐、腹泻,因卵巢增大与腹水增多腹胀逐渐加重。

(二)腹水

腹胀加重,腹部膨隆,难以平卧;腹壁紧绷即称为张力性腹水,有腹痛感;膈肌被压迫上抬可出现呼吸困难。

(三)胸腔积液

多数单独发生,30%患者合并有腹水;胸腔积液可单侧或双侧发生;表现为咳嗽,胸腔积液加重致肺组织萎缩出现呼吸困难。

(四)呼吸系统症状

胸腔积液与大量腹水可致胸闷、憋气、呼吸困难;发生肺栓塞或成人呼吸窘迫综合征(ARDS)时出现呼吸困难,并有低氧血症。

(五)外阴水肿

张力性腹水致腹部压力增大,特别是久坐或久立后,压迫下腔血管使其回流受阻,甚至引起整个大阴唇水肿。

(六)肝功异常

液体渗出可致肝水肿,约 25% 的患者出现肝酶升高,AST 上升,ALT 上升,ALP 往往处于正常值上限,肝功能升高水平与 OHSS 病情轻重相关,并随病情的好转恢复正常。

(七)肾功能异常

血容量减少或因大量腹水致腹腔压力增大,导致肾灌注减少,出现少尿、低钠血症、高钾血症与酸中毒,严重时出现 BUN 上升,Cr 上升,也随病情好转恢复正常。

(八)电解质紊乱

液体渗出同时入量不足,出现少尿甚至无尿;另外可能出现低钠、高钾血症或酸中毒表现。

(九)低血容量性休克

液体渗出至第三腔隙,血容量减少可发生低血容量性休克。

(十)血栓

发病率在重度 OHSS 患者中约占 10%,多发生于下肢、脑、心脏与肺,出现相应部位症状,发病时间甚至出现在 OHSS 好转后的数周。血栓形成是 OHSS 没有得到及时正确的治疗而发生的极严重后果,危及患者生命,甚至可留下永久性后遗症,必须予以积极防治。

OHSS 具有自限性,如未妊娠它将在月经来潮时随着黄体溶解自然恢复。表现为腹水的进行性减少与尿量的迅速增多。如果妊娠,在排卵后的第 2 周,由于升高的内源性 HCG,症状与体征将进一步持续或加重,如果胚胎停育,OHSS 症状也可自行缓解。临床处理经常需要持续 2~4 周时间,一般在孕 6 周后逐渐改善。

五、诊断

依据促排卵史、症状与体征,结合 B 超下腹水深度与卵巢大小的测量,检测血细胞比容(HCT)、WBC、电解质、肝功能、肾功能等,以诊断 OHSS 及其分度,并确定病情严重程度。

六、临床分级

Golan 等根据临床症状、体征、B 超,以及实验室检查将其分为轻、中、重三度及五个级别(表 6-10)。

表 6-10 OHSS 的 Golan 分级

	轻度	中度	重度
I	仅有腹胀及不适		
II	I+恶心、呕吐,腹泻卵巢增大 5~12 cm		
III		II+B 超下有腹水	
IV			III+临床诊断胸腔积液/腹水,呼吸困难
V			IV+低血容量改变,血液浓缩,血液黏度增加,凝血异常,肾血流减少,少尿、肾功能异常,低血容量休克

Navot 等于又将重度 OHSS 分为严重与危重 2 组,其依据更为重视实验室检查(表 6-11)。

Peter Humaidan 等根据 OHSS 各项客观与主观指标将其分为轻、中、重三度,这一分度临床应用似更简便、明晰(表 6-12)。

表 6-11　OHSS 的 Navot 分级

重度症状	严重	危重
卵巢增大	≥12 cm	≥12 cm
腹水、呼吸困难	大量腹水伴或不伴呼吸困难	大量腹水致腹部胀痛伴或不伴呼吸困难
血液浓缩	Hct>45%,WBC>15×10⁹/L	HCT>55%,WBC>25×10⁹/L
少尿	少尿	少尿
血肌酐	0~133 μmol/L	≥1.6 mg/dL
重度症状	严重	危重
肌酐清除率	≥50 mL/min	<50 mL/min
低蛋白血症	重度	重度
	肝功能异常	肾衰竭
	全身水肿	血栓
		AIDS

表 6-12　OHSS 的 Peter Humaidan 分级

	轻	中	重
客观指标			
直肠窝积液	√	√	√
子宫周围积液(盆腔)		√	√
肠间隙积液			√
Hct>45%		√[a]	√
WBC>15×10⁹/L		±[a]	√
低尿量<600 mL/d		±[a]	√
Cr>133 μmol/L		±[a]	±
肝功能升高		±[a]	±
凝血异常			±[c]
胸腔积液			±[c]
主观指标			
腹胀	√	√	√
盆腔不适	√	√	√
	轻	中	重
呼吸困难	±[b]	±[b]	√
急性疼痛	±[b]	±[b]	±[b]
恶心、呕吐	±	±	±
卵巢增大	√	√	√
妊娠	±	±	√

注释:±可有可无;a≥2 次,住院;b≥1 次,住院;c≥1 次,加强监护。

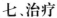

七、治疗

(一)治疗原则

OHSS为医源性自限性疾病,OHSS的病情发展与体内HCG水平相关,未妊娠患者随着月经来潮病情好转;妊娠患者早孕期病情加重。

1.轻度OHSS

被认为在超促排卵中几乎不可避免,患者无过多不适,可不予处理,但需避免剧烈活动以防止卵巢扭转,也应警惕长期卧床休息而致血栓。

2.中度OHSS

可在门诊观察,记24小时尿量,称体重,测腹围。鼓励患者进食,多饮水,尿量应不少于1 000 mL/d,2 000 mL/d以上最佳,必要时可于门诊静脉滴注扩容。

3.重度OHSS

早期与中度OHSS相同,可在门诊观察与治疗,适时监测血常规、电解质与肝功能、肾功能,静脉滴注扩容液体,必要时行腹腔穿刺;病情加重后应住院治疗。

(1)住院指征:①严重的腹痛与腹膜刺激征。②严重的恶心、呕吐,以致影响每天食水摄入。③严重少尿(<30 mL/h)甚至无尿。④张力性腹水(tense ascites)。⑤呼吸困难或急促。⑥低血压、头晕眼花或晕厥。⑦电解质紊乱(低钠,血钠<135 mmol/L;高钾,血钾>5.5 mmol/L)。⑧血液浓缩(Hct>45%,WBC>15×10⁹/L)。⑨肝功能异常。

(2)病情监护:每天监测24小时出入量、腹围、体重,监测生命体征,检查腹部或肺部体征;每天或隔天检测血细胞比容(HCT)、WBC、尿渗透压;每3天或1周监测电解质、肝功能、肾功能,B超监测卵巢大小及胸腔积液、腹水变化,必要时监测D-Dimer或血气分析,以了解治疗效果,病情危重时随时复查。

(二)治疗方法

1.扩容

OHSS因液体外渗第三腔隙致血液浓缩,扩容是最主要的治疗。扩容液体包括晶体液与胶体液。晶体液可选用5%葡萄糖、10%葡萄糖、5%葡萄糖盐或乳酸林格液,但避免使用盐林格液;一般晶体液用量500~1 500 mL。只用晶体液不能维持体液平衡,因此需加用胶体液,如清蛋白、贺斯、右旋糖酐-40、冰冻血浆等胶体液扩容。

(1)清蛋白:为低分子量蛋白质,由肝产生,75%的胶体渗透压由其维持,50 g的清蛋白可以使大约800 mL液体15分钟内回流至血液循环中;同时可以结合并运送大分子物质如一些激素、脂肪酸、药物等,以减少血中血管活性物质的生物浓度。OHSS患者因液体外渗,血中清蛋白浓度降低,因此最初选用清蛋白作为扩容药物,可用10~20 g/d静脉滴注,如病情加重,最大剂量可用至50 g/d。但因清蛋白为血液制品,有传播病毒等风险,现在临床应用已严格控制,因此仅用于低蛋白血症的患者。

(2)羟乙基淀粉:平均分子量为200 000,半衰期大于12小时,可有效降低血液黏度、血细胞比容,减少红细胞聚集;因其为糖原结构,在肝内分解,因此不影响肝肾功能,并可显著改善肌酐清除率;因无抗原性,是血浆代用品中变态反应率最低的一种。静脉滴注剂量为500~1 000 mL/d,应缓慢静脉滴注以避免肺部充血。因其价格低于清蛋白,且为非血液制品,现已作为中重度OHSS时首选扩容药物。

（3）右旋糖酐-40：可以增加肾灌注量、尿量，降低血液黏滞度，改善微循环，防止血栓形成；但右旋糖酐-40有降低血小板黏附的作用，有出血倾向者禁用，个别患者存在变态反应，且有临床死亡病例报道；因此临床使用应慎重，一般应用剂量为500 mL/d。

2.保肝治疗

肝功能升高者需用保肝药物治疗，轻度升高者可用葡醛内酯400～600 mg/d、维生素C 2～3 g/d静脉滴注；肝功能升高，ALT＞100 U/L时，可加用古拉定0.6～1.2 g/d静脉滴注。经治疗后肝功能一般不会进一步恶化，并随OHSS症状的好转而恢复。

3.胸腔、腹腔穿刺

适应证：①中等量以上胸腔积液伴明显呼吸困难。②重度腹水伴呼吸困难。③纠正血液浓缩后仍少尿（＜30 mL/h）。④张力性腹水。但是在有腹腔内出血或血流动力学不稳定的情况下禁忌腹腔穿刺。腹腔穿刺放水可采用经腹与经阴道两途径，一般多采用经腹途径。穿刺应在扩容后进行，要在B超定位下施行，避免损伤增大的卵巢。穿刺不仅可以减少腹腔压力，增加肾血流灌注，从而增加尿量。同时减少了与发病相关的血管活性因子而缩短病程，腹水慢放至不能留出为止，有研究表明最多曾放至约6 000 mL；穿刺后症状明显缓解，且不增加流产率。有学者认为穿刺后临床治疗效果好于扩容效果，故建议适应证适宜时尽早穿刺。

4.多巴胺

肾衰竭或扩容并腹腔穿刺后仍少尿的患者可应用低剂量多巴胺静脉滴注，用法为20 mg＋5％葡萄糖250 mL静脉滴注，速度为0.18 mg/(kg·h)，(不影响血压和心率)，同时监测中心静脉压、肺楔压。但应注意的是大剂量多巴胺静脉滴注作用于α受体，有收缩外周血管作用；而低剂量多巴胺作用于β_1受体与DA受体，具有扩血管作用，特别是直接扩张肾血管，增加肾血流，同时抑制醛同酮释放，减少肾小管上皮细胞对水钠的重吸收，从而起到排钠利尿的作用。

也有文献报道口服多卡巴胺750 mg/8 h，临床症状与腹水逐渐好转。也有人曾于腹腔穿刺时于腹腔内应用多巴胺，同样起到增加尿量作用。

5.利尿剂

已达到血液稀释仍少尿(Hct＜38％)的患者可静脉应用呋塞米20 mg。血液浓缩、低血容量、低钠血症时禁用。过早、过多应用利尿剂，将加重血液浓缩与低血容量而致血栓，视为禁忌。

6.肝素

个人或家族血栓史或确诊血栓者可静脉应用肝素5 000 U/12 h，另外也有学者认为48小时扩容后仍不能纠正血液高凝状态，也应该静脉滴注肝素。如妊娠则肝素用至早孕末，或依赖于OHSS病程及高危因素的存在与否。为了防止血栓栓塞综合征，对于各种原因需制动的患者，可以应用低剂量阿司匹林，但是腹腔穿刺时有出血风险。

7.卵巢囊肿抽吸

B超下抽吸卵巢囊肿可以减少卵巢内血管活性物质的生成，但有引起囊肿破裂、出血可能，因此原则上不建议囊肿抽吸。促排卵后多个卵泡未破裂但妊娠的患者，如病情危重，卵巢＞12 cm，放腹水后病情无改善时，可行B超指引下卵巢囊肿抽吸，术后应严密观察有无腹腔内出血征象。

8.终止妊娠

合并严重并发症，如血栓、ARDS、肾衰竭或多脏器衰竭，在持续扩容并反复多次放腹水后仍不能缓解症状时，也可考虑终止妊娠。终止妊娠是OHSS不得已而行的有效治疗方法，随着

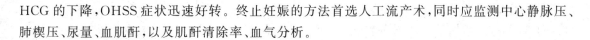

HCG 的下降,OHSS 症状迅速好转。终止妊娠的方法首选人工流产术,同时应监测中心静脉压、肺楔压、尿量、血肌酐,以及肌酐清除率、血气分析。

八、预防

(一)个体化刺激方案

首先确认 OHSS 高危人群。对于瘦小、年轻、有 PCO 卵巢表现的患者,以及既往发生过 OHSS 的高危人群,在刺激方案上应慎重。对于 PCO 患者多采用 r-FSH 75～150 U 起始,同时可用去氧孕烯炔雌醇片(妈富隆)等避孕药物抑制卵巢反应性。促排卵后一定要 B 超监测卵泡生长,并应根据个体对药物的敏感性不同及时调整药物剂量。需注意长方案、短方案与拮抗剂方案都可能发生 OHSS,即使氯米芬促排卵也有可能。

(二)HCG 的应用

因 OHSS 与 HCG 密切相关,故 HCG 的应用与否、应用剂量及使用时间与 OHSS 的发生密切相关。

1.不用 HCG 促卵子成熟

在高危人群中不用 HCG,可抑制排卵与卵泡黄素化,避免 OHSS 的发生;但是未应用 GnRH 激动剂降调节的患者,停用 HCG 并不能避免自发性 LH 峰的出现,不能完全防止 OHSS 的发生。

2.减少 HCG 量

HCG 剂量减至 5 000 U 甚至 3 000 U,与 10 000 U 相同,均可达到促卵泡成熟效果,并可减少 OHSS 的发病率并减轻病情,但不能完全避免 OHSS 的发生。

3.GnRH-a 替代 HCG 促排卵

对未用 GnRH 激动剂降调节患者,或应用 GnRH 拮抗剂的患者,可用短效 GnRH-a 代替 HCG 激发内源性 LH 峰,促卵泡成熟。因其作用持续时间明显短于 HCG,从而减少 OHSS 的发生。但 GnRH-a 有溶黄体作用,未避免临床妊娠率下降,应相应补充雌、孕激素,同时监测血中 E_2 与 P 水平,及时调整雌孕激素剂量,维持 $E_2 > 200$ pg/mL,P>20 ng/mL,文献报道临床妊娠率较 HCG 组无显著性降低。也有文献报道在使用 GnRH-a 同时加用小剂量 HCG 1 000～2 000 U,使得临床妊娠率可不受影响。GnRH-a 可用 Triptorelin(商品名达菲林)0.2～0.4 mg,或 Buserelin 200 mg×3 次。

4.Coasting

对于 OHSS 高危人群,当有 30% 卵泡直径超过 15 mm,血 $E_2 > 3$ 000 pg/mL,总卵泡数 >20 个时,停止促性腺激素的使用,而继用 GnRH-a,此后每天测定血中 E_2 浓度,当 E_2 再次降到 3 000 pg/mL 以下时,再应用 HCG,可明显降低 OHSS 的发生率。其理论是根据 FSH 阈值学说,停用促性腺激素后,部分小卵泡因为"饥饿"而闭锁,但大卵泡生长不受影响,从而使得活性卵泡数量减少,以及生成血管活性因子的颗粒细胞数量减少,因而 OHSS 发生率降低。Coasting 的时间如过长则会影响卵母细胞质量、受精率、胚胎质量及妊娠率,因此一般不超过 3 天。

(三)GnRH 拮抗剂方案

对易发生 OHSS 高危人群,促排卵可采用 GnRH 拮抗剂方案,因为此方案可用短效 GnRH-a代替 HCG 促卵泡成熟,以降低 OHSS 发生。

（四）黄体支持

HCG 的应用增加了 OHSS 的发病率，因而对于高危人群不用 HCG 支持黄体，仅用孕激素支持黄体，可降低 OHSS 发病率。

（五）静脉应用清蛋白

对于高危患者在取卵时静脉应用有渗透活性的胶体物质可以降低 OHSS 的危险与严重程度。对于雌激素峰值达到 3 000 pg/mL 的患者，或大量中小卵泡的患者，推荐在取卵时或取卵后即刻静脉应用清蛋白（25 g）。基于 meta 分析，估计每 18 个清蛋白治疗的患者，有 1 例患者将避免 OHSS。然而对高危患者预防性应用清蛋白仍存在争议，就像关于它的花费与安全性问题存在争议一样。

（六）静脉应用贺斯

静脉应用贺斯取卵后应用贺斯 500～1 000 mL 替代清蛋白静脉滴注，同样可以减少 OHSS 的发生。在我们的随机对照研究中，取卵后静脉滴注贺斯 1 000 mL×3 天，与静脉滴注清蛋白 20 g×3 天，同样起到了减少 OHSS 发病的作用。因其为非生物制品，可避免应用清蛋白所致的感染问题。

（七）选择性一侧卵泡提前抽吸术（ETFA）

应用 HCG 后 10～12 小时行选择性一侧卵泡提前抽吸，可降低 OHSS 发生率，但因结果的不确定性并不过多推荐使用。

（八）多巴胺激动剂

文献报道 VEGF 是参与 OHSS 病理生理机制的重要血管活性因子，内皮细胞上的 VEGFR-2 是其引起血管通透性增加的作用受体；经研究证实多巴胺激动剂可以减少 VEGFR-2 酪氨酸位点的磷酸化，而磷酸化对于 VEGFR-2 的下游信号传导至关重要。因此，多巴胺激动剂通过抑制了 VEGF 的生物学活性而起到减少 OHSS 发病的作用。因此文献报道高危患者自 HCG 应用日开始使用多巴胺激动剂卡麦角林 0.5 mg/d×8 天，OHSS 的发病率、腹水与血液浓缩显著性降低，而着床率与妊娠率并未受影响。

（九）二甲双胍

对于有胰岛素抵抗的 PCOS 患者，口服二甲双胍 1 500 mg/d，可以降低胰岛素与雄激素水平，相应地降低了 OHSS 发病率。

（十）腹腔镜 PCOS 患者卵巢打孔

对于 OHSS 高危的 PCOS 患者可以采用腹腔镜进行双侧卵巢打孔的方法，术后血中雄激素与 LH 水平下降，从而在超促排卵后 OHSS 的发病率得以下降，且妊娠率增加，流产率降低，打孔时应注意控制打孔操作的时间与电功率，避免过度损伤卵巢组织。

（十一）单囊胚移植

对于已有中度 OHSS 的患者可以观察到取卵后 5～6 天，如症状未加重，可行单囊胚移植，以避免多胎妊娠对 OHSS 发病的影响。

（十二）未成熟卵体外成熟培养（IVM）

此技术最早于 1991 年由 Cha 等提出并报道了妊娠个案。其将卵巢中不成熟卵母细胞取出，使之脱离高雄激素环境于体外培养，成熟后应用 ICSI 技术使之受精，从而避免了超排卵所致 OHSS 的发生。

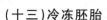

(十三)冷冻胚胎

OHSS高危者可冷冻胚胎,从而避免因妊娠产生的内源性HCG的作用,避免了晚发型OHSS的发生。虽然不可以完全避免早发型OHSS的发生,但因其避免了妊娠致病情的进一步加重,从而缩短了病程。

(刘菲菲)

第九节　卵巢早衰

一、病因和发病机制

卵巢早衰(premature ovarian failure,POF),是指妇女在40岁以前因某种原因出现持续性闭经,伴有低雌激素、高促性腺激素水平的一种疾病。

1967年De Moraes-Ruehsen与Jones首次提出卵巢早衰的定义:在青春期之后,40岁之前发生的持续性继发性闭经,高促性腺激素性性腺功能减退。从名词意义上来看,卵巢早衰意味着卵巢永久性地衰退。国外学者提出卵巢早衰的概念存在局限性,无法体现卵巢衰退的过程,仅代表卵巢功能的终末阶段,名词不够人性化。本病曾经被认为是不可逆的疾病,但随后证实卵巢早衰不像绝经,虽然存在高促性腺激素,但有短暂或间断的卵巢功能恢复,事实上,约50%的卵巢早衰患者出现间歇性排卵现象,其中5%～10%的患者在确诊多年后自然受孕。

美国国家卫生组织与美国生殖医学学会以FSH水平、生育能力和月经情况为参数,提倡用原发性卵巢功能不全(primary ovarian insufficiency,POI)的概念来诠释卵巢衰退的临床问题,将卵巢衰退的进程分为正常、隐匿性、生化异常和临床异常4个阶段。隐匿性阶段:FSH水平正常、月经规律,但生育力降低;生化异常阶段:尽管月经规律,但FSH水平开始升高,伴生育能力下降;临床异常阶段:是在生化异常的基础上,出现月经紊乱甚至闭经。卵巢早衰是指卵巢衰竭的最终状态。本病名对这一疾病给予了更加科学、准确的诠释,进一步揭示了疾病的本质特征。

原发性卵巢功能不全和卵巢早衰两个概念在卵巢衰老领域中相辅相成、相互补充。原发性卵巢功能不全强调的是"原发性"卵巢功能低下,包含了一个连续性的病程;卵巢早衰除了原发性卵巢功能低下,还包括外源性因素导致的卵巢功能"继发性"衰竭,但仅代表卵巢功能的完全丧失,未能兼顾疾病发展的不同阶段。

据有关报道,卵巢早衰占妇女总人群的1%～3.8%,原发性闭经占10%～28%,继发性闭经占4%～18%。卵巢早衰在40岁之前的发病率为1/100,30岁之前为1/1 000,20岁之前为1/10 000,且发病率呈逐年上升的趋势。卵巢早衰病因复杂,治疗上相当棘手,严重影响了患者的身心健康。

人类在20周胎儿期的生殖细胞数量可达600万～700万个,出生时生殖细胞仅有300万～400万个,到月经初潮时,卵巢中仅剩余30万～40万个卵泡,在绝经期时卵巢中残留的卵泡数不足1 000个,其中超过99%的卵泡最终不可避免的经历闭锁而凋亡,一生仅有少数原始卵泡开始发育启动,进入发育池,不到1%的卵泡发育成熟。卵巢早衰发病取决于卵巢中原始卵泡的储备及卵泡闭锁的速度。

卵巢早衰的病因机制尚未完全明确,与遗传、免疫、环境、医源性和不良生活习惯等因素有关。从病理生理角度考虑,卵巢早衰病因可分为两大类:卵泡衰竭和卵泡功能失调。原始卵泡池不足和卵泡闭锁加速是导致卵泡衰竭的原因。

(一)遗传因素

5%～30%的卵巢早衰患者有家族史,呈家庭聚集发生,姐妹数人或祖孙三代共同发病,既可表现为原发性闭经,也可表现为继发性闭经。遗传因素主要是染色体数目(X单体、三体、嵌合体)或结构异常;其次是候选基因的识别,如 FMR1、BMP15、GDP9、FOXL2、NOBOX、FIGLA等。目前已发现数十种基因通过不同的作用机制和致病途径影响卵巢功能,分为 X 染色体候选基因、常染色体候选基因、多效遗传性疾病相关基因和线粒体基因四类。

(二)免疫因素

自 1968 年提出卵巢早衰与自身免疫疾病相关以来,很多研究证实 10%～30%的卵巢早衰患者合并其他内分泌腺体或系统的自身免疫性疾病,以桥本甲状腺炎最常见,其次为艾迪生病、类风湿关节炎、系统性红斑狼疮、突发性血小板减少性紫癜等。

(三)酶缺乏

半乳糖-1-磷酸酶尿苷转移酶缺乏所致的半乳糖代谢障碍可引起卵巢早衰。有研究表明,半乳糖对卵巢的影响主要和循环血中异常的 FSH 有关,而不是半乳糖对卵巢的直接毒性作用,半乳糖分子的渗入可改变促性腺激素的活性,从而引起卵巢卵泡的过早耗竭。另外,17-羟化酶、17,20-碳链裂解酶的缺乏导致性激素水平低下,促性腺激素反馈性增高,使卵巢内卵泡闭锁速度快,出现卵巢早衰。

(四)医源性

1.手术

各种卵巢周围组织手术可能损伤卵巢血液供应,过去认为切除一侧卵巢,对侧卵巢可以维持正常的内分泌功能。近年来的研究提示,一侧卵巢切除后,卵巢分泌的激素下降,使垂体分泌的 FSH 升高,另一侧卵巢发生卵巢早衰或较早衰退的机会增加。传统的卵巢囊肿剔除术在剔除囊肿的同时,造成了正常卵巢组织的丧失,也丧失了储备的卵泡。术中的结扎、止血、缝合也会对卵巢组织造成一定程度的损伤。

2.放疗

接受大剂量或长时期的放射线,可破坏卵巢功能引起卵巢早衰。目前已明确放疗对卵巢有严重的损害作用。放射线损害卵巢的主要变化是卵泡丧失、间质纤维化和玻璃样变、血管硬化等。

3.生殖毒性药物

化疗药物尤其是烷化剂对卵巢功能有损害作用,化疗药物对卵巢功能的影响与患者年龄、用药方法、药物种类及用药时间等密切相关,烷化剂较易引起卵巢早衰。化疗可致卵巢包膜增厚、间质纤维化。阿霉素、长春新碱等及长时间服用抗类风湿药如雷公藤,对卵巢也存在一定程度的损害。

(五)感染因素

2%～8%的卵巢早衰患者患有流行性腮腺炎性卵巢炎。此外结核、疟疾、水痘、痢疾杆菌、巨细胞病毒和单纯疱疹病毒等也可导致卵巢功能受损,引起卵巢早衰。

(六)特发性因素

无任何明显原因的卵巢早衰称为特发性卵巢早衰,这是一种染色体正常、无腮腺炎病史、缺少抗卵巢抗体、无物理化学损害病史及其他代谢病过程的卵巢早衰。特发性的卵巢早衰60%~70%的比例,可能是由于原始生殖细胞缺乏或由于正常卵巢生殖细胞的耗损加速而致。

有许多研究者从流行病学角度研究影响卵巢衰退的相关因素。目前比较公认的是生活不良习惯、环境因素和心理因素。

1.生活环境因素

生活中的不良习惯及环境中的毒素均可影响卵巢储备功能。如烟草燃烧过程中释放出来的多环芳香族烃(PAHs)能激活芳香族烃受体(Ahr),而由Ahr驱动的Bax转录是环境毒素导致卵巢功能衰竭的一个异常而有进行性细胞死亡的重要途径。吸烟是影响卵巢功能的危险因素,乙醇同样对女性的卵巢功能具有损害作用,染发剂是女理发师卵巢衰退的因素之一,多次人流与卵巢衰退有相关性,环境污染如使用大量的杀虫剂及氟、砷、汞等均可损伤卵巢组织,引起卵巢早衰。

2.社会-心理因素

各种不良情绪因素,如长期焦虑、忧郁、悲伤、愤怒、恐惧等,可引起下丘脑-垂体-卵巢轴功能失调,导致FSH、LH分泌异常,排卵功能障碍、闭经,严重者发生卵巢早衰。有研究者以束缚为应激源建立心理应激动物模型,血清皮质醇的变化水平与血清AMH的变化水平呈明显的负相关,试验证实了心理应激可以导致卵巢储备功能下降,其机制可能与应激导致卵泡细胞的氧化损伤有关。

二、临床表现

(一)症状

1.月经改变

闭经是卵巢早衰的主要临床表现,有染色体缺陷的卵巢早衰患者多有先天性卵巢发育不全,可表现为原发性闭经、无第二性征发育。发生在青春期后表现为继发闭经,患者可有正常生育史,然后无诱因而突然出现闭经,或在月经周期改变后一段时间后出现长期闭经。少数病例在月经初潮后有1~2次月经即出现闭经。

2.雌激素缺乏的表现

由于卵巢功能衰退,卵巢早衰患者常出现雌激素低落的症状:潮热、出汗、抑郁、焦虑、情绪低落、失眠、记忆力减退以及阴道干涩、外阴瘙痒、性交痛、排尿困难、骨质疏松等绝经相关症状。

3.不孕

有部分患者因要求生育而就诊。

4.伴发自身免疫性疾病的表现

一些卵巢早衰患者可同时存在自身免疫性、内分泌疾病,如艾迪生病、桥本氏甲状腺炎、甲状腺功能亢进或减退、红斑狼疮、类风湿关节炎、重症肌无力等,会伴随这些疾病的临床表现。

(二)体征

卵巢早衰患者多数智力正常,全身发育正常。Turner综合征患者可有身材矮小、智力低下表现,此外还有颈蹼、桶状胸、肘外翻、贯通手、乳头间距宽、内眦赘皮、眼裂下斜、耳壳大而低、后发际低和第四、五掌骨及跖骨短、条索状卵巢。

染色体异常引起原发性闭经的卵巢早衰患者可有第二性征发育不全,如乳房发育不全,内生殖器未发育,阴毛、腋毛稀少甚至缺如等表现。

盆腔检查可发现外阴萎缩、阴道萎缩、阴道黏膜变薄、点状充血出血等萎缩性阴道炎、子宫萎缩,卵巢萎缩,极少数有淋巴细胞性甲状腺炎患者可触及增大的卵巢。

此外,还应注意有无各种病因病变的体征。如艾迪生病患者有疲乏、无力、手皮肤皱褶及牙龈色素沉着、体重减轻、血压下降等。甲状腺功能亢进患者可有突眼、甲状腺肿大、心率加快。甲状腺功能减退患者可有眼睑水肿、舌大、毛发稀疏干燥、眉毛外 1/3 脱落等特殊面容,以及声音嘶哑,皮肤干燥,心率缓慢等。类风湿关节炎患者可有指关节肿胀如梭形,甚至畸形。红斑狼疮患者具有特殊面容,出现面颊和鼻梁处的蝶形红斑等。

三、实验室和其他辅助检查

(一)妇科特殊检查

1.妇科检查

外阴、阴道、子宫可有不同程度的萎缩,阴道分泌物减少。

2.B超检查

有阴道不规则出血的妇女,应进行 B 超检查,以排除生殖系统器质性病变。卵巢早衰患者超声可见子宫和双侧卵巢萎缩,卵巢皮质减少,基质增加,缺乏卵泡声像,1/3 以上染色体核型正常的患者提示尚有卵泡存在。

3.阴道细胞学涂片

了解体内雌激素水平,阴道脱落细胞以底、中层细胞为主。

(二)实验室和其他辅助检查

1.基础性激素水平测定

间隔一个月持续两次月经第 2~5 天的血清 FSH$\geqslant$40 IU/L,且 $E_2\leqslant$73.2 pmol/L。

2.抑制素 B(inhibin B)水平测定

抑制素 B 水平多次测量$\leqslant$20 ng/mL。

3.抗米勒管激素(anti-Mullerian hormone,AMH)的测定

AMH$<$1.26 ng/mL,提示卵巢功能的下降。

4.自身免疫指标和内分泌功能测定

对可疑自身免疫性疾病患者应检查包括血钙、磷、空腹血糖、清晨皮质醇、游离 T_4、TSH、甲状腺抗体、全血计数、血沉、总蛋白、清蛋白/球蛋白比例、风湿因子等。

5.遗传学检查

检测染色体数目和结构异常。对于有不良孕产史的妇女应进行 X 染色体的脆性基因检查。

6.卵巢活检

仅用于组织学和病因学的研究,卵巢活检术可在腹腔镜下或剖腹手术时进行。

7.骨密度测定

卵巢早衰患者可有低骨量和骨质疏松症表现,其原因是低峰值骨量和骨丢失率增加。年轻妇女如果在骨峰值形成以前出现卵巢早衰,其雌激素缺乏状态要比正常绝经妇女长得多,且雌激素过早缺乏引起骨吸收速度加快,骨丢失增加,因此更容易引起骨质疏松症。

四、诊断要点

(一)病史

多数患者无明确诱因。少数可有家族遗传史;自身免疫性疾病引起的免疫性卵巢炎病史;幼时腮腺炎及结核、脑炎、盆腔器官感染史;盆腔放射、全身化疗、服用免疫抑制剂及生殖器官手术等医源性损伤史;吸烟饮酒、有毒有害物质接触史;或在发病前有突发的惊恐或持续不良的精神刺激史。

(二)症状

月经不规则是首要线索,患者一般是先出现月经周期延后、经期缩短、经量减少、不规则子宫出血,而后逐渐发展为闭经;少部分患者月经周期可正常,突然出现闭经;部分患者或可出现潮热等绝经过渡期症状。如由自身免疫性疾病引起的 POF 可出现相关疾病的表现。

(三)体格检查

妇科检查:生殖器官萎缩,阴道黏膜充血、皱襞消失。

(四)实验室检查

1.辅助检查

(1)生殖内分泌激素测定:间隔一个月持续两次以上 FSH$\geq$40 IU/L,$E_2\leq$73.2 pmoL/L。

(2)染色体检查:对于 25 岁以下闭经或第二性征发育不良者,可行染色体核型分析。25 岁以上继发闭经者,很少有染色体核型异常。

(3)B超检查:子宫内膜菲薄或子宫及卵巢萎缩,卵巢中无卵泡。

2.诊断标准

具有以下三条则可以诊断:①40 岁前闭经。②两次以上血清 FSH$\geq$40 IU/L。③$E_2\leq$73.2 pmoL/L。

五、鉴别诊断

(一)高催乳素血症

临床表现是月经稀发、闭经及非哺乳期乳汁自溢。PRL$\geq$25 μg/L。B超可见卵巢内有发育的卵泡。血清 LH、FSH 及 TSH 的水平均正常。

(二)多囊卵巢综合征

可出现月经稀发或闭经、不孕,临床以高雄激素血症、高胰岛素血症及代谢综合征表现为主,血清 FSH 水平在正常范围。常伴有肥胖、多毛、痤疮及黑棘皮症等。

(三)希恩综合征

产后大出血和休克持续时间过长导致垂体梗塞和坏死,引起低促性腺激素性闭经,同时伴有肾上腺皮质、甲状腺功能减退。临床表现为脱发、闭经、阴毛和腋毛脱落、低血压、畏寒、嗜睡、贫血、消瘦等症状。

(四)中枢神经-下丘脑性闭经

中枢神经-下丘脑性闭经包括精神应激性、神经性厌食、体重下降、剧烈体育运动、药物等引起的下丘脑分泌促性腺激素释放激素功能失调或抑制引发闭经。

(五)抵抗性卵巢综合征

抵抗性卵巢综合征又称卵巢不敏感综合征,亦属FSH升高之高促性腺闭经。镜下卵巢形态饱满,具有多数始基卵泡及初级卵泡,很易与POF相鉴别。

六、治疗

卵巢早衰临床表现复杂多样,身体及心理可同时出现多种变化。西医目前主要是采用激素替代疗法(HRT)治疗,可缓解症状。中医药治疗卵巢早衰对缓解临床症状、防治远期并发症方面确有疗效,并具有调整神经、内分泌、循环系统的综合作用。

卵巢早衰的治疗非常困难,到目前为止,除了有明确自身免疫性疾病引起的卵巢抵抗综合征可以通过免疫抑制治疗获得较肯定效果外,对大部分不明原因的特发性卵巢早衰来说,尚没有被证明确实有效的治疗措施来恢复或保护卵巢功能。

(一)替代治疗

激素替代疗法适合所有类型的卵巢早衰。激素替代治疗是目前临床上应用最多的治疗。作用机制是模拟正常月经周期中,人体内女性性激素(雌激素和孕激素)的产生情况,通过人为给予外源性性激素,使患者体内的雌、孕激素符合正常月经周期的规律,从而达到调节月经周期的目的。其优势如下:①周期性性激素补充可以预防生殖器官萎缩,缓解绝经相关症状。②预防绝经后的退行性病变。③负反馈机制抑制 FSH 释放,HRT 有利于恢复卵巢内残留卵泡的功能。雌激素对下丘脑的负反馈作用可逆转去势 FSH 升高,调整高促性腺激素水平状态,减少卵巢抗原的合成,使卵泡恢复对促性腺激素的敏感性,促进卵泡发育。个别病例在停用人工周期治疗后甚至可以出现偶然排卵现象。

对于卵巢早衰患者,HRT 雌激素用量应比绝经妇女多,因为年轻的卵巢早衰患者需要更多的雌激素来缓解血管舒张症状和维持正常的阴道黏膜。以天然成分的雌、孕激素为首选。但长期应用雌、孕激素有一些潜在风险,如可能增加乳腺疾病的危险性,增加血栓、胆囊炎等疾病的发生率,所以需要定期的健康评估。

另外除激素治疗外,每天保证 1 200 mg 的钙的摄入及维生素 D 400～800 U/d,进行必要的有氧运动来防治绝经后骨质疏松。

(二)针对不同病因卵巢早衰的治疗

1.基因因素

明确致病基因是防治疾病的基础,但目前对这些基因的认识十分不足,许多通过动物模型发现的候选基因在人体中的作用还不清楚,卵子发生调控仍存在大量未知领域。所以基因检测家族高发人群,建议尚未发生早衰而发现相关基因缺陷者可以采取尽快妊娠或者收集卵子并低温保存的方法。

2.免疫性因素

(1)免疫抑制或针对原发疾病的免疫治疗:伴有自身免疫系统疾病,或者伴有卵巢自身抗体阳性,应用糖皮质激素泼尼松或地塞米松进行治疗;抗心磷脂抗体阳性者,阿司匹林进行治疗。在临床治疗中对卵巢早衰伴 TG-Ab 阳性者给予低剂量的甲状腺素片,已取得了一定临床效果。但目前缺乏设计良好的临床研究,缺乏高级别循证医学的证据,所以尚无规范的临床诊治方案。但部分研究提示免疫因素的卵巢早衰可能是可逆的,残存的卵泡功能在免疫功能紊乱得以改善后可能再复活。

(2)雄激素治疗:低剂量雄激素可以促进卵泡的启动募集使得更多卵泡从储备池进入生长发育池,并作用于窦前卵泡和小窦卵泡上的雄激素受体,促进卵泡膜间质细胞和颗粒细胞增生,减少卵泡的凋亡和闭锁。低剂量的雄激素促进卵泡的生长和发育,具体机制还不甚清楚,可能是雄激素促进了胰岛素样生长因子-1(IGF-1)的分泌,后者通过放大促性腺激素的作用从而提高了卵巢的反应性。临床研究报道对于卵巢功能低下的患者使用雄激素能够改善卵巢的反应性。脱氢表雄酮(dehydroepiandrosterone,DHEA)对男性、女性抗衰老作用的研究方兴未艾。自 2000 年DHEA 可改善卵巢反应低下患者临床结局的研究首次被报道以来,许多研究者开展了 DHEA在卵巢衰老领域的研究,针对卵巢反应低下、卵巢储备功能下降、卵巢早老化或者卵巢早衰的患者应用 DHEA 可增加获卵数,提高 IUI 和 IVF 妊娠率已获得公认。目前关于服用 DHEA 改善卵巢功能的观察性研究,也有临床无效的报道,结果仍有待于更大样本的随机化前瞻性对照研究证实。

3.医源性因素

保护卵巢避免盆腔感染,避免医源性手术或治疗造成卵巢损伤。

卵巢组织的移植:对于需要放化疗的肿瘤患者,可采用卵巢冷冻保存后移植技术。保存卵巢功能包括冷冻胚胎、冷冻卵母细胞及冷冻卵巢皮质 3 种方法。目前卵子冷冻成功有效率和稳定性不如胚胎冷冻。人卵巢组织冷冻的研究从 20 世纪 90 年代开始,有研究将卵巢带蒂冷冻,有卵巢早衰危险的患者在发生卵巢早衰之前通过开腹或腹腔镜技术在卵巢不同位置取几块标本用于冻存。另外卵巢移植可恢复受者的卵巢功能。卵巢移植研究可分为三个部分:卵巢异种移植、卵巢异体移植和卵巢自体移植。

促性腺激素释放激素(GnRH)类似物的使用:临床观察发现,化疗药物对有丝分裂活跃的卵泡损害大,对于静止的原始卵泡作用较小,有研究人员期望利用药物阻止原始卵泡成熟,从而达到最大限度的保存卵泡的目的。目前有不少临床和实验研究验证了在化疗前使用 GnRH 类似物可能有保护卵巢功能的作用。但此类治疗存在一些问题,这样的治疗是否影响了肿瘤的治疗,或是否影响化疗药物的疗效尚有待于观察。

(三)卵巢功能恢复的治疗

使已经衰退的卵巢功能进行恢复性的治疗是卵巢早衰的终极目标,目前的研究热点是希望干细胞治疗技术能成为有效的治疗手段,但这些研究尚处于动物试验阶段,研究结论也未能统一。

(四)有关卵巢早衰生育的治疗

1.促排卵治疗

一般使用激素替代或 GnRH-a 抑制内源性促性腺激素(主要是 FSH)至较低水平(<20 IU/L),降调节能促排卵成功的理论依据是降调节后内源性 FSH 水平降低,颗粒细胞表面 FSH 受体增多,增加了卵巢的敏感性,然后予足量 HMG/HCG 促排卵同时 B 超监测,要求HMG 用量大、持续时间长,但这样的治疗并未提高 IVF 的取卵率和胚胎成活率,所以目前多采用指导患者增加对偶发排卵的捕获,根据患者病情可积极采取措施指导同房或行 IUI 或自然周期/改良自然周期的 IVF,增加受孕机会。

(2)赠卵胚胎移植术:赠卵胚胎移植对卵巢早衰患者来说仍是获得妊娠的最有效的治疗。但目前世界上各个治疗中心普遍存在卵母细胞来源困难的问题,我国卫生部规定今后赠卵的来源仅限于辅助生育技术获得的剩余卵母细胞,所以赠卵来源就更为局限了。

七、预后与转归

卵巢早衰最大的影响是引起育龄期妇女不孕及提早出现更年(绝经)期症状,症状明显者通过积极治疗,控制症状,延缓身体各器官的退行性改变,同时通过心理疏导、生活调摄可提高患者的生存质量,预后尚好。长期失治可引起高血压、冠心病、骨质疏松、老年痴呆等疾病,不仅严重影响妇女老年期的生活质量,而且多数疾病预后不良。

(一)不孕

卵巢功能衰退引起生育能力的急剧下降,而不孕严重地影响女性的心身健康,甚至会影响到家庭生活的稳定和幸福。

(二)高血压、冠心病

由于雌激素减退及垂体分泌促性腺激素增多,且若不注意饮食结构,到老年期后就可导致冠状动脉粥样硬化及心肌梗死、高血压的发病率增高。绝经后妇女冠心病和心肌梗死率明显增加,是老年妇女死亡的主要原因之一。

(三)骨质疏松

骨质疏松症是指单位体积内骨量减少,致使皮质骨变薄,骨小梁变稀疏,空隙增大,造成严重的骨质疏松,从而产生腰背酸痛,脊柱变形,骨脆性增加、骨折危险性增加,可持续到 70 岁,尤其以腕骨、脊椎体、股骨颈骨折等较常见。

(四)阿尔茨海默病(老年性痴呆)

早老性痴呆的发生时间提前。临床表现主要是进行性记忆丧失,定向、理解和判断能力障碍,智力下降及性格和行为情绪改变等。近年来的研究提示雌激素可能具有延缓阿尔茨海默病发生,改善皮肤弹性及关节功能等作用,由于卵巢早衰患者雌激素水平的下降可能会使其更早出现阿尔茨海默病。因此,卵巢早衰患者的早期诊断和治疗对于降低和延缓阿尔茨海默病的发生具有重要的意义。

总之,要想找到治疗卵巢早衰的新的有效的方法,最根本的是要透彻了解引起卵巢早衰的病理生理机制。目前这方面的研究很多,主要是关于候选基因、免疫因素和卵泡凋亡等。目前卵母细胞的冻存技术已日趋成熟,并逐步应用于临床,为处于卵巢早衰高危的人群建立了生育力保存的平台。另外卵巢组织的冻存和移植、卵泡的体外成熟等的研究也有了丰硕的成果,但估计这个成果真正广泛应用于临床还需要一定的时间,我们还要寻找更多的途径来研究卵巢早衰的病因和治疗措施。将来研究如果能让我们能准确估计卵细胞池的大小,预测并调节卵细胞丢失的速率,通过无创性的诊断方法能正确分清卵泡型和无卵泡型卵巢早衰,通过灵敏的卵巢储备功能的预测方法能判断卵巢早衰的早期阶段,将对卵巢早衰患者的治疗带来福音。

八、预防与调护

(一)预防

1.正确地认识和对待卵巢早衰

近年来,患卵巢早衰的女性人数呈上升趋势,除了遗传因素、酶缺乏等因素外,其他因素所致的卵巢早衰均可通过平素的保健或治疗措施的改善得到相应的预防,所以做好健康宣教,进行卵巢早衰知识的普及,并采用多层次和综合性防治保健措施,维持自身生殖生理和生殖内分泌功能,积极防治卵巢早衰相关的疾病,可避免卵巢早衰的发生。

2.定期做健康以及卵巢功能检查

月经规律的女性一旦发生月经周期改变时,需要积极进行生殖内分泌的检查,有条件者定期检查卵巢抗米勒管激素的水平,可以及时发现隐匿性的卵巢衰退,再积极查询与卵巢早衰相关的

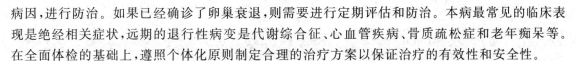

病因,进行防治。如果已经确诊了卵巢衰退,则需要进行定期评估和防治。本病最常见的临床表现是绝经相关症状,远期的退行性病变是代谢综合征、心血管疾病、骨质疏松症和老年痴呆等。在全面体检的基础上,遵照个体化原则制定合理的治疗方案以保证治疗的有效性和安全性。

3.制定科学的个体化保健计划

卵巢早衰仍是妇女健康最大的挑战之一。女性科学的个体化保健计划应在医师指导下制定,其内容包括良好的生活方式和饮食习惯、健康的精神心理、正确的激素替代、科学的营养补充、恰当的运动量、避免环境激素和有害物质的摄入、坚持定期体检和抗衰老的康复性治疗等。

(二)调护

1.生活调护

(1)睡眠:尽量晚上 11 点之前睡觉,中午 11 点至下午 1 点适当午睡,大约 30 分钟,每天保持 6.5～7.5 小时睡眠时间,睡觉时下腹部要盖上被子保暖。

(2)戒烟少酒,可以适量饮用红酒。

(3)运动:运动宜有氧运动,从低强度、小运动量开始,循序渐进,逐渐增加到设定的运动强度。①运动强度:确定运动强度的最简单方法是应用靶心率(THR)表示:靶心率(次/分)＝170－年龄(岁),运动时的心率控制在 102～125 次/分或运动后心率增加不超过运动前的 50％为宜。②运动频度:运动频度应该每周至少 3 次,经常运动者可以坚持每周锻炼 5～6 次。③运动时间:一般要求每次运动持续 45～60 分钟,其中包括 10～15 分钟热身活动,真正的锻炼时间至少20分钟,但应结合实际灵活掌握。④推荐运动:快走或慢跑、登山、游泳。

2.饮食调养

饮食平和,饥饱适宜,戒辛辣、甜腻及过于咸腥之品,不喝冰冷的水、啤酒或饮料及吃冰激凌,尤其在经期前后。可以经常食用富含植物性雌激素的食物及抗氧化的食物,如豆类、黑米、怀山药、樱桃、葡萄等。多摄入含维生素 C、维生素 E 的食品,如红椒、黄椒、草莓、番石榴、猕猴桃、坚果、瘦肉、蛋类、玉米等。平衡摄入高钙食品,注意补充含钙质丰富的食物,如牛奶、鱼、虾等。

3.精神调理

要善于调节自己的情感,去忧悲、防惊恐、和喜怒。消除不良情绪的影响,多参与一些文化娱乐活动,每星期至少 1 次户外活动如登山、唱歌、旅游等。

(刘菲菲)

第七章

女性生殖系统肿瘤

第一节 外阴上皮内非瘤样病变

外阴上皮内非瘤样病变是指女性外阴皮肤和黏膜组织发生变性及色素改变的一组慢性疾病。包括鳞状上皮增生、外阴硬化性苔藓和其他皮肤病,临床上把前二者统称为外阴白色病变。

一、外阴鳞状上皮增生

(一)概述

以外阴瘙痒为主要症状的鳞状上皮细胞良性增生的外阴疾病。

(二)临床表现

多见于 50 岁以前的中年妇女,恶变率 2‰~5‰,确诊靠组织学检查。

1.症状

外阴瘙痒,患者多难以忍受。主要累及大阴唇、阴唇前庭、阴蒂包皮、阴唇后联合等处,病变可呈孤立、局灶性或多发、对称性。

2.体征

早期病变:皮肤呈暗红或粉色,角化过度部位呈白色;晚期病变:皮肤如皮革,色素增加,苔藓样变,重者可见搔抓痕、皲裂、溃疡。

(三)鉴别诊断

1.外阴白癜风

外阴皮肤出现界限分明的发白区,表面光滑润泽,质地完全正常。系黑色素细胞被破坏所引起的疾病。无自觉症状,身体其他部位也多可发现相同病变。

2.特异性外阴炎

假丝酵母菌外阴炎、滴虫外阴炎、糖尿病外阴炎等分泌物及糖尿病长期刺激,均可导致外阴表皮角化过度、脱落而呈白色。假丝酵母菌外阴炎、滴虫外阴炎均有分泌物增多、瘙痒,分泌物检查可发现病原体;若外阴皮肤对称发红、增厚,伴有严重瘙痒,但阴道分泌物不多,可能为糖尿病外阴炎。特异性外阴炎在原发疾病治愈后,白色区随之消失。

3.外阴上皮内瘤变

老年女性,多表现为外阴瘙痒、皮肤破损、烧灼感及溃疡,程度轻重不一,多为单发病灶。病理检查可明确诊断。

4.外阴癌

外阴病变反复治疗无效,且出现溃疡长期不愈,特别是结节隆起时,应警惕局部癌变的可能,局部活检确诊。

(四)诊断要点

病理检查可确诊,病理为表皮层角化过度和角化不全,棘细胞层增厚,但上皮细胞排列整齐、无异型性。

(五)治疗

局部治疗结合物理治疗。

1.一般治疗

保持外阴清洁干燥,严禁搔抓,提倡温水洗外阴,穿纯棉内裤。忌烟酒及食辛辣过敏食物。

2.药物治疗

糖皮质激素局部治疗,如曲安奈德软膏、氟轻松软膏,每天涂擦 3～4 次;瘙痒缓解后改用氢化可的松软膏等。

3.物理治疗

聚焦超声(HIFU)、CO_2激光或氦氖激光治疗、冷冻、波姆光治疗,破坏深达 2 mm 的皮肤层。

4.外科治疗

仅适用:①已有不典型增生、恶变或恶变可能;②反复药物或物理治疗无效者。

(六)注意事项

(1)若外阴病变反复治疗无效,且出现溃疡长期不愈,特别是结节隆起时,应警惕局部癌变的可能,及早行局部活检确诊;

(2)活检取材应在皲裂、溃疡、隆起、硬结或粗糙处进行,并应选择不同部位多点取材。

二、外阴硬化性苔藓

(一)概述

外阴硬化性苔藓是一种以外阴及肛周皮肤萎缩变薄、色素减退变白为主要特征的疾病。

(二)临床表现

可发生于任何年龄,绝经妇女最常见,其次为幼女。

1.症状

外阴病损区瘙痒及烧灼感。

2.体征

病损常位于大阴唇、小阴唇、阴蒂包皮、阴唇后联合及肛周,多呈对称性。皮肤黏膜变白、变薄,失去弹性,干燥易皲裂。阴蒂常萎缩与包皮粘连,小阴唇萎缩,阴道口挛缩、狭窄。

(三)鉴别诊断

1.老年外阴生理性萎缩

仅见于老年妇女,其外阴萎缩与身体其他部位皮肤相同,表现为外阴皮肤各层及皮下脂肪层均萎缩,且无任何症状。

2.外阴白癜风

外阴皮肤出现界限分明的发白区,大小不等,形态不一。表面光滑润泽,质地完全正常。无自觉症状,都为后天发生,其病理改变主要为黑素细胞减少或消失,朗罕细胞增多。

3.慢性非特异性皮炎

亦可表现外阴皮肤发白,但本病多表现有外阴奇痒、烧灼感,以阴蒂较重,局部变白区呈花斑状,表皮增厚、干燥。而外阴白癜风则无此变化。局部病理活检可协助鉴别诊断。

(四)诊断要点

病理检查可确诊,病理为表皮萎缩、过度角化及黑素细胞减少,造成外阴苍白伴皮肤皱缩,极少发展为外阴癌。

(五)治疗

1.一般治疗

与外阴鳞状上皮细胞增生治疗相同。

2.局部药物治疗

丙酸睾酮、黄体酮油膏、0.05%氯倍他索软膏、1%氢化可的松软膏(幼女硬化性苔藓变)。

3.物理治疗

与外阴鳞状上皮细胞增生治疗相同。

4.手术治疗

手术方法与外阴鳞状上皮细胞增生治疗相同。因恶变几乎极少,很少采用手术治疗。

(六)注意事项

(1)幼女硬化性苔藓至青春期时有自愈可能,现多主张用1%氢化可的松软膏涂擦局部,症状多可缓解,但仍应长期定时随访。

(2)硬化性苔藓应与老年生理性萎缩相区别。

(3)活检取材应在皲裂、溃疡、隆起、硬结或粗糙处进行,并应选择不同部位多点取材。

(王丽娜)

第二节 外阴良性肿瘤

外阴良性肿瘤较少见,一般生长缓慢,无症状,包括上皮来源和中胚叶来源,偶有恶变。确诊靠病理组织学诊断,治疗多采用局部肿瘤切除。

一、外阴乳头状瘤

(一)概述

乳头状瘤较少见,以上皮增生为主的病变,有2%~3%的恶变率。

(二)临床表现

1.症状

中老年妇女多见,自述发现外阴肿物和瘙痒,小的肿瘤时有外阴不适感,大的乳头状瘤有摩擦感,因而可破溃、出血、感染。

2.体征

肿瘤呈软的带蒂类葡萄串状物或菜花状,突出于皮肤表面,表面有油脂。

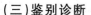

（三）鉴别诊断

1.外阴皮脂腺囊肿

一般较小、较软，囊胞内含有臭味的黄色皮脂样物。活体病检可确诊。

2.外阴纤维瘤

质硬，表面光滑，呈分叶状，发生退变时可呈囊性，切面呈致密苍白色，有编织状结构。活体病检可确诊。

3.外阴癌

多有瘙痒、破溃，较多渗出液及脓性分泌物，包块形状多不规则，基底界限不清，伴有转移灶症状。活体病检可确诊。

4.外阴皮脂腺腺瘤

多发生于小阴唇，较小，质地较硬。活体病检可确诊。

（四）诊断要点

依据典型的病史与临床表现可初步诊断，依靠活检或肿瘤切除后的病理检查，大多可以确诊。镜下可见复层鳞状上皮，上皮的钉脚变粗并向真皮纤维结缔组织内伸展。

（五）治疗

以肿瘤局部切除为主，切除物送病理检查。

（六）注意事项

（1）尽量全部切尽，切除不尽，术后可复发。

（2）术中作冰冻切片，若有恶变按外阴癌的手术原则处理。

二、外阴纤维瘤

（一）概述

外阴纤维瘤来源外阴结缔组织，由成纤维细胞增生而成，是最常见的外阴良性肿瘤。

（二）临床表现

1.症状

多发于生育期女性。多发于大阴唇，一般为小的或中等大小肿瘤。

2.体征

多单发，色泽如正常皮肤或呈淡黄色，质硬、实性、带蒂球形或卵圆形，表明分叶不规则。

（三）鉴别诊断

1.外阴平滑肌瘤

好发于阴蒂、大阴唇、小阴唇，一般为单发，外形呈圆形或椭圆形，表面光滑，质地偏硬，有包膜，活动好，活体组织检查可确诊。

2.外阴皮脂腺囊肿

一般较小、较软，囊胞内含有臭味的黄色皮脂样物，活体病检可确诊。

3.外阴硬化性苔藓

可有外阴皮肤发白表现，有瘙痒、干燥、灼热感等症状，病变开始在大阴唇或会阴部出现散在性扁平的白色丘疹，后逐渐融合，病变区皮肤萎缩而菲薄，严重者可致阴道口狭窄。

（四）诊断要点

结合临床表现及组织病理学可诊断，镜下见成熟的成纤维细胞和胶原纤维组成。

(五)治疗

行局部肿瘤切除。切除组织标本送病理检查,一般术后不再复发。

(六)注意事项

沿肿瘤基底部切除。

三、外阴平滑肌瘤

(一)概述

好发于阴蒂、大阴唇、小阴唇,一般为单发,外形呈圆形或椭圆形,表面光滑,质地偏硬,有包膜,活动好。外阴平滑肌瘤多来源于外阴的平滑肌、毛囊的竖毛肌或血管的平滑肌。

(二)临床表现

1.症状

外阴下坠感,局部摩擦,活动受限,可继发感染、溃疡。

2.体征

外阴部实质性包块,其表面光滑、质硬、突出于外阴皮肤表面或呈蒂状赘生,边界清楚,可推动,无压痛。

(三)鉴别诊断

1.外阴皮脂腺囊肿

一般较小、较软,囊胞内含有臭味的黄色皮脂样物。活体病检可确诊。

2.外阴乳头状瘤

多见于老年妇女,呈乳头状突起或疣状突起。活体病检可确诊。

3.外阴纤维瘤

质硬,表面光滑,呈分叶状,发生退变时可呈囊性,切面呈致密苍白色,有编织状结构。活体病检可确诊。

4.外阴癌

多有瘙痒、破溃,较多渗出液及脓性分泌物,包块形状多不规则,基底界限不清,伴有转移灶症状。活体病检可确诊。

5.外阴皮脂腺瘤

多发生于小阴唇,较小,质地较硬。活体病检可确诊。

(四)诊断要点

外阴部的肌瘤诊断比较容易,根据局部表现及病理检查,镜下见平滑肌细胞排列成束状,与胶原纤维束纵横交错或形成漩涡状结构,常伴退行性变。

(五)治疗

治疗原则为肌瘤摘除术。

四、外阴汗腺瘤

(一)概述

汗腺瘤多发生于大阴唇及会阴汗腺。由于小阴唇缺乏腺体,很少发生。多见于性发育成熟妇女。

（二）临床表现

1.症状

外阴发现硬结，少数可疼痛，刺痒，灼热等。

2.体征

界限清楚，隆起周围皮肤的结节，一般直径小于 1 cm。肿瘤与覆盖表面的薄层上皮粘着，但瘤体可推动。结节质地软硬不一，缓慢生长，无症状，伴感染时有发痒、痛感症状。

（三）鉴别诊断

1.外阴萎缩性硬化性苔藓

多发生于 41～60 岁妇女，皮损呈象牙白色丘疹，融合成各种大小与形状的斑块，皮损周围呈紫色，境界清楚而有光泽，触诊较硬，外阴皮肤呈白、干、硬、粗糙。

2.外阴增生型营养不良

多发生于 40 岁以上妇女，常先在女阴阴道黏膜、小阴唇内外侧、阴蒂，继而延及大阴唇内侧显示灰白色斑块，表面角化、粗糙，伴有浸润肥厚，常具有瘙痒感。

3.浅表扩展性黑色素瘤

常见于背及小腿，皮损轻微隆起，可有黄褐色、棕黑、粉红、蓝灰色多种色泽变化。

（四）诊断要点

活检或肿瘤切除后的病理检查，镜下见分泌形柱状细胞下衬有一层肌上皮细胞，可确诊。

（五）治疗

治疗原则为先做活组织检查，确诊后再行局部切除。

（王丽娜）

第三节　外阴及阴道上皮内瘤变

上皮内瘤变是上皮层内细胞成熟不良、核异型性及分裂象增加，病理学上分为 3 级。Ⅰ级：即轻度不典型增生，Ⅱ级：即中度不典型增生，Ⅲ级：即重度不典型增生包括原位癌。

一、外阴上皮内瘤变

（一）概述

外阴上皮内瘤变（vulvar intra-epithelial neoplasia，VIN）是癌前病变，包括外阴鳞状上皮内瘤变和外阴非鳞状上皮内瘤变（Paget 病和非浸润性黑色素瘤），多见于 45 岁左右妇女。按特点分为两类；①普通型 VIN：与高危型 HPV 感染相关，多发生于年轻女性；②分化型 VIN：与 HPV 感染无关，多发生于绝经后的女性，与外阴角化性鳞状细胞癌有关。

（二）临床表现

1.症状

（1）普通型 VIN 常见于年轻女性，多无症状。

（2）分化型 VIN 常见于老年女性，多表现为外阴瘙痒、皮肤破损、烧灼感及溃疡，程度轻重不一，多为单发病灶。

2.体征

可发生在外阴任何部位,见外阴丘疹、斑点、斑块或乳头状赘疣,单个或多个,融合或分散,灰白或粉红色;少数为略高出皮面的色素沉着。

(三)鉴别诊断

1.外阴萎缩性硬化性苔藓

多发生于 41～60 岁妇女,皮损呈象牙白色丘疹,融合成各种大小与形状的斑块,皮损周围呈紫色,境界清楚而有光泽,触诊较硬,外阴皮肤呈白、干、硬、粗糙。

2.外阴增生型营养不良

多发生于 40 岁以上妇女,常先在阴道黏膜、小阴唇内外侧、阴蒂,继而延及大阴唇内侧显示灰白色斑块,表面角化、粗糙,伴有浸润肥厚,常具有瘙痒感。

3.外阴早期癌

常表现为结节性肿物或略有疼痛,外阴瘙痒是最常见症状。

(四)诊断要点

确诊依据活体组织病理检查,对任何可疑病变应作多点活检。

(五)治疗

治疗的目的在于消除病灶,缓解症状和预防恶变。选择治疗方案综合考虑以下 3 个因素:①患者因素;②疾病因素;③治疗疗效。

1.局部药物治疗

适应于病灶局限、年轻的普通型患者,可采用抗病毒、化疗、免疫药物外阴病灶涂抹。

2.物理治疗

浸润癌高危患者与溃疡者禁用。适用于累及小阴唇或阴蒂的病灶,多用于年轻患者病灶广泛的辅助治疗。

3.手术治疗

将病灶完全切除并进行病理组织学评定。术式包括:①局部扩大切除术;②外阴皮肤切除术;③单纯外阴切除术。

(六)注意事项

(1)对任何可疑病灶应做多点活组织检查。

(2)在阴道镜下观察外阴、会阴、肛周皮肤组织的血管情况,在异型增生血管处取材。

(3)术式依据病变范围、分类和年龄来定。①局限的分化型病灶,手术切除边缘超过肿物外缘 0.5 cm;②老年人和广泛性 VIN,手术范围是外阴皮肤及部分皮下组织,不切除会阴筋膜;③Paget 病则行单纯外阴切除术。

二、阴道上皮内瘤变

(一)概述

阴道上皮内瘤变(vaginal intraepithelial neoplasia,VAIN)是阴道鳞状细胞癌的癌前病变,约 5% 阴道上皮内瘤变发展成为浸润癌。其病理诊断与宫颈上皮内瘤变相同,分为 Ⅰ、Ⅱ、Ⅲ 三个级别。HPV 感染可能是诱发 VAIN 的主要原因,其他高危因素有长期接受免疫抑制剂以及曾经接受放疗。

(二)临床表现

1.症状

阴道分泌物增多、性交后出血。

2.体征

病灶多位于阴道上 1/3 段,单个或多个,红色或白色。散在的病灶呈卵圆形,稍隆起,表面有细刺状突起。

(三)鉴别诊断

1.阴道炎或阴道上皮萎缩

症状与体征往往与阴道上皮内肿瘤雷同,主要靠病理检查鉴别。病理检查表现:炎症时,见细胞增生,同时由于细胞质内糖原减少,核浆比例增大,但整个细胞极性保持,核分裂少,且多在深层。

2.人乳头状瘤病毒感染

此类感染的症状和体征与阴道上皮内肿瘤常无区别。其病理表现为细胞不典型增生位于中、浅层,并出现挖空细胞。

(四)诊断要点

依据典型的病史与临床表现可初步诊断,确诊依据活体组织病理检查,对任何可疑病变应作多点活检。

(五)治疗

1.随访

阴道 HPV 感染或 VAIN I 的患者一般不需要给予特殊治疗,此类病变多能自行消退。可密切随访 1 年,必要时再治疗。

2.局部药物治疗

适用 VAIN II～III 用 5-FU 软膏或 5％咪喹莫特乳膏涂于阴道病灶表面,每周 1～2 次,连续 5～6 次为 1 个疗程。

3.物理治疗

CO_2 激光治疗对 VAIN 有较好的疗效,也适用于局部药物治疗无效的病例。

4.放射治疗

对年老、体弱、无性生活要求的 VAIN III 患者,可采用腔内放射治疗。

5.电环切除或手术切除治疗

对单个病灶可采用局部或部分阴道切除术,尤其是位于穹隆部的病灶。病灶广泛或多发者,可采用全阴道切除术,并行人工阴道重建。

(六)注意事项

(1)范围较广泛的病灶需做多点活检。

(2)应注意阴道后穹隆部位,VAIN III 的患者在该处有隐蔽癌灶。

(王丽娜)

第四节　宫颈上皮内瘤变

宫颈上皮内瘤变(cervical intraepithelial neoplasia,CIN)是与宫颈浸润癌密切相关的一组癌前病变,它反映子宫颈癌发生发展中的连续过程。随着分子生物学发展和临床研究深入,发现CIN并非是单向的病理生理学发展过程,而是具有两种不同的结局。一种是病变常自然消退,很少发展为浸润癌;另一种是病变具有癌变潜能,可能发展为浸润癌。CIN常发生于25~35岁的妇女,而子宫颈癌则多见于40岁以上的妇女。

一、病因

近年的研究表明,HPV感染是CIN发生、发展中最重要的危险因素。流行病学调查发现,CIN与性生活紊乱、吸烟密切相关。其他的危险因素包括性生活过早(<16岁)、性传播疾病、经济状况低下、口服避孕药和免疫抑制等。

(一)HPV感染

90%以上CIN有HPV感染,而正常宫颈组织中仅4%。早期HPV感染时,病变的宫颈上皮变成典型的挖空细胞。在这些细胞中可见大量的HPV-DNA和病毒壳抗原。HPV不适应在未成熟的细胞中生长,随着CIN病变严重,HPV复制减少,病毒壳抗原消失。但具有转录活性的HPV-DNA片段可整合到宿主DNA中,产生E6、E7癌蛋白。癌蛋白可与宿主细胞的细胞周期调节蛋白$P53$、RB等相结合(E6蛋白与$P53$结合,E7蛋白和RB,P107和cyclin A结合),导致细胞周期控制失常,发生恶性转化。HPV感染多不能持久,常自然被抑制或消失。许多HPV感染妇女并无临床症状。临床上可见许多CIN(轻度宫颈鳞状上皮内瘤变)自然消退。当HPV感染持久存在时,在一些其他因素(如吸烟、使用避孕药、性传播疾病等)作用下,可诱发CIN。

目前已知:HPV6、11、42、43、44属低危型,一般不诱发癌变;而HPV16、18、31、33、35、39、45、51、52、56或58属高危型,高危型HPV亚型产生两种癌蛋白:E6和E7蛋白。

CIN1:主要与6、11、31、35有关,常为多亚型HPV的混合感染,病变由多克隆细胞增生而成、病灶常局限在宫颈阴道部。若为高危型HPV感染,则病变由单克隆细胞增生所致。

CIN2和CIN3主要与HPV16、18、33及58有关。常为单一亚型HPV感染,病变由单克隆细胞增生而成,可扩展至宫颈管内。

染色体杂合子丢失(loss of heterozygosity,LOH)研究发现,CIN1 LOH发生率较低,而CIN2和CIN3常伴LOH。

(二)宫颈组织学的特殊性

宫颈上皮是由宫颈阴道部鳞状上皮和宫颈管柱状上皮组成。宫颈组织学的特殊性是宫颈上皮内瘤样变的病理学基础。

1.宫颈阴道部鳞状上皮

由深至浅可分为3个带(基底带、中间带及浅表带)。基底带由基底细胞和旁基底细胞组成。基底细胞和旁基底细胞含有表皮生长因子受体(EGFR)、雌激素受体(ER)及孕激素受体(PR)。基底细胞为储备细胞,无明显细胞增殖表现。但在某些因素刺激下可以增生成为不典型鳞状细

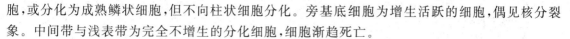

胞,或分化为成熟鳞状细胞,但不向柱状细胞分化。旁基底细胞为增生活跃的细胞,偶见核分裂象。中间带与浅表带为完全不增生的分化细胞,细胞渐趋死亡。

2.宫颈管柱状上皮

柱状上皮为分化良好细胞,而柱状上皮下细胞为储备细胞,具有分化或增生能力,通常在病理切片中见不到。柱状上皮下储备细胞的起源有两种不同的看法:①直接来源于柱状细胞。②来源于宫颈鳞状上皮的基底细胞。

3.移形带及其形成

宫颈鳞状上皮与柱状上皮交接部,称为鳞-柱状交接部或鳞-柱交接。根据其形态发生学变化,鳞-柱状交接部又分为原始鳞-柱状交接部和生理鳞-柱状交接部。

胎儿期,来源于泌尿生殖窦的鳞状上皮向上生长,至宫颈外口与宫颈管柱状上皮相邻,形成原始鳞-柱状交接部。青春期后,在雌激素作用下,宫颈发育增大,宫颈管黏膜组织外翻(假性糜烂),即宫颈管柱状上皮及其下的间质成分到达宫颈阴道部,导致原始鳞-柱状交接部外移;在阴道酸性环境或致病菌的作用下,宫颈阴道部外翻的柱状上皮被鳞状上皮替代,形成新的鳞-柱状交接部,称为生理鳞-柱状交接部。原始鳞-柱状交接部和生理性鳞-柱状交接部之间的区域称移行带区。在移行带形成过程中,新生的鳞状上皮覆盖宫颈腺管口或伸入腺管将腺管口堵塞,腺管周围的结缔组织增生或形成瘢痕压迫腺管,使腺管变窄或堵塞,腺体分泌物潴留于腺管内形成囊肿,称为宫颈腺囊肿。宫颈腺囊肿可作为辨认转化区的一个标志。绝经后雌激素水平下降,宫颈萎缩,原始鳞-柱状交接部退回至宫颈管内。

在移行带形成过程中,其表面被覆的柱状上皮逐渐被鳞状上皮所替代。替代的机制有以下两种方式。

(1)鳞状上皮化生:当鳞-柱交界位于宫颈阴道部时,暴露于阴道的柱状上皮受阴道酸性影响,柱状上皮下未分化储备细胞开始增生,并逐渐转化为鳞状上皮,继之柱状上皮脱落,而被复层鳞状细胞所替代,此过程称鳞状上皮化生。化生的鳞状上皮偶可分化为成熟的角化细胞,但一般均为大小形态一致,形圆而核大的未成熟鳞状细胞,无明显表层、中层、底层3层之分,也无核深染、异型或异常分裂象。化生的鳞状上皮既不同于宫颈阴道部的正常鳞状上皮,镜检时见到两者间的分界线;又不同于不典型增生,因而不应混淆。宫颈管腺上皮也可鳞化而形成鳞化腺体。

(2)鳞状上皮化:宫颈阴道部鳞状上皮直接长入柱状上皮与其基底膜之间,直至柱状上皮完全脱落而被鳞状上皮替代,称鳞状上皮化。多见于宫颈糜烂愈合过程中。愈合后的上皮与宫颈阴道部的鳞状上皮无区别。

移形带成熟的化生鳞状上皮对致癌物的刺激相对不敏感。但未成熟的化生鳞状上皮代谢活跃,在一些物质(例如 HPV、精子及精液组蛋白等)的刺激下,可发生细胞分化不良,排列紊乱,细胞核异常,有丝分裂增加,形成宫颈上皮内瘤样变。

二、临床表现

宫颈鳞状上皮内瘤变无特殊症状。偶有阴道排液增多,伴或不伴臭味。也可有接触性出血,发生在性生活或妇科检查(双合诊或三合诊)后出血。体征可无明显病灶,宫颈可光滑或仅见局部红斑、白色上皮,或宫颈糜烂表现。

三、诊断

CIN 诊断应遵循"三阶梯式"诊断程序——细胞学、阴道镜及组织病理学检查。

(一)宫颈细胞学检查

宫颈细胞学检查为最简单的 CIN 辅助检查方法,可发现早期病变。凡婚后或性生活过早的青年应常规作宫颈刮片细胞学检查,并定期复查(每 1～3 年 1 次)。宫颈细胞学检查存在一定的漏诊及误诊率。炎症可导致宫颈鳞状上皮不典型改变,故应按炎症治疗 3～6 个月再重复检查。目前,国内宫颈细胞学检查的报告形式采用两种分类法:传统的巴氏 5 级分类与 the Bethesda System 分类(简称 TBS 分类)。巴氏 5 级分类法虽然简单,但其各级之间的区别无严格的客观标准,不能很好地反映癌前病变,并受检查者主观因素影响较大,假阴性率高(＞20％)。为使细胞学、组织病理与临床处理较好地相结合,美国制定了 TBS 命名系统,并于之后进行了修改,目前国外多采用此分类法(表 7-1)。

表 7-1　Bethesda 宫颈细胞学报告(部分内容)

异常上皮细胞
鳞状细胞又分两类:意义未明的不典型鳞状细胞与不能排除高度上皮内病变的不典型鳞状细胞
轻度鳞状细胞上皮内病变,包括 HVP 感染/CIN1
高度鳞状细胞上皮内病变,包括 CIN2 及 CIN3
腺上皮
不典型,倾向于瘤变
原位腺癌(宫颈管)
腺癌(宫颈管,子宫内膜,子宫外)

若发现异常细胞(巴氏分类Ⅱ级及Ⅱ级以上或 TBS 中异常上皮细胞)应作阴道镜检查,进一步明确诊断。

(二)HPV 检测

高危型 HPV DNA 筛查可作为宫颈细胞学检查异常分流,及宫颈病变治疗后病灶残留、复发判定、疗效评估与随诊。HPV DNA 第 2 代杂交捕获试验(HC-Ⅱ)是当前应用较为广泛的 HPV 检测技术,快速导流杂交芯片技术可进行 HPV 感染的分型。

(三)阴道镜检查

可了解病变区血管情况。注意宫颈移行带区内醋酸白色上皮、毛细血管形成的极细红点、异形血管;由血管网围绕的镶嵌白色或黄色的上皮块。在上述病变区域活检,可以提高诊断的准确性。阴道镜不能了解宫颈管的病变情况,应刮取宫颈管内组织(endocervieal curettage,ECC)或用宫颈管刷取材作病理学检查。阴道镜检查也可能会漏诊重要病变,若未发现 CIN2、CIN3,则应随访。

(四)宫颈活组织检查

宫颈组织活检为诊断 CIN 的最可靠方法。任何肉眼可见病灶均应作单点或多点活检。如无明显病灶,可选择宫颈移行带 3、6、9、12 点处活检,或阴道镜指引下在碘试验不染色区取材,提高确诊率。但对于以下情况应采取宫颈诊断性锥形切除术:①阴道镜检查无法看到病变的边界或未见到鳞柱交界部位。②主要病灶位于宫颈管内。③宫颈细胞学检查为 HSIL,而阴道镜下活检为阴性或 CIN 1。④ECC 所得病理报告为异常或不能肯定。⑤疑为宫颈腺癌。

四、处理

CIN 处置应做到个体化,综合考虑疾病情况(CIN 级别、部位、范围、HPV DNA 检测)、患者情况(年龄、婚育状况、随访条件)及技术因素。

(一)高危型 HPV 感染,但宫颈细胞学阴性

6 个月后复查细胞学,1 年后复查细胞学和高危型 HPV-DNA。随访期间,可采用中成药阴道栓剂(如保妇康栓剂)治疗。

(二)ASC-US,ASC-H 及 AGC

进一步做阴道镜及宫颈活组织检查或≥35 岁的 AGC 患者需行子宫内膜活组织检查。9%～19%的 ASC 患者伴有 CIN2 或 CIN3。若阴道镜及病理检查结果排除其他的病变,则可在半年或 1 年后复查。

(三)CIN1

60%～85%CIN1 会自然消退,目前 CIN1 的治疗趋于保守。

(1)先前细胞学结果为 ASC-US、ASC-H 或 LSIL 的 CIN1,建议每 12 个月检测 HPV DNA 或每6～12 个月复查宫颈细胞学。

(2)先前细胞学结果为 HSIL 而组织学诊断为 CIN1 者,如果阴道镜检查满意而且宫颈管取材阴性者可选择行诊断性切除术,也可选择每隔 6 个月行阴道镜检查和细胞学检查进行观察。

若 CIN1 持续至少 2 年,可以继续随访,亦可治疗。若选择治疗,并且阴道镜检查满意,可以采用切除或消融疗法。若阴道镜检查不满意,CIN 累及宫颈管或者患者以前接受过治疗,建议做诊断性锥形切除术。

(四)CIN2、CIN3

CIN2 病变比 CIN3 更具异质性,长期随访发现,其消退的可能性更大,但 CIN2 和 CIN3 的组织学区分极为困难。因此,为提高安全性,故采用 CIN2 作为开始治疗的起端。

阴道镜检查满意、组织学诊断的 CIN2、CIN3 者可以采用切除或者消融疗法。复发的 CIN2、CIN3 者建议行诊断性锥形切除术。

阴道镜检查不满意者,不可以实施消融疗法,建议行诊断性切除术。除了特殊情况(妊娠),对 CIN2、CIN3 妇女,不应采用定期细胞学和阴道镜检查进行观察。

不宜将全子宫切除术作为 CIN2、CIN3 的首要的或初始的治疗方法。

治疗后随访 CIN2、CIN3 治疗后,可以间隔 6～12 个月检测 HPV DNA。也可以单独采用细胞学或者联合使用细胞学和阴道镜检查进行随访,每两次间隔 6 个月。

五、妊娠合并宫颈鳞状上皮内瘤变

妊娠期间,雌激素过多使柱状上皮外移至宫颈阴道部,移行带区的基底细胞出现不典型增生,可类似原位癌病变;同时妊娠期免疫功能可能低下,易患病毒感染,妊娠合并 CIN 常由 HPV 感染所致。大部分患者为 CIN1,仅约 14%为 CIN2、CIN3。目前无依据表明妊娠期间 CIN 比非孕期更易发展为宫颈浸润癌。绝大多数病变均于产后自行缓解或无进展,因此,一般认为妊娠期 CIN 可予保守性处理。无浸润性病变或妊娠已属晚期的妊娠患者可以间隔≥12 周进行阴道镜

和细胞学检查,分娩 6 个月后,再做评估。若病变进展,或者细胞学提示为浸润性癌时,建议再次活检。只有疑及浸润癌时,才建议行断性锥形切除术。

(王丽娜)

第五节　子宫内膜息肉

一、概述

子宫内膜息肉为炎性子宫内膜局部血管和结缔组织增生形成息肉状赘生物突入宫腔内所致,息肉大小数目不一,多位于宫体部,借助细长蒂附着于子宫腔内壁,主要表现为经期延长和经量增多。

二、临床表现

子宫内膜息肉可单发或多发,70%～90%的子宫内膜息肉有异常子宫出血(abnormaluterinebleeding,AUB),表现为经间期出血、月经过多、不规则出血、不孕。少数(0～12.9%)会有腺体的不典型增生或恶变。

年龄增加、肥胖、高血压、使用他莫昔芬的妇女容易出现。息肉体积大、高血压是恶变的危险因素。

三、辅助检查

(一)妊娠试验
有性生活史者应行妊娠试验,以排除妊娠及妊娠相关疾病。

(二)超声检查
最佳检查时间为周期第 10 天之前。可行经盆腔或阴道超声检查,通常显示为子宫腔内常规形状的高回声病灶,周围环绕弱的强回声晕。注射生理盐水超声或凝胶超声可提高诊断的准确性。

(三)宫腔镜检查
在宫腔镜直视下选择病变区进行活检,具有最高的敏感性和特异性,为首选检查方法。

(四)刮宫或子宫内膜活检
不推荐使用。因其敏感性较低,并可能导致息肉破碎,难于组织学诊断。

四、诊断要点

结合症状、查体、超声检查及宫腔镜检查多可临床确诊,但仍需在宫腔镜下切除送病理检查,以排除黏膜下肌瘤、腺肉瘤、息肉恶性变等可能。

五、鉴别诊断

黏膜下子宫肌瘤:表现为异常的子宫出血,如月经量大,月经淋漓不尽等。行妇科超声检查可见有宫腔内或肌壁间凸向内膜的较低回声。宫腔镜下表现为向宫腔突出的组织,呈球形,质较韧。切除后行病理学检查可确诊。

子宫内膜间质肉瘤:起源于子宫内膜或子宫颈内膜,临床可出现异常子宫出血。查体可见部分表现为息肉样增生,甚至脱出于宫颈口外。肿瘤体积较一般息肉大,蒂宽,质略脆,表面光滑或可破溃导致感染。需在活检或宫腔镜下电切后,病理确诊。

六、治疗原则

(一)保守治疗

直径小于 1 cm 的息肉若无症状,1 年内自然消失率约 27%,恶变率低,可观察随诊;绝经后无症状息肉恶变率较低,充分告知后,可选择观察保守治疗。

(二)药物治疗

药物治疗对子宫内膜息肉作用有限,不推荐使用。

(三)手术治疗

1.保守手术

(1)宫腔镜息肉切除术:对体积较大有症状的息肉推荐宫腔镜指引下息肉摘除、电切,盲刮容易遗漏;术后复发风险 3.7%～10%,短效口服避孕药或 LNG-IUS(曼月乐)可减少复发风险。

(2)子宫内膜去除术:对无生育要求、多次复发者,可建议子宫内膜去除术。

2.根治性手术

对恶变风险大者可考虑子宫切除术。

七、诊疗注意事项

子宫内膜息肉是一种常见的妇科疾病,临床表现最常见为异常阴道流血。无症状妇女因其他症状体检意外发现子宫内膜息肉。年龄增长与激素补充治疗是其高发的主要原因。子宫内膜息肉恶变不常见,但是随着年龄的增长、绝经后阴道流血常预示恶变的可能性。通过保守治疗,高达 25% 的子宫内膜息肉可以消退,特别是直径小于 1 cm 的息肉。宫腔镜下息肉切除术是治疗的主要方式。有症状的绝经后息肉患者需要病理取材进行评估,不孕症患者去除子宫内膜息肉可以提高生育能力。

（王丽娜）

第六节　卵 巢 囊 肿

本节对卵巢囊肿的描述主要包括生理性囊肿和卵巢良性肿瘤。

一、生理性囊肿

(一)概述

卵巢生理性囊肿包括黄体和卵泡等在特定生理条件下形成的囊肿。

(二)临床表现

卵巢生理性囊肿多无特异性的临床表现,因为超声检查的日益普及和精度的提高而得以发现。当生理性囊肿出现破裂,扭转时,可出现急腹症的表现。

(三)诊断要点

1.临床表现

多无特异性,偶有表现为急腹症或下腹胀痛。

2.体征

妇科检查多无特异性发现,包块较大者可能可以扪及边界清楚,质地囊性,活动度较好的包块。生理性囊肿出现破裂,扭转时,可出现下腹压痛、反跳痛。

3.影像学检查

首选超声检查。超声检查大多显示为纯液性囊肿,黄体囊肿可能表现为不均包块,周边见环状血流信号。直径多在 3 cm 以下,偶有大于 5 cm 者。在不同的月经周期,包块可能出现左右和大小的变化。"忽左忽右,忽大忽小"的卵巢单纯性囊肿,多属于此类。

4.实验室检查

对于直径大于 3 cm 者,可以进行肿瘤标志物的检查,多无特异性改变。

(四)治疗

(1)无临床症状者无需治疗,超声监测(1~3 个月/次)即可。

(2)急腹症表现者(如黄体破裂,卵巢囊肿蒂扭转),考虑急诊手术探查。

(3)如在观察的过程中肿瘤标志物升高,或包块进行性增大,保守治疗无效者,可考虑手术探查。

(五)注意事项

对于初次发现的无症状纯囊性包块,即使直径大于 5 cm,治疗(尤其是手术治疗)也要慎重,超声复查尤为重要,以避免不必要的治疗。

二、卵巢良性肿瘤

(一)概述

卵巢良性肿瘤是指卵巢来源的良性肿瘤,其来源包括上皮性和非上皮性。

(二)临床表现

卵巢良性囊肿早期多无特异性表现,包块增大后可能出现下腹胀痛,发生蒂扭转或破裂时可出现急性的下腹痛。肿块较大者妇科检查可以扪及包块,多数边界清楚,活动度好,质囊;有炎症粘连者可能活动度差,有压痛。

(三)诊断要点

1.临床表现

与生理性卵巢囊肿相比,良性囊肿多有持续增大的过程,多数包块活动度好,多不伴有腹水。部分患者可能有下腹胀痛不适,出现包块蒂扭转,破裂或感染者,可能出现急性下腹痛的症状。肿块较大者妇科检查可以扪及包块,多数边界清楚,活动度好,质囊。

2.辅助检查

超声检查包块多为囊性,部分可能内有乳头;超声对于畸胎瘤有较高的诊断率。

3.实验室检查

肿瘤标志物正常或轻度升高。

(四)治疗

以手术探查为主,腔镜首选。依据术中快速冰冻检查结果选择治疗方案。年轻患者尽量行囊肿剥除,如包块大,对正常卵巢组织破坏严重或粘连严重者可考虑行患侧附件切除。更年期患者可直接行附件切除术送快速冰冻切片检查。

(五)注意事项

无条件开展快速冰冻切片检查的基层单位应慎重开展此类手术,以转诊上级医院为宜。有手术史的巧克力囊肿或疑为深部子宫内膜异位症患者的腹腔镜手术在基层医院应慎重。

(王丽娜)

第七节 子宫肌瘤

一、概念与概述

子宫肌瘤是女性生殖系统最常见的良性肿瘤,多见于30～50岁的妇女。由于很多患者无症状,或肌瘤较小不易发现,因此,临床报告肌瘤的发生率仅为4%～11%,低于实际发生率。子宫肌瘤确切的发病因素尚不清楚,一般认为主要与女性激素刺激有关。近年来研究还发现,子宫肌瘤的发生与孕激素、生长激素也有一定关系。

二、分类

按肌瘤生长的部位可分为子宫体肌瘤和子宫颈肌瘤,前者占92%,后者仅占8%。子宫体肌瘤可向不同的方向生长,根据其发展过程中与子宫肌壁的关系分为以下三类(图7-1)。

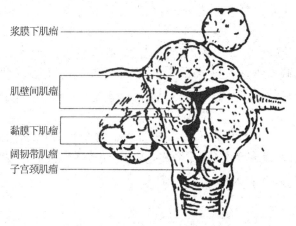

浆膜下肌瘤

肌壁间肌瘤

黏膜下肌瘤

阔韧带肌瘤

子宫颈肌瘤

图7-1 各型子宫肌瘤示意

(一)肌壁间子宫肌瘤

其最常见,占60%～70%。肌瘤位于子宫肌壁内,周围均为肌层包围。

(二)浆膜下子宫肌瘤

这类肌瘤占 20%。肌瘤向子宫体表面生长、突起,上面覆盖子宫浆膜层。若肌瘤继续向浆膜面生长,仅有一蒂与子宫肌壁相连,称带蒂的浆膜下肌瘤。宫体肌瘤向宫旁生长突入阔韧带前后叶之间,称为阔韧带肌瘤。

(三)黏膜下肌瘤

临床较少见,约占 10%。肌瘤向宫腔方向生长,突出于子宫腔,表面覆盖子宫黏膜,称为黏膜下肌瘤。黏膜下肌瘤易形成蒂,子宫收缩使肌瘤经宫颈逐渐排入阴道。子宫肌瘤大多数为多个,称为多发性子宫肌瘤。也可为单个肌瘤生长。

三、病理

(一)巨检

典型的肌瘤为实质性的球形结节,表面光滑,与周围肌组织有明显界限。肌瘤虽无包膜,但由于其周围的子宫肌层受压形成假包膜。切开假包膜后肌瘤突出于切面。肌瘤剖面呈灰白色漩涡状或编织状。纤维组织成分多者肌瘤质硬,肌细胞多者肌瘤偏软。

(二)镜检

肌瘤由平滑肌与纤维组织交叉排列组成,呈漩涡状。细胞呈梭形,大小均匀,核染色较深。

四、继发变性

肌瘤失去原有典型结构和外观时,称为继发变性,可分为良性和恶性两类。

(一)良性变性

1.玻璃样变

最多见,肌瘤部分组织水肿变软,剖面漩涡结构消失,代之以均匀的透明样物质,色苍白。镜下见病变区肌细胞消失,呈均匀粉红色无结构状,与周围无变性区边界明显。

2.囊性变

常继发于玻璃样变,组织液化,形成多个囊腔,也可融合成一个大囊腔。囊内含清澈无色液体,并可自然凝固成胶冻状。囊壁由透明变性的肌瘤组织构成。

3.红色变性

多发于妊娠期或产褥期,其发生原因尚不清。肌瘤体积迅速增大,发生血管破裂。血红蛋白渗入瘤组织,故剖面呈暗红色,如同半熟烤牛肉,有腥臭味,完全失去原漩涡状结构。

其他良性变性还有脂肪变性、钙化等。

(二)恶性变

恶性变即为肉瘤变,占子宫肌瘤的 0.4%~0.8%。恶变后肌瘤组织脆而软,与周围界限不清,切面漩涡状结构消失,呈灰黄色,似生鱼肉,多见于年龄较大、生长较快与较大的肌瘤。对子宫迅速增大或伴不规则阴道流血者,考虑有恶变可能。

五、临床表现

(一)症状

肌瘤的典型症状为月经过多和继发贫血,但多数患者无症状,仅于盆腔检查时发现。症状与肌瘤的生长部位、生长速度及有无变性有关。

1.阴道流血

阴道流血为肌瘤患者的主要症状。浆膜下肌瘤常无出血,黏膜下肌瘤及肌壁间肌瘤表现为月经量过多,经期延长。黏膜下肌瘤若伴有坏死、溃疡,则表现为不规则阴道流血。

2.腹部包块

偶然情况下扪及包块。包块常位于下腹正中,质地坚硬,形态可不规则。

3.白带增多

肌瘤使子宫腔面积增大,内膜腺体分泌旺盛,故白带增多。黏膜下肌瘤表面感染、坏死,可产生大量脓血性排液。

4.腹痛、腰酸

一般情况下不引起疼痛,较大肌瘤引起盆腔瘀血,出现下腹部坠胀及腰骶部酸痛,经期由于盆腔充血,症状更加明显。浆膜下肌瘤发生蒂扭转时,可出现急性腹痛。肌瘤红色变性时可出现剧烈疼痛,伴恶心、呕吐、发热、白细胞升高。

5.压迫症状

压迫膀胱可发生尿频、尿急,压迫尿道可发生排尿困难或尿潴留,压迫直肠可发生便秘等。

6.不孕

不孕占25%～40%,肌瘤改变宫腔形态,妨碍孕卵着床。

7.全身症状

出血多者有头晕、全身乏力、心悸、面色苍白等继发性贫血表现。

(二)体征

1.腹部检查

较大的肌瘤可升至腹腔,腹部检查可扪及肿物,一般居下腹部正中,质硬,表面不规则,与周围组织界限清。

2.盆腔检查

由于肌瘤生长的部位不同,检查结果各异。

(1)浆膜下肌瘤:肌瘤不规则增大,表面呈结节状。带蒂肌瘤有细蒂与子宫体相连,可活动;阔韧带肌瘤位于子宫一侧,与子宫分不开,常把子宫推向对侧。

(2)肌壁间肌瘤:子宫呈均匀性增大,肌瘤较大时,可在子宫表面摸到突起结节或球形肿块,质硬。

(3)黏膜下肌瘤:窥器撑开阴道后,可见带蒂的黏膜下肌瘤脱出于宫颈口外,质实,表面为充血暗红的黏膜包围,可有溃疡及继发感染坏死。宫口较松,手指进宫颈管可触到肿瘤蒂部。如肌瘤尚未脱出宫口外,只能扪及子宫略呈均匀增大,而不能摸到瘤体。

六、诊断及鉴别诊断

根据经量增多及检查时子宫增大,诊断多无困难。对不能确诊者通过探测宫腔、子宫碘油造影、B超检查、宫腔镜及腹腔镜检查等协助诊断。

子宫肌瘤常易与下列疾病相混淆,需加以鉴别。

(一)妊娠子宫

子宫肌瘤透明变性或囊性变时质地较软,可被误认为妊娠子宫,尤其是40～50岁高龄孕妇。如忽视病史询问,亦可能将妊娠子宫误诊为子宫肌瘤。已婚生育期妇女有停经史、早孕反应史,结合尿 HCG 测定、B 超检查一般不难诊断。

(二)卵巢肿瘤

多为囊性或囊实性,位于下腹一侧,可与子宫分开,亦可为双侧,很少有月经改变。而子宫肌瘤质硬、位于下腹正中,随子宫移动,常有月经改变。必要时可用 B 超、腹腔镜检查明确诊断。

(三)盆腔炎性包块

盆腔炎性包块与子宫紧密粘连,患者常有生殖道感染史。检查时包块固定有压痛,质地较肌瘤软,B 超检查有助于诊断。抗感染治疗后症状、体征好转。

此外,子宫肌瘤应与子宫腺肌病、子宫肥大症、子宫畸形、子宫颈癌等疾病相鉴别。

七、子宫肌瘤治疗原则

子宫肌瘤(以下简称肌瘤)是女性的常见病和多发病。肌瘤的瘤体大小不一,差异甚大,可从最小的镜下肌瘤至超出足月妊娠大小;其症状也是变化多端,又因生育与否,瘤体生长部位不一,故治疗方法也多种,主要分为随访观察、药物治疗和手术治疗。手术治疗包括保守性手术和根治性手术,手术途径和方法需因人而异,个体化处理。

(一)期待观察

期待观察即静观其变,采用定期随诊的方式观察子宫肌瘤的进展。是否能够采取期待治疗,除了根据患者的年龄、肌瘤的大小、数目、生长部位、是否有月经改变和其他合并症等因素外,患者近期是否有生育要求等个人意愿也是重要的决定因素。

以下情况可考虑期待治疗:肌瘤较小(直径小于 5 cm)、单发或向浆膜下生长;子宫小于10 周妊娠子宫大小;无月经量过多、淋漓不尽等改变;无尿频、尿急,无长期便秘等压迫症状;无继发贫血等并发症;不是导致不孕或流产的主要原因;B 超未提示肌瘤变性;近绝经期妇女。

对于有近期生育要求的妇女,考虑到多种激素类药物都对子宫和卵巢功能的影响,孕前不宜长期使用。而子宫肌瘤剥出等手术会造成子宫肌壁、子宫内膜和血管损伤,术后子宫局部瘢痕形成,若短期内妊娠有子宫破裂风险,因此术后需要避孕 6~12 个月。若能排除由于肌瘤的原因导致不孕或流产者,可以带瘤怀孕至分娩。但需要告知患者孕期可能出现肌瘤迅速生长、红色变性等,并有导致流产、胎儿生长受限可能,如果孕期出现腹痛、阴道流血情况及时就诊。

子宫肌瘤是激素依赖性肿瘤,绝经后随着卵巢功能减退后,肌瘤失去了雌激素的支持,部分瘤体会自然萎缩甚至消失,原先增大的子宫也可能恢复正常大小。因此接近绝经的患者,对于无症状、不影响健康的肌瘤可以暂时观察,无需急于手术治疗。

每 3~6 个月复查一次。随诊内容:了解临床症状变化;妇科检查;必要时辅以 B 超及其他影像学检测。如果出现月经过多、压迫症状或者肌瘤短期内迅速增大、子宫大于 10 周妊娠大小、肌瘤变性等情况则应及时结束期待治疗,采用手术或其他方法积极治疗。

(二)药物治疗

1.适应证

药物是治疗子宫肌瘤的重要措施,以下情况可考虑药物治疗。

(1)子宫肌瘤小,子宫 2~2.5 个月妊娠大小,症状轻,近绝经年龄。

(2)肌瘤大而要求保留生育功能,避免子宫过大、过多切口者。

(3)肌瘤致月经过多、贫血等可考虑手术,但患者不愿手术、年龄在 45~50 岁的妇女。

(4)较大肌瘤准备经阴式或腹腔镜、宫腔镜手术切除者。

（5）手术切除子宫前为纠正贫血、避免术中输血及由此产生的并发症。

（6）肌瘤合并不孕者用药物使肌瘤缩小，创造受孕条件。

（7）有内科合并症且不能进行手术者。

2.禁忌证

（1）肌瘤生长较快，不能排除恶变。

（2）肌瘤发生变性，不能除外恶变。

（3）黏膜下肌瘤症状明显，影响受孕。

（4）浆膜下肌瘤发生扭转时。

（5）肌瘤引起明显的压迫症状，或肌瘤发生盆腔嵌顿无法复位者。

（三）手术治疗

手术仍是子宫肌瘤的主要治疗方法。

（1）经腹子宫切除术：适应于患者无生育要求，子宫≥12周妊娠子宫大小；月经过多伴失血性贫血；肌瘤生长较快；有膀胱或直肠压迫症状；保守治疗失败或肌瘤剜除术后再发，且瘤体大或症状严重者。

（2）经阴道子宫切除术：适合于盆腔无粘连、炎症，附件无肿块者；为腹部不愿留瘢痕或个别腹部肥胖者；子宫和肌瘤体积不超过3个月妊娠大小；有子宫脱垂者也可经阴道切除子宫同时做盆底修补术；无前次盆腔手术史，不需探查或切除附件者；肌瘤伴有糖尿病、高血压、冠心病、肥胖等内科合并症不能耐受开腹手术者。

（3）子宫颈肌瘤剔除术：宫颈阴道部肌瘤若过大可造成手术困难宜尽早行手术（经阴道）；肌瘤较大产生压迫症状，压迫直肠、输尿管或膀胱；肌瘤生长迅速，怀疑恶变者；年轻患者需保留生育功能可行肌瘤切除，否则行子宫全切术。

（4）阔韧带肌瘤剔除术：适合瘤体较大或产生压迫症状者；阔韧带肌瘤与实性卵巢肿瘤鉴别困难者；肌瘤生长迅速，尤其是疑有恶性变者。

（5）黏膜下肌瘤常导致经量过多，经期延长均需手术治疗。根据肌瘤部位或瘤蒂粗细分别采用钳夹法、套圈法、包膜切开法、电切割、扭转摘除法等，也可在宫腔镜下手术，甚至开腹、阴式或腹腔镜下子宫切除术。

（6）腹腔镜下或腹腔镜辅助下子宫肌瘤手术。①肌瘤剔除术：主要适合有症状的肌瘤，单发或多发的浆膜下肌瘤，瘤体最大直径≤10 cm，带蒂肌瘤最为适宜；单发或多发肌壁间肌瘤，瘤体直径最小≥4 cm，最大≤10 cm；多发性肌瘤≤10个；术前已除外肌瘤恶变可能。腹腔镜辅助下肌瘤剔除术可适当放宽手术指征。②腹腔镜下或腹腔镜辅助下子宫切除术：主要适合肌瘤较大，症状明显，药物治疗无效，不需保留生育功能者。但瘤体太大，盆腔重度粘连，生殖道可疑恶性肿瘤及一般的腹腔镜手术禁忌者均不宜进行。

（7）宫腔镜下手术：有症状的黏膜下肌瘤及突向宫腔的肌壁间肌瘤首先考虑行宫腔镜手术。主要适应证为月经过多、异常子宫出血、黏膜下肌瘤或向宫腔突出的肌壁间肌瘤，直径＜5 cm。

（8）聚焦超声外科（超声消融）为完全非侵入性热消融术，适应证可适当放宽。上述需要药物治疗和手术治疗的患者均可考虑选择超声消融治疗。禁忌证同药物治疗。

（9）子宫肌瘤的其他微创手术包括微波、冷冻、双极气化刀，均只适合于较小的黏膜下肌瘤；射频治疗也有其独特的适应范围，并非所有肌瘤的治疗均可采用；子宫动脉栓塞也有其适应范围。

总之,各种治疗各有利弊,有其各自的适应证,每种方法也不能完全取代另一种方法,更不能取代传统的手术治疗,应个体化地选用。有关效果、不良反应和并发症尚有待于进一步的观察,不能过早或绝对定论。

(四)妊娠合并子宫肌瘤的治疗原则

1.早孕合并肌瘤

一般对肌瘤不予处理而予以定期观察,否则易致流产。如肌瘤大,估计继续妊娠易出现并发症,孕妇要求人工流产或属计划外妊娠则可终止妊娠。术后短期内选择行子宫肌瘤超声消融术、肌瘤剔除术或人工流产术同时行肌瘤剔除术。

2.中孕合并肌瘤

通常认为无论肌瘤大小、单发或多发,宜首选严密监护下行保守治疗。如肌瘤影响胎儿宫内发育或发生红色变性,经保守治疗无效;或瘤蒂扭转、坏死,瘤体嵌顿,出现压迫症状则行肌瘤剔除术,手术应在怀孕 5 个月之前进行。

3.孕晚期合并肌瘤

通常无症状者可等足月时行剖宫产术,同时行肌瘤剔除术;有症状者先予保守治疗等到足月后处理。

4.产褥期合并肌瘤

预防产后出血及产褥感染。肌瘤变性者先保守治疗,无效者剖腹探查。未行肌瘤剔除者定期随访。如子宫仍大于 10 孕周,则于产后 6 个月行手术治疗。

5.妊娠合并肌瘤的分娩方式

肌瘤小不影响产程进展,又无产科因素存在可经阴道分娩。若出现胎位不正、宫颈肌瘤、肌瘤嵌顿、阻碍胎先露下降、影响宫口开大,孕前有肌瘤剔除史并穿透宫腔者,B 超提示胎盘位于肌瘤表面,有多次流产、早产史,珍贵儿则可放宽剖宫产指征。如肌瘤大、多发、变性、胎盘位于肌瘤表面,本人不愿保留子宫,可行剖宫产及子宫切除术。肌瘤剔除术后妊娠的分娩方式,由距妊娠、分娩间隔时间,肌瘤深度、部位、术后恢复综合考虑。临床多数选择剖宫产,也可先行试产,有子宫先兆破裂可行剖宫产。

6.剖宫产术中对肌瘤的处理原则

剖宫产同时行肌瘤剔除术适合有充足血源,术中技术娴熟,能处理髂内动脉或子宫动脉结扎术或子宫切除术,术前应 B 超了解肌瘤与胎盘位置以决定切口位置及手术方式。术中一般先做剖宫产,除黏膜下肌瘤外,先缝合剖宫产切口,然后再行肌瘤剔除术。肌瘤剔除前先在瘤体周围或基底部注射缩宫素。

(五)子宫肌瘤与不孕的治疗原则

(1)年龄<30 岁,不孕年限少于 3 年,浆膜下或肌壁间肌瘤向浆膜突出,不影响宫腔形态,无月经改变,无痛经,生长缓慢者,输卵管至少一侧通畅,卵巢储备功能良好,可随访 6~12 个月。期间监测排卵,指导性生活,对排卵障碍者可用促排卵药物助孕。

(2)年轻、不孕年限少于 2 年,尚不急于妊娠,卵巢储备功能良好,但有月经多、痛经,子宫如孕10~12 周大小等可先考虑:①药物治疗,使肌瘤缩小改善症状;②超声消融,肌瘤坏死、体积缩小、改善症状、改善子宫受孕条件,术后避孕 3~6 个月后考虑妊娠;③肌瘤剔除术,术后建议避孕1 年;黏膜下肌瘤宫腔无损者避孕 4~6 个月后考虑妊娠。妊娠后加强管理,警惕孕中、晚期子宫破裂,放宽剖宫产指征。

(六)子宫肌瘤不孕者的辅助生育技术

辅助生育技术(assisted reproductive technology,ART)一般可采用 IVF-ET,用于肌瘤小、宫腔未变形者。国内外均有不少报道;浆膜下肌瘤对体外受精无不良影响已得到共识。精子卵浆内注射对浆膜下肌瘤者胚胎种植率和临床妊娠率无危害作用。有关行辅助生育技术前子宫肌瘤不孕者是否先做肌瘤剔除术,尚无统一意见;辅助生育技术前超声消融子宫肌瘤改善子宫受孕条件,也在探索研究中。有学者认为手术后可增加妊娠机会;也有认为增加胚胎移植数,可有较满意的效果。我国应结合国情慎重对待。

(七)子宫肌瘤急腹症治疗原则

红色变性以保守治疗为主。若症状加重,有指征剖腹探查时则可做肌瘤剔除术或子宫切除术。肌瘤扭转应立即手术;肌瘤感染化脓宜积极控制感染和手术治疗;肌瘤压迫需手术解除;恶变者尤其是年龄较大的绝经后妇女,不规则阴道流血宜手术切除;卒中性子宫肌瘤较为罕见,宜手术切除。

(八)子宫肌瘤的激素替代治疗原则

有关绝经妇女子宫肌瘤的激素替代治疗(hormone replacement treatment,HRT),多数主张有绝经期症状者可用激素治疗,治疗期间定期 B 超复查子宫肌瘤大小、内膜是否变化,注意异常阴道流血,使用时注意药物及剂量,孕激素用量不宜过大。雌激素孕激素个体化,采用小剂量治疗,当发现肌瘤增大、异常出血可停用。口服比经皮用药对肌瘤的生长刺激作用弱。绝经期子宫肌瘤者使用激素治疗不是绝对禁忌证,而是属慎用范围,强调知情同意和定期检查、随访的重要性。

(九)子宫肌瘤者的计划生育问题

根据世界卫生组织(WHO)生殖健康与研究部编写的《避孕方法选用医学标准》中,肌瘤患者宫腔无变形者,复方口服避孕药、复方避孕针、单纯孕激素避孕药、皮下埋植等均可使用,Cu-IUD、曼月乐不能使用,屏障避孕法不宜使用。

(十)弥漫性子宫平滑肌瘤病

弥漫性子宫平滑肌瘤病是良性病理组织学结构,但有恶性肿瘤生物学行为,原则上以子宫切除为宜。因肿瘤弥漫生长,几乎累及子宫肌层全层,也可波及浆膜及内膜,若手术保守治疗易致出血,损伤大,术后粘连、复发,若再次妊娠易发生子宫破裂等。个别年轻、未孕育欲保留子宫及生育功能者宜严密观察,知情同意,告之各种可能情况,此类保守治疗者常分别选用药物GnRHa、米非司酮、宫腔镜、栓塞等单一或联合治疗。

子宫肌瘤诊治流程见图 7-2。

八、保留子宫的治疗方案

(一)期待疗法

对于子宫肌瘤小,没有症状者,可以定期随访,若肌瘤明显增大或出现症状时可考虑进一步治疗。绝经后肌瘤多可萎缩甚至消失。如患者年轻未生育,应建议其尽早计划并完成生育。

(二)保守治疗

保守治疗指保留患者生殖功能的治疗方法。

1.药物治疗

子宫肌瘤的药物治疗多为用药期间效果明确,但停药后又症状反复,且不同药物有各自不良反应,故非长期治疗方案选择,应严格掌握其各自适应证。

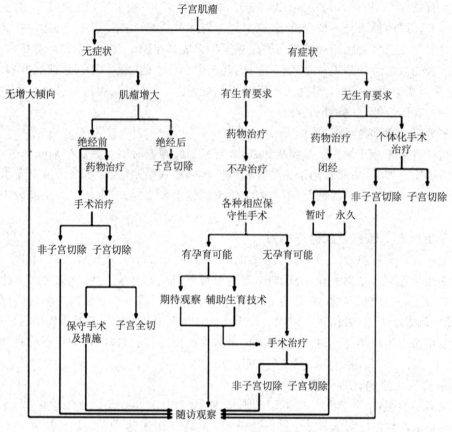

图 7-2 子宫肌瘤诊治流程图

注:本流程图根据治疗原则而订,供各级医师临床应用参考,具体处理强调个体化

(1)米非司酮(RU486):在中国药品说明书上现今没有该药对子宫肌瘤治疗的适应证,故有医疗纠纷的隐患,在临床治疗上应慎重,要与患者充分沟通理解后方可使用。

RU486 治疗肌瘤的适应证:①症状明显,不愿手术的 45 岁以上子宫肌瘤患者,以促进其绝经进程,抑制肌瘤生长,改善临床症状;②月经量多、贫血严重、因服用铁剂有不良反应而又不愿输血,希望通过药物治疗使血红蛋白正常后再手术者;③有手术高危因素或有手术禁忌证者;④因患者本身的某些原因希望暂时或坚决不手术者。

RU486 用药后 3 个月可使肌瘤体积缩小 30%～50%。有文献结果显示 10 mg 米非司酮治疗 3 个月显著减少月经期失血量,提高患者血红蛋白水平并减少子宫肌瘤体积,但有子宫内膜增生的不良反应(无不典型增生)。但 RU486 停药后有反跳问题。其不良反应为恶心、食欲减退、潮热、性欲低下等,停药可逆转。此外,为防止出现抗糖皮质激素的不良反应,不宜长期使用 RU486。

(2)促性腺激素释放激素激动剂(GnRHa):其治疗子宫肌瘤的适应证同 RU486,但价格昂贵。使用3～6个月可使瘤体缩小 20%～77%,但停药后又恢复治疗前大小。GnRHa 目前多用于术前治疗以减少肌瘤体积,然后实施微创手术。

(3)其他药物治疗:包括达那唑、芳香化酶抑制剂、选择性雌激素受体修饰剂及孕激素受体修

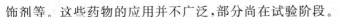

饰剂等。这些药物的应用并不广泛,部分尚在试验阶段。

2.子宫肌瘤剔除术

对于要求保留生育功能的年轻子宫肌瘤患者,除外恶性可能以后,子宫肌瘤剔除术是目前最佳的治疗方法。当患者出现以下情况,应考虑手术:①出现明显的症状,如月经过多伴贫血、肌瘤压迫引起的疼痛或尿潴留等;②肌瘤子宫超过妊娠 3 个月大小;③肌瘤生长迅速,有恶性变可能;④黏膜下肌瘤,特别是已脱出于宫颈口者;⑤肌瘤并发症,如蒂扭转、感染;⑥年轻不孕的肌瘤患者;⑦诊断未明,与卵巢肿瘤不能鉴别者;⑧宫颈肌瘤。子宫肌瘤剔除术又分为开腹、腹腔镜、阴式及宫腔镜等不同途径,其中后三种属微创手术方式,但各种手术自有其适应证。

(1)开腹子宫肌瘤剔除术(transabdominal myomectomy,TAM):适应证最为广泛,适于所有年轻希望生育、具有手术指征的肌瘤患者,它不受肌瘤位置、大小和数目的限制,因此,困难的、难以通过微创路径完成的子宫肌瘤剔除手术均为开腹子宫肌瘤剔除术的指征。对于以下的几种情况一般即是直接行开腹子宫肌瘤剔除术的适应证:①特殊部位肌瘤(如接近黏膜的肌瘤);②多发肌瘤(≥5 个),子宫体积>孕 12 周;③既往采用各种途径剔除术后复发的肌瘤;④合并子宫内膜异位症等疑盆腔重症粘连者。

(2)腹腔镜子宫肌瘤剔除术(laparoscopic myomectomy,LM):与 TAM 比较具有住院时间短、术后发热率低及血红蛋白下降少的优点。随着腹腔镜手术器械的不断改进、缝合技术的提高,LM 正逐步成为部分 TAM 的替代手术方法。腹腔镜肌瘤剔除术的具体适应证仍未取得统一意见,一般来讲,LM 适用于:①浆膜下或阔韧带子宫肌瘤;②≤4 个中等大小(≤6 cm)的肌壁间子宫肌瘤;③直径 7～10 cm 的单发肌壁间子宫肌瘤。

手术医师可根据自己的腹腔镜手术技巧适当放宽手术指征。而直径>10 cm 的肌壁间肌瘤,数量多于 4 个或靠近黏膜下的肌瘤及宫颈肌瘤,属于腹腔镜手术的相对禁忌证。因为当肌瘤过大或过多时,腹腔镜手术可能出现以下问题:①手术时间延长、失血量增加,手术并发症增加;②需要转为开腹手术的风险增加;③肌瘤残留导致二次手术概率增加;④缝合欠佳导致子宫肌层愈合不佳,增加孕期子宫破裂风险。

(3)经阴道子宫肌瘤剔除术(transvaginal myomectomy,TVM):治疗子宫肌瘤也具有其明显的优势。①腹部无瘢痕、腹腔干扰小、术后疼痛轻、恢复快;②无设备要求、医疗费用低;③可以通过触摸减少术中小肌瘤的遗漏;④直视下缝合关闭瘤腔更彻底。

目前较为接受的 TVM 的适应证:①不超过 2 个(最好单发)直径<7 cm 的前后壁近子宫下段的肌瘤;②浆膜下肌瘤;③宫颈肌瘤;④同时要求阴道较宽松、无盆腔粘连、子宫活动度好。

阴式手术也存在一些缺点,如操作空间有限、难以同时处理附件等。因此术前需要评估子宫的大小、活动度、阴道的弹性和容量及有无附件病变。阴式手术尤其适于伴有子宫脱垂、阴道壁膨出的患者。但盆腔炎症、子宫内膜异位症、怀疑或肯定子宫恶性肿瘤、盆腔手术史、附件病变者和子宫阔韧带肌瘤不适合行 TVM。

(4)宫腔镜子宫肌瘤剔除术(hysteroscopic myomectomy):已成为治疗黏膜下肌瘤的首选治疗方法。目前较为接受的宫腔镜治疗肌瘤的适应证为子宫≤6 周妊娠大小、肌瘤直径≤3 cm 且主要突向宫腔内。宫腔镜手术的决定因素在于肌瘤位于肌层内的深度。

Wamsteker 根据子宫肌瘤与子宫肌壁的关系将黏膜下肌瘤分为三型。0 型:完全突向宫腔的带蒂黏膜下肌瘤;Ⅰ 型:侵入子宫肌层小于 50%,无蒂的黏膜下肌瘤;Ⅱ 型:侵入子宫肌层大于50%,无蒂的黏膜下肌瘤。

符合适应证的 0 型肌瘤几乎都可以通过一次手术切除干净,对于大于 3 cm、Ⅰ/Ⅱ型黏膜下肌瘤,宫腔镜手术一次性切除有一定困难,若无法一次性切除,则需多次手术治疗。为防止子宫穿孔,通常需在腹腔镜监护下进行。也有学者认为可使用术中超声监测替代腹腔镜,术中超声实时监测可提供关于宫腔镜、肌瘤及子宫壁关系的准确信息,有利于控制切割的深度,避免子宫穿孔。

3.子宫动脉栓塞术

子宫动脉栓塞术(uterine artery embolization,UAE)是近年发展的一种子宫肌瘤的微创治疗方法。至 20 世纪 90 年代初,子宫动脉栓塞术治疗子宫肌瘤患者已逾万例,栓塞剂一般选择永久性栓塞剂乙烯醇(polyvinyl alcohol,PVA)颗粒,少数加用钢圈或明胶海绵。UAE 治疗原理为肌瘤结节对子宫动脉栓塞后导致的急性缺血非常敏感,发生坏死、瘤体缩小甚至消失。同时子宫完整性因侧支循环建立而不受影响。UAE 的适应证:症状性子宫肌瘤不需要保留生育功能,但希望避免手术或手术风险大。禁忌证包括严重的造影剂过敏、肾功能不全及凝血功能异常。UAE 对于腺肌病或合并腺肌病者效果较差,MRI 等影像学检查可帮助鉴别诊断子宫肌瘤与子宫腺肌病。此外,由于 UAE 无法取得病理诊断,需警惕延误恶性病变的治疗,治疗前需仔细鉴别诊断。

4.高强度聚焦超声消融术

高强度聚焦超声(high intensity focused ultrasound,HIFU)是当前唯一一种真正意义上的无创治疗方法,应用超声引导技术或磁共振成像引导技术,实现人体深部病灶的精确显示和定位,以及治疗全程中的监控。

(1)目前学者比较认同的 HIFU 治疗子宫肌瘤适应证:①已完成生育;②不愿手术并希望保留子宫的肌壁间肌瘤患者,瘤体<10 cm。

(2)禁忌证:①有恶性肿瘤家族史;②短期内子宫肌瘤生长迅速者;③肌瘤直径大于 10 cm 且有压迫感或子宫大于孕 20 周;④阴道出血严重;⑤超声聚焦预定的靶区与皮肤距离<1 cm 者;⑥腹部有纵行瘢痕,且瘢痕明显阻挡超声通过的患者。

(3)相对禁忌证:①体积较大的后壁肌瘤,易引起皮肤及盆腔深部周围器官的损伤;②黏膜下肌瘤或浆膜下带蒂肌瘤。

值得注意的是同样没有病理诊断的 HIFU 治疗可能会延误恶变的子宫平滑肌肉瘤治疗,所以治疗前也需要行相关检查除外恶性肿瘤。

九、不保留子宫的治疗方案

对于无生育要求、有手术指征的患者,均可以考虑行子宫切除术。手术范围有全子宫切除术、次全子宫切除术(又称阴道上子宫切除)及筋膜内子宫切除术。如无特殊原因,仍建议行全子宫切除术。

(一)全子宫切除术

全子宫切除术有经腹、经阴道及经腹腔镜三种途径。目前仍以经腹手术为主,腹腔镜及阴式手术比例逐渐增高。经腹途径的优点是暴露清楚、操作简单,多发、巨大肌瘤及腹腔内有粘连仍可进行。

1.经阴道全子宫切除术

如肌瘤和子宫较小、盆腔无粘连、阴道壁松弛者,术者技术熟练时可行阴式全子宫切除术。

优点是对腹腔脏器干扰少,术后恢复快,肠粘连、梗阻并发症少,无腹部伤口,尤其适于伴有子宫脱垂、阴道壁膨出的患者。由于阴式手术操作空间有限,难以同时切除附件,术前应除外附件病变可能。

2.腹腔镜下全子宫切除术

腹腔镜下全子宫切除术是以侵入性更小的方式获得腹腔和盆腔更好的暴露。除了有很小的腹部切口外,具备了阴式手术其他优点,还解决了阴式术野暴露有限的问题。因此腹腔镜下全子宫切除术可以用于:①明确诊断及盆腹腔情况,帮助选择最佳的手术方式及范围;②分离粘连;③必要时可以同时切除附件。

(二)次全子宫切除术

次全子宫切除术即为保留宫颈仅切除子宫体的手术方式,其手术简单,危险性小。根据Cochrane数据库的总结,次全子宫切除术与全子宫切除术在术后性功能、排尿及肠道功能方面并无差别。但次全子宫切除术的缺点是宫颈残端仍有发生癌瘤机会,发生后处理较为困难。同时宫颈残端因血运和淋巴回流受阻,易使慢性炎症加重。由于上述的这些原因,目前次全子宫切除术被认为是最后的选择,仅对那些担心出血或解剖异常者,必须要限制手术范围的患者保留使用。

(三)筋膜内子宫切除术

筋膜内子宫切除术(classic intrafascial SEMM hysterectomy,CISH)是由德国的 Semm 医师于1991 年提出并应用于临床的一种术式。该术式于子宫峡部以下在筋膜内进行操作,切除部分宫颈组织包括宫颈移行带和宫颈管内膜。因此可以减少术后宫颈残端病变的可能。此外,由于在筋膜内操作,减少了损伤输尿管、膀胱和肠道的机会。因此,CISH 也是治疗子宫肌瘤时可供选择的一种合理的术式。

对于子宫切除术中是否同时预防性切除卵巢尚存争议,目前在我国一般来讲,40 岁以下妇女无卵巢病变时,尽量保留;45～50 岁未绝经妇女可建议切除一侧或双侧卵巢;绝经后妇女及有卵巢癌、乳腺癌家族史的患者建议同时切除双侧卵巢,但卵巢去留最终应尊重患者的要求。据统计,近年来因良性疾病切除子宫的同时切除双侧附件的比例在升高,但越来越多的证据表明手术绝经从远期看对心血管、骨质代谢、性心理、认知及精神健康等方面均有负面影响。国外有研究表明,对于无卵巢癌高危因素的女性,将卵巢保留至 65 岁对其远期生存率有益。此外,无论何种方式切除子宫,术前应检查宫颈,除外宫颈病变,尤其子宫颈癌的可能。

(王丽娜)

第八章

妊娠并发症

第一节 自然流产

妊娠不足 28 周、胎儿体重不足 1 000 g 而终止者,称为流产。妊娠 12 周前终止者,称为早期流产;妊娠 12 周至不足 28 周终止者,称为晚期流产。根据引起流产动因不同可将流产分为自然流产和人工流产。自然因素导致的流产称为自然流产,机械或药物等人为因素终止妊娠者,称为人工流产。本节内容仅涉及自然流产。自然流产占妊娠总数的 10%～15%,其中 80% 以上为早期流产。

一、病因

(一)胚胎因素

胚胎染色体异常是自然流产常见的原因,在自然流产中,胚胎检查 50%～60% 有染色体异常。夫妻中如一方染色体异常它可传至后代,或导致流产。染色体异常包括数目异常和结构异常。数目异常以三体最常见,其次是单体 X(monosomy X,45X),如能存活,足月分娩以后即形成特纳综合征。三倍体及四倍体少见,活婴极少,绝大多数极早期流产。结构异常主要是染色体异位、缺失、嵌合体等染色体异常。

(二)母体因素

1.全身疾病

(1)全身感染时高热可促进子宫收缩引起流产,弓形虫、单纯疱疹病毒、巨细胞病毒、流感病毒、支原体、衣原体、梅毒螺旋体等感染可导致流产。

(2)结核和恶性肿瘤不仅导致流产,并可威胁孕妇生命。

(3)严重贫血、心脏病可引起胎儿胎盘单位缺氧,慢性肾炎、高血压可使胎盘发生梗死亦可导致流产。

2.内分泌异常

(1)黄体功能不足:可引起妊娠蜕膜反应不良,影响孕卵着床和发育,导致流产。

(2)多囊卵巢综合征:认为多囊卵巢高浓度的 LH 可能导致卵细胞第二次减数分裂过早完成,从而影响受精和着床过程出现流产。

(3)高泌乳素血症:高水平的泌乳素可直接抑制黄体颗粒细胞增生及功能。

（4）糖尿病：妊娠早期高血糖可能是造成胚胎畸形的危险因素。

（5）甲状腺功能低下亦可导致流产。

3.生殖器异常

（1）子宫畸形：如单角子宫、双角子宫、双子宫、子宫纵隔等，可影响子宫血供和宫腔内环境造成流产。

（2）宫腔粘连、子宫内膜不足可影响胚胎种植，导致流产。

（3）宫颈功能不全：在解剖上表现为宫颈管过短或宫颈内口松弛，多引发胎膜早破及晚期流产。

4.免疫功能异常

可以是自身免疫引起，由于体内产生过多抗磷脂抗体，其不仅是一种强烈的凝血活性物质，导致血栓形成；同时可直接造成血管内皮细胞损伤，加剧血栓形成，影响胎盘循环，死胎，导致流产。也可以是同种免疫引起，妊娠是半同种移植过程，孕妇免疫系统产生一系列的适应性变化，如产生封闭因子、组织兼容性抗原（HLA），从而对宫内胚胎移植物产生免疫耐受。当免疫抑制因子或封闭因子不足，使胚胎遭受免疫损伤，导致流产。另外，正常妊娠是子宫蜕膜局部出现明显的适应性反应，NK细胞亚群发生表型转换，如果子宫局部生理性免疫反应不足NK细胞仍然以杀伤型为主，这可能直接与流产发生有关。

5.不良习惯

过量吸烟、酗酒、吗啡、海洛因等毒品均可导致流产。

6.创伤刺激

焦虑、紧张、恐吓、忧伤等严重精神刺激，均可导致流产；子宫创伤（手术、直接撞击），性交过度亦可引起流产。

（三）环境因素

过多接触放射线、砷、铅、甲醛、苯、氯丁二烯、氧化乙烯等化学物质，均可引起流产。

二、病理

流产的过程为妊娠物逐渐与子宫剥离直至排出子宫的过程。妊娠8周以前的流产，胚胎多已死亡，此时绒毛发育不全，着床还不牢固，妊娠物多可完全排出，标本常是囊胚包于蜕膜内，切开可在胚囊中仅见少量羊水而不见胚胎，有时可见结节状胚、圆柱状胚、发育阻滞胚、肢体畸形及神经营缺陷的胚胎。妊娠8～12周时绒毛发育茂盛，与底蜕膜关系较牢固，流产时妊娠物不易完全排出，部分滞留在宫腔内，排出后的妊娠物大体上可分为血肿样或肉样胎块、结节性胎块及微囊型胎盘。妊娠12周后，晚期流产的胎儿变化，可见以下几种病理状态：压缩胎儿、纸样胎儿及浸软胎儿，也可以形成肉样胎块，或胎儿钙化后形成石胎。脐带病变则有脐带扭曲、脐带缠绕、脐带打结、过短、过长。

三、临床表现

（一）停经

多数自然流产患者均有停经史。但是，如果妊娠早期发生流产，往往没有明显的停经史。有报道，大约50%的流产是妇女未知已妊娠就发生受精卵死亡和流产。

（二）阴道流血

早期流产患者，由于绒毛和胎膜分离，血窦开放，出现阴道出血；妊娠 8 周以前的流产，阴道出血不多；妊娠 8～12 周时，阴道出血量多，而且持续时间长。妊娠 12 周以后，胎盘已完全形成，流产时如胎盘剥离不全，残留组织影响子宫收缩，血窦开放，可引起大量阴道出血、休克，甚至死亡。胎盘残留过久，可形成胎盘息肉，引起反复阴道出血、贫血及继发感染。

（三）腹痛

剥离的胚胎及血液如同异物刺激子宫收缩，排出胚胎，产生阵发性下腹痛。

早期流产时，首先胚胎绒毛与底蜕膜剥离，导致剥离面出血，已分离的胚胎组织如同异物，刺激子宫收缩。因此，表现为先出现阴道出血，后出现腹痛；晚期流产的临床过程与足月产相似，经过阵发性子宫收缩，排出胎儿和胎盘，因此，表现为先出现腹痛，而后阴道流血。

四、临床分型

临床上根据流产发展的不同阶段，分为以下类型。

（一）先兆流产

出现少量阴道出血，常为暗红色或血性白带，无妊娠物排出，继而出现阵发性下腹痛或腰背痛。妇科检查宫颈口未开，胎膜未破，子宫大小与停经周数相符合。经休息及治疗，症状消失，可继续妊娠。如症状加重，可发展为难免流产（图 8-1）。

（二）难免流产

难免流产指流产将不可避免，在先兆流产的基础上，阴道出血增多，似月经量或超月经量，阵发性下腹痛加重，可伴有阴道流液，妇科检查宫颈口已扩张，有时可见妊娠物堵塞于宫颈口内，子宫大小与停经周期相符或略小。B 超检查仅见妊娠囊，无胚胎或无胚胎心管搏动（图 8-2）。

（三）不全流产

部分妊娠物排出宫腔，部分仍残留在宫腔内或嵌顿于宫颈口内，或胎儿排出后胎盘滞留宫腔或嵌顿于宫颈口内。由于宫内残留物影响子宫收缩，故阴道出血量多，甚至休克。妇科检查可见宫颈口已扩张，有妊娠物嵌顿和持续的血液流出，子宫小于停经周数（图 8-3）。

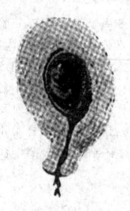 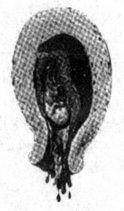 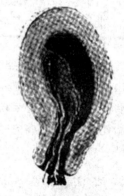

图 8-1　先兆流产　　　　　图 8-2　难免流产　　　　　图 8-3　不全流产

（四）完全流产

妊娠物已经完全从宫腔排出，阴道出血明显减少并逐渐停止，腹痛缓解。常常发生妊娠 8 周以前。妇科检查宫颈口已关闭,子宫大小接近正常。

上述流产类型,临床发展过程,如图 8-4。

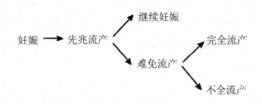

图 8-4　流产的发展过程示意图

此外流产有以下 3 种特殊情况。

(五)稽留流产

稽留流产指胚胎或胎儿已死亡,未及时排出,而滞留于宫腔。临床表现:早孕反应消失,有先兆流产症状或无任何症状;子宫不再增大反而缩小。若已到妊娠中期,孕妇腹部不继续增大,胎动消失。妇科检查宫颈口未开,子宫质地不软,未闻及胎心。

(六)复发性流产

复发性流产指连续自然流产 3 次或 3 次以上者。其特点为每次流产多发生于同一妊娠月份,临床经过与一般流产相同。引起早期流产的原因,多是胚胎染色体异常、孕妇免疫功能异常、黄体功能不足、甲状腺异常等。引起晚期流产的常见原因,有子宫畸形或发育不良、宫颈内口松弛、子宫肌瘤等。宫颈内口松弛引起的流产常发生在妊娠中期,随着胎儿长大,羊水增多,宫腔内压力增加,羊膜囊突到宫颈内口,宫颈管逐渐扩张、缩短。多数患者无自觉症状,一旦胎膜破裂,胎儿随即娩出。

(七)感染性流产

流产过程中,阴道出血时间过长或者宫腔有胚胎组织残留,引起宫腔内感染,严重时扩展到盆腔、腹腔,甚至全身,引起盆腔炎、腹膜炎、败血症以及感染性休克。

五、诊断

根据病史、临床表现及妇科检查做出初步诊断,然后通过辅助检查确诊流产的临床类型。

(一)病史

详细询问患者有无停经及早孕反应及出现的时间,阴道出血的量及持续时间,有无阴道排液和妊娠物排出;有无腹痛,腹痛的部位、性质、程度;了解有无发热、阴道分泌物有无臭味,有无流产史。

(二)体格检查

测量体温、脉搏、呼吸、血压。有无贫血及感染征象。消毒外阴后行妇科检查,了解宫颈有无糜烂及息肉,出血来自糜烂还、息肉还是宫腔,注意宫颈口是否扩张,有无羊膜囊膨出,有无妊娠物堵塞,子宫大小是否与停经周数相符,有无压痛;双附件有无压痛、增厚或包块。疑为先兆流产患者操作应轻柔。

(三)辅助检查

1.B 超检查

测定妊娠囊的大小、形态,有无胎芽、胎心搏动,可辅助诊断流产类型。若妊娠囊形态异常或位置下移,提示预后不良。附件的检查有助于异位妊娠的鉴别诊断。同时 B 超的连续检测也有很大的意义,如仅见胎囊,而迟迟不见胎芽,或仅见胎芽,而迟迟不见胎心出现,均提示预后不良。

2.妊娠试验

早孕试纸法,可判断是否妊娠。连续进行血 β-HCG 定量检测,观察其动态变化,有助于流产的诊断和预后判断。妊娠 6～8 周时,血 β-HCG 是以每天 66% 速度增加,如果 48 小时增加不到 66%,则提示妊娠预后不良。

3.其他

测定血孕酮水平,人胎盘泌乳素有益于判断妊娠预后。复发性流产的患者有条件,可行妊娠物的染色体检查。

六、鉴别诊断

首先,鉴别流产的类型,见表 8-1。早期自然流产应与异位妊娠、葡萄胎、功能性子宫出血及子宫肌瘤等疾病相鉴别。

表 8-1　流产类型的鉴别诊断

类型	病史			妇科检查	
	出血量	下腹痛	组织排出	宫颈口	子宫大小
先兆流产	少	无或轻	无	关闭	与孕周相符
难免流产	增多	加重	无	松弛或扩张	相符或略小
不全流产	多	减轻	有	扩张、有组织堵塞	小于孕周
完全流产	少或无	无	全部排出	关闭	正常或略大

七、处理

应根据流产类型的不同进行相应处理。

(一)先兆流产

处理原则:保胎治疗,可辅以 B 超和动态血 β-HCG、孕酮监测下以便了解胚胎发育情况,避免盲目保胎造成稽留流产。若 B 超提示胚胎发育不良,血 β-HCG 持续不升或下降,表明流产不可避免,应终止妊娠。

1.休息镇静

应卧床休息,禁止性生活,对精神紧张者可给予少量对胎儿无害的镇静剂。

2.激素治疗

对黄体功能不全引起的先兆流产者,可给予黄体酮 10～20 mg,每天或隔天肌内注射 1 次。或绒毛膜促性腺激素 HCG 2 000～3 000 U,隔天肌内注射 1 次。症状缓解后 5～7 天停药。

3.其他药物治疗

维生素 E 为抗氧化剂,有利于胚胎发育,每天 100 mg 口服。基础代谢率低者可口服甲状腺素片,每天 1 次,每次 40 mg。

4.晚期先兆流产的治疗

可给予沙丁胺醇 2.4～4.8 mg 口服,每天 4 次;前列腺素合成酶抑制剂,吲哚美辛 25 mg 口服,每天 3 次。

(二)难免流产

处理原则:确诊后尽早使妊娠物排出。

(1)妊娠子宫<8周,可直接行刮宫术。

(2)妊娠子宫>8周,可用缩宫素10~20 U加于5%葡萄糖注射液500 mL中静脉滴注,或使用米非司酮和米索前列醇,促进子宫收缩,使胚胎组织排出。出血多者可行刮宫术。

(3)出血多,伴休克者,应在纠正休克同时行清宫术。

(4)清宫后要对刮出物仔细检查,注意胚胎组织是否完整,并送病理检查,必要时做胚胎染色体检查。术后可行B超检查。

(5)术后应用抗生素预防感染,出血多者可使用缩宫素肌内注射以减少出血。

(三)不全流产

处理原则:一旦确诊,立即清宫。

(1)出血多合并休克者,应抗休克同时行清宫术。

(2)刮宫标本应送病理检查;术后常规使用抗生素、行B超检查。

(四)完全流产

行B超检查,如宫腔无残留物而且没有感染,可不予特殊处理。

(五)稽留流产

处理原则:凝血功能检查,预处理后清宫。

(1)死亡的胚胎及胎盘组织在宫腔内稽留过久,可导致凝血功能障碍,可能发生弥散性血管内凝血(disseminated intravascular coagulation,DIC)。因此,应首先检查血常规、出凝血时间、血纤维蛋白原、凝血酶原时间、血浆鱼精蛋白副凝试验(3P试验)等。

(2)若凝血功能正常,在备血、输液条件下行刮宫术;若凝血功能异常,可用肝素、纤维蛋白原、新鲜血、血小板等纠正后再行刮宫术。

(3)稽留流产时,妊娠物及胎盘组织与子宫壁粘连较紧,清宫困难,为提高子宫肌层对缩宫素的敏感性,刮宫前可口服炔雌醇1 mg,每天2次,连用5天,或苯甲酸雌二醇2 mg肌内注射,每天2次,连用3天,可提高子宫肌对缩宫素的敏感性。子宫<12孕周者,可行刮宫术,术中肌内注射缩宫素,手术应特别小心,避免子宫穿孔,1次不能刮净,于5~7天后再次刮宫。子宫>12孕周者,可使用米非司酮(RU486)加米索前列醇,或静脉滴注缩宫素,促使胎儿、胎盘排出。

(4)术后常规使用抗生素、行B超复查。

(六)复发性流产

处理原则:针对病因进行治疗。

(1)染色体异常的夫妇孕前进行咨询,确定可否妊娠;明确女方有无生殖道畸形、肿瘤、宫腔粘连等,妊娠前施行矫正手术,还可行丈夫精液检查。

(2)黄体功能不全者,妊娠后给黄体酮20~40 mg,每天1次肌内注射,也可口服黄体酮,或使用黄体酮阴道制剂,用药至孕12周时即可停药。

(3)宫颈口松弛者应在妊娠14~18周时行宫颈环扎术,术后定期随诊,待分娩前拆除缝线。若环扎术后有流产征象,治疗失败时,及时拆除缝线,避免造成宫颈裂伤。

(4)免疫治疗:对不明原因的复发性流产患者行主动免疫治疗,将丈夫或他人的淋巴细胞在女方前臂内侧或臀部作多点皮下注射,妊娠前注射2~4次,妊娠早期加强免疫1~3次,妊娠成功率达86%以上。

（七）感染性流产

处理原则：迅速控制感染，尽快清除宫内残留物。

（1）轻度感染或阴道出血多，可在静脉滴注有效抗生素的同时进行刮宫，以达到止血的目的。

（2）感染较严重但出血不多时，可用广谱抗生素控制感染后再行刮宫术。刮宫时可用卵圆钳夹出残留组织，忌用刮匙全面搔刮，以免感染扩散。术后继续用广谱抗生素，待感染控制后再行彻底刮宫。

（3）对已合并感染性休克者，应积极进行抗休克治疗，待病情稳定后再行彻底刮宫；感染严重或盆腔脓肿形成，应行引流手术，必要时切除子宫。

（王书青）

第二节 死 胎

死胎是指妊娠 20 周后胎儿在子宫内死亡。胎儿在分娩过程中死亡称为死产，亦是死胎的一种。如死胎滞留过久，可引起母体凝血功能障碍，分娩时发生不易控制的产后出血，对产妇危害极大，在临床上及时诊断、处理是非常必要的。

一、病因

胎儿缺氧是造成胎儿宫内死亡最常见的原因，半数以上死胎为胎儿宫内缺氧所致。引起胎儿缺氧的因素有母体因素、胎盘因素、脐带因素、胎儿因素，具体情况如下。

（一）母体因素

1.严重的妊娠合并症致胎盘供血不足

妊娠期高血压疾病、妊娠合并慢性肾炎的孕妇可由于全身小动脉血管痉挛，引起子宫胎盘血流量减少，绒毛缺血缺氧导致胎儿死亡。

2.红细胞携氧量不足

妊娠合并重度贫血，妊娠合并肺部疾病如肺炎、支气管哮喘、肺源性心脏病，各种原因导致的心功能不全，可导致母体红细胞携氧量不足引起胎儿宫内缺氧死亡。

3.出血性疾病

母体产前出血性疾病如前置胎盘、胎盘早剥、子宫破裂、创伤等引起母体失血性休克，导致胎死宫内。

4.妊娠并发症

妊娠期肝内胆汁淤积症患者由于胎盘胆汁淤积，绒毛水肿、绒毛间隙变窄，胎盘循环血流量减少，导致胎儿缺氧死亡；妊娠期的溶血性疾病和母儿血型不合（ABO 血型和 Rh 血型）可发生胎儿水肿死亡；糖尿病合并妊娠和妊娠期糖尿病孕妇发生不明原因的胎儿死亡。

5.妊娠合并感染性疾病

细菌感染如 B 型链球菌致急性羊膜绒毛膜炎所致的感染性发热，导致机体氧气需要量迅速增加，供不应求而缺氧引起胎儿死亡；病毒性感染如风疹病毒、巨细胞病毒、单纯疱疹病毒等宫内病毒感染可导致胎死宫内；弓形体病在妊娠中期感染胎儿可发生广泛性病变，引起死亡。

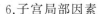

6.子宫局部因素

子宫张力过大或子宫收缩过强、子宫肌瘤、子宫畸形、子宫过度旋转等均可影响胎盘的血流供应,引起胎儿死亡。

7.妊娠期生活不良行为

妊娠期吸烟、酗酒、吸毒等不良行为可以导致胎盘循环血流量减少,胎儿缺氧死亡;妊娠期应用对胎儿有致畸作用的药物可使遗传基因发生突变,致染色体畸变,导致胎儿死亡。

(二)胎盘因素

胎盘因素是引起胎儿宫内缺氧死胎的重要因素,可表现为胎盘功能异常和胎盘结构异常。

1.胎盘功能异常

过期妊娠使胎盘组织老化、胎盘功能减退,对胎儿的氧气和营养物质供应减少,特别是过度成熟胎儿对缺氧的耐受能力明显下降,容易发生胎儿宫内窘迫和胎死宫内;妊娠期严重的合并症和并发症亦常导致胎盘功能减退,胎盘循环血流量减少。胎盘感染炎性渗出增多、组织水肿,影响母胎间的血液交换导致胎死宫内。

2.胎盘结构异常

轮状胎盘、膜状胎盘、胎盘过小、胎盘梗死使母胎间的营养物质交换面积减少;胎盘早剥时剥离面积达 1/2 时可导致胎儿宫内死亡。

(三)脐带因素

脐带异常可使胎儿与母体间的血流交换中断,导致胎儿急性缺氧死亡。脐带扭转、脐带先露、脐带脱垂、脐带打结、脐带缠绕、脐带根部过细、脐带过短是临床引起死胎最常见的原因;单脐动脉亦可导致死胎。

(四)胎儿因素

如严重的胎儿心血管系统功能障碍、胎儿严重畸形、胎儿生长受限、胎儿宫内感染、严重的遗传性疾病、母儿血型不合等。

二、病理改变

(一)浸软胎

胎儿皮肤变软,触之脱皮,皮肤色素沉着而呈暗红色,内脏器官亦变软而脆,头颅的结缔组织失去弹性而重叠。

(二)压扁胎

胎儿死亡后,羊水被吸收,胎盘循环消失发生退化,身体结构相互压迫,形成干枯现象。

(三)纸样胎

常见于多胎妊娠,其中一个胎儿死亡,另外的胎儿继续妊娠生长,已经死亡的胎儿枯干受压似纸质。纸样胎是压扁胎的进一步变化。

(四)凝血功能障碍

胎儿宫内死亡 3 周以上仍未排出,退变的胎盘组织释放促凝物质和羊水释放凝血活酶进入母体血循环,激活母体凝血系统而引起弥散性血管内凝血,导致血液中的纤维蛋白原和血小板降低,发生难以控制的大出血。

三、临床表现及诊断

(1)孕妇自觉胎动停止,乳房胀感消失、乳房变软缩小,子宫不继续增大。

（2）腹部检查宫底高度及腹围小于停经月份，无胎动及胎心音。

（3）死胎在宫内停留时间过久，可有全身疲乏，食欲缺乏，腹部下坠，产后大出血或致弥漫性血管内凝血（DIC）。

（4）超声检查是诊断死胎最常用、方便、准确的方法。超声可显示胎动和胎心搏动消失。胎儿死亡时间不同，其超声检查显像亦不同。死亡时间较短，仅见胎心搏动消失，胎儿体内各器官血流、脐带血流停止、身体张力及骨骼、皮下组织回声正常，羊水无回声区、无异常改变。死亡时间较长超声反映的为胎儿浸软现象，显示胎儿颅骨强回声环形变、颅骨重叠变形；胎儿皮下液体积聚造成头皮水肿和全身水肿表现；液体积聚在浆膜腔如胸腔、腹腔；腹腔内肠管扩张并可见不规则的强回声显示；少量气体积聚也可能不产生声像阴影。如果死胎稽留宫内，进一步浸软变形，其轮廓变得模糊，可能会难以辨认，此时须谨防孕妇弥散性血管内凝血的发生。偶尔超声检查也可发现胎儿的死因如多发畸形等。

四、临床处理

死胎一经诊断且尚未排出者，无论胎儿死亡时间长短均应积极处理、尽快引产。引产处理前应详细询问病史，判断是否合并存在肝炎、血液系统疾病等能引起产后出血和产褥感染的疾病，并及时处理；同时常规检查凝血功能；死胎引产仔细检查胎盘、脐带和胎儿，寻找死胎发生的原因。

（1）胎儿死亡时间短：可直接采用羊膜腔内注入依沙吖啶引产或前列腺素制剂引产；宫颈条件成熟亦可采用缩宫素静脉滴注引产。

（2）胎儿死亡 4 周尚未排出，凝血功能监测显示凝血功能异常者，引产术前时准备新鲜冰冻血浆、血小板、纤维蛋白原。若纤维蛋白原<1.5 g/L，血小板$<100×10^9$/L，应先抗凝治疗，待纤维蛋白原恢复正常再引产清除死胎。首选肝素，肝素可阻止病理性凝血过程又保护凝血成分不再被消耗。肝素剂量一般为 0.5 mg/kg，每 6 小时给药一次。一般用药 24～48 小时后血小板和纤维蛋白原可恢复到有效止血水平。

引产方法：①缩宫素静脉滴注引产。在使用缩宫素前先口服己烯雌酚 5 mg，3 次/天，连用 5 天，以提高子宫平滑肌对缩宫素的敏感性。②羊膜腔内注射药物引产。临床常用药物为依沙吖啶。依沙吖啶在妊娠晚期可引起子宫强烈收缩，导致子宫破裂，故对有剖宫产史者应慎用。肝肾功能不全者禁用。③米非司酮配伍前列腺素引产。此法可用于妊娠 24 周前，亦可采用前列腺素 E2 阴道栓剂终止 28 周内死胎。

若死胎接近足月且胎位异常，在宫口开大后予以毁胎，以保护母体免受损伤；若在引产过程中出现先兆子宫破裂需及时行剖腹探查术，胎盘娩出后应详细检查胎盘、脐带，以明确胎儿死亡原因。产后应注意严密子宫收缩和产后出血情况，应用抗生素预防感染和退乳处理。

（王书青）

第三节　母儿血型不合

母儿血型不合是孕妇与胎儿之间因血型不合而产生的同种血型免疫性疾病，发生在胎儿期和新生儿早期,是胎儿新生儿溶血性疾病中重要的病因。胎儿的基因,一半来自母亲,一半来自父亲。从父亲遗传来的红细胞血型抗原为其母亲所缺乏时,此抗原在某种情况下可通过胎盘进入母体刺激产生相应的免疫抗体。再次妊娠时,抗体可通过胎盘进入胎儿体内,与胎儿红细胞上相应的抗原结合发生凝集、破坏,出现胎儿溶血,导致流产、死胎或新生儿发生不同程度的溶血性贫血或核黄疸后遗症,造成智能低下、神经系统及运动障碍等后遗症。母儿血型不合主要有ABO型和Rh型两大类:ABO血型不合较为多见,危害轻,常被忽视;Rh血型不合在我国少见,但病情重。

一、发病机制

(一)胎儿红细胞进入母体

血型抗原、抗体反应包括初次反应、再次反应及回忆反应。抗原初次进入机体后,需经一定的潜伏期后产生抗体,但量不多,持续时间也短。一般是先出现IgM,约数周至数月消失,继IgM之后出现IgG,当IgM接近消失时IgG达到高峰,在血中维持时间长,可达数年。IgA最晚出现,一般在IgM、IgG出现后2～8周方可检出,持续时间长;相同抗原与抗体第二次接触后,先出现原有抗体量的降低,然后IgG迅速大量产生,可比初次反应时多几倍到几十倍,维持时间长,IgM则很少增加;抗体经过一段时间后逐渐消失,如再次接触抗原,可使已消失的抗体快速增加。

母胎间血液循环不直接相通,中间存在胎盘屏障,但这种屏障作用是不完善的,在妊娠期微量的胎儿红细胞持续不断地进入母体血液循环中,且这种运输随着孕期而增加,有学者对16例妊娠全过程追踪观察:妊娠早、中、晚期母血中有胎儿红细胞发生率分别为6.7%、15.9%、28.9%。足月妊娠时如母儿ABO血型不合者,在母血中存在胎儿红细胞者占20%,而ABO血型相合者可达50%。大多数孕妇血中的胎儿血是很少的,仅0.1～3.0 mL,如反复多次小量胎儿血液进入母体,则可使母体致敏。早期妊娠流产的致敏危险是1%,人工流产的致敏危险是20%～25%,在超声引导下进行羊水穿刺的致敏危险是2%,绒毛取样的危险性可能高于50%。

(二)ABO血型不合

99%发生在O型血孕妇,自然界广泛存在与A(B)抗原相似的物质(植物、寄生虫、接种疫苗),接触后也可产生抗A(B)IgG抗体,故新生儿溶血病有50%发生在第一胎。另外,A(B)抗原的抗原性较弱,胎儿红细胞表面反应点比成人少,故胎儿红细胞与相应抗体结合也少。孕妇血清中即使有较高的抗A(B)IgG滴定度,新生儿溶血病病情却较轻。

(三)Rh血型不合

Rh系统分为3组:Cc、Dd和Ee,有无D抗原决定是阳性还是阴性。孕妇为Rh阴性,配偶为Rh阳性,再次妊娠时有可能发生新生儿Rh溶血病。Rh抗原特异性强,只存在Rh阳性的红细胞上,正常妊娠时胎儿血液经胎盘到母血循环中大多数不足0.1 mL,虽引起母体免疫,但产生的抗Rh抗体很少,第一胎常因抗体不足而极少发病。随着妊娠次数的增加,母体不断产生抗体而引起胎儿溶血的聚会越多,甚至屡次发生流产或死胎,但如果母亲在妊娠前输过Rh(+)血,则体内已有Rh抗体,在第一胎妊娠时即可发病,尤其是妊娠期接受Rh(+)输血,对母子的危害更大。虽然不知道引起Rh阴性母体同种免疫所需的Rh阳性细胞确切数,但临床及实验均已证明0.03～0.07 mL的胎儿血就可以使孕妇致敏而产生抗Rh抗体。致敏后,再次妊娠时极少量的胎儿血液渗漏都会使孕妇抗Rh抗体急剧上升。

(四)ABO 血型对 Rh 母儿血型不合的影响

Levin 曾首次观察到胎儿血型为 Rh(+)A 或 B 型与 Rh(-)O 型母亲出现 ABO 血型不合时,则Rh 免疫作用发生率降低。其机制不清楚,有人认为由于母体中含有抗 A 或抗 B 自然抗体,因而进入母体的胎儿红细胞与这些抗体发生凝集,并迅速破坏,从而防止 Rh 抗原对母体刺激,保护胎儿以免发生溶血。

二、诊断

(一)病史

凡过去有不明原因的死胎、死产或新生儿溶血病史孕妇,可能发生血型不合。

(二)辅助检查

1.血型检查

孕妇血型为 O 型,配偶血型为 A、B 或 AB 型,母儿有 ABO 血型不合可能;孕妇为 Rh 阴性,配偶为 Rh 阳性,母儿有 Rh 血型不合可能。

2.孕妇血液 ABO 和 Rh 抗体效价测定

孕妇血清学检查阳性,应定期测定效价。孕 28～32 周,每 2 周测定一次,32 周后每周测定一次。如孕妇 Rh 血型不合,效价在 1：32 以上,AB0 血型不合,抗体效价在 1：512 以上,提示病情严重,结合过去有不良分娩史,要考虑终止妊娠;但是 ABO 母儿血型不合孕妇效价的高低并不与新生儿预后明显相关。

3.羊水中胆红素测定

用分光光度计做羊水胆红素吸光度分析,吸光度值差($\Delta 94$ A450)大于 0.06 为危险值,0.03～0.06 为警戒值,小于 0.03 为安全值。

4.B超检查

在 Rh 血型不合的患者,需要定期随访胎儿超声,严重胎儿贫血患儿可见羊水过多、胎儿皮肤水肿、胸腔积液、腹水、心脏扩大、心胸比例增加、肝脾大及胎盘增厚等。胎儿大脑中动脉血流速度的收缩期的峰值(peak systolic velocity,PSV)升高可判断胎儿贫血的严重程度。

三、治疗

(一)妊娠期治疗

1.孕妇被动免疫

在 RhD(-)的孕妇应用抗 D 的免疫球蛋白主要的目的是预防下一胎发生溶血。指征:在流产或分娩后 72 小时内注射抗 D 免疫球蛋白 300 μg。

2.血浆置换法

Rh 血型不合孕妇,在妊娠中期(24～26 周)胎儿水肿未出现时,可进行血浆置换术,300 mL 血浆可降低一个比数的滴定度,此法比直接胎儿宫内输血,或新生儿换血安全,但需要的血量较多,疗效相对较差。

3.口服中药

如三黄汤或茵陈蒿汤。如果抗体效价下降缓慢或不下降,可一直服用至分娩。但目前中药治疗母儿血型不合的疗效缺乏循证依据。

4.胎儿输血

死胎和胎儿水肿的主要原因是重度贫血,宫内输血的目的在于纠正胎儿的贫血,常用于 Rh 血型不合的患者。宫内输血的指征:根据胎儿超声检查发现胎儿有严重的贫血可能,主要表现为胎儿大脑中动脉的血流峰值升高,胎儿水肿、羊水过多等;输血前还需要脐带穿刺检查胎儿血红蛋白进一步确定胎儿Hb<120 g/L。输血的方法有脐静脉输血和胎儿腹腔内输血两种方式。所用血液满足以下条件:不含相应母亲抗体的抗原;血细胞比容为 80%;一般用 Rh(-)O 型新鲜血。在 B 超指导下进行,经腹壁在胎儿腹腔内注入 Rh 阴性并与孕妇血不凝集的浓缩新鲜血每次 20～110 mL,不超过 20 mL/kg。腹腔内输血量可按下列公式计算:(孕周-20)×10 mL。输血后需要密切监测抗体滴度和胎儿超声,可反复多次宫内输血。

5.引产

妊娠近足月抗体产生越多,对胎儿威胁也越大,故于 36 周以后,遇下列情况可考虑引产。①抗体效价:Rh 血型不合,抗体效价达 1∶32 以上;而对于 ABO 母儿血型不合一般不考虑提前终止妊娠;考虑效价高低以外,还要结合其他产科情况,综合决定。②死胎史,特别是前一胎死因是溶血症者。③各种监测手段提示胎儿宫内不安全,如胎动改变、胎心监护图形异常,听诊胎心改变。④羊膜腔穿刺:羊水深黄色或胆红素含量升高。

(二)分娩期治疗

(1)争取自然分娩,避免用麻醉药、镇静剂,减少新生儿窒息的机会。

(2)分娩时做好抢救新生儿的准备,如气管插管、加压给氧,以及换血准备。

(3)娩出后立即断脐,减少抗体进入婴儿体内。

(4)胎盘端留脐血送血型、胆红素,抗人球蛋白试验及特殊抗体测定。并查红细胞、血红蛋白,有核红细胞与网织红细胞计数。

(三)新生儿处理

多数 ABO 血型不合的患儿可以自愈,严重的患者可出现病理性黄疸、核黄疸等。黄疸明显者,根据血胆红素情况予以:蓝光疗法每天12小时,分2次照射;口服苯巴比妥5～8 mg/(kg·d);血胆红素高者予以人血清蛋白静脉注射 1 g/(kg·d),使与游离胆红素结合,以减少核黄疸的发生;25%的葡萄糖液注射;严重贫血者及时输血或换血治疗。

（王书青）

第四节　妊娠期肝内胆汁淤积症

一、发病特点

妊娠期肝内胆汁淤积症(intrahepatic cholestasis of pregnancy,ICP)是一种在妊娠期所特有的肝内胆汁淤积。多发生于妊娠晚期,随妊娠终止而迅速恢复,再次妊娠又可复发,瘙痒及黄疸为其临床特征。胎儿易出现早产,胎儿低体重,出生后发育良好。产后出血较常见。对胎儿影响则更明显。早产发生率37.2%,死胎 8.5%,畸胎 4.2%,宫内窘迫 3.2%,低体重儿(<2 000 g)33.8%。

1883 年 Ahifeld 首次报道一种发生于妊娠中后期,有复发倾向的黄疸。1954 年 Svanborg

对该病进行了组织病理学、生物化学及症状学研究,并做了详细阐述,认为是独立的临床疾病。以后世界各地均有报道,但以北欧、北美、澳大利亚、智利等地为多。总的发病率约占妊娠的 1% 以下。

本病发病机制尚未充分阐明,可能与下列因素有关:①性激素的作用,目前认为雌激素的急剧增加为主要的致病因素;②遗传因素,本病可能对雌激素的促胆汁淤积作用具有易感性,而该易感性可能具遗传性。智利 Gonzalez 随访 62 例双胎产妇,以单胎产妇为对照,前者本病发病率(20.9%)明显高于后者(4.7%),P<0.001;且前者尿中雌激素排出量亦明显高于后者。Merla 采用 PCR 技术研究智利 26 名无血缘关系的多发性黄疸及 30 名无血缘关系的正常妊娠,发现在 *HLA-DPB1412* 等位基因上,ICP 组的出现频率(69%)高于正常妊娠组,尽管无统计学差异,也提示 ICP 与遗传有一定的关系。

病理变化如下。①光镜检查:肝结构完整,肝细胞无明显炎症或变性表现,仅在肝小叶中央区部分胆小管内可见胆栓,胆小管直径正常或有轻度扩张;小叶中央区的肝细胞含有色素,并可见嗜碱性的颗粒聚集。由于病变不明显有时可被忽略。②电镜检查:细胞一般结构完整,线粒体大小、电子密度及其分布均正常,粗面内质网、核糖体及糖原的外形和分布亦属正常;光滑内质网轻度扩张,其主要病理表现在肝细胞的胆管极,溶酶体数量轻度增加,围绕毛细胆管的外胞质区增宽,毛细胆管有不同程度的扩张、微绒毛扭曲、水肿或消失,管腔内充满颗粒状的致密电子物质。

二、诊断

ICP 在妊娠中、晚期出现瘙痒,或瘙痒与黄疸同时共存,分娩后迅速消失。

(一)瘙痒

往往是首先出现的症状,常起于 28～32 周,但亦有早至妊娠 12 周者。有学者报道的 250 例中,除去开始时间不详的 6.4% 以外,瘙痒起始于早期妊娠(孕 12 周以前)、中期妊娠(13～27 周)及晚期妊娠(28～40 周)者各占 1.2%、23.2% 及 69.2%。瘙痒程度亦各有不同,可以从轻度偶然的瘙痒直到严重的全身瘙痒,个别甚至发展到无法入眠而需终止妊娠。手掌和脚掌是瘙痒的常见部位,瘙痒都持续至分娩,大多数在分娩后 2 天消失,少数 1 周左右消失,持续至 2 周以上者罕见。

(二)黄疸

瘙痒发生后的数天至数周内(平均为 2 周),部分患者出现黄疸,在文献中 ICP 的黄疸发生率在 15%～60%,吴味辛报道为 55.4%,戴钟英报道为 15%。黄疸程度一般轻度,有时仅角膜轻度黄染,黄疸持续至分娩后数天内消退,个别可持续至产后 1 个月以上;在将发生黄疸的前后,患者尿色变深,粪便色变浅。

(三)其他症状

发生呕吐、乏力、胃纳不佳等症状者极少。

(四)实验室检查

(1)目前实验室甘胆酸的检测是诊断及治疗监测 ICP 的重要指标,胆汁中的胆酸主要是甘胆酸及牛磺酸,其比值为 3∶1,临床通过检测血清中甘胆酸值了解胆酸水平。血清胆酸升高是 ICP 最主要的特异性证据。在瘙痒症状出现前或转氨酶升高前数周血清胆酸已升高。

(2)血清胆红素增高者占 25%～100%,因病例选择标准不同而异。多数为轻、中度,小于

85 μmol/L（5 mg/dL）者占95.6％，以直接胆红素为主，尿胆红素约半数为阳性。尿胆原常阳性，粪便颜色多数正常或略淡。

（3）血清转氨酶约半数升高，多属轻度，很少超过10倍以上。

（4）血清碱性磷酸酶、γ-谷氨酰转肽酶及$5'$-核苷酸酶多数升高，严重者可达10倍以上，提示肝内胆汁排泄受阻。

（5）血清胆固醇总量约半数以上有不同程度的升高，胆固醇值一般正常。

（6）血浆总蛋白、清蛋白/球蛋白比值及丙种球蛋白值多属正常。

以上肝功能改变多数于妊娠终止后2周内恢复正常，但须注意，有些改变在正常妊娠时亦可出现，必须加以鉴别。

三、治疗方法

治疗目的是缓解瘙痒症状，恢复肝功能，降低血胆酸水平，注意胎儿宫内状况的监护，及时发现胎儿缺氧并采取相应措施，以改善妊娠结局。

（一）一般处理

适当卧床休息，取左侧卧位以增加胎盘血流量，给予吸氧、高渗葡萄糖、维生素类及能量，既保肝又可提高胎儿对缺氧的耐受性。定期复查肝功能、血胆酸了解病情。

（二）药物治疗

能使孕妇临床症状减轻，胆汁淤积的生化指标和围生儿预后改善，常用药物如下。

1.考来烯胺

能与肠道胆酸结合后形成不被吸收的复合物而经粪便排出，阻断胆酸的肝肠循环，降低血胆酸浓度，减轻瘙痒症状，但不能改善生化指标异常及胎儿预后。用量4 g，每天2～3次，口服。由于考来烯胺（消胆胺）影响脂溶性维生素A、维生素D、维生素K及脂肪吸收，可使凝血酶原时间延长及发生脂肪痢。用药同时应补充维生素A、维生素D、维生素K。

2.苯巴比妥

此药可诱导酶活性和产生细胞素P_{450}，从而增加胆汁流量，改善瘙痒症状，但生化指标变化不明显，用量每次0.03 g，每天3次，连用2～3周。

3.地塞米松

可诱导酶活性，能通过胎盘减少胎儿肾上腺脱氢表雄酮的分泌，降低雌激素的产生，减轻胆汁淤积；能促进胎肺成熟，避免早产儿发生呼吸窘迫综合征；可使瘙痒症状缓解甚至消失。一般用量为每天12 mg，连用7天。Hirvioja报道10例28～32妊娠周的ICP患者，每天口服12 mg地塞米松，共7天，随后3天减量全停药，结果所有患者瘙痒都减轻或消失，用药后1天，血清雌三醇即明显减少，用药后4天，血清雌二醇、总胆汁酸均明显降低。

4.熊去氧胆酸（UDCA）

其作用机制尚不明确，可能是改变胆汁酸池的成分，替代肝细胞膜片对细胞毒性大的有流水性的内源性胆汁酸，并抑制肠道对疏水性胆酸的重吸收，降低血胆酸水平，改善胎儿环境。用量15 mg/（kg·d），分3次口服，共20天。瘙痒症状和生化指标均有明显改善。Palma对第一组5名ICP患者给予每天口服UDCA 1 g，共20天，第二组另外3名每天服1 g，20天后停药14天，后再服20天，患者的瘙痒症状、血中总胆盐及转氨酶水平均有明显好转，后一组在治疗期间，瘙痒症状及肝功能均有明显改善，停药后又有反复，但第二疗程时又有改善，该药对母、儿均无不良反应,产后 5 个月随访时,婴儿表现良好,疗效可以肯定。

5.S-腺苷蛋氨酸(S-adenosy-L-methionine,SAM)

试验已经证明可使小鼠对雌激素导致的肝脏胆汁淤积和结石生成有改善作用。对人类,SAM 可通过甲基化对雌激素的代谢物起激活作用,它刺激膜的磷脂合成,通过使肝浆膜磷脂成分的增加防止雌激素所引起的胆汁淤积。Freez 等报道在志愿者人体试验中证实 SAM 可以保护雌激素敏感者的肝脏,并使胆固醇指数正常化。Masia 等以 SAM 800 mg/d 静脉注射,16 天为 1 个疗程,除减轻瘙痒、改善肝功能外,还可降低早产率。但 RibanItk 用 SAM 并未获得理想效果,因此该药的效果尚待进一步评估。

(三)产科处理

1.产前监护

从孕 34 周开始每周行 NST,必要时行胎儿生物物理评分,以便及早发现胎儿缺氧。NST 基线胎心率变异消失可作为预测 ICP 胎儿宫内缺氧的指标。

2.适时终止妊娠

孕妇出现黄疸,胎龄已达 36 周;无黄疸、妊娠已足月或胎肺已成熟者;有胎盘功能明显减退或胎儿窘迫者应及时终止妊娠。应以剖宫产为宜,经阴道分娩会加重胎儿缺氧,甚至死亡。

(王书青)

第五节　妊娠期高血压疾病

妊娠期高血压疾病包括妊娠高血压、子痫前期、子痫、慢性高血压并发子痫前期及慢性高血压合并妊娠。过去我国称妊娠高血压综合征(妊高征)是妊娠期特有的疾病。其主要特点是生育年龄妇女在妊娠期 20 周以后出现高血压、蛋白尿等症状,在分娩后随之消失。该病是孕产妇和围生儿病率及死亡率的主要原因,严重影响母婴健康。与出血、感染、心脏病一起构成了致命的四大妊娠合并症,成为孕产妇死亡的主要原因之一。据估计,全世界每年因子痫而死亡的妇女大约有 5 万。这种死亡在发达国家并不多见,可能与普通的良好的产前检查和治疗有关。在我国,特别是边远地区,妊高征的发病率与死亡率较高。

一、病因学

妊娠期高血压疾病的发病原因非常复杂,虽然各方学者 100 多年的研究,迄今尚未阐明。近年来,集中于滋养细胞浅着床,胎盘缺血、缺氧及具有生物活性的内皮细胞功能障碍的研究,即损伤、功能障碍,导致血管舒缩物质失衡,增加血管对舒缩物质的敏感性,但导致血管内皮损伤的机制有待进一步研究。最近,有研究认为胎盘免疫复合物的超负荷所致的血管免疫炎症是先兆子痫发病的主要原因之一。以下介绍目前认为与发病可能有关的几种因素与病因学说。

(一)子宫胎盘缺血学说

胎盘滋养细胞侵入蜕膜的功能减退是引起子痫前期的关键因素,也是导致胎盘缺血、缺氧的主要原因之一。近年来的研究多集中于母体接触的滋养细胞,在妊娠 12 周滋养细胞穿破蜕膜与子宫肌层连接部;妊娠 18 周可进入子宫肌层动脉。由于滋养层细胞入侵,螺旋动脉远端的结构与功能发生改变,重新塑形的螺旋动脉失去血管平滑肌及弹性结构,变成充分扩张、曲折迂回的管型,管壁内许多弥散的细胞滋养细胞代替了血管内皮细胞。覆盖在螺旋动脉中的滋养层细胞对血管紧张素的敏感性降低,使螺旋动脉扩张,子宫胎盘血流量增加。先兆子痫滋养层细胞在血管内移行受抑制,仅在螺旋动脉蜕膜顶部可见少量滋养层细胞,子宫肌层的螺旋动脉维持其平滑肌层及弹性结构。分娩时做胎盘病理,找不到通常所见的浸润的滋养层细胞。

重度先兆子痫时见:①胎盘滋养叶细胞于孕中晚期仍存在大量抗原性较强的未成熟滋养层细胞,滋养叶抗原超负载。②滋养层细胞 HLA-G 抗原表达明显减弱,可使母体保护免疫反应减弱,从而可导致孕早期滋养细胞受到免疫损伤,以致浸润能力受限,导致子宫螺旋小动脉发育受阻于黏膜段,即所谓胎盘浅着床,造成胎盘缺血,并且螺旋小动脉管壁出现急性粥样硬化病变。③先兆子痫时胎盘灌注减少导致产妇血管内皮细胞广泛功能障碍,滋养细胞浸润不足,从而导致子宫螺旋动脉不完全重构,进一步引起胎盘缺血、缺氧。子宫胎盘缺血被认为是妊娠期高血压疾病的首要原因。胎盘灌注不良和缺氧时合成和释放大量因子,其中有抗血管生成因子(sFLt-1)和 endoglin(sEng),缺血性胎盘可能提高这些因子的结合力,使孕妇肾脏血管内皮细胞和其他器官引起广泛的激活和/或功能障碍,最终导致高血压。

(二)胎盘免疫理论学说

子痫前期免疫适应不良可能导致滋养细胞浸润螺旋动脉受到干扰;入侵不足和滋养细胞抑制血管扩张,降低产妇绒毛间血液供应空间,从而减少灌注或造成缺氧。近年研究认为子痫发病的胎盘免疫学有关因素有以下几方面。

(1)精浆-囊泡源性转化生长因子,它可以抑制Ⅰ型免疫反应的产生,被认为与胎盘胎儿发育不良有关。由于母胎免疫适应不良,可使胎盘浅表,随后增加滋养细胞脱落,可能触发一个系统的炎症反应。抗原刺激导致大量辅助 Th_1 细胞活化、内皮细胞活化和炎症缺血再灌注或母亲不适当的对存在的滋养层过度炎症反应。

(2)多态性的 HLA-G 在滋养叶细胞介导的细胞毒方面也起着重要的作用。

(3)自然杀伤细胞产生细胞因子,它们是与血管生成和结构有关的因子,包括血管内皮生长因子、胎盘生长因子和血管生成素Ⅱ与胎盘缺血有关。可见精浆-囊泡原性免疫因素、HLA-G 活性、自然杀伤细胞的活性等与胎盘血管的重铸有着重要的关系,免疫机制控制着滋养层细胞的浸润,在子痫前期发病中起着重要的作用。

胎盘免疫复合物超负荷所致的炎症反应是先兆子痫发病的重要原因,先兆子痫的流行病学显示胎盘是免疫的源头,随着正常妊娠的进展,滋养细胞凋亡显著增加,释放合胞体滋养层碎片,其中包括合胞体滋养层微小碎片,游离胎儿 DNA,细胞角质蛋白片段,这些细胞碎片导致循环免疫复合物形成,发起一连串的炎症反应。正常妊娠体内可以平衡免疫复合物的产生与清除。如果滋养细胞碎片过多,超过了产妇清除能力,体内发生氧化应激过程导致炎症进程。产妇体内氧化应激不断刺激胎盘细胞进一步凋亡、坏死。理论上,胎盘细胞某些过程,如滋养细胞脱落,排出,免疫复合物产生,炎症反应,氧化应激等均加重胎盘细胞凋亡。免疫复合物易沉积在血管壁,吸附在白细胞 Fe 受体,导致白细胞激活和组织损伤,许多数据表明先兆子痫发生血管炎症反应。在先兆子痫患者的肝脏、肾脏、子宫脱膜、皮肤组织的活检中证明有免疫复合物存在和补体沉积。动脉血管活检显示内皮细胞纤维素样坏死,急性动脉粥样硬化,这类似于器官免疫排斥改变。因此,认为先兆子痫病理生理基础是循环免疫复合物超负荷的形成,介导血管损伤和炎症过程。

(三)血管生成因子

现在认为子痫前期发病中胎盘血管改变是一个重要因素,最近研究可溶性酪氨酸激酶-1(sFIt-1),可结合循环血管内皮生长因子(VEGF)和胎盘生长因子(PIGF),阻止他们对血管内皮细胞的作用,从而导致对内皮细胞功能障碍。最近的一项研究中,在孕妇容易发展子痫前期情况下,表现出更高水平的酪氨酸激酶-1,相反,胎盘生长因子和血管内皮生长因子减少。血管内皮生长因子(VEGF)被公认为有效的血管生成和增殖的影响因子;它被确认为细胞平衡一个重要因素,特别是在平衡氧化应激上。可溶性的内源性 sFIt-1 主要来源于胎盘,可能破坏血管内皮生长因子的信号。大量的临床证据说明子痫前期产妇循环因素与血管生成(VEGF 和 PIGF)和抗血管生成(sFIt-1)不平衡是密切相关的。子痫前期患者血浆和羊水 sFIt-1 的浓度升高,以及胎盘 sFIt-1 mRNA 的表达增强。此外,子痫前期妇女血循环中高水平sFIt-1 与 PIGF 和 VEGF 水平下降相关。最近研究报道认为sFIt-1 升高可能有预测子痫前期价值,因为在出现临床症状高血压和蛋白尿之前血浓度似乎已增加。另外有人建议用 sFIt-1 与 PIGF 比率可能是预测子痫前期最准确的方法之一。

另一种抗血管生长因子,Endoglin(sEng)是子痫前期发病中的一个因素,sEng 是转化生长因子(TGF-β)受体复合物一个组成部分。是一个与缺氧诱导蛋白、细胞增殖和一氧化氮(nitricoxide,NO)信号相关的因子。sEng 也被证明与抗血管生成有关,它能损害 TGF-β 结合细胞表面受体。

(四)血管内皮细胞损伤

近年来研究认为,血管内皮细胞除具有屏障作用外,更是机体最大的内分泌组织,通过自分泌释放血管活性物质如 NO、内皮素、前列环素等调节血管舒缩,协调凝血和抗凝血之间的平衡,参与组织间与血液间的物质交换、吞噬细菌,起到血液净化器的作用。妊娠期高血压疾病时胎盘滋养层细胞迁移至蜕膜及子宫肌层螺旋小动脉的功能减退,使螺旋小动脉对血管紧张素敏感性增加,导致了胎盘单位灌注不足。这使一些因子分泌入母血,从而活化血管内皮细胞,内皮细胞功能广泛改变。在妊娠期高血压疾病中血管内皮细胞形态受损,导致:①造成血管内皮细胞连接破坏,致使血管内的蛋白和液体外渗;②激活凝血系统造成 DIC,并释放血管活性因子;③增加血管收缩因子如内皮素(ET-1)的生成与释放,并减少血管扩张因子,如 NO、前列环素的生成与释放,导致 NO、PGI_2 合成及成分减少,而 ET 合成或分泌量增加,小动脉平滑肌的兴奋性和对血管收缩物质(如血管紧张素)的敏感度增加,造成全身的小动脉痉挛,导致妊娠期高血压疾病病理发生。

(五)氧化应激学说

在氧化应激升高状态,不平衡的抗氧化因子导致血管内皮功能障碍或是通过对血管直接作用或通过减少血管舒张剂生物活性。在子痫前期,氧化应激可能是由于产妇原先存在的条件,如肥胖、糖尿病和高脂血症。胎盘中超氧化物歧化酶(SOD)水平减少和超氧化物转化酶活性降低,总抗氧化保护能力降低。有研究认为过氧化脂质是毒性物质,损害内皮细胞,增加末梢血管收缩和增加血栓合成,以及减少前列腺环素的合成。现认为过氧化脂质不是起因,而是氧化压力导致的胎盘缺血和细胞激活作用的结果,局部过氧化脂质的积蓄导致了自由基产物的增加,它改变了前列环素/血栓素的合成,过氧化脂质、血栓素和/或细胞激酶的增加激发了血管和器官的功能破坏。脂质蛋白代谢的改变主要是极低密度脂蛋白(VLDL)和氧化低密度脂蛋白的增加,还有甘油三酯磷脂蛋白可能导致内皮细胞损害。过氧化脂质和它的相关性自由基已成为子痫前期患者胎盘功能损害的发病因素。目前的研究证实:母血中增高的过氧脂质主要来源于胎盘,它可以损害滋养层细胞的线粒体蛋白,使滋养细胞功能衰退,这是子痫前期病理生理学的一个因素。

(六)凝血与纤溶系统变化

血液凝血机制和纤溶酶的改变被认为在子痫前期病理中起着一个重要的作用。正常妊娠时处于全身性血液高凝和胎盘局部血凝亢进状态,机体为适应这一变化,充分发挥了血管内皮细胞的抗凝功能,进行代偿。子痫前期时,血管内皮细胞代偿功能不全,所分泌的前列环素(PGI₂)、血栓调节蛋白(TM)、组织纤溶酶原激活物(tPA)、纤维结合蛋白(Fn)、抗凝血酶(AT-Ⅲ)比例失调,使凝血纤溶活性、凝血功能与抗凝血功能失调,难以对抗血液高凝,至血凝亢进,呈慢性 DIC改变。近年来发现子痫前期尤其是重度子痫前期患者常有出血倾向,机体存在凝血因子不同程度的减少及纤维蛋白降解产物明显升高,血浆中低水平的纤溶酶原激动抑制因子Ⅱ与重度子痫前期及 FGR 有关。肾、胎盘免疫荧光技术亦证实肾和胎盘局部 DIC 改变,但 DIC 和妊娠期高血压疾病的因果关系尚待阐明。

另一个重要因素是血小板、血小板的活性因子(PAF),血小板颗粒膜蛋白(GMP-140)的变化、活性增加与妊娠期高血压疾病发生及病情有关。有研究提出,用流式细胞仪测定血小板活化可预测子痫前期的发生,测定 CD63 表达增加是发生子痫前期的危险因素,但这种方法仍处于研究状态。血小板内皮细胞黏附分子-Ⅰ表达增强是鉴别妊娠期高血压疾病与正常妊娠最好的标志物。

(七)DDAH/ADMA/L-arg-NO 系统

近年来,有学者开始关注到一氧化氮合酶抑制物及其水解酶在子痫前期发病中的作用。有研究结果提示:一氧化氮合酶抑制物 L-精氨酸的同系物—非对称性二甲基精氨酸(asymmetricdimethylarginine,ADMA)是 NOS 的内源性抑制剂,可与 L-精氨酸竞争性地抑制 NOS,减少NO 合成。同时研究提示 ADMA 不是通过肾脏滤过清除,而是主要由 NO 合酶抑制的水解酶分解代谢,此种酶称为二甲基精氨酸二甲胺水解酶(dimethylargininedimethylaminohydrolase,DDAH)。DDAH 广泛存在于人的血管内皮细胞和其他组织细胞。DDAH 有两种异构体:1 型和 2 型。DDAh 1 型主要存在于表达 nNOS 的组织中,DDAH₂ 型则在表达 eNOS 的组织中占优势,在胎儿组织中高度表达。DDAH₂ 表达或活性的改变可能是内皮细胞局部或机体全身性ADMA 浓度变化的重要机制。现研究已证实改变 DDAH 活性可影响 ADMA 的水平。

国外最新研究认为 NO 合成减少受到 DDAH/ADMA/NOS 途径的调节。ADMA 抑制NOS 的生物活性,而 ADMA 主要由 DDAH 代谢降解,子痫前期患者 DDAH 的表达减少,使血浆 ADMA 的分解代谢减少;血浆 ADMA 水平升高,导致 eNOS 的活性降低,使 NO 的生物合成减少,体内血管舒缩因子的平衡失调,血管收缩因子占优势,机体的小血管发生收缩,外周血管阻力增加,而产生子痫前期的病理改变。

有研究显示子痫前期血小板 L-arg-NO 通路损伤,引起血小板聚集和黏附增强,呈一种血栓状态,血栓状态不仅仅是子痫前期的特征,而且可能是其发病原因。有学者研究见抑制 NO 合成时,孕鼠血浆内皮素、血栓素、TXA₂、血管紧张素Ⅱ水平升高,而前列环素、PGI₂ 则降低,提示NOS 的抑制剂 ADMA 通过抑制 NOS 的合成,影响孕鼠的血管调节因子,造成内皮细胞损伤,可能是妊娠期高血压疾病的病因。

另一方面 DDAH₂ 的低表达也可能导致血管内皮生长因子-mRNA 表达下调,引起胎盘血管构建的改变,使血管内膜的完整性受到损害,并影响内皮细胞的生长分化,致使胎盘新生血管的生成减少,胎盘血流灌注不足,而进一步加重血管内膜的损伤,使血管舒缩因子失衡,引起小动脉痉挛,发生子痫前期的病理生理改变。ADMA 不仅可以抑制 NOS 活性,而且还可以在内皮细胞膜的转运过程中与 L-精氨酸竞争,降低 L-精氨酸的转运率,NOS 作用的底物 L-精氨酸减少,使 NO 的合成减少,导致血压升高,基于对 ADMA 在高血压及子痫前期等血管内皮损伤性疾病发病中重要作用的认识,启发了人们应用 L-精氨酸及 NO 释放剂治疗原发性高血压和子痫前期,并获得了较好的疗效。

有学者报道了子痫前期与 DDAH/ADMA/NOS 系统的研究,提示此途径失调可能是子痫前期发病的重要因素。该研究结果见子痫前期组与正常妊娠组比较胎盘中 $DDAH_2$-mRNA 的表达明显降低;相反血浆 ADMA 水平升高;胎盘中 eNOS 含量呈低表达。推测子痫前期发病与 DDAH-ADMA-NOS 失调有关。

二、病理生理

妊娠期高血压疾病的病理生理改变广泛而复杂,由于不正常的滋养细胞浸润和螺旋动脉重铸失败,使胎盘损害。各种损伤因子通过血管内皮细胞受体,引起内皮细胞损伤;使全身血管痉挛、凝血系统的激活、止血机制异常、前列环素与血栓素比值改变等。这些异常改变导致视网膜、肝、肾、脑血液等多器官系统的病理性损害。

(一)子宫胎盘病理改变

正常妊娠时,滋养层细胞浸润蜕膜及子宫肌层内 1/3 部分的螺旋动脉,螺旋动脉的生理及形态改变,使子宫胎盘动脉血管床变成低阻、低压、高流量系统。而妊娠期高血压疾病时,螺旋动脉生理改变仅限于子宫蜕膜层,肌层的血管没有扩张,子宫螺旋动脉直径仅为正常妊娠的 40%。并出现胎盘血管急性粥样病变。电镜下观察发现,妊娠期高血压患者子宫胎盘血管有广泛的血管内皮细胞超微结构损伤。临床上常见有胎儿发育迟缓、胎盘早剥、胎死宫内。

(二)肾脏改变

妊娠期高血压疾病时,由于肾小动脉痉挛,使肾血流量减少 20%,GFR 减少 30%。低的过滤分数,肾小球滤过率和肾的灌注量下降,尿酸清除率下降在子痫前期是一个重要的标志。肾小球血管内皮增殖是妊娠期高血压疾病特征性肾损害,肾小球毛细血管内皮细胞肿胀,体积增大、血流阻滞。肾小球可能有梗死,内皮下有纤维样物质沉积,使肾小球前小动脉极度狭窄,肾功能改变。在妊娠期高血压疾病早期血尿酸即增高,随着妊娠期高血压疾病的发展,尿素氮和肌酐均增高。严重者少尿(日量≤400 mL),无尿(日量≤100 mL)及急性肾衰竭。

(三)中枢神经系统改变

脑部损害在子痫前期很多见,临床表现包括头痛、视物模糊和皮质盲,所有改变是瞬时的,是受血压和树突状的传递控制。出血是由于血管痉挛和缺血,血管被纤维蛋白渗透,导致水肿、血管破裂。脑血流灌注有自身调节,在较大血压波动范围内仍能保持正常血流,当脑动脉血管痉挛,血压超过自身调节上限值或痉挛导致脑组织水肿、血管内皮细胞间的紧密连接就会断裂,血浆及红细胞渗透到血管外间隙,引起脑内点状出血,甚至大面积渗出血,脑功能受损。脑功能受损表现为脑水肿、抽搐、昏迷,甚至脑出血、脑疝。有资料说 MABP≥18.7 kPa(140 mmHg)时脑血管自身调节功能丧失而易致脑出血。

最近,用 MRI 检查发现在重度子痫前期和子痫的脑出血有 2 种类型,大多数是遍及脑部的分散性出血和枕叶皮层,与收缩压和舒张压严重升高有关。在许多脑出血继发死亡的病例,与不少脑血管破裂的原因与脑深部微小动脉穿透有关,称夏科-布沙尔瘤,特别是在基底结、丘脑和深白质多见,并发现这种脑血管微小动脉瘤的破裂直接与血压升高有关。

(四)心血管系统改变

一些临床研究报道,妊娠期高血压疾病患者有左心室重量增加与舒张功能不全的迹象,在子痫前期心排血量和血浆容量是下降的。胎盘灌注减少导致产妇血管内皮细胞广泛功能障碍,胎盘灌注不良和缺氧时合成和释放大量的因子如 sFIt-1 和 sFng。这些因子在产妇肾脏和其他器官引起广泛的氧化激活或血管内皮细胞功能障碍,最终导致高血压。血管系统的抵抗力增加是由于 PGI_2/TXA_2 的增加,内皮依赖性舒张受损。冠状动脉痉挛,可引起心肌缺血、间质水肿及点状出血与坏死,偶见毛细血管内栓塞,心肌损害严重可引起妊娠期高血压疾病性心脏病、心功能不全甚至心力衰竭、肺水肿。急性心力衰竭肺水肿患者的临床上可见肺淤血、肺毛细血管压增高、肺间质水肿、肺泡内水肿。心力衰竭的临床表现有脉率速、呼吸困难、胸闷、肺部啰音,甚至端坐呼吸。对全身水肿严重的患者,虽无端坐呼吸,应警惕右心衰竭。扩容治疗使用不当可产生医源性左心衰竭、肺水肿。

(五)肝脏改变

病情严重时肝内小动脉痉挛与舒张,肝血管内层突然充血,肝静脉窦的内压力骤然升高,门静脉周围组织内可能发生出血。若肝血管痉挛收缩过久,肝血管内纤维蛋白的沉积和缺血,引起的肝周围和区域的坏死,则可导致肝实质细胞不同程度损害。妊娠期高血压疾病致肝细胞缺血、缺氧、细胞肿胀,可单项转氨酶增高,轻度黄疸,胆红素可超过 51.3 mmol/L。严重者甚至出现肝区毛细血管出血,可致肝被膜下血肿。

(六)微血管病性溶血

妊娠期高血压疾病时由于微循环淤血,可并发微血管病性溶血,其发生的原因是:①红细胞变形力差;②血管内皮受损,血小板被激活,血小板计数下降;③细胞膜饱和脂肪酸多于不饱和脂肪酸,比值失衡,细胞易裂解;肝细胞内 SGOT 释放至血循环。

Weinstein 报道了重度子痫前期并发微血管病性溶血,并根据其临床 3 个主要症状:①溶血性贫血;②转氨酶高;③血小板减少,命名为 HELLP 综合征。临床表现有上腹痛、肠胃症状、黄疸等。严重者发展为 DIC,有 DIC 的临床及实验指标。这些病理改变发生在肾脏可出现由于肾血管内广泛性纤维蛋白微血栓形成所致的产后溶血性尿毒症性综合征。

(七)眼部改变

由于血管痉挛可发生视网膜剥离或皮质盲。视力模糊至双目失明,视网膜水肿至视网膜剥离失明,或大脑后动脉严重的血管痉挛性收缩致视觉皮层中枢受损失明。

(八)血流动力学改变

正常妊娠是心排血量(CO)随心率及搏出量增加而增加,系统血管阻力(SVR)则下降,而肺血管阻力(PVR)、中心静脉压(CVP)、肺毛细血管楔压(PCWP)及平均动脉压都没有明显改变,左心室功能保持正常水平,但未治疗的子痫前期患者,CO、PCWP 下降,SVR 可以正常或增高显示低排高阻的改变。

三、临床监测

(一)一般临床症状

过去通常将高血压、蛋白尿、水肿认为是妊娠期高血压疾病三大症状,作为监测主要项目。

随着对妊娠期高血压疾病病理生理的进一步认识,认为应将脏器损害的有关症状,特别是将心、肺、肾、脑、视觉、肝及血液系统损害的有关症状作为常规重点监测。

1.血压

血压升高是妊娠期高血压疾病诊断的重要依据,血压升高至少应出现两次,间隔6小时。基础血压较前升高,但血压低于 18.7/12.0 kPa(140/90 mmHg)不作为诊断标准,必要时监测24～48 小时的动态血压。

2.尿蛋白

尿蛋白是指 24 小时内尿液中的蛋白含量≥300 mg 或在至少相隔 6 小时的两次随机尿液检查中尿蛋白浓度为 0.1 g/L(定性＋)。尿蛋白通常发生在高血压之后,与病情及胎儿的病率和死亡率有密切相关,以24 小时尿蛋白总量为标准。

3.水肿

水肿是妊娠期高血压疾病的早期症状,但不是特有的症状,一周体重增加超过 2.5 kg 是妊娠期高血压疾病的明显症状。

4.心率和呼吸

休息时心率≥110 次/分,呼吸≥20 次/分,肺底细湿啰音,是早期心力衰竭的表现。

5.肾脏

肾小动脉痉挛在妊娠期高血压疾病患者是很常见的,在肾活检中有 85％存在小动脉痉挛或狭窄,肾活检有助于鉴别诊断。

6.神经系统症状

头痛、头晕、眼花、耳鸣、嗜睡和间歇性突发性抽搐是常见的。在重度妊娠期高血压疾病,这些症状是由于脑血流灌注不足或脑水肿所致。

7.视觉

视物模糊、复视、盲点、失明,这些病变是由于视网膜小动脉痉挛,水肿,其病理变化可以是枕部皮质局部缺血和出血所致。

8.消化系统症状

恶心、呕吐、上腹部或右上腹部疼痛和出血可能是由于肝纤维囊水肿和出血,是子痫前期的严重症状,可以发生肝破裂和抽搐。

(二)实验室检查

根据症状、体征及实验室检查判定疗效及病情,主要实验室检查有以下几个方面。

1.血液及出凝血功能

常规检查血常规、网织红细胞、外周血涂片异常变形红细胞、红细胞碎片。凝血功能检查包括凝血酶原时间(PT)、活性部分凝血酶原时间(APTT)、纤维蛋白原和纤维蛋白原降解产物、D-二聚体。血液黏稠度检测包括血黏度、血细胞比容、血浆黏度等。血小板计数对子痫的监测非常重要;血小板减少是严重妊娠期高血压疾病的特征,血小板计数少于 $100×10^9$/L 可能是HELLP 综合征的症候之一。重度子痫前期常见有血小板减少,纤维蛋白降解产物升高,凝血酶原时间延长,提示可能有弥漫性血管内凝血(DIC)存在。无论何种原因,全身溶血的证据如血红蛋白血症,血红蛋白尿或高胆红素血症都是疾病严重的表现,可能是由于严重血管痉挛引起的微血管溶血所致。

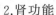

2.肾功能

肌酐清除率应列为肾功能常规检查,是检测肾小球滤过率的很有价值的指标。肌酐清除率降低表示妊娠期高血压疾病严重性增加。血清尿酸、肌酐和尿素氮也是评价肾功能的有价值的试验。

3.肝功能

血清天冬氨酸氨基转移酶(SGOT)、谷丙转氨酶(SGPT)和乳酸脱氢酶升高是重度子痫前期和 HELLP 综合征的主要症状之一。肝功能异常,转氨酶升高提示有肝细胞损害、坏死,严重者可有肝包膜下血肿和急性肝破裂的可能。

4.脑电图、脑血流图、脑部计算机断层扫描等检查常有异常表现

脑损害主要的提示是水肿、充血、局部缺血、血栓和出血。子痫发作后常有异常发现。最常见的发现是皮质区的低密度,这些表现是大脑缺血和瘀点伴皮层下损害的结果。昏迷患者的CT 检查或 MRI 常见有广泛性的脑水肿,散在脑出血。

5.心脏

心脏和超声心电图可了解心血管系统的情况。子痫患者常伴随血流动力学变化。在评价心功能时注意 4 个方面:①前负荷,舒张末期压力和心腔容积;②后负荷,心肌收缩张力或射血的阻力;③心肌的收缩或变力状态;④心率。应用非介入性心血管监测,子痫前期患者得到的血流动力学指标变化范围从高心输出伴有低血管阻力到低心输出伴有高血管阻力。不同的血流动力学改变与病情严重程度、患者慢性潜在的疾病和治疗的介入有关。心血管系统功能的评估对诊断和治疗方法的选择是需要的。至于介入性监测手段,如中心静脉压,肺毛细血管楔压的测定不应作为常规。中心静脉压只适用于重症抢救的患者,特别是少尿、肺水肿的患者。

介入性监测的指征可参考:①不明原因的肺水肿;②少尿,输液后无变化;③应用肼苯达嗪及强降压药后仍难以治疗的高血压;④有其他需血流动力学监测的医学指标。至于肺毛细血管楔状压测定的指征尚未建立。

6.眼底检查

眼底检查应作为常规检查,常见有视网膜痉挛、水肿、出血及视网膜剥离。失明有时是由于脑部缺血和出血所致,称皮质盲。CT 检查可显示。

7.电解质

妊娠期高血压疾病患者电解质浓度与正常孕妇比较无明显差异,但应用了较强的利尿剂、限制钠盐和大量催产素液体以致产生抗利尿作用而致低钾、低钠。子痫发作后乳酸性酸中毒和代偿性的呼出二氧化碳,重碳酸盐的浓度降低,导致酸中毒。酸中毒的严重程度与乳酸产生量和代谢速率有关,也与二氧化碳呼出的速率有关。因而,在妊娠期高血压疾病患者,特别是重度子痫前期患者作血电解质测定及血气分析检查非常必要。

8.胎儿宫内状况监测

妊娠期高血压疾病患者因血管痉挛导致胎盘灌注受损,是围生儿病率和死亡率升高的原因。因此对胎儿宫内情况监测很重要。胎儿宫内状况监测包括:妊娠图、宫底高度、胎动监测、电子胎心监护。

胎盘功能监测包括 24 小时尿雌激素/肌酐(E/C)比值、雌三醇 E_3。胎肺成熟度测定包括卵磷脂/鞘磷脂(L/S)、磷脂酰甘油(PG)、泡沫试验。B 超检查包括羊水量、胎儿生长发育情况、胎盘成熟度、胎盘后血肿、脐血流及胎儿大脑中动脉血流频谱、生物物理几项评分等。

四、预测

子痫前期是妊娠期特有的疾病,常在妊娠 20 周后出现症状,此时严重影响母婴健康,然而在出现明显症状前,患者往往已有生化方面的改变,近年来许多学者都在研究预防子痫前期的方法,旨在降低子痫前期的发生率,目前预测方法主要有生化指标的预测和生物指标的预测,但在预测准确度上差异很大。

(一)生化指标

1.血 β-HCG

现认为妊娠期高血压疾病为一血管内皮损伤性疾病,胎盘血管受累时胎盘绒毛血供减少,绒毛变性坏死,促使新的绒毛滋养层细胞不断形成,而 β-HCG 值升高。孕 15~18 周 β-HCG 值 ≥2 倍正常孕妇同期 β-HCG 中位数时,其预测妊娠期高血压疾病的特异度为 100%,灵敏度为 50%。孕中期血 β-HCG 升高的妇女,其孕晚期妊娠期高血压疾病发生率明显增加,故认为孕中期测 β-HCG 预测妊娠期高血压疾病具有一定的实用价值。近年研究结果提示,妊娠早期滋养细胞侵蚀性侵入过程中,HCG 的主要形式是高糖基化 HCG(HHCG),以正常人群 HHCG 中位数倍数 MoM 作为检验结果的标准,正常人群为 1.0 MoM。在妊娠 14~21 周,妊娠期高血压疾病患者尿 HHCG 均值明显低于正常妊娠;当 HHCG≤0.9 MoM,相对危险度为 1.5;当 HHCG ≤0.1 MoM 时,相对危险度上升至 10.42。

2.类胰岛素样生长因子连接蛋白-1(IGFBF-1)

IGFBF-1 是蜕膜基底细胞分泌的一种蛋白质,其水平高低可反映滋养层侵入深度。有研究结果认为类胰岛素生长因子连接蛋白-1 在合体滋养细胞、细胞滋养细胞和蜕膜中高表达,但在胎盘的纤维组织中低表达。有研究发现在重度子痫前期血液循环中的胰岛素生长因子接连蛋白-1 水平是(428.3±85.9)ng/mL,而正常对照组是(76.6±11.8)ng/mL(P=0.0007)。血液胰岛素样生长因子水平是(80.9±17.2)ng/mL。而正常对照组是(179.4±28.2)ng/mL(P=0.1001)。认为低水平的类胰岛素生长因子-1 和高水平的类胰岛素生长因子连接蛋白质可能造成胎盘和胎儿发育迟缓。

3.纤维连接蛋白(Fn)

Fn 广泛存在于机体各系统中,为网状内皮系统的调理素,当血管内皮受损时,功能失调,Fn 过度分泌入血,故血浆 Fn 升高可反映血管内皮受损情况。一般在血压升高前 4 周就有 Fn 增高,有人认为 Fn 水平升高是预测妊娠期高血压疾病较为敏感的指标。当其<400 μg/L 时不可能发生子痫前期,阴性测值 96%。

4.尿钙

目前研究认为,妊娠期高血压疾病时肾小球过滤率降低,而肾小管重吸收钙正常,其尿钙水平明显低于正常孕妇或非孕妇。尿 Ca/Cr 比值≤0.04 时预测价值大,现认为此种预测方法是简单实用的方法。

5.尿酸

尿酸由肾小管排泄,当肾小管损害时血中尿酸水平增高,妊娠期高血压疾病肾小管损害甚于肾小球的损害。尿酸水平和病变发展程度有关,亦是监测妊娠期高血压疾病的主要指标之一。

6.血浆非对称二甲基精氨酸(ADMA)水平测定

近年国外有学者研究结果认为 NO 合酶抑制物-ADMA 是 NOS 的内源性抑制物,可与 L-精氨酸竞争性地抑制 NOS,减少 NO 合成。国内学者研究显示,在子痫前期患者孕期外周血 ADMA 的浓度比正常孕晚期有显著升高;分别是$(17.9\pm7.25)\mu g/mL vs.(10.27\pm1.6)\mu g/mL$ $(P<0.01)$,认为外周血 ADMA 浓度或动态变化可作为妊娠期高血压疾病预测。最近,国外许多研究都认为在 23~25 周的孕妇 ADMA 浓度增加可随后发展为子痫前期。在早发型子痫前期 ADMA 明显增高。

7.血管生长因子

近年国外学者研究认为抗血管生成因子 sFlt-1 和抗血管生长因子 Endoglin 是子痫前期发生中的关键因素,与缺氧诱导蛋白与细胞增生和一氧化氮信号相关,可作为妊娠期高血压疾病的预测。孕中期 sFLt-1 的水平增高是预测子痫前期的敏感指标。

8.预测子痫前期新方法

最近两年,基于对妊娠期高血压疾病病因学研究的进展,美国提出应用新的生物标志物和物理标志物单独或联合预测子痫前期的发生,这些标志物包括血清胎盘生长因子(PLGF)、酪氨酸激酶-1 受体(sFlt-1)、血清抗血管生长因子、胎盘蛋白-13、子宫动脉多普勒测量及尿足突状细胞排泄等。最近几个报道提出以下几个预测方法。

(1)PLGF/sFlt-1:在子痫前期发病前后血清胎盘生长因子(PLGF)减少,而 sFlt-1 和 Endoglin 水平升高,一些研究还发现血清 sFlt-1 和血清 PLGF(sFlt:PLGF)的比例不平衡与疾病严重程度和早发型子痫前期相关。

(2)胎盘蛋白13(PP-13):PP-13 是胎盘产生的,认为它参与胎盘血管重塑和种植。Chafetz 及同事进行了一项前瞻性巢式病例对照研究,有学者发现,子痫前期孕 3 个月时 PP-13 中位数水平明显降低。他们建议孕 3 个月产妇筛查 PP-13 水平可能预测子痫前期。

(3)尿足突状细胞排泄:足突状细胞存在于各种急性肾小球疾病患者的尿中,子痫前期的特点是急性肾小球损伤。Garovic 等研究 44 例子痫前期和 23 例正常孕妇测定血清血管生成因子,尿足突细胞和尿 PLGF100%,子痫前期患者出现尿足迹突状细胞,其特异性为 100%,预测价值优于血管生成因子,临床应用效果仍需进一步深入研究。

(二)生物指标

1.心血管特异性的测定

利用血压动态监测系统对孕妇进行血压监测,当孕 20 周后血压基线仍随孕周增加而无暂时下降趋势者,提示有妊娠期高血压疾病。

2.子宫胎盘血液循环的观察

妊娠早期,位于内膜的胚泡在发育的同时,滋养层细胞继续侵蚀血管,子宫螺旋动脉使管壁肌肉消失,管腔扩大,失去收缩能力,血管阻力下降。妊娠期间,子宫动脉分离出近百条螺旋动脉分布在子宫内膜中,血液充满了绒毛间隙,形成了子宫胎盘局部血供的"高流低阻"现象。在妊娠期高血压疾病患者,滋养层细胞对螺旋小动脉的侵蚀不够,血管阻力不下降,或下降较少,舒张期子宫胎盘床血供不足,子宫胎盘循环高阻力。因此,用超声多普勒测量子宫胎盘的循环状态,可预测妊娠期高血压疾病。常用的方法主要有两种。①脐动脉血流速度波形测定:测定动脉血流收缩期高峰与舒张高峰比值(S/D),在孕≤24 周时 S/D≥4,孕后期 S/D<3。凡脐动脉 S/D 比值升高者,妊娠期高血压疾病的发生率为 73%。②子宫动脉多普勒测量:观察是否存在舒张早期切迹,当双侧子宫动脉都存在舒张早期切迹,预测妊娠期高血压疾病的敏感性、特异性较高,孕 24 周时敏感度为 76.1%,特异性为 95.1%。

3.孕中期平均动脉压(MABP)

孕 22～26 周 MABP≥11.3 kPa(85 mmHg)时,妊娠期高血压疾病发生率 13%(一般人群为 5%～8%)[MABP=(收缩压+2×舒张压)÷3)]。

4.翻身试验

血压反应阳性,其中 93% 的孕妇以后可能发生妊娠期高血压疾病。测定方法:孕妇左侧卧位测血压直至血压稳定后,翻身仰卧 5 分钟,再测血压,若仰卧舒张压较左侧卧位≥2.7 kPa(20 mmHg),提示有发生子痫前期的倾向。

5.血液流变学试验

低血容量(HCT≥0.35)及高血黏度,全血黏度比值≥3.6,血浆黏度比值≥1.6 者,提示孕妇有发生妊娠期高血压疾病倾向。

五、预防

目前对妊娠期高血压疾病缺乏有效的治疗措施,预防工作对降低疾病的发生发展显得更重要。预防工作主要包括以下几方面。

(一)围产期保健

(1)建立健全的三级保健网,开展围妊娠期和围产期保健工作。

(2)坚持左侧卧位,增加胎盘和绒毛的血液供应,避免胎盘灌注不良和缺血、缺氧。

(3)针对高危因素进行预防,保持合理的体重指数,肥胖妇女适当减肥,避免多胎妊娠、高龄妊娠和低龄妊娠、捐赠精子、卵子的怀孕;有复发性流产史;抗心磷脂抗体综合征、易栓症等妊娠期高血压疾病危险性增加。

(二)药物、微量元素、营养素的预防作用

1.阿司匹林和其他抗血小板药物

阿司匹林可以选择性抑制环氧合酶,减少血栓素 TXA_2 的合成。在 20 世纪 80 年代一些临床试验也取得可喜的成果;于孕 22 周以前预防性使用低剂量的阿司匹林 50～100 mg 可使该病的风险度下降,阿司匹林治疗 23 周后妊娠不能预防先兆子痫。然而,至 20 世纪 90 年代 3 个独立的大规模的调查,认为阿司匹林不能降低妊娠期高血压疾病的发生率,反而增加胎盘早剥的发生率。一个大型的多中心研究,其中包括 2 539 例高风险的妇女,包括糖尿病、慢性高血压、多胎妊娠或先兆子痫,使用低剂量的阿司匹林(60 mg)没有降低子痫前期发生率。现在阿司匹林不建议常规使用预防子痫前期,而应该个体化。对高危患者选择性用药是可以接受的。

2.妊娠期补钙

补钙可稳定细胞膜的结构,控制膜离子的通透性,减少钙离子内流的积聚,可预防妊娠期高血压疾病的发生。国外有学者报道从妊娠 20～24 周/24～28 周开始服用钙元素 1 200 mg 增至 2 g,经观察不补钙组妊娠期高血压疾病的发病率为 18%,补钙不足 2 g 组妊娠期高血压疾病发病率为 7%～9%,补钙 2 g 组发病率为 4%,效果最佳,对母婴无不良影响。

3.抗氧化剂维生素 C 和维生素 E 的补充

多个中心随机试验结果显示,孕期补充维生素 C 和维生素 E 不能降低子痫前期的发生。

4.左旋精氨酸(L-Arginine,L-Arg)的补充

L-Arg 是合成一氧化氮(NO)的底物,它可以刺激血管内皮细胞的 NO 合成酶(NOS),而增加 NO 的合成和释放,减轻微血管的损伤,改善子宫胎盘的血流。已有报道用于妊娠期高血压疾

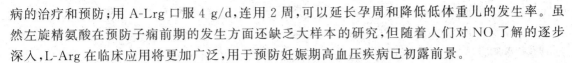

病的治疗和预防;用 A-Lrg 口服 4 g/d,连用 2 周,可以延长孕周和降低低体重儿的发生率。虽然左旋精氨酸在预防子痫前期的发生方面还缺乏大样本的研究,但随着人们对 NO 了解的逐步深入,L-Arg 在临床应用将更加广泛,用于预防妊娠期高血压疾病已初露前景。

5.中医中药在妊娠期高血压疾病预防中的应用

自 20 世纪 80 年代起,我国已有关于应用中药丹参、川芎、小剂量熟大黄等中药预防妊娠高血疾病。其中以丹参研究较多;丹参的有效成分丹参酮,有抗血小板聚集、保护内皮细胞的功能,可增强子宫胎盘的血液灌注,在预防和辅助治疗子痫前期中有一定效果。

我国学者段涛对妊娠期高血压疾病提出三级预防措施:一级预防——针对高危因素的预防;二级预防——药物、微量元素、营养素的补充;三级预防——良好的产前检查,及早发现高危因素和早期临床表现,及早处理。

六、治疗

(一)治疗目的

(1)预防抽搐,预防子痫发生。

(2)预防合并脑出血、肺水肿、肾衰竭、胎盘早期剥离和胎儿死亡。

(3)降低孕产妇及围产儿病率、死亡率及严重后遗症,延长孕周,以对母儿最小创伤的方式终止妊娠。

对其治疗基于以下几点:①纠正病理生理改变;②缓解孕妇症状,及早发现并治疗,保证母亲安全;③监测及促进胎儿生长,治疗方法尽量不影响胎儿发育;④以解痉、降压、镇静、适时终止妊娠为原则。

(二)一般治疗

(1)左侧卧位、营养调节休息(但不宜过量)。

(2)每天注意临床征象的发展,包括头痛、视觉异常、上腹部痛和体重增加过快。

(3)称体重,入院后每天一次。

(4)测定尿蛋白,入院后至少每 2 天一次。

(5)测定血肌酐、转氨酶、血细胞比容、血小板、测定的间隔依高血压的程度而定,经常估计胎儿的宫内情况。

(三)降压治疗

1.治疗时机

长期以来学者认为降压药虽可使血压下降,但亦可同时降低重要脏器的血流量,还可降低子宫胎盘的血流量,对胎儿有害。故提倡当 SBP＞21.3 kPa(160 mmHg)或 DBP≥14.7 kPa(110 mmHg)时,为防止脑血管意外,方行降压治疗。近年循证医学分析,表明降低血压不改善胎儿的结局,但减少严重高血压的发生率,并不会加重子痫前期恶化。因此,认真血压控制和适当的生化和血液系统的监测,在妊娠期高血压疾病的治疗中是需要的。

2.轻中度高血压处理

(1)甲基多巴:可兴奋血管运动中枢的 α 受体,抑制外周交感神经而降低血压。作为降压剂尽管疗效有限,但仍是孕期长期控制血压的药物。甲基多巴是唯一的没有影响胎儿胎盘循环的降压药。常用剂量 250 mg,口服,每天 3 次。

(2)β 受体阻滞剂:α、β 受体阻滞剂如盐酸拉贝洛尔,能降低严重的高血压发生率,可能通过降低产妇心排血量,降低外周阻力。不影响肾及胎盘的血流量,有抗血小板聚集作用,并能促胎肺成熟。常用剂量 100 mg,口服,每天 2 次,轻中度高血压的维持量一般为每天 400~800 mg。其他 β 受体阻滞剂,尤其是阿替洛尔减少子宫胎盘灌注可导致胎儿宫内生长受限。

(3)硝苯地平:为钙通道阻滞剂,具有抑制钙离子内流的作用,直接松弛血管平滑肌,可解除血管痉挛,扩张周围小动脉,可选择性的扩张脑血管。研究表明硝苯地平能够有效地降低脑动脉压。用法:10 mg口服,每天 3 次,24 小时总量不超过 60 mg。孕妇血压不稳定可使用长效硝苯地平;常用氨氯地平(Norvasc),一般剂量 5 mg,每天一次,或每天 2 次。硝苯地平控释片(nife-dipine GITS,拜新同,拜心同),常用剂量 30 mg,每天 1 次。

(4)尼莫地平:钙通道阻滞剂,选择性扩张脑血管。用法:20~60 mg,口服,每天 2~3 次。

3.重度高血压处理

血压>22.7/14.7 kPa(170/110 mmHg)的结果是直接血管内皮损伤,当血压水平在 24.0~25.3/16.7~17.3 kPa(180~190/120~130 mmHg)时脑血管自动调节功能失衡,从而增加脑出血的危险,也增加胎盘早剥或胎儿窘迫的风险。因此,血压>22.7/14.7 kPa(170/110 mmHg)迫切需要处理。应选用安全有效、不良反应较少的药物,既能将孕妇血压降低到安全水平,又不会造成突然血压下降,因这可能减少子宫胎盘灌注,导致胎儿缺氧。严重急性高血压管理应是一对一护理;连续血压、心率监测,至少每 15 分钟一次。

(1)肼屈嗪:直接动脉血管扩张剂,舒张周围小动脉血管,使外周阻力降低,从而降低血管压。并能增加心搏出量、肾血流量及子宫胎盘血流量。降压作用快,舒张压下降明显,是妊娠期高血压疾病最常用的控制急性重度高血压的药物。用法如下。①静脉注射:先给 1 mg 静脉缓注试验剂量,如 1 分钟后无不良反应,可在 4 分钟内给 4 mg 静脉缓慢注射。以后根据血压情况每 20 分钟用药 1 次,每次 5~10 mg 稀释缓慢静脉注射,10~20 分钟内注完,最大剂量不超过 30 mg。一般以维持舒张压在 12.0~13.3 kPa(90~100 mmHg)为宜,以免影响胎盘血流量。静脉注射方法比较烦琐,且难以监测,较少采用。②静脉滴注:负荷量 10~20 mg,加入5%葡萄糖 250 mL,从 10~20 滴/分开始;将血压降低至安全水平,再予静脉滴注 1~5 mg/h,需严密监测血压。或 40 mg 加入 5%葡萄糖 500 mL 内静脉滴注。③口服:25~50 mg,每天3次。有妊娠期高血压疾病性心脏病、心力衰竭者不宜应用此药。常见不良反应有头痛、心慌、气短、头晕等。但最近 Meta 分析发现,肼屈嗪比硝苯地平或拉贝洛尔更容易发生产妇低血压、胎盘早剥、剖宫产和胎心率变化等不利因素。多年来在国外一般选用肼屈嗪,但目前在欧洲、南非等地区肼屈嗪已不作为治疗子痫前期的一线药物。

(2)拉贝洛尔:拉贝洛尔又称柳胺苄心定,结合 α 和 β 受体阻滞剂,已成为最常用治疗急性重症高血压的药物。用药方案有以下几种方法可参考:①首次剂量可给口服,20 mg,若 10 分钟内无效后再给予 40 mg,10 分钟后仍无效可再给 80 mg,总剂量不能超过 240 mg。②静脉用药首剂可给 20~40 mg,稀释后 10~15 分钟静脉缓慢推注,随后静脉滴注 20 mg/h。根据病情调整滴速、剂量,每天剂量控制在 200~240 mg。③也可用拉贝洛尔 200 mg 加入生理盐水100 mL,以输液泵输入,从 0.1~0.2 mg/min 低剂量开始,5~10 分钟根据血压调整剂量,每次可递增 0.1~0.2 mg/min,用药时需严密监测血压,24 小时总量不超过 220 mg。④血压平稳后改为口服,100 mg,每 8 小时 1 次。心脏及肝、肾功能不全者慎用,给药期间患者应保持仰卧位,用药后要平卧 3 小时。不良反应有头晕、幻觉、乏力,少数患者可发生直立性低血压。

(3)硝苯地平:钙通道阻滞剂,是有效的口服控制急性重症高血压药,在怀孕期间不能舌下含服,以免引起血压急剧下降,减少子宫胎盘血流,造成胎儿缺氧。此药在急性高血压时首剂用 10 mg,30 分钟后血压控制不佳再给 10 mg,每天总量可用 60 mg。亦可考虑用长效硝苯地平,口服,5~10 mg,每天 1 次。不良反应包括头痛、头晕、心悸。

(4)防止惊厥和控制急性痉挛药物:镁离子作为一种外周神经肌肉连接处兴奋阻滞剂,抑制运动神经末梢释放乙酰胆碱,阻断神经肌肉接头间的信息传导,可作为 N-甲基右旋天门冬氨酸受体拮抗剂发挥抗惊厥作用。镁离子竞争结合钙离子,使平滑肌细胞内钙离子水平下降,从而解除血管痉挛,减少血管内皮损伤。镁离子刺激血管内皮细胞合成前列环素,抑制内皮素合成,降低机体对血管紧张素 II 的反应,从而缓解血管痉挛状态。随机对照试验比较使用硫酸镁治疗重度子前期防止惊厥,表明在重度子痫前期硫酸镁预防与安慰剂相比会大大降低子痫的发病率。

硫酸镁用药指征:①控制子痫抽搐及防止再抽搐;②预防重度子痫前期发展为子痫;③子痫前期临产前用药预防抽搐。

硫酸镁用药方法:根据我国妊高征协作组及中华医学会推荐治疗方案如下。①首次负荷剂量:静脉给药,25%硫酸镁 2.5~4 g 加于 10%葡萄糖 20~40 mL,缓慢静脉注入,10~15 分钟推完。或用首剂 25%硫酸镁 20 mL(5 g)加入 10%葡萄糖 100~200 mL 中,1 小时内滴完。②维持量:继之 25%硫酸镁 60 mL 加入 5%葡萄糖液 500 mL 静脉滴注,滴速为 1~2 g/h,用输液泵控制滴速。③根据病情严重程度,决定是否加用肌内注射,用法为 25%硫酸镁 10~20 mL(2.5~5 g),臀肌深部注射,注射前于肌内注射部位注射 2%利多卡因 2 mL。第 1 个 24 小时硫酸镁总量为 25 g,之后酌情减量。24 小时总量控制在 22.5~25 g。

有医院自 20 世纪 80 年代初使用硫酸镁静脉滴注治疗重度子痫前期,硫酸镁用量在第 1 个 24 小时用 22.5~25.0 g,用法:①硫酸镁 2.5 g,稀释在 5%的葡萄糖溶液 20 mL 中缓慢静脉注射。②或者不用静脉注射,改用硫酸镁 5 g 加入 5%葡萄糖液 100~200 mL 中静脉滴注,1 小时内滴完。这样既可使血镁迅速达止惊的有效浓度,又可避免高浓度的硫酸瞬时进入心脏引起房室传导阻滞,致心搏骤停。③继之以硫酸镁 15 g 加入 5%葡萄糖液 500~1 000 mL 静脉滴注,1.5~2.0 g/h。④夜间(约晚上 10pm)肌内注射硫酸镁 2.5~5.0 g,一般在静脉用药后 5~6 小时以上,或前次用药 5~6 小时后始能加用肌内注射,因硫酸镁的半衰期为 6 小时。⑤用药 1~2 天后,若病情稳定,而孕周未达 34 周,胎儿未成熟,需延长孕周者,可用硫酸镁 15 g 加入 5%葡萄糖液 500~1 000 mL 静脉滴注,1.5~2.0 g/h,用药天数酌情而定。

我国学者丛克家研究各种治疗方案患者血中镁浓度,硫酸镁用量每天浓度 20.0~22.5 g,在不同时间段血镁浓度均达有效浓度(1.73~2.96 mmol),用首剂负荷量后血镁浓度迅速上升至 1.76 mmol/L,达到制止抽搐的有效血镁浓度。静脉滴注后 5 小时,血镁浓度已下降到 1.64 mmol/L,接近基础值,药效减弱,故主张静脉滴注后加用肌内注射。我院也曾监测血镁浓度,按上述我院的使用方法,在用药 2~4 小时后,血镁浓度达 4.8~5 mEq/L,在连续静脉滴注 6 小时后血镁浓度4.6 mEq/L,能维持有效治疗量。我院硫酸镁用量多控制在 20 g/d 左右,亦收到治疗效果,未发生过镁中毒反应。我国南方人、北方人体重差异较大,用药时注意按患者体重调整用量。我们认为,国外学者提出的硫酸镁每天用量可达 30 g 以上,甚至更高,不适合亚洲低体重人群,临床中应注意,以免引起镁毒性反应。

硫酸镁主要是防止或控制抽搐,用于紧急处理子痫或重度子痫前期患者,用药天数视病情而定,治疗或防止抽搐有效浓度为 1.7~2.96 mmol/L,若血清镁离子浓度超过 3 mmol/L,即可发生镁中毒。正常人血镁浓度为 1 mmol/L 左右,当血镁≥3 mmol/L 膝反射减弱,≥5 mmol/L

可发生呼吸抑制,≥7 mmol/L可发生传导阻滞,心跳骤然。硫酸镁中毒表现首先是膝反射减弱至消失,全身张力减退,呼吸困难、减慢,语言不清,严重者可出现呼吸肌麻痹,甚至呼吸、心跳停止,危及生命。曾有因硫酸镁中毒,呼吸抑制而死亡之病例发生。应引起临床医师的高度重视,严格掌握硫酸镁用药的指征、剂量、持续时间,严密观察,使既达疗效,又能防毒性反应的发生。

硫酸镁用药注意事项:用药前及用药中需定时检查膝反射是否减弱或消失;呼吸不少于16次;尿量每小时不少于25 mL;或每24小时不少于600 mL。硫酸镁治疗时需备钙,一旦出现中毒反应,应立即静脉注射10%葡萄糖酸钙10 mL。我国近20年来,广泛应用硫酸镁治疗重度子痫前期及子痫。但大剂量的硫酸镁(22.5~25.0 g)稀释静脉滴注,必然会增加患者细胞外组织液、明显水肿和造成血管内皮通透性增加,可导致肺水肿。在应用硫酸镁的同时应控制液体输入量,每小时不应超过80 mL,在使用硫酸镁静脉滴注期间应记录每小时尿量,如果患者尿少,需要仔细评定原因,并考虑中心静脉压(CVP)/肺毛细血管压监测。根据病情结合CVP调整液体的出入量。如果出现肺水肿的迹象,应给予20 mg的呋塞米。

(5)血管扩张剂:血管扩张剂硝酸甘油、硝普钠、酚妥拉明,是强有力的速效的血管扩张剂,扩张周围血管使血压下降,可应用于妊娠期高血压疾病,急进性高血压。

具体用法:①硝酸甘油为静脉扩张剂,常用20 mg溶于5%葡萄糖250 mL静脉滴注,滴速视血压而调节,血压降至预期值时调整剂量至10~15滴/分,或输液泵调节滴速,为5~20 μg/min。或用硝酸甘油20 mg溶于5%葡萄糖50 mL用微量泵静脉推注,开始为5 μg/min,以后每3~5分钟增加5 μg,直至20 μg/min,即有良好疗效。用药期间应每15分钟测一次血压。②酚妥拉明为小动脉扩张剂,可选择性扩张肺动脉,常用10~20 mg溶于5%葡萄糖液250 mL中静脉滴注,以0.04~0.10 mg/min速度输入,严密观察血压,根据血压调节滴速。或用10~20 mg溶于5%葡萄糖液50 mL中用微量泵静脉推注。先以0.04~0.10 mg/min速度输入,根据血压调整滴速。酚妥拉明有时会引起心动过速,心律异常,特别是用静脉泵静脉推注,现已少用。③硝普钠兼有扩张静脉和小动脉的作用,常用25~50 mg加入5%葡萄糖液500 mL中静脉滴注(避光)或25 mg溶于5%葡萄糖液50 mL中用微量泵静脉注射。开始剂量为8~16 μg/min,逐渐增至20 μg/min,视血压与病情调整剂量。用药期间严密观察病情和血压。每个剂量只用6小时,超过6小时需更换新药液。24小时用药不超过100 mg,产前用药不超过24小时,用药不超过5天,仅用于急性高血压或妊娠期高血压疾病合并心力衰竭的患者。硝普钠能迅速通过胎盘进入胎儿体内,其代谢产物氰化物对胎儿有毒性作用,不宜在妊娠期使用。

(6)利尿:利尿剂仅在必要时应用,不常规使用。

利尿指征:①急性心力衰竭、肺水肿、脑水肿。②全身性水肿。③慢性血管性疾病如慢性肾炎、慢性高血压等。④血容量过高,有潜在性肺水肿发生者。

药物:①呋塞米。20~40 mg溶于5%葡萄糖液20~40 mL中缓慢静脉注射(5分钟以上)。必要时可用呋塞米160~200 mg静脉滴注,可同时应用酚妥拉明10~20 mg静脉滴注。适用于肺水肿、心、肾衰竭。②甘露醇:20%甘露醇250 mL静脉滴注(30分钟滴完)。仅适用于脑水肿,降低脑内压、消除脑水肿。心功能不全者禁用。

(7)镇静:镇静剂兼有镇静及抗惊厥作用,不常规使用,对于子痫前期和子痫,或精神紧张、睡眠不足时可选择镇静剂。①地西泮:具有较强的镇静和止惊作用,用法:10 mg肌内注射或静脉注射(必须在2分钟以上),必要时可重复一次,抽搐过程中不可使用。②冬眠药物:一般用氯丙嗪、异丙嗪各50 mg,哌替啶100 mg混合为一个剂量,称冬眠Ⅰ号。一般用1/3~1/2量肌内注射或稀释静脉注射,余下 2/3 量作静脉缓慢滴注,维持镇静作用。用异丙嗪 25 mg、哌替啶50 mg 配合称"杜非合剂",肌内注射有良好的镇定作用,间隔 12 小时可重复一次。氯丙嗪可使血压急剧下降,导致肾及子宫胎盘供血不足,胎儿缺氧,且对母亲肝脏损害,目前仅用于应用安定、硫酸镁镇静无效的患者。③苯巴比妥:100~200 mg 肌内注射,必要时可重复使用。用于镇静口服剂量 30~60 mg,3 次/天,本药易蓄积中毒,最好在连用 4~5 天后停药1~2 天。目前已较少用。

(8)抗凝和扩容:子痫前期存在血凝障碍,某些患者血液高凝,呈慢性 DIC 改变,需进行适当的抗凝治疗。

抗凝参考指征:①多发性出血倾向。②高血黏度血症,血液浓缩。③多发性微血管栓塞之症状、体征,如皮肤皮下栓塞、坏死及早期出现的肾、脑、肺功能不全。④胎儿宫内发育迟缓、胎盘功能低下、脐血流异常、胎盘梗死、血栓形成的可能。⑤不容易以原发病解释的微循环衰竭与休克。⑥实验室检查呈 DIC 高凝期,或前 DIC 改变:如血小板$<100 \times 10^9$/L 或进行性减少;凝血酶原时间比正常对照延长或缩短3 秒;纤维蛋白原低于 1.5 g/L 或呈进行性下降或超过 4 g/L;3P 试验阳性,或 FDP 超过 0.2 g/L,D-二聚体阳性(20 μg/mL)并呈进行性增高;血液中红细胞碎片比例超过 2%。

推荐用药:①丹参注射液 12~15 g 加入 5% 葡萄糖液 500 mL 静脉滴注。②川芎嗪注射液 150 mg 加入 5% 葡萄糖液滴注。以上二药适用于高血黏度、血液浓缩者,或胎儿发育迟缓,病情较轻者。③低分子肝素:分子量<10 000 的肝素称低分子肝素,即 LMH 0.2 mL(1 支)皮下注射。适用于胎儿宫内发育迟缓、胎盘功能低下、胎盘梗死,或重度子痫前期、子痫有早期 DIC(前-DIC)倾向者。④小剂量肝素:普通肝素12.5~25 mg 溶于 5% 葡萄糖液 250 mL 内缓慢静脉滴注,或 0.5~1.0 mg/kg,加入葡萄糖溶液 250 mL 分段静脉滴注,每 6 小时为一时间段。滴注过程中需监测 DIC 指标,以调剂量。普通肝素用于急性及慢性 DIC 患者。产前 24 小时停用肝素,产后肝素慎用、量要小,以免产后出血。⑤亦可用少量新鲜冰冻血浆200~400 mL。

液体平衡:20 世纪 70~80 年代研究认为,妊娠期高血压疾病,特别是重度子痫前期患者,存在血液浓缩,胎盘有效循环量下降,故提出扩充血容量稀释血液疗法。多年来,在临床实践中发现,有因液体的过多注入,加重心脏负担诱发肺水肿的报道。产妇的死亡率与使用过多的侵入性液体相关。对于有严重低蛋白血症贫血者,可选用人血清蛋白、血浆、全血等。对于某些重度子痫前期、子痫妇女,有血液浓缩,有效循环量下降、胎盘血流量下降或水、电解质紊乱情况,可慎重的使用胶体或晶体液。现一般不主张用扩容剂,认为会加重心肺负担,若血管内负荷严重过量,可导致脑水肿与肺水肿。多项调查结果表明,扩容治疗不利于妊娠期高血压疾病患者。尿量减少的处理应采用期待的方法,必要时用 CVP 监测,而不要过多的液体输入。重度子痫前期患者,施行剖宫产术麻醉前不必输入过多的晶体液,因没有任何证据表明晶体液可以预防低血压。

4.子痫的治疗原则

(1)控制抽搐:①地西泮 10 mg 缓慢静脉推注;继之以地西泮 20 mg 加入 5% 葡萄糖 250 mL 中缓慢静脉滴注,根据病情调整滴速。②亦可选用冬眠合剂Ⅰ号(氯丙嗪、异丙嗪各 50 mg,哌替啶 100 mg)1/3~1/2量稀释缓慢静脉注射,1/2 量加入 5% 葡萄糖 250 mL 中缓慢静脉滴注,根据病情调整速度。③或用硫酸镁2.5 g 加5% 葡萄糖 40 mL 缓慢静脉推注;或25% 硫酸镁 20 mL 加入 5% 葡萄糖 100 mL 中快速静脉滴注,30 分钟内滴完,后继续静脉点滴硫酸镁,以 1~2 g/h 速度维持。注意硫酸镁与镇静剂同时应用时,对呼吸抑制的协同作用。

（2）纠正缺氧和酸中毒：保持呼吸道通畅，面罩给氧，必要时气管插管，经常测血氧分压，预防脑缺氧；注意纠正酸中毒。

（3）控制血压：控制血压方法同重度子痫前期。

（4）终止妊娠：抽搐控制后未能分娩者行剖宫产。

（5）降低颅内压：20％甘露醇 0.5 mL/kg，静脉滴注，现已少用，因会加重心脏负担。现常用呋塞米 20 mg 静脉注射，能快速降低颅内压。

（6）必要时做介入性血流动力学监测（CVP），特别在少尿及有肺水肿可能者。

（7）其他治疗原则同重度子痫前期。Richard 子痫昏迷治疗方案：①立即用硫酸镁控制抽搐，舒张压＞14.7 kPa(110 mmHg)，加用降压药。②24 小时内常规用地塞米松 5～10 mg，墨菲管内滴注，以减轻脑水肿。③监测血压、保持呼吸道通畅、供氧，必要时气管插管。④经常测血氧分压，预防脑缺氧。⑤终止妊娠，已停止抽搐 4～6 小时不能分娩者急行剖宫产。⑥置患者于30 度半卧位，降低颅内静脉压。⑦产后如仍不清醒，无反应，注意与脑出血鉴别，有条件医院作CT 检查。⑧神经反射监护。⑨降低颅内压，20％甘露醇0.5 mL/kg静脉滴注降低颅内压。

（8）终止妊娠：因妊娠期高血压疾病是孕产妇特有的疾病，随着妊娠的终止可自行好转，故适时以适当的方法终止妊娠是最理想的治疗途径。

终止妊娠时机：密切监护母亲病情和胎儿宫内健康情况，监测胎盘功能及胎儿成熟度，确定终止妊娠时机。①重度子痫前期积极治疗 2～3 天，为避免母亲严重并发症，亦应积极终止妊娠。②子痫控制 6～12 小时的孕妇，必要时子痫控制 2 小时后亦可考虑终止妊娠。③有明显脏器损害，或严重并发症危及母体者应终止妊娠。④孕 34 周前经治疗无效者，期待治疗延长孕周虽可望改善围产儿的死亡率，但与产妇死亡率相关。对早发型子痫前期孕 32 周后亦可考虑终止妊娠。⑤重度子痫经积极治疗，于孕 34 周后可考虑终止妊娠。

终止妊娠指征：多主张以下几点。①重度子痫前期患者经积极治疗 24～72 小时仍无明显好转；病情有加剧的可能，特别是出现严重并发症者。②重度子痫前期患者孕周已超 34 周。③子痫前期患者，孕龄不足 34 周，胎盘功能减退，胎儿尚未成熟，可用地塞米松促胎肺成熟后终止妊娠。④子痫控制后 2 小时可考虑终止妊娠。⑤在观察病情中遇有下列情况应考虑终止妊娠：胎盘早剥、视网膜出血、视网膜剥离、皮质盲、视力障碍、失明、肝酶明显升高、血小板减少、少尿、无尿、肺水肿、明显腹水、胎儿窘迫；胎心监护出现重度变异减速、多个延长减速和频发慢期减速等提示病情严重的症候时应考虑终止妊娠。

终止妊娠的方法：①阴道分娩。病情稳定，宫颈成熟，估计引产能够成功已临产者，不存在其他剖宫产产科指征者，可以选用阴道分娩。②剖宫产。病情重，不具备阴道分娩条件者，宜行剖宫产术。子痫前期患者使用麻醉方式是有争议的，但是如果母亲凝血功能正常，没有存在低血容量，使用硬膜外麻醉是安全、有效的，不会引起全身麻醉所致的血压升高。

产褥期处理：重症患者在产后 24～72 小时，尤其 24 小时内，仍有可能发生子痫，需继续积极治疗，包括应用镇静、降压、解痉等药物。产后检查时，应随访血压、蛋白尿及心肾功能情况，如发现异常，应及时治疗，防止后遗症发生。

（9）其他药物治疗，包括以下药物。

1）心钠素：是人工合成的心钠衍化物，为心肌细胞分泌的活性物质，具有很强的降压利尿作用。主要作用是增加肾血流量，提高肾小球滤过率，降低血管紧张素受体的亲和力，可对抗 AⅡ的缩血管作用。具有强大的利钠、利尿及扩张血管活性。20 世纪 80 年代有报道，经临床应用人

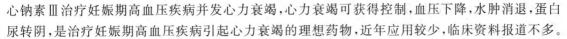

心钠素Ⅲ治疗妊娠期高血压疾病并发心力衰竭,心力衰竭可获得控制,血压下降,水肿消退,蛋白尿转阴,是治疗妊娠期高血压疾病引起心力衰竭的理想药物,近年应用较少,临床资料报道不多。

2)抗凝血酶(AT-Ⅲ):抗凝血酶对各种凝血机制中的酶具有抑制作用,实验证明抗凝血可以预防妊娠期高血压疾病动物模型上的血压升高和蛋白尿的发生,因此 AT-Ⅲ很可能可以有效地处理子痫前期患者的临床症状和体征。重度子痫前期时 AT-Ⅲ下降,如 AT-Ⅲ/C 下降70%以下则有出现血栓的危险。一般可静脉滴注,AT-Ⅲ1 000～3 000 U,血中 AT-Ⅲ/C 上升至130%～140%。如同时应用小剂量肝素可提高抗凝效果。

3)血管紧张素转换酶(ACE)抑制剂:卡托普利或厄贝沙坦,其作用是抑制血管紧张素转换酶(ACE)活性,阻止血管紧张素Ⅰ转换成血管紧张素Ⅱ,有明显降低外周阻力,增加肾血流量的作用。但这些药物可导致胎儿死亡、羊水少、新生儿无尿、肾衰竭、胎儿生长迟缓、新生儿低血压和动脉导管未闭,因此任何妊娠妇女均禁忌用血管紧张素转换酶(ACE)抑制剂,孕期禁止使用。

4)L-精氨酸(L-Arginine,L-Arg):最近的报道认为 NO 和前列环素的减少可能是妊娠期高血压疾病发病机制的主要原因,与血管舒张因子和收缩因子的不平衡有关。L-Arg 是合成 NO的底物,它可以刺激血管内皮细胞的 NO 合成酶(NOS)而增加 NO 的合成和释放,通过扩张外周血管发挥降压作用。随着人们对 NO 的了解逐步深入,L-Arg 在临床和基础的研究和应用更加广泛。近年国外已有应用 L-Arg 治疗或辅助治疗高血压的报道。

国内有学者报道:高血压患者静脉滴注 L-Arg(20 g/150 mL/30 min)5 分钟后血压开始下降,15 分钟达稳定值。国外有学者对尿蛋白阴性的妊娠高血压患者及尿蛋白＞300 mg/24 h 的子痫前期患者各 40 例用 L-Arg 治疗;L-Arg 20 g/500 mL 静脉滴注,每天 1 次,连续用 5 天,再跟随 4 g/d,口服 2 周,或安慰剂治疗。结果见在用 L-Arg 治疗组的患者收缩压与安慰剂组相比有明显下降,认为应用 L-Arg 治疗有希望可以延长孕周和降低低体重儿的发生率。但左旋精氨酸在预防子痫前期的发生方面还缺乏大样本的研究。

Rytiewski 报道,应用 L-Arginine 治疗子痫前期,口服 L-arginine 3 g/d(L-Arg 组)40 例,安慰剂组 41 例。结果提示应用 L-Arg 组病例的胎儿大脑中动脉的灌注量增加,脑-胎盘血流量比率增加,分娩新生儿 Apgar 评分较高,提供口服 L-Arg 治疗子痫前期的患者似乎有希望延长孕周改善新生儿结局。但还需要大样本的研究以进一步得到证实。总的认为,对子痫前期患者给予 L-Arg 治疗可能通过增加内皮系统和 NO 的生物活性降低血压,认为应用 L-Arg 治疗可能改善子痫前期患者内皮细胞的功能,是一种新的、安全、有效的治疗预防子痫前期的方法。

5)硝酸甘油(NG):用于治疗心血管疾病已多年,随着 NO 的研究不断深入,其作用机制得到进一步的认识,目前认为 NG 在体内代谢和释放外源性 NO,促进血管内生成一氧化氮,通过一系列信使介导,改变蛋白质磷酸化产生平滑肌松弛作用。由于有强大的动静脉系统扩张作用,使其对其相关的组织器官产生作用。NG 还能有效地抑制血小板聚集。在先兆子痫患者应用 NG能降低患者血压和脐动脉搏动指数(PI)。

有学者报道应用 NG 治疗子痫前期,用硝酸甘油 20 mg 加入生理盐水 50 mL 用静脉泵推注,注速 5～20 μg/min,5～7 天,与用 MgSO₄ 病例比较,见前者 SBP、DBP、MAP 均较后者低,新生儿低 Apgar 评分,新生儿入 NICU 数 NG 组较 MgSO₄ 组低。母亲急性心衰竭、肺水肿的发生率 NG 组较 MgSO₄ 组明显降低。但硝酸甘油作用时间短,停药后数分钟降压作用消失,故宜与长效钙通道阻滞剂合用。

也有学者应用 NG 治疗没有并发症的子痫前期,方法为硝酸甘油 25 mg 加入 5％葡萄糖

20～30 mL用静脉泵推注,以5～20 μg/min,5～7天后改用缓释的钙通道阻滞剂拜心酮口服,直至分娩,平均治疗时间2周。由于孕周延长,新生儿低 Apgar 评分,入 NICU 的病例比用 $MgSO_4$ 治疗组低,母婴预后较好,母体无严重并发症发生。

多项研究认为,NG 治疗子痫前期不仅可扩张母体血管,还可明显降低脐-胎盘血管阻力,有助于改善宫内环境,而且未发现胎心有变化;但 NG 是否会对胎儿的血管张力、血压、外周血管阻力和血小板、左旋精氨酸功能产生不良影响,及其确切疗效有待于进一步的研究。

(10)免疫学方面的治疗:目前研究认为先兆子痫是胎盘免疫复合物的产生超过消除能力而引发的炎症反应,促使大量滋养层细胞凋亡、坏死和氧化应邀。这观点引起新的治疗方案的产生,目前针对免疫学的治疗有以下几点研究进展:①抑制补体活化、调整补体治疗炎症反应:认为单克隆抗体 C_3 抑制剂、多抑制素、C_5 结合抗体、C_{5a} 受体拮抗剂可能是预防和治疗先兆子痫的理想药物。②降低免疫复合物的产生:在先兆子痫最有效减少免疫复合物的产生自然方法是娩出胎盘。理论上,减少免疫复合物水平的药物治疗,可以减少患者体内抗体的产生。目前研究认为,通过 CD20 单克隆抗体实现中断 B 细胞抗体产生,美国有研究者用一种治疗自身免疫性疾病的药物——单克隆抗体用于先兆子痫的治疗,推测此单克隆抗体可减少 B 细胞抗体水平,以减少免疫复合物的产生。③免疫炎症反应的调控:控制先兆子痫免疫反应的方法包括抗炎症药物(如地塞米松)及单克隆抗细胞因子抗体,如肿瘤坏死因子(TNF)-α 抗体可溶性肿瘤坏死因子受体(抑制性肿瘤坏死因子);白细胞介素-1(IL-1)受体拮抗剂已用于试验治疗脓毒症的全身炎症反应;有研究报道指出先兆子痫存在胎盘功能和血清抑制性细胞因子水平如 IL-10 的不足。因此,抑制细胞因子可能对治疗有效。④抑制粒细胞活性:免疫复合物直接活化效应细胞,参与错综复杂的炎症结局过程,在这过程中粒细胞 Fcγ 受体起关键性作用,有研究认为,抑制性受体 FcγRⅡB 上调,提高免疫复合物刺激阈从而与 IgG 抗体反应抑制了炎症反应。临床上有使用静脉注射免疫球蛋白(IVIG)诱导抑制 FcγRⅡB 受体的表达,从而提高免疫复合物激活 FcγRⅡ 受体的刺激阈。Branch 等人研究初步确定了 IVIG 对抗磷脂综合征妊娠妇女及其新生儿的治疗有显著效果。

七、并发症的诊断和治疗

(一)妊娠期高血压疾病并发心功能衰竭

1.妊娠期高血压疾病并发心力衰竭的诱因及诊断

妊娠期高血压疾病时冠状动脉痉挛,可引起心肌缺血、间质水肿及点状出血与坏死,偶见毛细血管内栓塞,心肌损害严重可引起妊娠期高血压疾病性心脏病,心功能不全,甚至心力衰竭、肺水肿。不适当的扩容、贫血、肾功能损害、肺部感染等常为心力衰竭的诱发因素。心力衰竭的临床表现可有脉率快,部分患者可听到舒张期奔马律、肺动脉瓣区 P2 亢进、呼吸困难、胸肺部啰音,颈静脉充盈、肝大,甚至端坐呼吸。对全身水肿严重的患者,虽无端坐呼吸,应警惕右心衰竭。心电图提示心肌损害,有 T 波改变、减低或倒置,有时呈现 ST 倒置或压低。X 线检查可见心脏扩大及肺纹理增加,甚至肺水肿表现。

妊娠期高血压疾病并发心力衰竭需与各科原因所致心力衰竭鉴别。包括孕前不健康的心脏:如先天性心脏病、风湿性心脏病、贫血、甲亢心、胶原组织性疾病引起的心肌损害;如红斑狼疮等。孕前健康的心脏,如围生期心肌病、羊水栓塞或肺栓塞可根据不同病史及心脏特征加以鉴别。围生期心肌病易与妊娠期高血压疾病性心脏病混淆。妊娠期高血压疾病时全身小动脉痉挛,影响冠状动脉循环,心脏供血不足、间质水肿,致心功能受损,是发生围生期心脏病的原因之一,发生率为27.2%,为正常孕妇的5倍。国外报道发生率高达60%,说明两者有密切相关。围生期心肌病患者可能会有中度血压升高,中度蛋白尿常诊断为妊娠期高血压疾病。鉴别主要依靠病史及心脏体征。围生期心肌病除有心衰的临床表现外,主要体征包括两肺底湿啰音、奔马律及第三心音、二尖瓣区有收缩期杂音。超声心动图检查所有病例均有左心室扩大,腔内径增大,以左心室腔扩大最为显著。部分病例由于心腔内附壁血栓脱落,可导致肺动脉栓塞,病情急剧恶化。有学者报道曾有一例重度子痫前期合并围生期心肌病患者,产后第4天死于肺栓塞。妊娠期高血压疾病心力衰竭临床表现有较严重高血压、蛋白尿、水肿,当血压显著升高时,冠状动脉痉挛导致心肌缺血,甚至灶性坏死而诱发心功能不全,但无心脏显著扩大,无严重心律失常,常伴有肾损害。妊娠期高血压疾病心力衰竭患者的预后较好。

2.妊娠期高血压疾病心力衰竭的治疗

(1)积极治疗妊娠期高血压疾病:解除小动脉痉挛,纠正低排高阻,减轻心脏前后负荷。

(2)可选用以下一种或两种血管扩张剂:酚妥拉明,10 mg加入5%葡萄糖液250 mL内,静脉滴注,0.1～0.3 mg/min;硝酸甘油10 mg,加入5%葡萄糖25～50 mL内,微量泵静脉推注,5～20 μg/min,根据血压调整速度;硝普钠25～50 mg,加入5%葡萄糖50 mL内,微量泵静脉推注,10～20 μg/min,根据血压调整速度。扩血管治疗后能迅速降压,降低心脏的后负荷,改善心肌缺氧,是治疗妊娠期高血压疾病心力衰竭的主要手段。

(3)增强心脏收缩力:用毛花苷C 0.4 mg,加入5%葡萄糖液20 mL内,稀释缓慢静脉注射。也可用地高辛,每天0.125～0.25 mg,口服。非洋地黄类正性肌力药物,如多巴胺、多巴酚丁氨、前列腺素E(米力农)、门冬氨酸钾镁等。血压高者慎用多巴胺类药物或用小剂量,并与血管扩张剂合用。

(4)利尿剂:呋塞米20～40 mg,加入5%葡萄糖液20 mL,静脉注射,快速利尿。

(5)有严重呼吸困难,可用吗啡3～5 mg,稀释,皮下注射。

(6)心力衰竭控制后宜终止妊娠。

(7)限制液体入量。

(二)HELLP综合征

Weinstein报道了重度子痫前期并发微血管病性溶血,并根据其临床3个主要症状:溶血性贫血、转氨酶升高、血小板减少命名为HELLP综合征。

(三)溶血性尿毒症性综合征(HUS)

溶血性尿毒症性综合征是以急性微血管病性溶血性贫血、血小板减少及急性肾衰竭三大症状为主的综合征。其发病机制是由于妊娠期,特别是妊娠期高血压疾病时血液处于高凝状态,易有局限性微血栓形成,当红细胞以高速度通过肾小球毛细血管及小动脉时,受血管内纤维网及变性的血管壁内膜的机械性阻碍,红细胞变形、破裂,造成血管内溶血与凝血活酶的释放,促进了血管内凝血的进行。由于纤维沉积于肾小球毛细血管与小动脉内,减少了肾小球的血流灌注量,最终肾衰竭。另外免疫系统的变化及感染因素可诱发HUS。

1.诊断

(1)临床表现:溶血性贫血、黄疸、阴道流血和瘀斑、瘀点,有些患者会发生心律不齐、心包炎、心力衰竭、心肌梗死、支气管肺炎、抽搐发作等。同时有一过性血尿及血红蛋白尿,尿少,可发展到急性肾衰竭至少尿、无尿。

（2）实验室检查：①外周血血常规显示贫血、红细胞异常、出现形态异常、变形的红细胞及红细胞碎片、网织红细胞增多。②血小板减少，常降至 100×10^9/L 以下。③黄疸指数升高：血清胆红素及肝功能 SGPT 增高。④乳酸脱氢酶（HPL）升高达 $600\ \mu g$/L 以上，表示体内有凝血存在。⑤血红蛋白尿或血尿，尿蛋白及各种管型。⑥氮质血症：血尿素氮、肌酐及非蛋白氮增高。

2.鉴别诊断

（1）单纯性妊娠期高血压疾病：不出现 HUS 的进行性溶血、血小板下降、血红蛋白尿等临床表现和实验室结果。

（2）HELLP 综合征：HUS 和 HELLP 综合征均可在妊娠期高血压疾病患者中出现。而 HUS 以肾损害表现为主，急性肾功能损害和血红蛋白尿。而 HELLP 综合征常以肝损害为主。以肝功能转氨酶升高、溶血性黄疸为主。根据临床及实验室检查可以鉴别。

（3）与系统性红斑狼疮性肾炎及急性脂肪肝引起的肾衰竭应予以区别。

（三）HUS 肾衰竭治疗原则

（1）积极治疗妊娠期高血压疾病。

（2）保持肾功能，血管扩张药物应用，新利尿合剂：酚妥拉明 10～20 mg、呋塞米 100 mg 各自加入 5％葡萄糖 250 mL 静脉滴注（根据病情调整剂量）。

（3）严重少尿、无尿可用快速利尿剂。

（4）终止妊娠。

（5）透析：应早期透析，如少尿、无尿，血钾升高＞5.5 mmol/L；尿素氮＞17.8 mmol/L（50 mg/L）；血肌酐＞442 μmol/L（50 mg/L），需用透析治疗，或用连续性肾滤过替代治疗（CRRT）、静脉-静脉连续滤过（CVVH）。

（四）弥漫性血管内凝血（DIC）

子痫前期、子痫与 DIC 关系密切，重度子痫前期时，全身血管明显痉挛，血液黏度升高，全身组织器官血流量减少，血管内皮损伤引起血管内微血栓形成，患者血液中凝血因子消耗多引起凝血因子减少。子痫前期、子痫本身是一种慢性 DIC 状态。严重 DIC 或产后即会发生出血倾向，如血尿、产后出血等。

1.子痫前期、子痫并发 DIC 的早期诊断

子痫前期、子痫并发 DIC 的常见临床表现：①多发性出血倾向如血尿、牙龈出血、皮肤瘀斑、针眼出血、产后出血等。②多发性微血管血栓之症状体征，如皮肤皮下栓塞、坏死及早期出现的肾、脑、肺功能不全。

子痫前期、子痫并发 DIC 实验室检查：①血小板减少＜100×10^9/L 或呈进行性减少。②凝血酶原时间比正常延长或缩短 3 秒。③纤维蛋白低于 1.5 g/L（150 mg/dL）或呈进行性下降或超过 4 g/L。④D-二聚体阳性，FDP 超过 0.2 g/L（20 μg/mL），血液中的红细胞碎片超过 2％。⑤有条件可查抗凝血酶Ⅲ（ATⅢ）活性。

2.妊娠期高血压疾病并发 DIC 的治疗

妊娠期高血压疾病并发 DIC 的早期表现主要是凝血因子改变，若能及早检查这些敏感指标，即可早期发现慢性 DIC。及早处理，预后良好。妊娠期高血压疾病合并严重 DIC 发生率不高。治疗以积极治疗原发病，控制子痫前期及子痫的发展，去除病因，终止妊娠为主。根据病情可适当使用新鲜冰冻血浆，低分子肝素或小剂量的肝素（25～50 mg/d），血压过高时不适宜使用肝素，以免引起脑出血。子痫前期、子痫并发 DIC 多较轻，积极治疗后终止妊娠，多能治愈。

（五）胎盘早期剥离

妊娠期高血压疾病患者的子宫底蜕膜层小动脉痉挛而发生急性动脉粥样硬化，毛细血管缺血坏死而破裂出血，产生胎盘后血肿，引起胎盘早期剥离。有人认为在胎盘早期剥离患者中69％有妊娠期高血压疾病，可见妊娠期高血压疾病与胎盘早期剥离关系密切。

胎盘早期剥离诊断并不困难，根据腹痛、子宫肌张力增高、胎心消失、阴道少量出血、休克等典型症状可做出诊断。然而典型症状出现时，母婴预后较差。而 B 超往往可早期发现胎盘后血肿存在，而早期诊断胎盘剥离，故妊娠期高血压疾病患者必须常规做腹部 B 超检查，以早期做出有无合并胎盘早期剥离的诊断。

胎盘早剥引起弥漫性血管内凝血一般多在发病后 6 小时以上，胎盘早剥时间越长，进入母体血循环内的促凝物质越多。被消耗的纤维蛋白原及其他凝血因子也越多。因此早期诊断及时终止妊娠对预防及控制 DIC 非常重要，治疗原则以积极治疗妊娠期高血压疾病、终止妊娠去除病因、输新鲜血、新鲜冰冻血浆、补充凝血因子（包括纤维蛋白原）等措施，可阻断 DIC 的发生、发展。

（六）脑血管意外

脑血管意外包括脑出血、脑血栓形成、蛛网膜下腔出血和脑血栓，是妊娠期高血压疾病最严重的并发症，也是妊娠期高血压疾病最主要的死亡原因。脑血管灌注有自身调节，在较大血压波动范围内仍能保持正常血流。当脑血管痉挛，血压超过自身调节上限值或痉挛导致脑组织水肿、脑血管内皮细胞间的紧密连接就会断裂，血浆及红细胞会渗透到血管外间隙引起脑内点状出血，甚至大面积渗血，脑功能受损。当 MABP≥18.7 kPa(140 mmHg)时脑血管自身调节功能消失。脑功能受损的临床表现为脑水肿、抽搐、昏迷、呼吸深沉、瞳孔缩小或不等大、对光反射消失、四肢瘫痪或偏瘫。应做仔细的神经系统检查。必要时做脑 CT 或 B 超可明确诊断。

脑水肿、脑血管意外的处理：有怀疑脑出血或昏迷者应做 CT 检查、脑水肿可分次肌内注射或静脉注射地塞米松 20～30 mg/d，减轻脑血管痉挛和毛细血管的通透性，改善意识状态，并可使用快速利尿剂，降低颅内压。大片灶性脑出血在脑外科密切配合下行剖宫产，结束妊娠后遂即行开颅术，清除血肿、减压、引流，则有生存希望。

（韩金岑）

第九章

妊娠合并症

第一节 妊娠合并支气管哮喘

支气管哮喘(简称哮喘)在全世界范围内是最常见的慢性病之一,也是妊娠妇女常见并发的慢性病。妊娠合并哮喘,可以是在青少年时期患有哮喘,青春期后已缓解的基础上合并妊娠;或妊娠前已是未缓解的哮喘者,在妊娠后哮喘加重;或妊娠后才出现哮喘者。以上 3 种情况都可以认为是妊娠期哮喘。

一、病因及发病机制

(一)病因

哮喘的病因复杂,患者个体化变应性体质及环境因素的影响是发病的危险因素。目前认为哮喘是一种多基因遗传病,其遗传度在 70%~80%。哮喘同时受遗传因素和环境因素的双重影响。

环境因素包括特异性变应原或食物、感染直接损害呼吸道上皮致呼吸道反应性增高。某些药物(如阿司匹林类药物等)、大气污染、烟尘运动、冷空气刺激、精神刺激及社会、家庭心理、妊娠等因素均可诱发哮喘。

(二)发病机制

哮喘的发病机制不完全清楚。变态反应、气道慢性炎症、气道反应性增高及神经等因素及其相互作用被认为与哮喘的发病关系密切。

妊娠合并哮喘的病理特征为支气管平滑肌收缩、分泌黏液和小支气管黏膜水肿。引起以上变化的物质包括组胺变态反应的缓慢作用物质嗜酸性粒细胞趋化因子和血小板激活因子等,这些物质可能是对致敏原、病毒感染或紧张运动的反应而产生的。它们引起炎症反应并使呼吸困难,同时导致支气管肌肉肥大而加重呼吸道阻塞。因此,治疗支气管哮喘在扩张支气管的同时,十分强调减轻炎症反应。

血浆中肾上腺皮质激素浓度增高,组胺酶活性增强,使免疫机制受到抑制,并可减轻炎症反应。孕激素增多使支气管张力减小,气道阻力减轻血浆环磷腺苷(cAMP)浓度增高亦可抑制免疫反应并使支气管平滑肌松弛。孕晚期前列腺素 E(PGE)浓度升高亦有舒张支气管平滑肌的作用。以上皆有利于减少和缓解哮喘发作。相反,胎儿抗原的过度增加及子宫增大的机械作用等

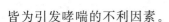

皆为引发哮喘的不利因素。

二、临床表现

(一)症状

为发作性伴有哮喘音的呼气性呼吸困难或发作性胸闷和咳嗽。严重者被迫采取坐位或呈端坐呼吸,干咳或咳大量白色泡沫痰,甚至出现发绀等,有时咳嗽可为唯一的症状(咳嗽变异型哮喘)。哮喘症状可在数分钟内发作,经数小时至数天,用支气管舒张药物或自行缓解。某些患者在缓解数小时后可再次发作。在夜间及凌晨发作和加重常是哮喘的特征之一。

妊娠时,由于子宫和胎盘血流增加,耗氧量增加,雌激素分泌增多等因素均可引起组织黏膜充血,水肿,毛细血管充血,黏液腺肥厚。30%的孕妇有鼻炎样症状,还可表现鼻腔阻塞、鼻出血、发音改变等症状。

(二)体征

发作时胸部呈过度通气状态,有广泛的哮鸣音,呼气音延长。但在轻度哮喘或非常严重哮喘发作,哮鸣音可不出现,后者称为寂静胸。严重哮喘患者可出现心率增快、奇脉、胸腹反常运动和发绀。非发作期体检可无异常。

三、诊断

诊断标准如下。

(1)反复发作的喘息、气急、胸闷或咳嗽,多与接触变应原、冷空气、物理、化学性刺激、病毒性上呼吸道感染、运动等有关。

(2)发作时双肺可闻及散在或弥散性,以呼气期为主的哮鸣音,呼气相延长。

(3)上述症状经治疗可以缓解或自行缓解。

(4)除外其他疾病所引起的喘息、气急、胸闷和咳嗽。

(5)对症状不典型者(如无明显喘息或体征),至少应有下列三项中的一项:①支气管激发试验(或运动试验)阳性;②支气管舒张试验阳性;③昼夜 PEF 变异率≥20%。

四、鉴别诊断

妊娠期支气管哮喘急性发作应与心源性哮喘相鉴别。心源性哮喘常见于左心衰竭,发作时的症状与哮喘相似,但心源性哮喘多有高血压、冠状动脉粥样硬化性心脏病、风湿性心脏病和二尖瓣狭窄等病史和体征。多于夜间突然发生呼吸困难、端坐呼吸、咳嗽、咳泡沫痰、发绀等,两肺底或满肺可闻湿啰音和哮喘音。心脏扩大,心率快,心尖可闻奔马律。根据相应病史诱发因素、痰的性质,查体所见和对解痉药的反应等不难鉴别。

五、预后

哮喘无论是对孕妇还是胎儿都会造成严重的医学问题。据报道,哮喘影响 3.7%~8.4% 的妊娠妇女。近期多项研究提示,哮喘使妊娠妇女的胎儿围产期死亡率、先兆子痫、早产和婴儿低出生体重的危险升高。哮喘加重与危险升高相关,而哮喘控制良好与危险下降相关。美国儿童健康和人类发展研究所最近的研究发现,大约 30%的轻度哮喘妇女在妊娠期间哮喘加重,另一方面,23%中或重度哮喘妇女妊娠期间哮喘有所改善。

轻症哮喘发作对母儿影响不大。急性重症哮喘可并发呼吸衰竭、进行性低氧血症、呼吸性酸中毒、肺不张、气胸纵隔气肿奇脉、心力衰竭及药物过敏,妊高征发病率高从而使孕产妇病死率增高。对胎儿的影响则主要为低血氧及因子宫血流减少使胎儿体重低下,严重者胎死宫内缺氧诱发子宫收缩,故早产率高。此外,用药可引起胎儿畸形故围生儿死亡率和发病率皆高。

六、治疗

(一)妊娠期间哮喘药物治疗的一般原则

哮喘妊娠妇女治疗的目的是提供最佳治疗控制哮喘,维护妊娠妇女健康及正常胎儿发育。对于哮喘妊娠妇女而言,使用药物控制哮喘比有哮喘症状和哮喘加重更安全。为了维持正常肺功能,从而维持正常的血氧饱和度以确保胎儿氧供,可能需要进行监测及对治疗进行适当调整。哮喘控制不良对胎儿的危险比哮喘药物大。产科保健人员应该参与妊娠妇女的哮喘治疗,包括在产前检查时监测哮喘状态。

(二)哮喘的治疗

1.评估和监测哮喘

包括客观地测定肺功能:由于大约2/3的妊娠妇女的哮喘病程发生改变,所以建议每月评估哮喘病史和肺功能。第一次评估时建议采用肺量测定法。对于门诊患者的常规随访监测,首选肺量测定法,但一般也可以使用峰速仪测定呼气峰流速(PEF)。应该教导患者注意胎儿活动。对于哮喘控制不理想和中重度哮喘患者,可以考虑在32周时开始连续超声监测。重症哮喘发作恢复后进行超声检查也是有帮助的。

2.控制使哮喘加重的因素

识别和控制或避免变应原和刺激物,尤其是吸烟这些使哮喘加重的因素,可以改善妊娠妇女的健康,减少所需药物。

3.患者教育

教育患者有关哮喘的知识和治疗哮喘的技能,如自我监测、正确使用吸入器、有哮喘加重征象时及时处理等。

4.药物的阶梯治疗方法

为了达到和维持哮喘控制,根据患者哮喘的严重性,按需增加用药剂量和用药次数;情况允许时,逐渐减少用药剂量和用药次数。

第一级:轻度间歇性哮喘。

对于间歇性哮喘患者,建议使用短效支气管扩张药,尤其是吸入短效 β_2 受体激动剂以控制症状。沙丁胺醇是首选的短效吸入 β_2 受体激动剂,因为它非常安全。目前尚没有证据表明使用短效吸入 β_2 受体激动剂能造成胎儿损伤,也没有证据表明在哺乳期间禁忌使用这种药物。

第二级:轻度持续性哮喘。

首选的长期控制药物是每天吸入小剂量糖皮质激素。大量数据表明,这种药物对哮喘妊娠妇女既有效又安全,围产期不良转归的危险没有增加。布地奈德是首选的吸入糖皮质激素,因为现有的有关布地奈德用于妊娠妇女的数据比其他吸入糖皮质激素多。应该注意到目前尚没有数据表明其他吸入糖皮质激素制剂在妊娠期间不安全。因此,对于除布地奈德之外的其他吸入糖皮质激素,如果患者在妊娠之前用这些药物能很好控制哮喘,可以继续使用。

第三级:中度持续性哮喘。

有两种治疗选择:小剂量吸入糖皮质激素加长效吸入 β_2 受体激动剂或将吸入糖皮质激素的剂量增加到中等剂量。长效 β_2 受体激动剂与糖皮质激素联合应用可以显著减少糖皮质激素用量,并有效地控制哮喘症状。目前对孕妇和哺乳期妇女,缺乏使用该药的安全数据,只有在充分权衡利弊的情况下才可使用。

第四级:重度持续性哮喘。

如果患者使用第三级药物后仍需要增加药物,那么吸入糖皮质激素的剂量应该增加到大剂量,首选布地奈德。如果增加吸入糖皮质激素的剂量仍不足以控制哮喘症状,那么应该加用全身糖皮质激素。尽管有关妊娠期间口服糖皮质激素的一些危险目前尚没有明确的数据,但重症未得到良好控制的哮喘对母亲和胎儿具有明确的危险。

(三)哮喘持续状态

哮喘持续状态指的是常规治疗无效的严重哮喘发作,持续时间一般在 12 小时以上。哮喘持续状态并不是一个独立的哮喘类型,而是它的病生理改变较严重,如果对其严重性估计不足或治疗措施不适当常有死亡的危险。

哮喘持续状态的主要表现是呼吸急促,多数患者只能单音吐字,心动过速、肺过度充气、哮鸣,辅助呼吸肌收缩、奇脉和出汗,诊断哮喘持续状态需排除心源性哮喘、COPD、上呼吸道梗阻或异物及肺栓塞,测定气道阻塞程度最客观的指标是 PEFR 和/或 FEV_1。

1.哮喘持续状态的处理

由于严重缺氧,可引起早产、胎死宫内,必须紧急处理。予半卧位,吸氧,在应用支气管扩张药的同时,及时足量从静脉快速给予糖皮质激素,常用琥珀酸氢化可的松,每天200～400 mg稀释后静脉注射或甲泼尼龙每天 100～300 mg,也可用地塞米松 5～10 mg 静脉注射,每6 小时可重复一次。待病情控制和缓解后再逐渐减量。必要时行机械通气治疗。哮喘患者行机械通气的绝对适应证:心跳呼吸骤停,呼吸浅表伴神志不清或昏迷。一般适应证为具有前述临床表现,特别是 $PaCO_2$ 进行性升高伴酸中毒者。

2.对症治疗

患有支气管哮喘的孕妇,常表现精神紧张、烦躁不安,可适当给予抑制大脑皮质功能的药物,如苯巴比妥(鲁米那)、地西泮等,但应避免使用对呼吸有抑制功能的镇静剂和麻醉药(如吗啡、哌替啶等),以防加重呼吸衰竭和对胎儿产生不利影响。注意纠正水、电解质紊乱和酸中毒,控制感染,选用有效且对胎儿无不良影响的广谱抗生素。保持呼吸道通畅,必要时可用导管机械性吸痰,禁用麻醉性止咳剂。碘化钾可影响胎儿甲状腺功能,故不宜使用。

3.产科处理

一般认为,支气管哮喘并非终止妊娠的指征,但对长期反复发作伴有心肺功能不全的孕妇或哮喘持续状态经各种治疗不见好转者,应考虑行人工流产或引产。临产后尽量保持安静,维持胎儿足够的供氧,尽量缩短第二产程,可适当给予支气管扩张药与抗生素。剖宫产者,手术麻醉方法以局麻或硬膜外麻醉较为安全,应避免使用乙醚或氟烷等吸入性全麻药。

七、预防

(一)预防哮喘的发生——一级预防

大多数患者(尤其是儿童)的哮喘属变应性哮喘。胎儿的免疫反应是以 Th_2 为优势的反应,在妊娠后期,某些因素如母体过多接触变应原,病毒感染等均可加强 Th_2 反应,加重 Th_1/Th_2 的失衡,若母亲为变应性体质者则更加明显,因而应尽可能避免。妊娠 3 个月后可进行免疫治疗,用流感疫苗治疗慢性哮喘有较好疗效。此外,已有充分证据支持母亲吸烟可增加出生后婴幼儿出现喘鸣及哮喘的概率,而出生后进行 4～6 个月的母乳饲养,可使婴儿变应性疾病的发生率降低,妊娠期母亲应避免吸烟,这些均是预防哮喘发生的重要环节,有关母体饮食对胎儿的影响,则仍需更多的观察。

(二)避免变应原及激发因素——二级预防

避免接触已知变应原和可能促进哮喘发作的因素,如粉尘、香料、烟丝、冷空气等。阿司匹林、食物防腐剂、亚硫酸氢盐可诱发哮喘,应避免接触。反流食管炎可诱发支气管痉挛,因此睡眠前给予适当的抗酸药物减轻胃酸反流,同时可抬高床头。减少咖啡因的摄入。避免劳累和精神紧张,预防呼吸道感染。防治变应性鼻炎。

(三)早期诊治、控制症状,防止病情发展——三级预防

早期诊断,及早治疗。做好哮喘患者的教育管理工作。

(张金秀)

第二节 妊娠合并心肌病

一、肥厚性心肌病和妊娠

肥厚性心肌病(HCM)是一个以心室肌呈非对称性肥厚,心室内腔变小为特征,以心肌细胞和心肌纤维排列紊乱为基本改变的心肌疾病。肥厚性心肌病与遗传的因素相关。成人中发病的比例约为 1/500。发病原因主要是心肌的肌小节蛋白质编码的 10 个基因中至少一个发生错义突变。

过去认为,肥厚性心肌病是罕见的病例且伴恶性的预后。新近来自非相关多中心的研究显示,肥厚性心肌病并非不常见,大量的患者的总预后相对良性。然而,有一些亚型的患者,有较高的猝死或心力衰竭的风险,需要做进一步的危险分层。虽然肥厚性心肌病的大多数患者能够安全地经历妊娠,但重要的是,当我们处理这些患者的时候要了解 HCM 这个疾病并能确定妊娠过程中出现的风险。

(一)解剖和病理生理

肥厚性心肌病必须具备的条件是排除了继发性因素如高血压,浸润性或糖原积累异常的心肌肥厚。虽然,早年认为心肌肥厚多开始于室间隔。然而肥厚的心肌也可以位于室间隔的基底部、游离壁或心室的心尖部。在肥厚性心肌病中,中央型的肥厚可影响所有的心室壁。目前有证据表明伴家族性肥厚性心肌病的某些患者中可有基因的突变,为不完全性的外显率,在初期筛查的患者中不一定具有肥厚的表现。肥厚可以为后期疾病的表现,可能在生命的最后十年才具有临床表现。

虽然大部分患者无症状,但仍有一部分患者因为肥厚性心肌病而有显著的症状,左心室流出道梗阻的患者运动后可出现胸痛、气促、疲倦、心悸和昏厥。猝死可以是患者疾病的首次表现。

病理生理主要由流出道梗阻造成血流动力学改变的联合作用所构成。包括舒张功能不全、心肌缺血、二尖瓣反流和心律失常。舒张功能不全是由于心室的松弛减慢和心室顺应性减低的结果。由于氧供需失衡,动脉血管床内的管腔增厚,冠状动脉血流储备减少而造成心肌缺血,可产生缺血性的症状。

左心室流出道梗阻是由于基底间隔部的心肌严重肥厚并突向左心室流出道,二尖瓣于收缩期相继产生前向运动而形成。二尖瓣异常运动的产生一方面是由于流出道血流速度加快吸引二尖瓣叶移向流出道的流速效应或由于牵引力的作用推动冗余的二尖瓣叶移向流出道。二尖瓣关闭不全可继发于二尖瓣附属结构的异常。如乳头肌前移进一步加重流出道的梗阻。重度流出道梗阻的患者妊娠期间可由于血流动力学的后果而处于极高的风险。

(二)孕龄妇女肥厚性心肌病的诊断

肥厚性心肌病的临床诊断依据显著非对称性左心室肥厚的二维超声心动图表现,以排除其他疾病继发的心肌肥厚。

肥厚性心肌病的年轻患者通常无症状,患者主要通过家族的筛查或听诊发现心脏杂音或异常心电图表现并通过常规医学检查而做出初步的诊断。肥厚性心肌病患者有时在妊娠期间可因收缩期杂音而受到关注。左心室流出道梗阻的杂音可有变化,应建议患者分别做下蹲、站立的姿势。患者采用站立位时,收缩后期喷射性杂音的持续时间和响度都可显著增加。

肥厚性心肌病患者通常的心电图特征:心房扩大,心室肥厚,心电图改变伴继发性的 ST 段和 T 波异常。具异常心电图的患者应给予超声心动图检查,以了解左心室壁增厚的情况。超声心动图被认为是肥厚性心肌病诊断的"金标准"。如果心电图的异常表现不能够被通常的诊断方法所解析,应采用对比剂增强超声心动图和磁共振成像(MRI)检查协助诊断。

二尖瓣收缩期前向运动伴左心室流出道多普勒信号峰值延迟、速率增高是诊断动力性左心室流出道梗阻的诊断标准。梗阻的程度可通过多普勒速率峰值确定,并应在休息和激发状态下分别进行测量(一个室性期前收缩后,Valsalva 的紧张期或在吸入亚硝酸异戊酯期间)。

(三)遗传学和家族的筛查

肥厚性心肌病通常是肌节蛋白基因错义突变的结果,并以常染色体显性遗传的方式传递。目前已确定 10 个不同的肌节蛋白基因有超过 200 个错义突变。一旦诊断肥厚性心肌病,即使完全无症状,所有的患者都应进行遗传咨询和家族筛查。最先被诊断的先证者第一级亲属应给予体格检查,心电图和超声心动图的筛查。青少年应在生长发育的全过程每年筛查一次。成年人应每 5 年筛查一次,因为有些基因突变致心肌肥厚的表现会出现较晚。将来对已证实肥厚性心肌病患者一级亲属的筛查应增加遗传学的分析以进一步筛查肥厚性心肌病的存在或阙如。

准备妊娠的患者必须进行遗传咨询。因为其后代获得肥厚性心肌病的机会是 50%。如果肥厚性心肌病的表现在非常早的儿童期出现,患者的病情严重,预后不良。围产期超声筛查的应用价值仍有争论。将来,分子学的诊断将会在围产期的筛查中应用。

(四)妊娠的风险

妊娠的风险与血流动力学的恶化、心律失常和猝死相关。大多数肥厚性心肌病的年轻女性,能顺利经历妊娠。妊娠期血容量和射血容积的增加均有利于改善动力性左心室流出道梗阻。大多数妊娠前无症状或只有轻微症状的女性患者在妊娠期症状不会加重。有些患者可因血容量的增加而气促加重,但症状可经使用低剂量的利尿剂而改善。

妊娠前已有中至重度症状的患者有 10%～30% 的症状会加重,特别是已存在左心室流出道梗阻的患者。左心室流出道压力梯度越高,症状越有恶化的可能。重度左心室流出道梗阻的患者[压力梯度>13.3 kPa(100 mmHg)]在妊娠和分娩期间血流动力学恶化的风险最高。

妊娠期间,肥厚性心肌病患者发生猝死和心室颤动心肺复苏的情况不常见,但也可见于报道。

(五)妊娠的处理

虽然妊娠的结果通常良好,但有些患者在妊娠期间可首次出现症状或原已存在的症状会加重。当症状出现后,β受体阻滞剂应开始应用。β受体阻滞剂的剂量应调整到心率小于70次/分。β受体阻滞剂具有潜在致胎儿发育迟缓,Apgar新生儿评分降低,或新生儿低血糖的可能,但都非常罕见。母乳喂养无禁忌证,但atenolol、nadolol和sotalol经乳汁分泌的量要大于其他的β受体阻滞剂。如果β受体阻滞剂不能耐受,维拉帕米在妊娠中使用也是安全的,但如果用于重度左心室流出道梗阻的患者,可能会引起血流动力学的恶化和猝死,患者应住院并给予密切监护。

妊娠期间由于容量超负荷而发生肺动脉充血症状时可使用低剂量的利尿剂。然而,应注意不要导致前负荷过低而加重左心室流出道的梗阻,所有肥厚性心肌病的妊娠患者,即使症状很轻也应建议患者卧床休息时周期性地保持左侧卧位。

伴严重症状和重度流出道梗阻的患者,在计划妊娠前应建议行室间隔肥厚心肌减缓性治疗。妊娠期间施行外科部分心肌切除术较罕见,只限于症状严重、难治性的压力梯度显著增高的患者(表9-1)。

表 9-1　妊娠期间肥厚性心肌病的治疗建议

确定左心室流出道梗阻的程度和危险分层
猝死的危险分层
有症状者要使用β受体阻滞剂
避免减少前负荷(脱水,多度利尿)
避免使用正性收缩性药物(多巴胺或多巴酚丁胺)和血管扩张药(硝苯地平)
低血压的患者,保持体液平衡和使用血管收缩性药物

室间隔的射频治疗已被考虑用于替代肥厚性心肌病伴左心室流出道梗阻患者室间隔心肌成形切除术。重症患者也可考虑植入双腔DDD型起搏器。

妊娠的肥厚性心肌病患者如常发生心房颤动或心房扑动伴快速心室率,应考虑心脏复律。β受体阻滞剂常用于预防进一步的心脏事件。如果反复发生恶性心律失常事件,应考虑使用低剂量的胺碘酮。妊娠期间使用胺碘酮通常是安全的,新生儿甲状腺功能低下偶可发生。因此,分娩后应给予新生儿甲状腺功能评估。目前没有先天性致畸的报道。

所有肥厚性心肌病的患者都应进行猝死风险的危险分层,预测猝死等主要危险因素包括,既往有院外心搏骤停发生的历史或已被证实有持续性的室性心动过速的发生,有强烈的肥厚性心肌病猝死的家族史。其他轻微的致猝死的危险因素包括重度的肥厚(心室厚度>3 cm),在24小时动态心电图无持续性室速的发生,运动后血压下降,MRI心肌灌注缺损。如果存在多个危险因子,应推荐患者接受植入自动除颤器。

(六)分娩

分娩应在有经验的高危妊产妇中心进行,并给予持续的心电和血压的监测。有动力学流出道梗阻表现的患者必须给予持续的β受体阻滞剂和补充液体。常规阴道分娩是安全的。剖宫产通常只适用于产科的目的。因为前列腺素有扩张血管的作用,故不推荐用于分娩的诱导,但能较好耐受催产性药物。应避免应用硬膜外麻醉,因可产生低血压。如丢失血液,应迅速补充。完成第三产程后,患者应保持坐立的位置,以避免肺动脉充血或可能需要静脉内应用呋塞米(表 9-2)。

表 9-2　肥厚性心肌病患者分娩的处理

分娩过程必须在医院给予心电和血压的检测
常规可经阴道分娩
不能使用前列腺素引产
迅速补充丢失的血液
第三产程结束后应保持坐位姿势
预防性使用抗生素

分娩后如果有左心室流出道梗阻伴血流动力学恶化的证据,应推荐使用补液和血管收缩性药物——脱羟肾上腺素。应避免使用肾上腺素,例如,多巴胺或多巴酚丁胺以避免增强心脏收缩力,加重流出道的压力梯度,加重低血压。对某些合适的患者需要给予右心导管的持续监测和经食管超声心动图做血流动力学的评价。妊娠期间如需要做牙科的处理或行外科分娩,应给予预防性使用抗生素。

二、克山病

克山病是在中国发现的一种原因不明的心脏病,在黑龙江省克山县发现此病而命名为克山病。本病发病范围较广,涉及我国黑、吉、辽、蒙、晋、鲁、豫、陕、甘、川、滇、藏、黔、鄂 15 个省和自治区,好发于山区及丘陵地带的农业区。以农业人口为主,有家庭发病趋势,多见于妊娠及哺乳期妇女及学龄前儿童。20 世纪 70 年代后发病率和病死率已明显下降。急重型发病率大幅下降。全国克山病情监测汇总分析,全国 15 个病区省(区、市)24 个监测点居民潜在型、慢型克山检出率分别为 2.4%(465/19 280),0.6%(119/19 280)。按检出率区间估计,全国病区有 235 万例(216 万~254 万例)克山患者,其中慢型(48 万例)(39 万~57 万例),监测新检出潜在型克山病 85 例,慢型克山病 9 例。四川省报道检出 6 例亚急型克山病。6 例患者最小的 4 岁,最大的18 岁,3 男 3 女,无性别差异。据报道,全国无急型克山病。

病因迄今尚未明确,其中硒缺乏是克山病发病的重要因素,但不是唯一因素,可能与蛋白质及其他营养素要素缺乏有关。在克山病死亡病例的尸检心肌标本及患者心肌活检标本中,经病毒分离或病毒核酸监测多发现与肠道病毒感染有关。

病理变化以心肌实质细胞变性、坏死和瘢痕形成相互交织存在。心肌均有不同程度扩张,心肌变薄。

根据起病急缓和心功能可分为四型,分别为急型、亚急型、慢型和潜在型。①急型克山病:起病急骤,以心源性休克为主要表现,患者突感头晕、心悸、胸闷乏力,且伴有恶心、呕吐。呈急性肺水肿表现者,可出现咳嗽、气促。患者可伴有严重心律失常,或心脑缺血综合征。体格检查,患者焦虑不安,发绀,四肢湿冷,心尖区第一心音减弱。或可闻Ⅰ~Ⅱ/6 级收缩期杂音,舒张期奔马律及心律失常,心脏扩大或扩大不显著,双肺可闻及干湿啰音,病情进展迅速。②亚急型克山病:

起病及进展较急型缓和，多发于断奶后及学龄前儿童。常在1周内发展为急性心力衰竭。③慢型克山病：部分由急型或亚急型迁延转化为慢型，病程多超过3个月，以慢性充血性心力衰竭为主要表现，但常伴有急性发作。④潜在型克山病：呈隐匿性发展，无明确起病时间，心肌病变较轻，心功能代偿较好，可无自觉症状。半数以上患者是流行地区普查中检出的。

克山病的检出和诊断依据临床表现、X线、心电图、超声心动图检查和流行病学的情况。

在克山病病区还应长期坚持对机体内、外环境硒水平进行监测，对低硒地区人样采取补硒措施，预防和控制亚急型病例的发生。

目前治疗的对象主要为慢型克山病患者。治疗原则是去除诱发因素，控制心力衰竭，纠正心律失常，改善心肌代谢。克山病有心力衰竭的患者治疗可应用利尿剂，正性肌力药物，血管紧张素转换酶抑制药（ACEI），血管紧张素Ⅱ受体拮抗剂（ARB）、β受体阻滞剂、血管扩张药、心肌能量及抗心律失常药物。克山病患者，妊娠期心力衰竭的治疗应参照妊娠期扩张型心肌病治疗用药的原则。血管紧张素转换酶抑制药和血管紧张素Ⅱ受体拮抗剂在整个妊娠期间都是禁用的。

妊娠和分娩：慢型患者一般不应怀孕，如果已经怀孕，小月份应终止妊娠，大月份要严密观察病情变化，在心脏监护下分娩。

三、围生期心肌病

围生期心肌病是指原无器质性心脏病的孕产妇于妊娠最后3个月或产后6个月内首次发生以气急、心悸、咳嗽、心前区不适，心脏增大、肝大、下肢水肿等一系列原因不明的以扩张型心肌病为主要表现的心力衰竭症状。发病率在不同国家存在巨大差异，占活产婴儿孕产妇的$0.01\%\sim0.3\%$，死亡率在$18.0\%\sim56.0\%$，可见本病是产科和内科领域里的重要问题，不可忽视。

围产期的心肌病病因、发病机制尚不明，诊断仍是以排除为方法，治疗方面采用纠正心力衰竭的方法，用血管扩张药、抗凝治疗。

（一）病因和发病机制

围生期心肌病的病因和发病机制迄今未明，可能是下面多种因素作用的结果。

1.感染

（1）病毒及原虫的感染，Silwa等在对围生期心肌病者的众多研究中检测出其血液中的炎性细胞肿瘤坏死因子a（TNFa）、C炎性细胞因子、C反应蛋白（CRP）、白细胞介素-6（IL-6）和表面Fas/APO-1（抗细胞凋亡标志物）的浓度不断升高，C反应蛋白的浓度与左心室舒张末期和收缩末期的直径成正比和左心室的射血分数成反比，C反应蛋白的浓度在不同种族间差异大，高达40%的变异是由遗传因素决定的。白细胞介素-6，表面Fas/APO-1柯萨奇病毒B在Bultman及Kuhl研究组的围产期心肌患者心内膜心肌活检组织中测出病毒遗传物质，诸俊仁等认为心肌炎亦可能同原虫的感染有关，非洲冈比亚29例围生期心肌病统计中100%孕妇有感染疟疾史，疟原虫寄生在红细胞内，大量红细胞被破坏引起进行性贫血及缺氧，疟原虫的裂殖体增殖在内脏的血管进行，使内皮增厚可致栓塞，疟原虫可能导致心肌炎的一系列改变。故可假想炎症反应强度的增加是诱发围生期心肌病的众多因素之一。

（2）与持久性肺衣原体感染可能有关。

2.心肌细胞的凋亡

新近研究围生期心肌病的血浆细胞凋亡标志物Fas/APO-1的浓度不断升高，显著高于健康对照组也是死亡率的一个预测指标。已有报道，去除心脏的特异性信号传导和转录激活因子

3(STAT3)可致小鼠产后的高死亡率,死亡前雌性突变性小鼠表现出心力衰竭,心功能障碍与细胞凋亡的症状相似,心肌细胞的凋亡对围生期心肌病有致病作用,以半胱天冬酶抑制药为代表的细胞凋亡抑制药可能为本病提供新的治疗方案。

3.与不同地区、黑色人种、生活习惯、社会经济、营养因素可能有关

非洲冈比亚、尼日利亚、塞内加尔国家的妇女有大量摄盐的习惯,以玉蜀黍为主粮或吃干的湖盐和胡椒制成的麦片粥均可增加血容量,增加心脏负荷,当地产妇尚有每天用热水沐浴后睡在炕上,炕下烧火使热气保持数小时的习惯,非洲天气本酷热,室温常超过 40 ℃以上,大量热负荷加重心脏的负担,而且当地妇女劳动强度大,既要带小孩,又要种地。

4.自身免疫因素

Warraich 及其同事将来自南非、莫桑比克共和国的 47 例围生期心肌病患者作为调查对象,主要研究围生期心肌病对体液免疫的影响并评价心肌球蛋白(G 类和子类的 G_1、G_2、G_3),对免疫球蛋白的临床意义,这 3 个地区免疫球蛋白相似,并呈明显的非选择性存在。

5.其他因素

(1)硒缺乏症:围生期心肌病的患者硒浓度显著低,缺硒可能易致病毒感染。冠心病、扩张型心肌病与缺硒同样有关。

(2)激素:仍有争议,有认为卵巢激素可能会引起心脏过度扩张,亦有报道不支持任何激素、孕激素、催乳素在围产期心肌的病因作用。

上述众多因素中尚没有任何明确病因,可能由于疾病的病因是多因素的,虽然发达国家拥有更充足的研究资金,但这一疾病在发达国家比较罕见也直接阻碍了对其病因的探索。

(二)病理

围生期心肌病的病理变化与扩张型心肌病相似,心脏扩大呈灰白色,心脏内常有附壁血栓形成,心内膜增厚可见灰色斑块,镜检示间质性水肿,散在性的单核或淋巴细胞的浸润,弥散性灶性心肌病变和纤维化、组织化学检查有线粒体损害,氧化不足和脂质积累,冠状动脉、心瓣膜无病变,心包积液亦罕见。

(三)临床表现

围生期心肌病的临床表现最常见的是心脏收缩功能衰竭,妊娠可能会掩盖心力衰竭的早期症状,患者往往认为是妊娠的正常表现,患者逐渐出现气急、高血压、乏力、心悸、咳嗽、夜间阵发性呼吸困难或端坐呼吸偶有急性肺水肿,以后发展成右心衰竭而有颈静脉怒张,肝大,下肢水肿,也可同时出现左右心衰竭。可有胸闷,非典型的心绞痛,有心尖奔马样杂音、功能性二尖瓣关闭不全杂音,心律失常与栓塞并发症并不少见,发病距分娩越近患者临床表现越急剧,心电图常显示心动过速,心脏传导阻滞,房性或室性心律失常,左心室肥厚,非特异性 ST-T 改变。X 线检查示心影弥散性增大,以左右心室为主,心脏搏动较弱,超声心动图示心腔扩大,心脏附壁血栓,心室有血栓形成,继而可能在身体任何部位发生,如下肢动脉栓塞、脑栓塞、肠系膜动脉栓塞、冠状动脉栓塞继发急性心肌梗死,肺动脉栓塞。亦可出现急性肝衰竭及多功能衰竭致病情恶化。本病患者临床表现差异很大。

心内膜-心肌活检:镜检见心肌细胞肥大,肌核增大深染,心肌间质水肿,心肌细胞中均可见到结构均匀、染色弥漫,呈颗粒状散在性单核细胞浸润,是围生期心肌病患者所特有的体征。

据 Veille 综合 21 篇文献报道,90%以上的患者有呼吸困难,63%出现端坐呼吸,65%出现咳嗽,50%感心悸,1/3 的患者有咯血、腹痛、胸痛及肺栓塞等症状。

（四）诊断

围生期心肌病起病常在妊娠最后 3 个月或产后 6 个月内合并有感染、高龄、多胎、多次妊娠、营养不良、贫血、地区、有色人种、生活习惯等因素。结合 X 线片、超声心动图、心电图，而且病者既往无器质性心脏病，如高血压病、子痫前期及其他原因引起的心力衰竭，临床表现可诊断本病。

（五）鉴别诊断

急进型高血压、先兆子痫、克山病、肺栓塞、贫血、甲状腺功能亢进症、慢性肾炎等疾病。

围生期心肌病同特发性扩张型心肌病不同之处是前者多发生于妊娠末期及产后 6 个月内，经积极治疗后心脏大小可能会恢复正常。

（六）治疗

治疗方法基本与其他心力衰竭治疗相似，目的在于减轻心脏的前后负荷，增加心脏收缩力，除严格卧床休息外，需低盐饮食，吸氧，控制输入量，待心力衰竭症状好转可适当活动以减少下肢深静脉血栓形成及肺栓塞。

1.地高辛和利尿剂

治疗是安全的，地高辛有增加心脏收缩力和减慢心率的作用，利尿剂可减轻心脏前负荷。

2.血管扩张药

如硝酸甘油、酚妥拉明、硝普钠等配合正性肌力药物，多巴胺在围生期心肌病治疗中有显著疗效。

3.血管紧张素转换酶抑制药或血管紧张素 Ⅱ 受体拮抗剂

能改善心室重构，降低血压、降低死亡率，但本类药物仅用于妊娠后期或产后不哺乳的患者，因本类药物有致畸作用及可从母乳中排出。

4.β 受体阻滞剂

多个报道证实本类药物对孕妇无禁忌证，可安全使用，有利于控制心脏收缩和心率，目前使用较广泛的是选择性 β_1 受体阻滞剂，对胎儿无明显的不良反应，拉贝洛尔除阻滞 β_1、β_2 受体外，还可拮抗 α 受体并有促胎成熟的作用，妊娠晚期应用较理想，但必须注意 β 受体阻滞剂有减少脐带血流，引起胎儿生长受限的不良反应，于妊娠晚期应用较好，并尽可能以小剂量为宜。

5.抗凝治疗

对于左心室射血分数低于 35% 的病者，心房颤动、心脏血栓、肥胖和既往有栓塞的病者及长期卧床的患者，可根据不同情况选用华法林、肝素、低分子肝素，目前本疗法尚有争议。若使用此类药物应注意出血倾向，密切监测凝血指标。

6.抗心律失常药物

β 受体阻滞剂可用于室上性心律失常，地高辛可用于非洋地黄中毒引起室上性心律失常，肌苷类药物紧急情况下可应用。缓慢性心律失常、难治性心律失常可安装心脏起搏器，对危及生命的心律失常可除颤。

7.免疫抑制药的治疗

对硫唑嘌呤和类固醇的研究较少，对这些药物的使用还待进一步评估，若心肌活检证实急性心肌炎的病者可试用免疫抑制药的治疗。

8.免疫调节剂

已知免疫调制剂己酮可可碱可减少肿瘤坏死因子 TNFa、C 反应蛋白和表面 Fas/Apo-1 的产生，亦被证实可改善心功能分级。

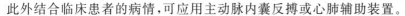

此外结合临床患者的病情,可应用主动脉内囊反搏或心肺辅助装置。

对重症患者积极控制心力衰竭后考虑终止妊娠,产后不宜哺乳。

大多数学者认为对围生期心肌病的治疗应持续 1 年以上。

(七)预后

就围生期心肌病长期存活与康复效果研究,多数患者治疗后可以恢复,个别疗效不佳而死于心力衰竭或栓塞,部分患者治疗后心脏大小可能恢复。血压持续增高,这些患者再次妊娠可使病情恶化,起病后4 个月心脏持续增大,预后不佳,6 年内约半数死亡。

(张金秀)

第三节　妊娠合并心律失常

妇女怀孕以后,随着胎儿的发育心血管系统可发生相应的变化。在妊娠中晚期心功能不同程度受到影响,如活动后出现心悸、气短、心率增快,容易疲倦甚至发生昏厥等症状。一些妊娠妇女心电图可能出现各种期前收缩、心动过速,严重者或原有心脏病者可出现心房颤动、心房扑动甚至心室颤动等心律失常。

由于绝大多数生育年龄的妇女并不存在心血管系统的疾病,故这些心律失常多数是短暂的变化,且程度较轻,对整个妊娠和分娩过程不构成危害,多不需要特殊治疗。妊娠本身可以诱发并加重心律失常,有较严重的心血管系统疾病的妇女不宜妊娠,所以在临床上真正较严重的心律失常并不多见。

一、房性期前收缩

(一)临床表现

房性期前收缩是一种常见现象,可没有不适感觉,部分患者可感到心悸,在疲劳、精神紧张或是在饮酒、吸烟、喝浓茶及咖啡时症状明显。

(二)治疗

对于没有症状,没有器质性心脏病的患者,多不需要药物治疗,通过病情解释,消除患者的紧张情绪,保持良好的生活方式,不要饮酒/吸烟,不饮用含有咖啡因的饮料,预防和减少房性期前收缩的发生。有明显症状或是有器质性心脏病的患者需要药物治疗。

(三)注意事项

(1)在分娩以前要对患者进行详细检查,仔细追问病史,了解患者是否有器质性心脏病。

(2)对于无症状,无器质性心脏病的患者,多不需要药物治疗;而有症状,有器质性心脏病的患者,应于分娩前行药物治疗,控制病情。分娩后应注意患者的心率变化,尽量减少可能诱发期前收缩的诱因。

二、阵发性室上性心动过速(PSVT)

阵发性室上性心动过速简称室上速。

（一）临床表现

阵发性室上性心动过速可表现突然发作的心悸、焦虑、气短、乏力，多在情绪激动、疲劳、剧烈运动时出现，症状严重者可出现明显的心肌缺血症状，如心绞痛、昏厥、气短等症状。

（二）治疗

对有些患者来讲，镇静和休息就可以帮助恢复正常节律，但是多数患者需要通过减慢房室传导来达到目的。

1.非药物疗法

通过各种方式刺激兴奋迷走神经，如屏气、压迫眼球、按压颈动脉窦，刺激咽喉部诱发恶心呕吐等方法。通过此类方法可以使 75％ 的阵发性室上性心动过速患者恢复正常心律或是心室率明显下降。

2.药物疗法

（1）维拉帕米：5～10 mg 稀释于 20 mL 5％葡萄糖溶液中缓慢静脉注射，在 2～5 分钟内静脉注射，约 90％ 的患者可恢复正常心律，之后口服维拉帕米 40～80 mg，每天 3 次维持。

（2）普罗帕酮：70 mg，在 5 分钟静脉注射，如果无效 20 分钟后可重复使用。一天内应用总量不可超过 350 mg。心律恢复正常以后，可口服 100～150 mg，每天 3 次维持。

（3）反复发作的患者可应用洋地黄类药物和普萘洛尔，具体用法如下。①地高辛：0.5～1.0 mg稀释于 20 mL 5％葡萄糖溶液中静脉注射，在 15 分钟内静脉注射，以后每 2～4 小时静脉注射0.25 mg，24 小时总量不超过 1.5 mg。②普萘洛尔：可先试用 0.5 mg 静脉注射，然后 1 mg/3 min 静脉注射，总剂量不超过 3.0 mg。

3.直流电复律

在心功能较差、血液动力发生较严重改变时可使用直流电回复心律，10～50 J 的能量就可以使心律恢复正常。孕期使用直流电复律是安全的，不对母儿构成威胁。

（三）注意事项

在孕期，阵发性室上性心动过速的发生率要高于非孕期，它一般不增加围生儿病死率。但是如果患者有器质性心脏病，且心动过速持续时间较长，程度较严重而引起心力衰竭时，就会造成胎儿宫内缺血、缺氧。所以在孕期应及时发现并治疗阵发性室上心动过速，对于反复发作，特别是有器质性心脏病的患者，在控制症状以后还应该口服药物，以防止阵发性室上心动过速的再次发生。

三、心房颤动

（一）临床表现

心房颤动的主要临床症状是心悸和焦虑。由于心房不能起到有效的收缩作用，使得心室得不到有效的充盈。对于妊娠期妇女来讲，如果不伴有器质性心脏病，发生心房颤动时多数能较好地耐受可能发生的症状。如果伴有器质性心脏病，临床症状就较为严重，心室得不到充盈造成心肌缺血，心排血量减少就会诱发肺水肿、心绞痛、心力衰竭、昏厥。

心房颤动的患者心率一般在 350～600 次/分，心室率快慢不一，在 100～180 次/分。在妊娠期妇女，心房颤动并不多见，主要发生于一些有器质性心脏病的患者。如风湿性心脏病，特别是有二尖瓣病变者，高血压性心脏病、冠心病。在其他一些疾病中心房颤动有时也会发生，如肺栓塞、心肌病、心包炎、先天性心脏病和较严重的甲状腺功能亢进。

（二）治疗

心房颤动的治疗目的在于降低心室率和恢复心房的正常收缩功能，对于血流动力学失代偿程度不同的患者，处理方式亦不一样。如果患者心功能很差，应首先考虑使用直流电复律。如果患者的心功能尚可，可使用药物治疗。治疗方案的选择主要取决于患者血流动力学失代偿的程度、心室率和心房颤动的持续时间。

（1）急性心房颤动，心功能严重失代偿应首先考虑选用直流电复律，能量为 50～100 J，约91％的患者经治疗后病情好转，恢复正常的窦性心律。如房颤伴有洋地黄中毒，则不宜用电复律，因为容易引起难以恢复的室性心动过速或室颤而导致患者死亡。

（2）慢性心房颤动的治疗主要是以控制心室率为主，首选的药物是洋地黄类药物，如地高辛0.125～0.25 mg/d。一般单用洋地黄类药物即可，如果治疗效果不满意，可加用 β 受体阻滞剂（普萘洛尔）或钙通道阻滞剂（维拉帕米），心室率一般控制在休息时为 60～80 次/分，轻度适度运动时不超过110 次/分为宜。在治疗慢性房颤时还应注意识别和纠正其他一些影响心室率的病变因素，否则就会容易造成药物中毒或导致错误的治疗。

（3）抗凝治疗由于电复律时和随后的两周有发生血栓的可能性，所以对于一些可能发生血栓的高危患者，如二尖瓣狭窄、肥厚性心肌病、左心房内有明显的血栓附壁、既往有体循环栓塞史、严重心力衰竭及人工心脏瓣膜置换术后等，应于心脏电复律之前行抗凝治疗。对于妊娠期妇女来讲。最适宜的抗凝剂是肝素，可以静脉滴注或小剂量皮下注射，使凝血酶原时间维持在正常的1～5 倍。

（4）预防复发心房颤动复律以后维持窦性心律比较困难，只有 30％～50％的心房颤动患者在一年以后仍能保持窦性心律。窦性心律的维持与左心房的直径和心房颤动持续时间的长短有关。维持窦律的首选药物为奎尼丁，0.2～0.3 g，每天 4 次，口服，还可选用普鲁卡因胺或丙吡胺。

（三）注意事项

（1）积极治疗，恢复窦性心律。

（2）除非十分必要，在即将分娩前和分娩后抗凝治疗。一般在分娩前一天停用肝素，改用作用较温和的阿司匹林。

（3）孕期抗凝治疗应首选肝素，因肝素不能通过胎盘，不会对胎儿造成危害。孕期应避免使用双香豆素，因其可以通过胎盘，对胎儿有致畸作用。

（4）由于奎尼丁能通过胎盘，长期或大量使用能引起宫缩造成流产或早产，所以孕期使用应较谨慎。

四、心房扑动

（一）临床表现

心房扑动的主要表现是心悸和焦虑、气短及低血压等一系列症状，病情严重时还会出现脑缺血与心肌缺血症状。生育年龄的妇女一般很少发生房性扑动。

阵发性心房扑动的患者多数没有器质性心脏病，持续性房性扑动多发生于器质性心脏病的患者，特别是有左心房或右心房扩大的患者，心包炎、低氧血症、心肌缺血、贫血、肺栓塞、严重的甲状腺功能亢进患者或酗酒者均容易发生房性扑动。发生房性扑动时由于心室率较快，使得左心室舒张期快速充盈期缩短，导致心室搏出量减少。心房扑动患者的心房率一般在250～350 次/分，通常伴发 2：1 的房室传导，心室率为心房率的一半，一般为 150 次/分。

(二)治疗

(1)房性扑动的首选治疗方法为直流电复律,一般来讲小于 50 J 的能量即可以成功转复心律,心律转为窦性心律或心室率较慢的房性扑动。如果第一次电击复律不成功或是心律转为房颤,可用较大的能量进行第二次电击复律。

(2)在房性扑动伴极快速的心室率时,应以控制心室率为主要治疗目的,可应用维拉帕米5～10 mg稀释于 20 mL 5%葡萄糖溶液中,在 2 分钟内静脉推注,如果无效可以于 20 分钟后重复应用一次。用药以后心室率可以明显减慢,有时可以使房性扑动转为窦性心律。除了维拉帕米,还可以应用洋地黄类药物或普萘洛尔控制心室率。在心室率得到控制以后,可服奎尼丁 300 mg,每天 3 次,以复转心律,其作用是恢复房室1∶1的传导。

预防用药可以使用维拉帕米、洋地黄类药物、普萘洛尔、奎尼丁或普鲁卡因酰胺。

(三)注意事项

及时发现并治疗房性扑动,防止脑缺血及心肌缺血的发生,以避免发生胎儿宫内缺血、缺氧。ESC 会议关于心房颤动/心房扑动控制节律的建议。

(1)年轻患者、体力活动多的患者。

(2)患者要求有一个好的生活质量。

(3)有症状的 AF 患者,快速 AF 者。

(4)无病因可查者(特发性)。

(5)复律无栓塞危险者。

(6)有栓塞高危因素者(AF 后易发生脑卒中)。

(7)能接受抗心律失常药治疗及随访。

(8)AF 诱导心肌病者。

(9)所有第一次发作 AF 患者,应该给一次复律机会(排除禁忌因素)。

五.室性期前收缩

(一)临床表现

室性期前收缩是最常见的心律失常之一,可以发生在完全健康的个体或是有器质性心脏病的患者,在孕期其发生率有所增加。一般根据 Lown 的分级,把频发的、多形的或多源性的、连发的和"R-on-T"的室性期前收缩称为"复杂性室性期前收缩"。如果没有器质性心脏病,室性期前收缩本身并没有大的临床意义,但是如果同时存在器质性心脏病,就会有发生室性心动过速、心室颤动和猝死的危险。

发生室性期前收缩时,患者可以没有症状,也可以有心悸的表现。由于室性期前收缩的发生可造成心房血液反流至颈静脉,不规则地产生大炮波。

(二)治疗

室性期前收缩可以由吸烟、饮酒、喝咖啡、茶或是过度劳累、焦虑所引起,在药物治疗以前应首先去除这些影响因素,然后根据患者情况确定是否用药。

治疗的目的是去除复杂性室性期前收缩,防止室性心动过速,心室颤动和猝死的发生。

(1)在孕期,无症状、无器质性心脏病的妇女一般不需要药物治疗,消除顾虑以及温和的镇静剂在多数情况下已经足够。

(2)如果期前收缩频发,伴有器质性心脏病,应及时进行药物治疗,以免发生更严重的心律失常,造成孕妇死亡。可单用或联合应用奎尼丁、普萘洛尔和普鲁卡因酰胺治疗。①奎尼丁:0.25~0.60 g,每天 4 次口服。②普萘洛尔:30~100 mg,每天 3 次口服。③普鲁卡因酰胺:250~500 mg,每天 4 次口服。

(三)注意事项

(1)孕期一旦发现室性期前收缩,应明确诊断,了解患者是否有器质性心脏病,做动态心电图,评价患者室性期前收缩的类型和频度,并根据情况予以治疗。

(2)如无产科指征,一般可选择阴道分娩,对于复杂性室性期前收缩,除了予以常规药物治疗以外,分娩过程中应予以心电监护,随时了解患者病情的变化,必要时可行剖宫产术。

六、室性心动过速

(一)临床表现

发生室性心动过速时,由于心率过快,心室充盈减少,心排血量下降。患者可出现气短,心绞痛、低血压、少尿和昏厥。心脏听诊时出现第一心音和第二心音有宽的分裂,颈静脉有大炮波出现。

室性心动过速是一种严重的心律失常,大多发生在器质性心脏病变时,主要是缺血性心脏病和扩张性心肌病,其次是高血压性心脏病和风湿性心脏病,诱发室性心动过速的主要原因是心肌缺血、心力衰竭、电解质紊乱、洋地黄中毒等。发生室性心动过速以后,如不及时治疗,可发生室颤并导致死亡。

室性心动过速的平均室率为 150~200 次/分。由于其速率和室上性心动过速相似,故单凭速率难以进行鉴别诊断。由于室性心动过速多发生于有较严重的器质性心脏病的孕妇,故在孕期少见,即使是无器质性心脏病的孕妇,一旦发生室性心动过速,如不能及时治疗也会导致死亡。

(二)治疗

(1)如病情危急,可先静脉注射利多卡因 50~100 mg,然后行直流电复律,能量一般为 25~50 J。多数患者可以恢复窦性心律。

(2)如患者一般情况尚可,可用以下药物治疗。①利多卡因:50~100 mg 静脉注射,起始剂量为1.0~1.4 mg/kg,然后以 1~4 mg/min 持续静脉滴注维持,如不能终止心律失常,可于10 分钟后再给负荷量一半静脉注射。②普鲁卡因酰胺:100 mg,每 5 分钟肌内注射一次,直到心律失常控制或发生了严重不良反应或总量达 500 mg。③奎尼丁:0.2~0.4 g,每天 4 次口服。

(3)预防复发:直流电复律以后应静脉滴注利多卡因 1~4 mg/min,无效时加用奎尼丁 0.2~0.6 g 每天四次口服或是普鲁卡因胺 250~500 mg。每 4 小时口服一次。应注意避免长期应用利多卡因或是奎尼丁,以防止严重不良反应的出现。

(三)注意事项

(1)经治疗以后如果恢复窦性心律,在宫颈条件良好的前提下,可经阴道分娩,分娩过程中应加强心电监护,以防止复发。

(2)如心律失常较严重,应首先控制心律失常,然后再考虑分娩方式。经正规治疗以后仍不能完全恢复窦性心律,宫颈条件较差的患者,可在心电监护下行剖宫产结束妊娠,避免阴道分娩时过度劳累而诱发室颤,导致患者死亡。

(3)如果心律失常较严重,且有指征需要即刻结束妊娠时,可先静脉注射利多卡因 50~100 mg。随后以 1~2 mg/min 的速度静脉滴注,待病情稳定以后即刻行剖宫产手术。

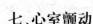

七、心室颤动

(一)临床表现

心室颤动是最可怕的心律失常,患者出现一系列的急性心脑缺血症状,如 3～5 分钟内得不到及时治疗,心脑的灌注基本停顿,就会造成猝死。来自多个折返区的不协调的心室冲动,经过大小、方向各异的途径,经心室迅速传播。其结果是心脏正常的顺序收缩消失,发生心室颤动。由于没有有效的心脏排血,心室内无压力的上升,结果心脏处于与停顿相同的状态,周围组织得不到血液灌注。

(二)治疗

(1)一旦发生心室颤动,首选电除颤,常用的能量为 200～400 J。

(2)药物可应用利多卡因 2 mg/kg 体重,静脉注射;或是溴苄铵 5 mg/kg 体重,静脉注射。

(三)注意事项

由于一旦发生心室颤动,患者的死亡率很高。即使是抢救成功者,亦常伴有轻度的心力衰竭和肺部并发症,所以患者经治疗以后除了一般情况很好,且宫颈条件好时可以阴道试产以外,多数患者需行剖宫产结束妊娠。心律失常是极危急重症,在诊断治疗方面必须有内科,特别是心血管内科参与,所用抗心律失常药物必须小心谨慎,控制剂量,严密观察,避免不良反应产生。

(张金秀)

第四节　妊娠合并肺动脉高压

肺动脉高压(PAH)是一种由于肺循环的血流受阻,使得肺血管阻力持续增高,最终导致右心衰竭的综合征。正常的平均肺动脉压(mPAP)的中间值是 1.6～2.1 kPa(12～16 mmHg),但平均肺动脉压的轻微升高不会有显著的临床意义。按我国的标准,在静息情况下 mPAP >2.7 kPa(20 mmHg)通常被认为是肺动脉高压(PAH),或者肺动脉收缩压 > 4.0 kPa (30 mmHg)也提示存在肺动脉高压。

一、肺动脉高压的分类

目前,肺动脉高压的分类依然沿用威尼斯 WHO 会议分类(表 9-3)。依据病理学特点、临床表现、血流动力学改变以及对药物干预反应等的联合因素,这个分类系统抛弃了"原发性肺动脉高压"的提法,逐渐认识和明确了 PAH 可具有相同组织病理学的改变但可有不同的临床血流动力学和遗传发生学的联合因素。"特发性肺动脉高压"目前归类为不明原因的肺动脉高压。新的分类同时删除了"继发性肺动脉高压"的常用概念,根据发病机制和基础,倾向于使用更具特征性描述的命名法。

二、肺动脉高压合并妊娠的血流动力学影响

肺动脉血管疾病的患者正常妊娠产生的血流动力学改变都可增加母亲的死亡率。妊娠期血浆容积进行性增加使已容量负荷过度的肺动脉血管疾病患者造成容量压力超负荷、右心功能受

损并可突发右心衰竭。由于慢性压力超负荷,加上左心室舒张功能的损伤,使左心室质量增加,室间隔向左心室移位造成右心室扩大。

表 9-3 世界卫生组织(WHO)肺动脉高压(PAH)分类

分类	标准
1.肺动脉高压	
	(1)特发性肺动脉高压
	(2)家族性肺动脉高压
	(3)相关因素所致
	(a)胶原性血管病
	(b)分流行先天性心内畸形
	(c)门静脉高压
	(d)HIV 感染
	(e)药物/毒性物质:①食欲抑制药;②BMPR-Ⅱ
	(f)其他:Ⅰ型糖原过多症、Gaucher 病、甲状腺疾病、遗传性出血性毛细血管扩张症、血红蛋白病
	(4)新生儿持续性肺动脉高压
	(5)因肺静脉和/或毛细血管病变所导致的肺动脉高压
	(a)肺静脉闭塞病
	(b)肺毛细血管瘤
2.肺静脉高压	
	(1)主要累及左心房或左心室的心脏疾病
	(2)二尖瓣或主动脉瓣疾病
3.与呼吸系统疾病或缺氧相关的肺动脉高压	
	(1)慢性阻塞性肺疾病
	(2)间质性肺疾病
	(3)睡眠呼吸障碍
	(4)肺泡低通气综合征
	(5)慢性高原病
	(6)新生儿肺病
	(7)肺泡-毛细血管发育不良
4.慢性血栓和/或栓塞性肺动脉高压	
	(1)血栓栓塞近端/远端肺动脉
	(2)远端肺动脉梗阻
	(a)肺栓塞(血栓,肿瘤,虫卵和/或寄生虫,外源性物质)
	(b)原位血栓形成
5.混合性肺动脉高压	
	(1)类肉瘤样病
	(2)组织细胞增多症
	(3)纤维素性纵隔炎
	(4)淋巴结增大/肿瘤
	(5)淋巴管瘤病

肺动脉血管的病理改变限制了妊娠后对血流增加的反应能力,增加右心室的负荷,减低了心排血量,从而导致系统低血压,使重要器官和胎儿的灌注压不足。当心脏存在左向右分流时,例如,发生在先天性心脏病和 Eisenmenger 综合征的患者,妊娠减低系统血管阻力的作用、加重右向左的分流(减低 Qp/Qs 比值)、加重低氧血症,并加重肺动脉血管的收缩作用。与左心室不同,在正常情况下,右心室心肌冠状动脉大部分的血流灌注发生在收缩期,因为在收缩期,心内膜和大动脉之间形成一定的压力阶差,在肺动脉高压时,压力阶差缩小,冠状动脉血流灌注压不足,导致收缩功能不全,进一步减少胎儿和重要器官的血流供应。

在阵痛和分娩期间,由于失血,血管迷走神经对疼痛的反应都可以加重系统低血压和右室心肌缺血,导致低血容量,心动过速和低血压。这些迅速发生的改变可使患者发生室性心律失常和右室心肌梗死,而致患者发生心源性猝死。在分娩的第二产程如发生代谢性酸中毒,使肺动脉血管阻力增加。另外,妊娠继发的高凝状态可诱发肺动脉血栓栓塞或血栓形成而进一步使肺动脉压增高或发生肺动脉梗死。

肺动脉高压和妊娠情况下正常的血流动力学调节之间的相互作用,可以使患者处于不断恶化的高危状况,患者的病情可以突然恶化以至很难或不可能逆转。

三、肺动脉高压和妊娠的临床并发症

肺动脉高压对妊娠女性和胎儿都存在实质性的风险。据 Weiss BM 等报道,在药物学治疗的年代以前,Eisenmenger 综合征并肺动脉高压患者母亲的死亡率为 36%,特发性肺动脉高压为 30% 和不同病因相关的肺动脉高压为 56%。在血流动力学显著异常的患者中,73 名 Eisenmenger 综合征患者肺动脉收缩压为(14.4±3.5)kPa[(108±26)mmHg],27 名特发性肺动脉高压患者肺动脉收缩压为(13.3±2.7)kPa[(85±20)mmHg],在 25 名继发性肺动脉高压患者肺动脉收缩压为(11.1±0.5)kPa[(83±18)mmHg]。这些来自 1998 年的数据与 1979 年 Gleicher G 等报道的 70 位患者中死亡率为 52% 的死亡风险比较,并没有反映出任何显著的改进。早期成功妊娠的生活状况并不保证最终的妊娠不会出现并发症。

据已发表的资料统计,大部分母亲的死亡发生在分娩后的 30 天内,而不是在妊娠、待产或分娩期间。母亲死亡的主要原因为肺动脉高压所致的顽固性右心衰竭和心源性休克。其他明确的死亡原因:恶性心律失常、肺动脉血栓性栓塞、脑血栓栓塞,肺动脉撕裂和破裂。较早的资料报道,Eisenmenger 综合征患者的死亡大多数合并血栓性栓塞或低血容量。Eisenmenger 综合征或特发性肺动脉高压的患者有较高的死亡率,不论是经阴道分娩(29% 或 20%)或手术分娩(38% 或 42%)。临床终点报道和系列观察报道提示常规麻醉下的选择性剖宫产与经阴道分娩比较,血流动力学能获得较好的控制,患者的预后较好。根据目前的资料,专家的共识提示终止妊娠仍然是安全的选择。肺动脉高压患者受到妊娠的干预使母亲的死亡风险提高。如终止妊娠是患者的愿望,在妊娠的早期选用宫颈扩张术和清宫术应是理想的选择,最好能在常规麻醉下进行。

Eisenmenger 综合征患者胎儿预后的资料不多。小规模的研究提示,超过一半的分娩为早产,其中 1/3 的婴儿为宫内发育迟缓。然而在这种情况下,新生儿的生存率仍高于母亲的生存率(分别为 90% 和 50%~70%)。

四、处理

近十年来,肺动脉高压的治疗手段已获得显著的进展,患者的症状更稳定,活动的耐受力增强,预期寿命也获得改善。有效的治疗仍保留基础的姑息疗法。由于 PH 患者临床情况复杂,治疗牵涉多学科从事肺动脉高压治疗的中心或专科,由他们给予随访,包括对病情的再评估和治疗措施的调整。治疗可受到多种因素的支配和影响,如疾病和症状的严重程度,肺动脉高压的特殊类型,使用贵重药物和联合用药的能力,患者对使用血管扩张药的快速反应。

(一)治疗策略

美国 ACCF/AHA 肺动脉高压治疗指南见图 9-1。

(二)药物治疗

自 1996 年以来已经有五种药物被美国食品和药品管理局(FDA)批准用于肺动脉高压的患者。

(1)依前列醇是一个潜在性的内源性血管扩张药和血小板功能抑制药。

(2)曲前列环素是前列环素的类似物。

(3)依诺前列素 Iloprost 是第三代的前列环素类似物,可以作为气道吸入剂使用。吸入治疗可以使药物释放到通气的肺泡单位,使局部肺小动脉血管扩张、增加通气血流比值。

(4)Bosentan 是一个非选择性内皮受体拮抗剂,阻断内皮素(ET-1)的作用。ET-1 是一个潜在的血管收缩物和平滑肌细胞的分裂素。

(5)Sildenatil 是一个磷酸二酯酶抑制药,可以增加一氧化氮(NO)途径的扩张血管作用。NO 是一个内源性的血管扩张药。

肺动脉高压患者使用血管扩张药治疗的预后仍未有系统的研究报道。使用肺动脉血管扩张药包括成功分娩的病例报道显示其预后不一。但通常母亲的死亡多发生在数天至数周内。未见与药物相关的新生儿和婴儿并发症的报道。

(三)避孕

肺动脉高压合并妊娠的母亲和胎儿有较高的风险,在风险管理中,避免妊娠是很重要的。肺动脉高压的程度与妊娠风险的关系还不清楚。虽然重度的肺动脉高压,如有右心功能不全的体征和临床症状,可能发生的风险越高。在这些患者中,有效的避孕是重要的。即使给予理想的治疗,肺动脉高压也难以完全逆转。因此,妊娠存在风险的观点已成共识。永久的伴侣应考虑女方行永久的绝育。另外,建议行双重保险的避孕方法,以最大限度地减少妊娠的机会。口服避孕药虽不被作为禁忌证,但相对妊娠而言可使患者增加了血栓栓塞事件的潜在风险。非选择性内皮受体拮抗剂 Bosentan 与口服避孕药相互作用,可降低避孕药的可靠性。肺动脉高压患者尽管已给予警告仍然妊娠或妊娠后才发现肺动脉高压的患者应告知妊娠的风险极高,应选择终止妊娠。然而,选择终止妊娠的风险只有 4%～6%。

(四)产前的处理

由于肺动脉高压患者妊娠后的高死亡率及妊娠致使原有的肺动脉高压加重,因此,肺动脉血管扩张药应尝试在有症状的患者中使用。尽管目前对各种有效治疗肺动脉高压的药物还缺乏设计完善的安全性试验。这些药物应由具有肺动脉高压、成人先天性心脏病、高危产科专家的治疗中心开始小心使用并细心地监测。对肺动脉高压的妊娠患者应慎重地使用抗凝治疗,因为妊娠可以诱导高凝的状态并使患者存在肺动脉血栓形成的风险。华法林可以达到抗凝的目的,在国际正常比值(INR)不高于 2.0 的情况下,对胎儿的风险比较少。使用脉搏血氧定量监测外周血氧饱和度,使用经鼻道氧疗以促进氧的输送和促进肺动脉的扩张。

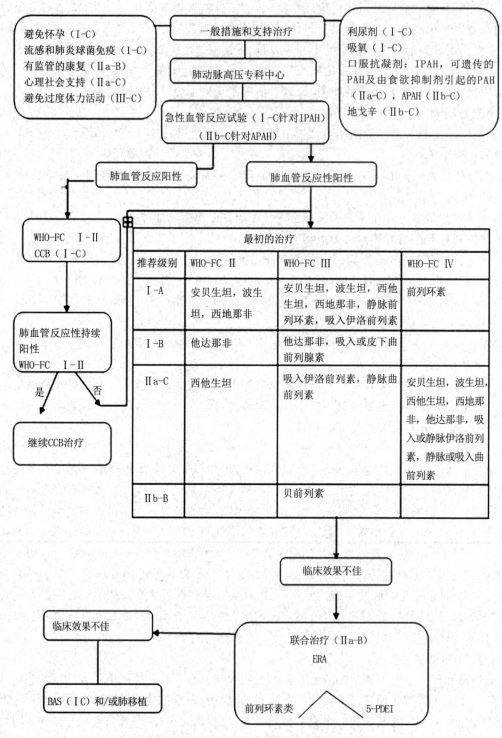

图 9-1　美国 ACCF/AHA 肺动脉高压治疗指南

(五)分娩的处理

胎儿的生长减慢或母亲的病情恶化,提前分娩都是必要的。选择性剖宫产优于经阴道自然分娩,因为可缩短产程,避免疼痛和消耗体力,从而可以保护胎儿以免发生低氧血症,保护母亲的肺循环,避免在第二产程发生酸中毒而产生不利的影响。硬膜外镇痛可在合并心脏病患者的分娩中应用,常规麻醉对合并低心排的患者较合适,低心排的患者使用血管扩张药可以加剧血压的下降,增加右向左的分流和低氧血症。另外,许多肺动脉高压患者抗凝治疗和硬膜外麻醉可以增加脊髓血肿的风险性。在硬膜外麻醉下,患者仍然清醒和感到焦虑。麻醉药是静脉的扩张药,可进一步减低已经不足的静脉血流,大多数硬膜外使用的麻醉药都是外周血管扩张药,这些因素联合作用导致回心血量进一步减少而扩布在周围循环,再加上其他非正常的血液丢失可加剧血压下降或导致心搏骤停。

另一方面,常规麻醉可使患者得到休息,降低代谢的需求,维持最大的氧合作用,减少对机体的干扰以保存体力,维持已脆弱的循环储备。根据大量麻醉记录的资料,血管扩张和血容量的分布转移也能被减轻。在麻醉诱导期,引起负性收缩作用的药物应避免使用,保证足够的血容量,失血情况应迅速纠正以保证有效的右心室充盈压以维持心排血量。

分娩后,患者应留在 ICU 持续监护:血压,中心静脉压,动脉血氧饱和度,限制过度活动,恢复抗凝治疗。Swan-Ganz 导管和动脉留置管通常不一定需要,因为系统血压和中心静脉压是最好的监护指标,分娩后,右心功能不全的情况可迅速缓解。

(韩金岑)

第五节　妊娠合并风湿性心脏病

风湿性心脏病简称风心病。据统计,风湿性心脏病是妊娠妇女获得性心脏病中最常见的一种。妊娠后对血流动力学改变的耐受性与瓣膜性心脏病的分型有显著的关系。临床的处理也因瓣膜病变本身的严重程度而需小心的个体化处理。同样患者的耐受性也与妊娠的时期相关。药物及介入性治疗的风险性需谨慎考虑母亲及胎儿的并发症。

近十年,西方国家由于风湿热发病率的显著下降使慢性风湿性瓣膜病的流行情况也同步地减少。然而,在很多发展中国家风湿热仍然是地方性的主要流行性疾病。有报道巴基斯坦农村调查其发病率为 5.7‰;而在生育期妇女其发病率在 8‰～12‰。在西方国家,瓣膜性心脏病是继先天性心脏病居第二位的最常见的妊娠合并心脏病,而在大多数发展中国家为位居第一的最常见的妊娠合并心脏病。在中国,已有一些发达地区的医院报道先天性心脏病已跃居妊娠合并心脏病的首位。

一、二尖瓣狭窄

(一)病理生理

妊娠血流动力学的改变使狭窄瓣膜的血流增加,心排血量增加,妊娠后心动过速使舒张充盈期缩短,跨瓣压差显著的增加,狭窄瓣膜上方的房室腔压力负荷增加。因此,二尖瓣狭窄患者对妊娠期血流动力学改变的耐受性较差。特别自妊娠的中期(第二个孕季)开始,妊娠生理的改变可使心排血量增加30％～50％。分娩后下腔静脉压力的减低,继发性的胎盘血流改变和子宫的收缩,均使心脏的前负荷增加。在妊娠期,二尖瓣狭窄的患者在瓣膜性疾病中耐受性最差。

(二)临床表现

1.症状

(1)呼吸困难:妊娠期间最常出现的早期症状为劳力性呼吸困难,端坐呼吸和阵发性夜间呼吸困难,甚至出现肺水肿。

(2)咯血:二尖瓣狭窄妊娠患者的常见症状,咯血后肺静脉压减低,咯血可自止。

(3)咳嗽:平卧时干咳较常见,妊娠中、晚期症状明显。

2.体征

重度二尖瓣狭窄的妊娠患者常有"二尖瓣面容",心尖冲动点和心界向左上外移,心率增快,心尖区可闻第一心音亢进和开瓣音,心尖区有低调的"隆隆"样舒张中晚期杂音。

(三)超声心动图检查

二尖瓣狭窄严重程度的参考值采用二维超声心动图平面法测量二尖瓣的面积。多普勒二尖瓣面积测量采用的压力半时间法容易受负荷的情况影响,因此,在妊娠期特别容易受到影响。新近的临床报道提示压力半时间法仍可在妊娠妇女中应用。

超声心动图检查中应同时关注其他瓣膜的损害。功能性的三尖瓣反流、主动脉瓣关闭不全是二尖瓣狭窄常合并的病变,通常不需特殊的处理。相反风湿性的主动脉狭窄会加重血流动力学的影响,降低患者的耐受性。

经食管心脏超声心动图检查应避免作为妊娠患者的首选方法,而主要应用在经皮二尖瓣成形术前的评估,判别有否左房反流和血栓的存在。

(四)治疗原则

1.药物治疗

已出现症状或根据超声多普勒检查收缩期肺动脉压＞6.7 kPa(50 mmHg)的重度二尖瓣狭窄的女性建议使用β受体阻滞剂。选择性的β受体阻滞剂(如阿替洛尔或美托洛尔)应优先选择使用,因其更能降低因子宫收缩作用造成的危险。β受体阻滞剂的剂量应根据心率、心功能及超声多普勒二尖瓣平均跨瓣压差,收缩期肺动脉压而进行调节。通常胎儿对β受体阻滞剂的耐受性较好,然而产科和儿科的人员应了解在分娩期间使用β受体阻滞剂具有新生儿心动过缓危险的可能性。β受体阻滞剂同时具有降低房性心律失常的危险性。电转复可作为选择性的治疗措施,对胎儿也是安全的。

地高辛对仍然为窦性心律的二尖瓣狭窄患者无益处,除非合并左心室或右心室心功能不全。重度二尖瓣狭窄的患者可突发急性肺水肿和快速心房颤动,特别在妊娠的中、晚期更易发生。静脉使用洋地黄(地高辛)可以减慢房室结的传导作用。如果β受体阻滞剂或钙通道阻滞剂使用受限制可选择静脉或口服胺碘酮。

对阵发性或持续性的房颤患者,不论二尖瓣狭窄的严重程度,抗凝治疗都是需要的。维生素 K 拮抗剂在妊娠中,晚期的使用是安全的。在孕36周或计划终止妊娠(分娩)期应给予肝素作为替代,在第一孕季使用维生素 K 拮抗剂可致胚胎病理改变或胎儿出血。

β受体阻滞剂使用后仍出现气促和充血性心力衰竭时,应加用袢利尿剂。剂量应逐渐增加以避免血容量的过度减少。

对二尖瓣狭窄耐受性较好,心功能在 NYHAⅠ～Ⅱ级,收缩期肺动脉压持续低于 6.7 kPa

(50 mmHg)的孕妇,经阴道分娩通常是安全的。硬膜外麻醉通常可减轻分娩时固有的血流动力学负荷。β受体阻滞剂的剂量应根据分娩和产后早期的心率合理地调整。在分娩期间,最好选择半衰期短的β受体阻滞剂。心脏病学专家,产科医师和麻醉师应共同紧密合作为患者设定一个安全的分娩模式。

2.瓣膜的介入治疗

尽管已进行了药物的治疗仍持续明显气促,有充血性心力衰竭的体征和伴有肺水肿高度危险的患者,在分娩过程中或产后早期,存在对母亲和新生儿生命的威胁;根据国外的报道和指南应考虑在妊娠期间对瓣膜做介入性的干预,在分娩前减轻二尖瓣狭窄的程度。在行经皮二尖瓣成形术的过程中,胎儿的心脏监测无胎儿宫内窘迫的体征,放射量保持在非常低的水平,不可能对胎儿造成短期甚至长期的后果。

经皮二尖瓣成形术存在血栓性栓塞的风险,但罕有发生;瓣叶撕裂的创伤性二尖瓣反流是最严重的并发症,发生率约为5%,其后果对妊娠患者特别严重。重度的、急性的二尖瓣关闭不全造成血容量和心排血量的增加,患者不能耐受,需行紧急的瓣膜外科手术。但又必然对胎儿造成很大的风险。经药物治疗后症状不能缓解的妊娠患者的预后不良,但经皮二尖瓣成形术对妊娠患者带来的益处超越了它的风险。

二、主动脉瓣狭窄

(一)临床表现

1.症状

呼吸困难、心绞痛和昏厥为典型主动脉瓣狭窄常见的三联征。①呼吸困难:劳力性呼吸困难为常见首发症状;进而可发生阵发性夜间呼吸困难、端坐呼吸和急性肺水肿。②心绞痛:常由运动诱发,休息后缓解。③昏厥:多发生于直立、运动中或运动后。

2.体征

在主动脉瓣区可听到响亮粗糙的收缩期杂音,向颈动脉及锁骨下动脉传导,主动脉瓣区第二音减弱。

重度的风湿性主动脉瓣狭窄在年轻的患者中不多见。妊娠前没有症状的患者在妊娠中发生严重症状的情况也不多。相反,伴有症状的重度主动脉瓣狭窄患者则面临母亲与胎儿的高风险。

(二)超声心动图检查

主动脉瓣狭窄的严重程度可使用连续多普勒测定方式计算主动脉瓣的面积。瓣膜的面积<1.0 cm^{2}为重度或最好采用<0.6 cm^2/m^2 体表面积。用主动脉瓣平均跨瓣压差判断主动脉瓣狭窄程度不太可靠,因为容易受心排血量的影响。在妊娠的特殊情况下,用主动脉瓣平均跨瓣压差容易过高估计主动脉瓣狭窄的程度。然而平均跨瓣压差的估算是非常重要的,因为它与预后的评价相关。

(三)治疗原则

平均主动脉跨瓣压差持续<6.7 kPa(50 mmHg)妊娠期无症状的患者通常预后较好,只需密切随访。无论主动脉瓣狭窄的病因是什么,通常在经阴道分娩的过程中需要密切的监护。因为周围血管阻力减低对患者存在危害,硬膜下麻醉必须小心,诱导麻醉过程要慢,应避免行蛛网膜下腔阻滞麻醉。有些学者建议,对重度主动脉瓣狭窄的病例实施剖宫产以避免突然增加动脉压和心排血量,并缩短分娩的间期。

对严重呼吸困难的患者应给予利尿剂,重度主动脉瓣狭窄的患者尽管经积极的药物治疗,但症状显著(心功能在 NYHAⅢ 至 Ⅳ 级)或存在充血性心力衰竭的体征,在妊娠期间应考虑介入治疗以减轻主动脉狭窄。PBAV 可以使主动脉瓣的功能获得暂时的改善,使患者安全地度过围产期,把主动脉瓣置换的时间延迟至分娩以后。如果在妊娠期间必须行主动脉瓣球囊成形术,应参照妊娠期经皮二尖瓣成形术采取保护措施以减少放射线的影响。这个手术应严格限制在有丰富经验的医学中心进行。

三、左心室反流性心瓣膜病

(一)病理生理

妊娠期间血容量和心排血量进行性地增加,使主动脉瓣或二尖瓣关闭不全患者瓣膜的反流量增加。然而,由于其他的生理性改变,例如,心动过速和系统动脉阻力的减少都可以增加前向的射血容积,是部分地代偿瓣膜反流的后果。

能较好耐受妊娠的重度瓣膜反流的患者证实多为慢性、左心室扩张但仍保留左心室功能的患者,但急性的反流患者不能耐受。但风湿性瓣膜病的患者很少发生急性的反流。(除外风湿性瓣膜病并感染性心内膜炎,或经皮二尖瓣成形术瓣叶撕裂的创伤性二尖瓣反流。)

(二)临床表现

应注意慢性主动脉或二尖瓣关闭不全妊娠患者的充血性心力衰竭症状或体征。既往已发现反流性杂音的妊娠患者在产前的随访中最常见。二尖瓣关闭不全患者在妊娠期间房性期前收缩会增加,每搏输出量增加使脉搏波增大,主动脉瓣反流的体征不典型。

(三)超声心动图检查

超声心动图检查原理在各种反流性心脏瓣膜病都是一样的。由于妊娠期间的血流动力学的特殊性,应用定量多普勒超声心动图评估瓣膜反流量和有效反流面积优于其他的定量方法。妊娠期间血容量的增加使左心室轻度扩大,要计算左心室的直径时应给予考虑。

(四)治疗原则

大多数无症状的重度二尖瓣或主动脉关闭不全者可不需使用药物治疗。当出现严重充血性心力衰竭的症状或体征时,特别在妊娠的晚期,使用利尿剂和血管扩张药可以改善患者在妊娠期间的耐受性。但血管紧张素转换酶抑制药和血管紧张素受体拮抗剂在整个妊娠期间都是禁用的。妊娠期间最常用的血管扩张药是硝酸酯类。

有进行性气促或心力衰竭症状体征的患者,应给予药物治疗。但是妊娠期间应尽量避免外科治疗。人工心肺体外循环对胎儿有高度的风险性。在妊娠期间,包括产后的围产期,反流性心瓣膜病患者的预后是良好的,心脏外科对患者显然是不合适的。

大多数合并反流性瓣膜病甚至出现过心脏衰竭症状的患者都可以行阴道分娩。治疗的方法同样适用于产后的患者。分娩后如需要行瓣膜的置换术,瓣膜物质的选择应重点衡量机械瓣的使用年限而不需考虑抗凝治疗对妊娠结果的风险。

极少数瓣膜反流合并重度左心室功能不全(EF<40%)且不能耐受妊娠的患者,应尽早考虑终止妊娠。

四、三尖瓣疾病

(一)病理生理

风湿性三尖瓣疾病不会独立存在,通常合并二尖瓣狭窄。根据反流本身的程度和肺动脉压的水平,三尖瓣的反流可导致右心房及静脉压的增加。据统计,三尖瓣关闭不全的患者较三尖瓣狭窄多见。三尖瓣狭窄可形成三尖瓣的跨瓣压差,使右心房压力增加,心排血量减少。

(二)临床表现

三尖瓣反流性收缩期杂音通常可在二尖瓣狭窄的患者中同时听到,但大多数的患者是功能性的相对性的反流。依靠听诊做出三尖瓣狭窄的诊断通常较困难。具有右心衰竭的典型体征而左心衰竭的体征相对较轻的患者应高度警惕三尖瓣疾病的存在。

(三)超声心动图检查

二维超声心动图可以显示瓣叶增厚,通常还伴有运动减弱,腱索增粗。根据这些改变,可以使风湿性的三尖瓣与功能性的三尖瓣反流相鉴别,功能性的三尖瓣反流通常更加常见。其瓣叶与腱索都是正常的。

反流或狭窄的程度依据心脏的负荷情况,如果平均跨瓣压差超过 0.7 kPa(5 mmHg),三尖瓣狭窄的程度被认为是显著的。如果血容量和心排血量增加,三尖瓣反流的程度可能会被过度估计,因此在妊娠期间要准确评估右心瓣膜病的程度会比较困难。血流动力学的评估只能根据右心衰竭的临床特征表现。

(四)治疗的原则

利尿剂适用于具有充血性心力衰竭临床体征的患者。与二尖瓣狭窄相同,β 受体阻滞剂对三尖瓣狭窄的患者同样有效。然而,在充分的药物治疗下,心力衰竭的症状体征仍然存在的患者应考虑行瓣膜介入治疗,其处理与单纯二尖瓣狭窄的治疗方法相同。

对于非妊娠的伴有重度风湿性三尖瓣疾病的患者,不宜单行经皮穿刺二尖瓣成形术,而应行二尖瓣及三尖瓣联合瓣膜外科手术。然而,在这些妊娠特殊患者,相对外科手术期间心肺体外循环对胎儿的风险,经皮穿刺瓣膜成形术可给予考虑。当合并重度三尖瓣狭窄时,可以考虑行单纯二尖瓣或联合二尖瓣和三尖瓣经皮球束成形术。

五、胎儿的预后

妊娠合并风湿性心脏病已有大量的报道,发病率相对较高的新生儿并发症有:胎儿发育迟缓,早产,低体重儿。母亲心功能分级在新生儿并发症的风险中有决定性的意义。这些并发症主要见于心功能(NYHA)Ⅲ级或Ⅳ级的妊娠患者中。

(韩金岑)

第六节　妊娠合并甲状腺功能亢进症

妊娠合并甲状腺功能亢进症(简称甲亢)是一种较少见的妊娠并发症,国内报道其发生率为 0.2‰~1‰,国外报道为 0.5‰~2‰,85%~90% 的妊娠期甲亢患者为 Graves 病。妊娠合并甲亢时孕妇及围生儿并发症高,如易并发子痫前期、甲亢性心脏病、甲亢危象、早产、胎儿生长受限、新生儿甲状腺功能异常、死胎及死产等。妊娠结局与孕期的治疗和监护密切相关。

妊娠合并甲亢包括孕前接受药物治疗的甲亢患者以及在妊娠期初次诊断的甲亢。

由于甲亢所表现的许多症状在正常妊娠时也常见到,如早孕期的妊娠剧吐和晚孕期的子痫前期,所以,孕期的诊断和处理可能会比较困难。孕期垂体激素和甲状腺激素水平的生理性变化可能会干扰甲状腺疾病的诊断,而在处理可疑或已确诊的妊娠期甲状腺疾病时也必须考虑到上述孕期生理性的变化。

一、正常妊娠期甲状腺相关激素的变化

孕妇在正常碘摄入的情况下,从妊娠早期开始要经历甲状腺相关激素变化,并逐渐达到机体新的平衡。

(一)从妊娠前半期开始到妊娠结束

伴随激素水平的增加,甲状腺激素结合蛋白可较孕前增加 $2\sim3$ 倍,可导致血中游离的 T_3、T_4 水平相对降低 $10\%\sim15\%$,但这种变化可刺激下丘脑-垂体分泌促甲状腺素释放激素(TSH)。

(二)早孕期

孕妇体内人绒毛膜促性腺激素(HCG)明显增高,可对下丘脑产生抑制,同时对甲状腺产生类似促甲状腺素释放激素的作用,在妊娠 $8\sim14$ 周 HCG 高峰期,孕期血 TSH 呈下降。在早孕期诊断甲状腺功能亢进必须慎重,尤其是在合并妊娠期剧吐或滋养叶细胞肿瘤时。妊娠剧吐患者中有 2/3 的患者甲状腺功能检查结果异常而没有甲状腺疾病,30% 有不能测出的 TSH,60% 有 TSH 降低,59% 呈现 FT_4 水平升高。

(三)胎盘对甲状腺激素的代谢

胎盘可将 T_4 降解为 T_3。表 9-4 列出了妊娠期甲状腺功能的正常值。

表 9-4　妊娠期甲状腺功能的正常值

检查	非孕期	早孕期	中孕期	晚孕期
游离 T_4(pmol/L)	$11\sim23$	$10\sim24$	$9\sim19$	$7\sim17$
游离 T_3(pmol/L)	$4\sim9$	$4\sim8$	$4\sim7$	$3\sim5$
TSH(m U/L)	<4	$0\sim1.6$	$1\sim1.8$	$7\sim7.3$

胎儿甲状腺在孕 5 周时开始形成,孕 10 周时开始有功能,但是,孕 12 周时才开始有独立功能,才能在胎儿血清中测出 T_4、T_3 和 TSH 水平。T_4、T_3 和 TSH 水平持续升高,到妊娠 $35\sim37$ 周时达成人水平。此时甲状腺还相对不成熟,与 T_4 水平相比,TSH 水平相对较高,因而和母体相比,胎儿甲状腺有更高的浓集碘的能力。所以应避免诊断性扫描,或用放射性物质(如[131]I、[99]Tc),或放射碘治疗,以避免放射对胎儿造成危害。

二、甲亢对孕妇、胎儿的影响

甲亢患者若不进行治疗,最严重的并发症为心力衰竭和甲状腺危象。甲状腺危象即使经过恰当处理,母体死亡率仍高达 25%。心力衰竭比甲状腺危象更常见,主要由 T_4 对心肌的长期毒性作用引起,妊娠期疾病,如子痫前期、感染和贫血将会加重心力衰竭。

妊娠期甲亢会导致不良妊娠结局增加,包括流产、胎儿生长受限、早产、胎盘早剥、妊娠期高

血压、子痫前期、感染和围生儿死亡率增加。甲状腺功能正常的孕妇(甲亢控制良好者)低出生体重儿的相对危险(OR)增加,妊娠前半期甲亢未控制者为2.36,而整个孕期甲亢未控制者为9.24。甲亢未控制的足月孕妇子痫前期的OR为4.74。甲亢未控制者胎死宫内率为24%,而接受治疗者仅为5%~7%;治疗还使早产发生率从53%降低到9%~11%。

孕妇自身疾病对胎儿的影响也包括抗甲状腺药物透过胎盘引起的胎儿甲状腺功能减退(简称甲减),以及孕妇TSH刺激胎儿甲状腺引起的胎儿甲亢。对胎儿的影响与孕妇疾病的严重程度并不相关,但伴有高水平甲状腺刺激免疫球蛋白(TSI)的孕妇其胎儿患甲亢的概率增加。胎儿的表现包括生长受限、胎儿心动过速、水肿或胎儿甲状腺肿。由于胎儿伴有甲状腺肿时颈部处于过度伸展位置,因为会在分娩过程中造成困难,或出现呼吸道不通畅,因此应尽量在分娩前行超声检查明确胎儿的甲状腺肿大情况。胎儿甲状腺异常可进行宫内治疗,但只有检测胎儿血样才能明确诊断,而这种有创性操作只有在高度怀疑胎儿伴有严重异常时才可进行。

三、妊娠合并甲亢的诊断

多数妊娠合并甲亢者孕前就明确有甲亢病史,诊断已经明确,但也有一些孕妇处在甲亢的早期阶段,其症状与早孕反应不易鉴别。

妊娠早期轻度甲亢的症状往往不易与妊娠生理变化区分,有价值的症状:①心动过速超过正常妊娠所致心率加速的范围;②睡眠时脉率加快;③甲状腺肿大;④眼球突出;⑤非肥胖的妇女正常或增加进食后,体重仍不增长。大多数早孕合并甲亢患者孕前就有甲亢症状,详细询问孕前病史可有助于诊断。

如果到孕中期恶心、呕吐的症状仍持续存在且没有减轻,则应检查甲状腺功能。重度甲亢或甲亢危象可能导致严重的高血压、充血性心力衰竭和精神心理状态的改变等,其症状类似重度子痫前期。因此,重度子痫前期患者,出现以下不典型症状时:孕周小、发热、腹泻或其他症状不能解释的心动过速等都应考虑有甲亢存在的可能。一旦明确诊断,需立即使用抗甲状腺药物治疗,以改善母儿结局。

甲状腺功能检查可协助明确诊断。在检查甲状腺功能的实验中,其诊断价值的高低依次为$FT_3 > FT_4 > TT_3 > TT_4$。当患者症状很重,TSH下降而$FT_4$正常时,要考虑$T_3$型甲亢的可能。

甲亢危象的诊断:甲亢孕妇出现高热39℃以上,脉率>160次/分,脉压增大,焦虑、烦躁、大汗淋漓,恶心、厌食、呕吐、腹泻、脱水、休克、心律失常及心力衰竭、肺水肿等。

四、甲亢的治疗

(一)孕前咨询

孕前患有甲亢者最好将病情控制后,怀孕前3个月保持甲状腺功能正常再妊娠。妊娠前可以用较高的初始剂量药物而不必考虑对胎儿的影响,若患者对药物不敏感,必要时也可以手术治疗。行放射性碘治疗者在最后一次治疗4个月以上再怀孕。积极治疗甲亢能改善不良妊娠结局。孕前服药者应避免怀孕后随意停药。

(二)妊娠期

正常妊娠可以出现FT_4正常,而TSH水平下降的现象,无须治疗。FT_4轻度升高并且临床症状不重,则可能是暂时的甲亢,可以每4~6周复查一次实验室检查。此阶段如过于积极地使用抗甲状腺药物治疗,可能导致妊娠后期甲减的发生。

一般情况下，FT_4 水平如果增高 2.5 倍以上，则应考虑治疗。

甲亢的治疗主要在于阻断甲状腺激素的合成。丙硫氧嘧啶（PTU）和卡比马唑是治疗孕期甲状腺功能亢进的主要药物。丙硫氧嘧啶通过胎盘的量低于卡比马唑，因此，为孕期首选药物。但是如果已经用卡比马唑控制病情稳定，则不需要换药。丙硫氧嘧啶的缺点是比卡比马唑服药频率高。由于 PTU 可以阻断甲状腺组织以外的 T_4 向 T_3 转换，所以，可以快速缓解症状。对于不能耐受 PTU 的患者可以考虑使用卡比马唑。曾有报道认为卡比马唑可能与新生儿皮肤发育不全有关，该病是一种少见的皮肤阙如症，其典型病灶一般 0.5～3.0 cm，分布于顶骨头皮上的头发旋涡处。

妊娠期诊断的患者开始治疗时药物应用要积极，给予 4～6 周的大剂量药物然后将药物剂量缓慢递减至初始剂量的 25%。一般 PTU 初始剂量每 8 小时 100 mg，用药期间每 2 周检查一次 FT_4。由于 PTU 是通过抑制甲状腺激素的合成起效的，所以只有在用药前储存的甲状腺激素耗尽时才显现明显的作用。用药后 TSH 受抑制的状态可以持续数周或数月，因而不能使用 TSH 作为疗效评价的指标。需要时，还可以加用几天阿替洛尔（25～50 mg/d，口服）控制心悸症状。

PTU 用药后如果没有反应，则应加量，必要时最大剂量可以加到 600 mg/d，如果应用大剂量后仍没有效果，应考虑可能是患者耐受，治疗失败。当 FT_4 水平开始下降时，应将剂量减半并且每 2 周时检测一次 FT_4 浓度。

治疗的目标是使 FT_4 水平稳定在正常范围的 1/3 之内。TSH 约 8 周时恢复正常。多数孕妇在妊娠晚期仅需要少量的 PTU。如果甲亢复发，可以重新开始用药。用药剂量为停药时剂量的 2 倍。

妊娠期禁用放射性碘治疗，因为碘可以被胎儿甲状腺吸收并可以破坏处于发育阶段的胎儿甲状腺。妊娠期甲状腺手术治疗仅限于药物治疗效果不佳的极少数病例，因为这些患者会伴有较高的孕妇发病率和死亡率。

（三）甲状腺危象的抢救措施

甲状腺危象是甲亢病情恶化的严重表现，一旦发生，积极抢救，不能顾及治疗对胎儿的影响，治疗不及时可危及孕妇生命。

（1）PTU：服用剂量加倍以阻断甲状腺素的合成，一旦症状缓解及时减量。

（2）给予 PTU 后 1 小时开始口服饱和碘化钾，5 滴/次，每 6 小时 1 次，每天 20～30 滴。碘化钠溶液 0.5～1.0 g 加于 10% 葡萄糖 500 mL 静脉滴注。

（3）普萘洛尔 10～20 mg，每天 3 次，口服，以控制心率。

（4）地塞米松 10～30 mg 静脉滴注。

（5）对症治疗：包括高热时用物理降温及药物降温，纠正水、电解质紊乱及酸碱平衡，吸氧，补充营养及维生素，必要时人工冬眠。

（6）分娩前发病者，病情稳定 2～4 小时结束分娩，以剖宫产为宜。术后给予大量抗生素预防感染。

（四）治疗中的母、儿监测

除了甲状腺功能的测定外，还需要监测母儿在治疗或疾病发展过程中可能出现的并发症。PTU 可引起粒细胞缺乏症和肝功能异常，所以在治疗前和治疗中应定期检查全血细胞计数和肝功能。对胎儿的监测包括常规超声检查胎儿的生长发育，以及孕晚期明确有无胎儿甲状腺肿。新生儿出生时留脐带血检查甲状腺功能。

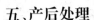

五、产后处理

为排除甲状腺抗体被动转运给胎儿和抗甲状腺药物引起胎儿甲状腺功能低下,故新生儿出生后应密切监测甲状腺功能,检查脐带血和母乳喂养儿的甲状腺功能。甲亢作为一种常见的自身免疫病,可能在孕期首次发生,而在产后加重。在妊娠早期治疗过的患者,其产后复发率高于75%。产后的治疗同妊娠期基本相似。服用PTU并不影响哺乳,只有极少量药物会进入乳汁。产妇服用PTU则剂量的0.07%能由乳汁分泌,而卡比马唑为0.5%。因此,服用丙硫氧嘧啶(<150 mg/d)和卡比马唑(<15 mg/d)者进行母乳喂养被认为是安全的。

停止哺乳后,可以考虑碘放射治疗,但是可能需要依据治疗剂量将母亲和新生儿分开一段时间。

（韩金岑）

第十章

正常分娩与产程处理

第一节 分 娩 动 因

人类分娩发动的原因仍不清楚。目前认为人类分娩的发动是一种自分泌因子/旁分泌因子及子宫内组织分子信号相互作用的结果,使得子宫由静止状态成为活动状态,其过程牵涉复杂的生化和分子机制。

一、妊娠子宫的功能状态

妊娠期子宫可处于 4 种功能状态。

(一)静止期

在一系列抑制因子作用下,子宫肌组织在妊娠期 95% 的时间内处于功能静止状态。这些抑制因子包括孕激素、前列环素(PGI_2)、松弛素、一氧化氮(NO)、甲状旁腺素相关肽(PTH-rP)、降钙素相关基因肽、促肾上腺素释放激素(CRH)、血管活性肠肽及人胎盘催乳激素等,它们以不同方式增加细胞内的 cAMP 水平,继而减少细胞内钙离子水平并降低肌球蛋白轻链激酶(MLCK,肌纤维收缩所需激酶)的活性,从而降低子宫肌细胞的收缩性。实验证实胎膜可以产生抑制因子,通过旁分泌作用维持子宫静止状态。

(二)激活期

子宫收缩相关蛋白(CAP)基因表达上调,CAP 包括缩宫素受体、前列腺素受体、细胞膜离子通道相关蛋白及细胞间隙连接的重要组成元素结合素-43(connexin-43)等。细胞间隙连接的形成是保证子宫肌细胞协调一致收缩的重要前提。

(三)刺激期

子宫对宫缩剂的反应性增高,在缩宫素、前列腺素(主要为 PGE_2 和 $PGF_{2\alpha}$)的作用下产生协调规律的收缩,娩出胎儿。

(四)子宫复旧期

这一时期缩宫素发挥主要作用。分娩发动主要是指子宫组织由静止状态向激活状态的转化。

二、妊娠子宫转向激活状态的生理变化

(一)子宫肌细胞间隙连接增加

间隙连接(gap junction,GJ)是细胞间的一种跨膜通道,可允许分子量<1 000 的分子通过,

如钙离子。间隙连接可使肌细胞兴奋同步化,协调肌细胞的收缩活动,增强子宫收缩力,并可增加肌细胞对缩宫素的敏感性。妊娠早、中期细胞间隙连接数量少,且体积小;妊娠晚期子宫肌细胞具有逐渐丰富的间隙连接,并持续增加至整个分娩过程。间隙连接的表达、降解及其多孔结构由激素调节,孕酮是间隙连接形成的强大抑制剂,妊娠期主要通过孕酮抑制间隙连接的机制维持了子宫肌的静止状态。

(二)子宫肌细胞内钙离子浓度增加

子宫肌细胞的收缩需要肌动蛋白、磷酸化的肌浆球蛋白和能量的供应。子宫收缩本质上是电位控制的,当动作电位传导至子宫肌细胞时,肌细胞发生去极化,胞膜上电位依赖的钙离子通道开放,细胞外钙离子内流入细胞内,降低静息电位,活化肌原纤维,进而诱发细胞收缩。故细胞内的钙离子浓度增加是肌细胞收缩不可缺少的。

三、妊娠子宫功能状态变化的调节因素

(一)母体内分泌调节

1.前列腺素类

长期以来认为前列腺素在人类及其他哺乳动物分娩发动中起了重要的作用。在妊娠任一阶段引产、催产或药物流产均可应用前列腺素发动子宫收缩;相反,给予前列腺素生物合成抑制剂可延迟分娩及延长引产的时间。临产前,蜕膜及羊膜含有大量前列腺素前身物质花生四烯酸、前列腺素合成酶及磷脂酶 A_2,促进释放游离花生四烯酸并合成前列腺素。PGF_2 和 TXA_2 引起平滑肌收缩,如血管收缩和子宫收缩。PGE_2、PGD_2 和 PGI_2 引起血管平滑肌松弛和血管扩张。PGE_2 在高浓度时可抑制腺苷酸环化酶或激活了磷脂酶 C,增加子宫肌细胞内钙离子浓度,引起子宫收缩。子宫肌细胞内含有丰富的前列腺素受体,对前列腺素敏感性增加。前列腺素能促进肌细胞间隙连接蛋白合成,改变膜通透性,使细胞内 Ca^{2+} 增加,促进子宫收缩,启动分娩。

2.缩宫素

足月孕妇用缩宫素成功引产已有很长历史,但缩宫素参与分娩发动的机制仍不完全清楚。缩宫素结合到子宫肌上的缩宫素受体,激活磷脂酶 C,从膜磷脂释放出三磷酸肌醇和二酯酰甘油,升高细胞内钙的水平,使子宫收缩;缩宫素能促进肌细胞间隙连接蛋白的合成;此外,足月时缩宫素刺激子宫内前列腺素生物合成,通过前列腺素驱动子宫收缩。

3.雌激素和孕激素

人类在妊娠期处于高雌激素状态。妊娠末期,孕妇体内雌激可增加间隙连接蛋白和宫缩素受体合成;促进钙离子向细胞内转移;激活蜕膜产生大量细胞因子,刺激蜕膜及羊膜合成与释放前列腺素,促进宫缩及宫颈软化成熟。雌激素通过上述机制促进子宫功能状态转变。而在大多数哺乳动物,维持妊娠期子宫相对静止状态需要孕酮。孕酮可抑制子宫肌间隙连接蛋白的形成。早在 20 世纪 50 年代就有学者提出,分娩时母体血浆内出现孕酮撤退。现在认为分娩前雌/孕激素比值明显增高,或受体水平的孕酮作用下降可能与分娩发动有关。

4.内皮素

内皮素是子宫平滑肌的强诱导剂,子宫平滑肌内有内皮素受体。妊娠晚期在雌激素作用下,兔和鼠的子宫肌内皮素受体表达增加,但在人类中尚未肯定。孕末期,羊膜、胎膜、蜕膜及子宫平滑肌含有大量内皮素,能提高肌细胞内 Ca^{2+} 浓度,前列腺素合成,诱发宫缩;内皮素还能加强有效地降低引起收缩所需的缩宫素阈度。

5.血小板激活因子(platelet-activiting factor,PAF)

PAF是一种强效的子宫收缩物质和产生前列腺素的刺激剂。随着临产发动,羊膜中 PAF 浓度增高。孕酮可增高子宫组织中的 PAF 乙酰水解酶,而雌激素及炎症细胞因子可降低此酶水平,这些研究提示宫内感染炎症过程使 PAF 增高,促进了子宫收缩。

（二）胎儿内分泌调节

研究显示,人类分娩信号也来源于胎儿。随着胎儿成熟,胎儿丘脑-垂体-肾上腺轴的功能逐渐建立,在促肾上腺皮质激素(ACTH)的作用下,胎儿肾上腺分泌的皮质醇和脱氢表雄酮(DHEA)增加,刺激胎盘的 17-α 水解酶减少孕激素的产生,并增加雌激素的生成,从而使雌激素/孕激素的比值增加;激活蜕膜产生大量细胞因子,如 IL-1、IL-6、IL-8、GCSF、TNF-α、TGF-β 及 EGF 等;还能通过加强前列腺素的合成和分泌,刺激子宫颈成熟和子宫收缩。孕激素生成减少而雌激素生成增加也促进子宫平滑肌缩宫素受体和间隙连接的形成;同时还可促进钙离子向细胞内转移,加强子宫肌的收缩,促使分娩发动。

（三）母-胎免疫耐受失衡

从免疫学角度看,胎儿对母体而言是同种异体移植物,母体却对胎儿产生特异性的免疫耐受使妊娠得以维持。对母-胎免疫耐受机制有大量研究,提出的学说主要包括:①主要组织相容性复合物 MHC-Ⅰ抗原缺乏;②特异的 HLA-G 抗原表达;③Fas/FasL 配体系统的作用;④封闭抗体的作用;⑤Th₁/Th₂ 改变等。

一旦以上因素改变,引起母-胎间免疫耐受破坏,可导致母体对胎儿的排斥反应。研究发现,母体对胎儿的免疫反应是流产发生的主要原因之一。因此足月分娩中可能存在同样的机制,即由于母胎间免疫耐受的解除,母体启动分娩,将胎儿排出。

四、机械性理论

尽管内分泌系统的变化及分子的相互作用在分娩发动中占有极其重要的地位,无可否认,其最终是通过影响子宫收缩来达到促使胎儿娩出的目的。故有人认为:随着妊娠的进展,子宫的容积不断增加,且胎儿的增长速度渐渐超过子宫的增大速度使得子宫内压不断增强;此外,在妊娠晚期,胎儿先露部分可以压迫到子宫的下段和宫颈。上述两部分因素使得子宫肌壁和蜕膜明显受压,肌壁上的机械感受器受刺激(尤其是压迫子宫下段和宫颈),这种机械性扩张通过交感神经传递至下丘脑,使得神经垂体释放缩宫素,引起子宫收缩。羊水过多、双胎妊娠容易发生早产是这一理论的佐证。但机械因素并不是分娩发动的始动因素。

（王书青）

第二节　决定分娩的因素

决定分娩的要素有 4 个:即产力、产道、胎儿及精神因素。产力为分娩的动力,但受产道、胎儿及精神因素制约。产力可因产道及胎儿的异常而异常或转为异常;产力也可受到产妇精神因素的直接影响。比如:产程开始后,由于胎位异常,宫缩表现持续微弱,或开始良好继而出现乏力;在产妇对分娩有较大的顾虑时,可能从分娩发动之初宫缩就表现为不规律或持续在微弱状态。骨盆大小、形状和胎儿大小、胎方位正常时,彼此不产生不良影响;但如果胎儿过大、某些胎儿畸形或胎位异常,或骨盆径线小于正常或骨盆畸形,则即便产力正常,仍可能导致难产。

一、产力

产力是分娩过程中将胎儿及其附属物逼出子宫的力量,包括宫缩(子宫收缩力)、腹压(腹壁肌肉即膈肌收缩力)和肛提肌收缩力。

(一)子宫收缩力

子宫收缩力是临产后的主要产力,贯穿于整个分娩过程中。临产后的宫缩能迫使宫颈管短缩直至消失,宫口扩张,胎先露部下降、胎儿和胎盘胎膜娩出。

临产后的正常宫缩具有以下特点。

1.节律性

节律性宫缩是临产的重要标志之一。正常宫缩是子宫体部不随意的、有节律的阵发性收缩。每次阵缩总是由弱渐强(进行期),维持一定时间(极期),随后由强渐弱(退行期),直至消失进入间歇期(图 10-1),间歇期子宫肌肉松弛。阵缩如此反复出现,贯穿分娩全过程。

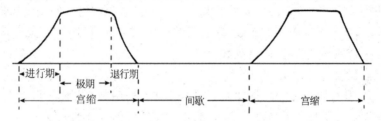

图 10-1 临产后正常节律性宫缩示意图

临产开始时,宫缩持续 30 秒,间歇期为 5~6 分钟。随着产程进展,宫缩持续时间逐渐增长,间歇期逐渐缩短。当宫口开全之后,宫缩持续时间可长达 60 秒,间歇期可缩短至 1~2 分钟,宫缩强度也随产程进展逐渐增加,子宫腔内压力于临产初期升高至 $3.3\sim4.0$ kPa($25\sim30$ mmHg),于第一产程末可增至 $5.3\sim8.0$ kPa($40\sim60$ mmHg),于第二产程可高达 $13.3\sim20.0$ kPa($100\sim150$ mmHg),而间歇期宫腔压力仅为 $0.8\sim1.6$ kPa($6\sim12$ mmHg)。宫缩时子宫肌壁血管及胎盘受压,致使子宫血流量减少,但于子宫间歇期血流量又恢复到原来水平,胎盘绒毛间隙的血流量重新充盈,这对胎儿十分有利。

2.对称性和极性

正常宫缩起自两侧子宫角部,以微波形式迅速向子宫底中线集中,左右对称,此为宫缩的对称性;然后以每秒约 2 cm 的速度向子宫下段扩散,约 15 秒均匀协调地遍及整个子宫,此为宫缩的极性(图 10-2)。

宫缩以宫底部最强、最持久,向下则逐渐减弱,子宫底部收缩力的强度几乎是子宫下段的两倍。这一子宫源性控制机制的基础是子宫肌中的起步细胞的去极化。

3.缩复作用

子宫体部的肌肉在宫缩时,肌纤维缩短、变宽,收缩之后,肌纤维虽又重新松弛,但不能完全恢复原状而是有一定的程度缩短,这种现象称为缩复作用或肌肉短滞。缩复作用的结果,使子宫体变短、变厚,使宫腔容积逐渐缩小,迫使胎先露不断下降,而子宫下段逐渐被拉长、扩张,并将子宫向外上方牵拉,颈管逐渐消失、展平。

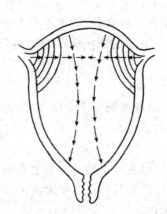

图 10-2　子宫收缩的对称性和极性

(二)腹肌及膈肌收缩力(腹压)

腹肌及膈肌收缩力是第二产程时娩出胎儿的重要辅助力量。当宫口开全后,胎先露部已下降至阴道。每当宫缩时前羊水囊或胎先露部压迫盆底组织及直肠,反射性地引起排便感,产妇主动屏气,腹肌和膈肌收缩使腹压升高,促使胎儿娩出。腹压必须在第二产程尤其是第二产程末期宫缩时运用最有效,过早用腹压不但无效,反而易使产妇疲劳和宫颈水肿,致使产程延长。在第三产程胎盘剥离后,腹压还可以促使胎盘娩出。

(三)肛提肌收缩力

在分娩过程中,肛提肌收缩力可促使胎先露内旋转。当胎头枕部露于耻骨弓下缘时,由于宫缩向下的产力和肛提肌收缩产生的阻力,两者的合力使胎头仰伸和胎儿娩出。

二、产道

产道是胎儿娩出的通道,分骨产道和软产道两部分。

(一)骨产道

骨产道是指真骨盆,其后壁为骶、尾骨,两侧为坐骨、坐骨棘、坐骨切迹及其韧带,前壁为耻骨联合。骨产道的大小、形状与分娩关系密切。骨盆的大小与形态对分娩有直接影响。因此对于分娩预测首先了解骨盆情况是否异常。

(1)骨盆各平面及其径线。

(2)骨盆轴。

(3)产轴。

(4)骨盆倾斜度。

(5)骨盆类型:有时会对分娩过程产生重要影响。目前国际上仍使用考-莫氏分类法。按X线摄影的骨盆入口形态,将骨盆分为 4 种基本类型:女型、扁平型、类人猿型和男型(图 10-3)。但临床所见多为混合型。

(二)软产道

软产道是由子宫下段、宫颈、阴道和盆底软组织构成的管道。在分娩过程中需克服软产道的阻力。

1.子宫下段的形成

子宫下段由非孕时长约 1 cm 的子宫峡部形成。妊娠 12 周后,子宫峡部逐渐扩展成为子宫腔的一部分,妊娠末期逐渐被拉长形成子宫下段。临产后进一步拉长达 7～10 cm,肌层变薄成为软产道的一部分。由于肌纤维的缩复作用,子宫上段的肌壁越来越厚,下段的肌壁被牵拉越来越薄,由于子宫上下段肌壁的厚、薄不同,在子宫内面两者之交界处有一环形隆起,称为生理性缩复环(图 10-4)。

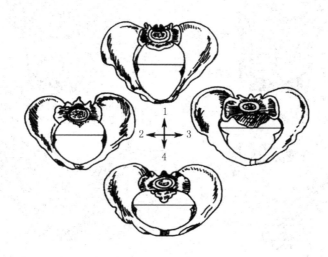

1.类人猿型骨盆;2.女性型骨盆;3.男性型骨盆;4.扁平型骨盆

图 10-3　骨盆类型

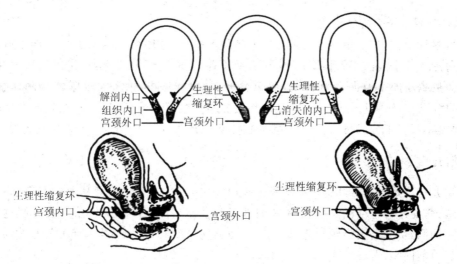

图 10-4　生理性缩复环

2.宫颈的变化

(1)宫颈管消失:临产前的宫颈管长约 2 cm,初产妇较经产妇稍长。临产后由于宫缩的牵拉及胎先露部支撑前羊水囊呈楔形下压,致使宫颈管逐渐变短至消失,成为子宫下段的一部分。初产妇宫颈管消失于宫颈口扩张之前,经产妇因其宫颈管较松软,则两者多同时进行。

(2)宫口扩张:临产前,初产妇的宫颈外口仅容一指尖,经产妇则能容纳一指。临产后宫口扩张主要是宫缩及缩复向上牵拉的结果。此外前羊水囊的楔形下压也有助于宫颈口的扩张。胎膜多在宫口近开全时自然破裂,破膜后胎先露部直接压迫宫颈,扩张宫口的作用更明显。随着产程的进展,宫口开全(10 cm)时,妊娠足月的胎头方能娩出(图 10-5)。

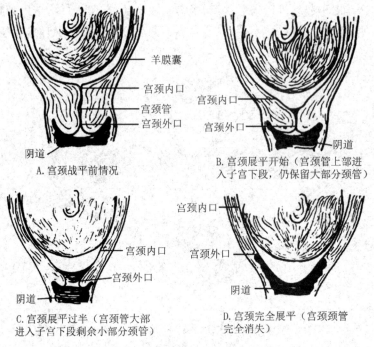

A.宫颈战平前情况

B. 宫颈展平开始（宫颈管上部进入子宫下段，仍保留大部分颈管）

C.宫颈展平过半（宫颈管大部进入子宫下段剩余小部分颈管）

D. 宫颈完全展平（宫颈颈管完全消失）

图 10-5　宫颈下段形成和宫口扩张

3.骨盆底、阴道及会阴的变化

在分娩过程中,前羊水囊和胎先露部逐渐将阴道撑开,破膜后先露部下降直接压迫骨盆底,软产道下段形成一个向前弯的长筒,前壁短后壁长,阴道外口开向前上方,阴道黏膜皱襞展平使腔道加宽。肛提肌向下及向两侧扩展,肌束分开,肌纤维拉长,使 5 cm 厚的会阴体变成 2～4 mm 薄的组织,以利胎儿通过。阴道及骨盆底的结缔组织和肌纤维,于妊娠晚期增生肥大,血管变粗,血流丰富。于分娩时,会阴体虽然承受一定的压力,若保护不当,也容易造成裂伤。

三、胎儿

足月胎儿在分娩过程必须为适应产道表现出一系列动作,使之能顺利通过产道这一特殊的圆柱形通道:骨盆入口呈横椭圆形,而在中骨盆及骨盆出口则呈前后椭圆形。在分娩过程中,胎头是最重要的因素,只要头能顺利通过产道,一般分娩可以顺利完成,除非胎儿发育过大,则肩或躯干的娩出可能困难。

(一)胎头

为胎儿最难娩出的部分,受压后缩小程度小。胎儿头颅由 3 个主要部分组成:颜面、颅底及颅顶。颅底由两块颞骨、蝶骨及筛骨所组成。颅顶骨由左右额骨、左右顶骨及枕骨所组成。这些骨缝之间由膜相连接,故骨与骨之间有一定活动余地甚至少许重叠,从而使胎头具有一定适应产道的可塑性,有利于胎头娩出。

胎头颅缝及囟门名称如下(图 10-6):①额缝,居于左右额骨之间的骨缝。②矢状缝,左右顶骨之间的骨缝,前后走向,将颅顶分为左右两半,前后端分别连接前、后囟门。通过前囟与额缝连接,通过后囟与人字缝连接。③冠状缝,为顶骨与额骨之间的骨缝,横行,在前囟左右两侧。④人字缝,位于左右顶骨与枕骨之间,自后囟向左右延伸。⑤前囟,位于胎儿颅顶前部,为矢状缝、额缝及冠状缝会合之处,呈菱形,2 cm×3 cm大。临产时可用于确定胎儿枕骨在骨盆中的位置。分娩后可持续开放18个月之久才完全骨化,以利脑的发育。⑥后囟,为矢状缝与人字缝连接之处,呈三角形,远较前囟小,产后8~12周内骨化。

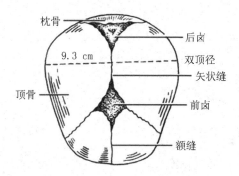

图 10-6　胎头颅缝及囟门

胎儿头颅顶可分为以下各部:①前头,亦称额部,为颅顶前部。②前囟,菱形。③顶部,为前后囟线以上部分。④后囟,三角形。⑤枕部,在后囟下方,枕骨所在地。⑥下颌,胎儿下颌骨。

胎头主要径线(图 10-7):径线命名以解剖部位起止点为度。在分娩过程,胎儿头颅受压,径线长短随之发生变化。

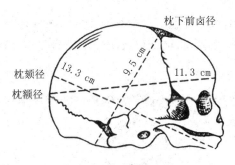

图 10-7　胎头主要径线

(1)胎头双顶径(biparietal diameter,BPD):为双侧顶骨隆起间径,为胎儿头颅最宽径线,妊娠足月平均为9.3 cm。

(2)枕下前囟径:枕骨粗隆下至前囟中点的长度。当胎头俯屈,颏抵胸前时,胎头以枕下前囟径在产道前进,为头颅前后最小径线,妊娠足月平均为9.5 cm。

(3)枕额径:枕骨粗隆至鼻根部的距离。在胎头高直位时胎头以此径线在产道中前进,平均11.3 cm,较枕下前囟长。

(4)枕颏径:枕骨粗隆至下颌骨中点间径。颜面后位时,胎头以此径前进,平均为13.3 cm,远较枕下前囟径长,足月胎儿不可能在此种位置下自然分娩。

(5)颏下前囟径:胎儿下颌骨中点至前囟中点,颜面前位以此径线在产道通过,平均为10 cm。故颜面前位一般能自阴道分娩。

(二)胎姿势

指胎儿各部在子宫内所取之姿势。在正常羊水量时,胎儿头略前屈,背略向前弯、下颌抵胸骨。上下肢屈曲于胸腹前,脐带位于四肢之间。在妊娠期间,如果子宫畸形、产妇腹壁过度松弛或胎儿颈前侧有肿物,胎头可有不同程度仰伸,从而无法以枕下前囟径通过产道而导致头位难产。

(三)胎产式

指胎儿纵轴与产妇纵轴的关系,可分为纵产式、斜产式与横产式3种。横产式或斜产式为胎儿纵轴与产妇纵轴垂直或交叉,产妇腹部呈横椭圆形,胎头胎臀各在腹部一侧。纵产式为胎儿纵轴与产妇纵轴平行,可以是头先露或臀先露(图10-8)。

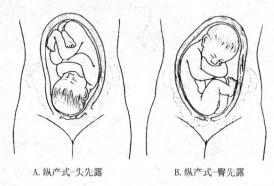

A.纵产式-头先露   B.纵产式-臀先露

图10-8　头先露或臀先露

(四)胎先露及先露部

胎先露指胎儿最先进入骨盆的部分;最先进入骨盆的部分称为先露部。先露部有3种,即头、臀、肩。纵轴位为头先露或臀先露,横轴位或斜轴位为肩先露。如果胎头与胎手同时进入骨盆称为复合先露(图10-9)。

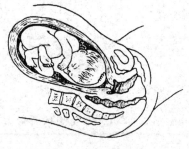

图10-9　复合先露

1.头先露

头先露占足月妊娠分娩的96%。由于胎头俯屈和仰伸程度不同,可有四种先露部,即枕先露、前囟先露、额先露及面先露。

(1)枕先露:最常见的胎先露部,此时胎头呈俯屈状,胎头以最小径(枕下前囟径)及其周径通过产道(图10-10)。

(2)前囟先露:胎头部分俯屈,胎头矢状缝与骨盆入口前后径一致,前囟近耻骨或骶骨(高直位)(图10-11)。分娩多受阻。

(3)额先露:胎头略仰伸,足月活胎不可能以额先露经阴道分娩。多数人认为,前顶与额先露为分娩过程中一个过渡表现,不能认为是一种肯定的先露,当分娩进展时,胎头俯屈就形成顶先露,仰伸即为面先露。但实际上确有前顶先露与额部先露存在,故还应作为胎先露的一种(图 10-12)。

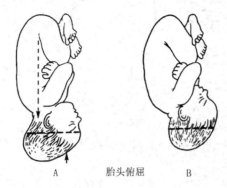

A 胎头俯屈 B

图 10-10 枕先露

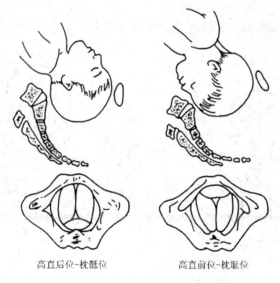

高直后位-枕骶位　　高直前位-枕耻位

图 10-11 胎头高直位

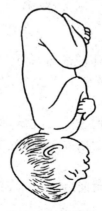

图 10-12 额先露

(4)面先露:胎头极度仰伸,以下颌及面为先露部(图 10-13)。

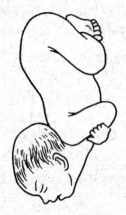

图 10-13　面先露

2.臀先露

臀先露为胎儿臀部先露(图 10-14)。由于先露部不同,可分为单臀先露、完全臀先露及不完全臀先露数种。

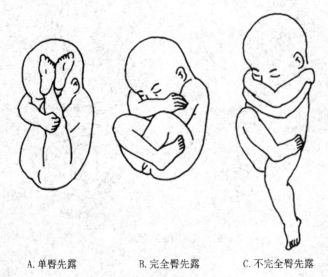

A.单臀先露　　　　B.完全臀先露　　　　C.不完全臀先露

图 10-14　臀先露

(1)单臀先露:为髋关节屈,膝关节伸,先露部只为臀部。

(2)完全臀先露:为髋关节及膝关节皆屈,以至胎儿大腿位于胎儿腹部,小腿肚贴于大腿背侧,阴道检查时可触及臀部及双足。

(3)不完全臀先露:包括足先露和膝先露。足先露为臀先露髋关节伸,一个膝关节或两个膝关节伸,形成单足或双足先露。膝先露为髋关节伸膝关节屈曲。

3.肩先露

胎儿横向,肩为先露部。临产一段时间后往往一只手先脱出,有时也可以是胎儿背、胎儿腹部或躯干侧壁被迫逼出。

(五)胎位或胎方位

胎位为先露部的指示点在产妇骨盆的位置,亦即在骨盆的四相位——左前、右前、左后、右后。枕先露的代表骨为枕骨(occipital,缩写为O);臀先露的代表骨为骶骨(sacrum,缩写为S);面先露时为下颏骨(mentum,缩写为M);肩先露时为肩胛骨(scapula,缩写为Sc)。

胎位的写法由三方面来表明:①指示点在骨盆的左侧(left,缩写为L)或右侧(right,缩写为R),简写为左或右。②指示点的名称,枕先露为"枕",即"O";臀先露为"骶",即"S";面先露为"颏",即"M";肩先露为"肩",即"Sc";额位即高直位很少见,无特殊代表骨,只写额位及高直位便可。③指示点在骨盆之前、后或横。

如枕先露,枕骨在骨盆左侧,朝前,则胎位为左枕前(LOA),为最常见之胎位。若枕骨位于骨盆左侧边(横),则名为左枕横(LOT),表示胎头枕骨位于骨盆左侧,既不向前也不向后。肩先露时肩胛骨只有左右(亦即胎头所在之侧)或上、下和前、后定位:左肩前、右肩前、左肩后和右肩后。肩先露以肩胛骨朝上或朝后来定胎位。朝前后较易确定,朝上下不如左右易表达,左右又以胎头所在部位易于确定。如左肩前表示胎头在骨盆左侧,(肩胛骨在上),肩(背)朝前。左肩后,胎头在骨盆左侧(肩胛骨在下),肩(背)朝后。

各胎位缩写如下。

(1)枕先露可有6种胎位:左枕前(LOA)、左枕横(LOT)、左枕后(LOP)、右枕前(ROA)、右枕横(ROT)、右枕后(ROP)(图10-15)。

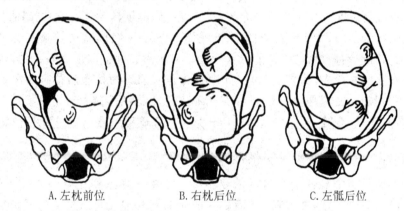

A. 左枕前位　　　　　B. 右枕后位　　　　　C. 左骶后位

图 10-15　左枕前位、右枕后位、左骶后位

(2)臀先露也有6种胎位:左骶前(LSA)、左骶横(LST)、左骶后(LSP)(图10-15)、右骶前(RSA)、右骶横(RST)、右骶后(RSP)。

(3)面先露也有6种胎位:左颏前(LMA)、左颏横(LMT)、左颏后(LMP)、右颏前(RMA)、右颏横(RMT)、右颏后(RMP)。

(4)肩先露也有4种胎位:左肩前(LScA)、左肩后(LScP)、右肩前(RScA)、右肩后(RScP)。

枕、骶、肩胛位置与胎儿背在同一方向,其前位,背亦朝前;颏与胎儿腹在同一方向,其前位,胎背向后。

(六)各种胎先露及胎位发生率

近足月或者已达足月妊娠时,枕先露占95%、臀先露3.5%、面先露0.5%、肩先露0.5%。有的报道臀先露在3%~8%,目前我国初产妇比例很大,经产妇,尤其是多产妇很少,所以横产发生率很少。在枕先露中,2/3枕骨在左侧,1/3在右侧。臀位在中期妊娠及晚期妊娠的早期比数远较3%~4%为高,尤其是经产妇。但其中约1/3的初产妇和2/3经产妇在近足月时常自然转成头位。

胎头虽然较臀体积大,但臀部及屈曲于躯干前的四肢的总体积显然大于胎头。由于子宫腔似梨形,上部宽大、下部狭小,故为适应子宫的形状,足月儿头先露发生比例远高于臀先露。在妊娠 32 周前,羊水量相对较多,胎体受子宫形态的束缚较小,因而臀位率相对较高些,以后羊水量相对减少,胎儿为适应宫腔形状而取头先露。若胎儿脑积水,臀产比例也较高,表明宽大的宫体部较适合容纳较大的胎头。某些子宫畸形,如双子宫、残角子宫中发育好的子宫,宫体部有纵隔形成者,也容易产生臀先露。经产妇反复为臀产者应想到子宫有某种畸形的可能。

(七)胎先露及胎方位的诊断

有 4 种方法:腹部检查、阴道检查、听诊及超声影像检查。

1.腹部检查

为胎先露及胎方位的基本检查方法,简单易行,在大部分产妇可获得正确诊断,但对少见的异常头先露,往往不易确诊。

2.阴道检查

临产前此法不易查清胎先露及胎方位,所以有可能不能确诊;临产后,宫颈扩张,先露部大多已衔接,始能对先露部有较明确了解。阴道检查应在消毒情况下进行,以中、食指查先露部是头、是臀、还是肩部。如为枕先露,宫颈有较大扩张时,可触及骨缝、囟门以明确胎位(颜面位等异常头先露特点及臀位特点在有关难产节中介绍)。宫颈扩张程度越大,胎位检查越清楚。检查胎方位最好先查出矢状缝走向,手指左右横扫,上下触摸可查出一较长骨缝。矢状缝横置则为枕右或枕左横位,如为斜置或前后置,则为枕前位或后位。如前囟在骨盆前部很易摸到,表示枕骨在骨盆后位。前囟在骨盆左前方,为枕右后位;前囟在骨盆右前方为枕左后位。前囟如果在骨盆后面,阴道检查不易触及,尤其是胎头下降、胎头俯屈必然较重,后囟较小,用手不易查清。胎头受挤压严重时,骨片重叠,骨缝、囟门也不易触清。另一可靠确定胎方位方法为用手触摸胎儿耳郭,耳郭方向指向枕部,这只有在宫颈口完全扩张时方能实行。

阴道检查时还应了解先露部衔接程度。胎头衔接程度在正常情况下随产程进展而加深。胎头下降程度为判断是否能经阴道分娩的重要指标。胎头下降速度在第一产程比较缓慢,而在第二产程胎头继续下降,速度快于第一产程。一般胎头下降程度是以坐骨棘平面来描述。胎儿头颅骨质部平坐骨棘平面时称为"0"位,高于坐骨棘水平时称为"一"位,如高 1 cm,则标为"-1"直到"-3",再高则表示胎头双顶径尚未进入骨盆入口平面,因为骨盆入口平面至坐骨棘平面约为 5 cm,胎头双顶径至胎头顶部约为 3 cm,所以胎头最低骨质部如在坐骨棘平面以上 3 cm,显然胎头双顶径最多是平骨盆入口平面。胎头最低骨质部通过了坐骨棘平面,胎头位置称为"+"位,低于坐骨棘平面 1 cm 称为"+1""+3"时,胎头最低点已接近骨盆出口,即在阴道下部,因为坐骨棘平面距离骨盆出口亦约为 5 cm(图 10-16)。在正常女性骨盆坐骨棘并不突出于骨盆侧壁,需经反复检查取得经验方能较准确确定位。故可考虑另一较简单而大体可了解胎头衔接程度的方法,即用手指经阴道测胎头骨质最低部距阴道处女膜环的距离。如距离为 5 cm 则表示胎头在坐骨棘水平,低于此为正值,高于此为负值。

3.听诊

胎心音位置本身并非诊断胎方位的可靠依据,但可加强触诊的准确性。在枕先露和臀先露,躯干微前屈,胎背较贴近于子宫壁,利于胎心音传导,故在胎儿背部所接触之宫壁处胎心音最强。在颜面位,胎背反屈。胎儿胸部较贴近宫壁,故胎心音在胎儿胸壁侧听诊较清晰。

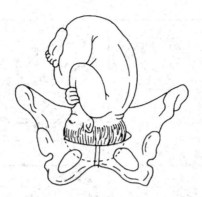

图 10-16　胎头衔接程度

在枕前位,胎心音一般位于脐与髂前上棘连接中点。枕后位胎心音在侧腹处较明显,有时在小肢体侧听得也清楚。臀位则在脐周围。横位胎心音在枕前位的稍外侧。

4.超声检查

在腹壁厚、腹壁紧张及羊水过多的情况下,腹部检查等查不清胎先露及胎方位时,超声扫描检查可清楚检查出胎头、躯干、四肢等的部位和形象及胎心情况,不但有助于胎先露、胎方位的诊断,也有助于胎儿畸形及大小的诊断。

(八)临产胎儿应激变化

胎头受压情况下,阵缩时给予胎头的压力增高,尤其是破膜之后,在第二产程宫腔内压力可高达 26.7 kPa(200 mmHg)。颅内压为 5.3～7.3 kPa(40～55 mmHg)时,胎心率就可减慢,其原因系中枢神经缺氧,反射性刺激迷走神经之故。有时胎头受压而无胎心率变慢乃是胎膜未破,胎头逐渐受压而在耐受阈之内,这种阵发性改变对胎儿无损。

四、精神心理因素

随着医学模式的改变,人们已经开始关注社会及心理因素对分娩过程的影响。亲朋好友间关于分娩的负面传闻、电影中的恐惧场面使相当数量的初产妇进入临产后精神处于高度紧张,甚至焦虑恐惧状态。研究表明,产妇在分娩过程中普遍焦虑和恐惧倾向导致去甲肾上腺素减少,可使宫缩减弱而对疼痛的敏感性增加,强烈的宫缩有加重产妇的焦虑,从而造成恶性循环导致产妇体力消耗过大,产程延长。抑郁情绪与活跃期、第二产程延长及产后出血有一定的相关性。所以在分娩过程中产妇的精神心理状态可明显地影响产程进展,应予以足够的重视。

（王书青）

第三节　枕先露的分娩机制

分娩机制是指胎先露为适应骨盆各平面的不同形态,进行一系列转动,以最小径线通过产道的全过程。以枕左前的分娩机制为例详加说明。胎头的一连串转动可分解如下 7 个动作,即衔接、下降、俯屈、内旋转、仰伸、复位及外旋转、胎儿娩出(图 10-17)。

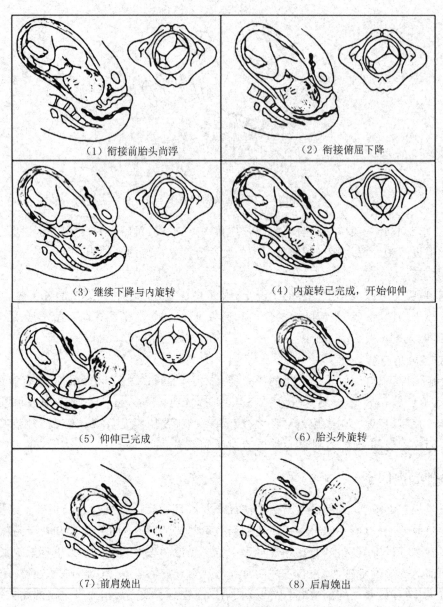

（1）衔接前胎头尚浮　　　　　　　（2）衔接俯屈下降

（3）继续下降与内旋转　　　　　　（4）内旋转已完成，开始仰伸

（5）仰伸已完成　　　　　　　　　（6）胎头外旋转

（7）前肩娩出　　　　　　　　　　（8）后肩娩出

图 10-17　分娩机制示意图

一、衔接

胎头双顶径进入骨盆入口平面,胎头颅骨最低点达到或接近坐骨棘水平,称为衔接。初产妇胎头衔接可发生于预产期前1~2周,若初产妇分娩开始而胎头仍未衔接,应警惕有无头盆不称。经产妇多在临产后胎头衔接。

胎头呈半俯屈状态进入骨盆入口,以枕额径衔接,由于枕额径大于骨盆入口前后径,胎头矢状缝坐落在骨盆入口右斜径上,胎头枕骨在骨盆左前方。

二、下降

胎头沿骨盆轴前进的动作称为下降。下降贯穿于整个分娩过程,与俯屈、内旋转、仰伸、复位及外旋转等动作相伴随。下降动作呈间歇性,促进胎头下降的 4 个因素:①宫缩时通过羊水传导的压力,由胎轴传到胎头;②宫缩时子宫底直接压迫胎臀,压力传至胎头;③胎体由弯曲而伸直、伸长,有利于压力向下传递,促使胎头下降;④腹肌收缩,使腹腔压力增加,经子宫传至胎儿。初产妇胎头下降因宫颈口扩张缓慢和盆底软组织阻力大而较经产妇慢。临床上将胎头下降的程度,作为判断产程进展的重要标志之一。

三、俯屈

胎头下降遇到阻力时(骨盆不同平面的不同径线、扩张中的宫颈、骨盆壁和骨盆底),处于半俯屈状态的胎头借杠杆作用进一步俯屈,使下颏紧贴胸部,并使衔接时的枕额径(11.3 cm)变为枕下前囟径(9.5 cm),以胎头最小径线适应产道,有利于胎头继续下降。

四、内旋转

当胎头到达中骨盆时,胎头为适应骨盆纵轴而旋转,使其矢状缝与中骨盆前后径相一致,此过程称为内旋转。因中骨盆前后径大于横径,枕先露时,胎头枕部位置最低,到达骨盆底,肛提肌收缩将胎头枕部推向阻力小、空间较宽的前方,枕左前的胎头向中线旋转 45°,后囟转至耻骨弓下方,使胎头最小径线与骨盆的最大径线相一致,于第一产程末胎头完成内旋转动作。

五、仰伸

胎头完成旋转后,胎头下降达阴道外口时,宫缩和腹压继续迫使胎头下降,而肛提肌收缩力又将胎头向前推进,两者的共同作用(合力)使胎头沿产轴向前向上,胎头枕骨下部达耻骨联合下缘时,以耻骨弓为支点使胎头逐渐仰伸,胎头的顶、额、鼻、口、颏相继娩出。当胎头仰伸时,胎儿双肩径沿左斜径进入骨盆入口。

六、复位及外旋转

胎头娩出时,胎儿双肩径沿骨盆入口左斜径下降。胎儿娩出后,为使胎头与胎肩恢复正常关系,胎头枕部向原方向(向左旋转)45°,称为复位。胎肩在骨盆腔内继续下降,前(右)肩向前向中线旋转 45°使胎儿双肩径转成与出口前后径一致的方向,胎头枕部需在外继续向左旋转 45°,以保持胎头与胎肩的垂直关系,称为外旋转。

七、胎儿娩出

胎儿完成外旋转后,胎儿前(右)肩在耻骨弓下先娩出,随即胎体侧屈,后(左)肩也由会阴前缘娩出,胎儿双肩娩出后,胎体及胎儿下肢随之顺利娩出,至此胎儿娩出的全过程完成。

（刘　敬）

第四节　先兆临产与临产的诊断

当孕妇出现先兆临产时,应及时送至医院,不能因可能为假临产致使时间耽误而错过接产时机;而如果错误地诊断临产,则可能导致不适当的干涉而加强产程,造成孕妇及新生儿损害。

一、先兆临产

分娩发动之前,出现的一些预示孕妇不久将临产的症状称先兆临产。

(一)假临产

孕妇在分娩发动前,由于子宫肌层敏感性增强,常出现不规律宫缩。假临产的特点:①宫缩持续时间短且不恒定,间歇时间长且不规律,宫缩强度不增加;②常在夜间出现而于清晨消失;③宫缩时只能引起下腹部轻微胀痛;④宫颈管不缩短,宫口扩张不明显;⑤给予镇静药物能抑制宫缩。

(二)胎儿下降感

胎儿下降感又称为轻松感、释重感。由于胎先露部下降进入骨盆入口,使宫底位置下降,孕妇感觉上腹部受压感消失,进食量增多,呼吸轻快。

(三)见红

在临产前 24~48 小时,由于成熟的子宫下段及宫颈不能承受宫腔内压力而被迫扩张,使宫颈内口附着的胎膜与该处的子宫壁分离,毛细血管破裂而少量出血,与宫颈管内的黏液相混合并排出,称为见红,是分娩即将开始的比较可靠征象。若阴道流血超过平时月经量,则不应视为见红,应考虑是否有异常情况出现如前置胎盘及胎盘早剥等。

(四)阴道分泌物增多

分娩前 3 周左右,孕妇因体内雌激素水平升高,盆腔充血加剧,子宫颈腺体分泌增加,使阴道排出物增多,一般为水样,易与破水相混淆。

二、临产的诊断

临产开始的重要标志为有规律且逐渐增强的子宫收缩,持续时间 30 秒或 30 秒以上,间歇 5~6 分钟,同时伴随进行性宫颈管消失、宫口扩张和胎先露部下降。用镇静药物不能抑制宫缩。

应连续观察宫缩,每次观察时间不能太短,要观察 3~5 次宫缩。既要严密观察宫缩的频率,持续时间及强度。同时要在无菌条件下行阴道检查,了解宫颈的软度、长度、位置、扩张情况及先露部的位置。国际上常用 BISHOP 评分法判断宫颈成熟度(表 10-1),估计试产的成功率,满分为 13 分,>9 分均成功,7~9 分成功率为 80%,4~6 分成功率为 50%,≤3 分均失败。

表 10-1　Bishop 宫颈成熟度评分法

指标	分数			
	0	1	2	3
宫口开大(cm)	0	1~2	3~4	≥5
宫颈管消退(%)(未消退为 2~3 cm)	0~30	40~50	60~70	≥80
先露位置(坐骨棘水平=0)	-3	-2	-1~0	+1~+2
宫颈硬度	硬	中	软	
宫口位置	朝后	居中	朝前	

（刘　敬）

第五节　正常产程与分娩的处理

分娩全过程是从开始出现规律宫缩到胎儿、胎盘娩出为止，称分娩总产程，整个产程如下。

第一产程（宫颈扩张期）：从间歇 5~6 分钟的规律宫缩开始，到宫颈口开全（10 cm）。初产妇宫颈较紧，宫口扩张较慢，需 11~12 小时，经产妇宫颈较松，宫口扩张较快，需 6~8 小时。

第二产程（胎儿娩出期）：从宫口开全到胎儿娩出。初产妇需 1~2 小时，经产妇一般数分钟即可完成，但也有长达 1 小时者，但不超过 1 小时。

第三产程（胎盘娩出期）：从胎儿娩出后到胎盘娩出，需 5~15 分钟，不超过 30 分钟。

一、第一产程及其处理

(一)临床表现

第一产程的产科变化主要为规律宫缩、宫口扩张、胎头下降及胎膜破裂。

1.规律宫缩

第一产程开始，出现伴有疼痛的子宫收缩，习称"阵痛"。开始时宫缩持续时间较短（20~30 秒）且弱，间歇期较长（5~6 分钟）。随着产程的进展，持续时间渐长（50~60 秒）且强度增加，间歇期渐短（2~3 分钟）。当宫口近开全时，宫缩持续时间可达 1 分钟以上，间歇期仅 1 分钟或稍长。

2.宫口扩张

宫口扩张是临产后规律宫缩的结果。在此期间宫颈管变软、变短、消失，宫颈展平和逐渐扩大。宫口扩张分两期：潜伏期及活跃期。潜伏期是从临产后规律宫缩开始，至宫口扩张到 3 cm。此期宫颈扩张速度较慢，一般 2~3 小时扩张 1 cm，需 8 小时，超过 16 小时为潜伏期延长。活跃期是指从宫口扩张 3 cm 至宫口开全。此期宫颈扩张速度显著加快，约需 4 小时，超过 8 小时为活跃期延长。活跃期又分为加速期、最大加速期和减速期（图 10-18）。加速期是指宫颈扩张 3~4 cm，约需1.5 小时；最大加速期是指宫口扩张 4~9 cm，约需 2 小时，在产程图上宫口扩张曲线呈直线倾斜上升；减速期是指宫口扩张9~10 cm，约需 30 分钟。宫口开全后，宫口边缘消失，与子宫下段及阴道形成产道。

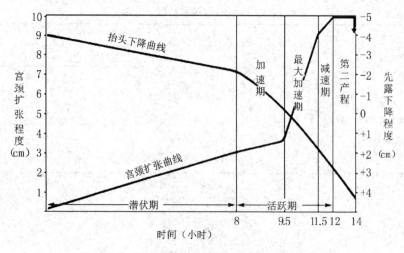

图 10-18　宫颈扩张与胎先露下降曲线分期的关系

3.胎头下降

胎头能否顺利下降,是决定能否经阴道分娩的重要观察项目。胎头下降程度以胎头颅骨最低点与坐骨棘平面的关系标明;胎头颅骨最低点平坐骨棘平面时,以"0"表示;在坐骨棘平面上1 cm时,以"－1"表示;在坐骨棘平面下 1 cm 时,以"＋1"表示,余依此类推(图 10-19)。一般初产妇在临产前胎头已经入盆,而经产妇临产后胎头才衔接。随着产程的进展,先露部也随之下降。胎头于潜伏期下降不明显,于活跃期下降加快,平均每小时下降 0.86 cm。

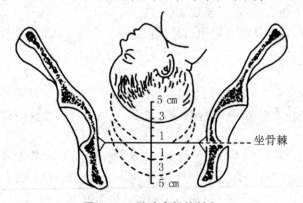

图 10-19　胎头高低的判定

4.胎膜破裂

简称破膜,胎儿先露部衔接后,将羊水分隔成前、后两部分,在胎先露部前面的羊水,称前羊水,约100 mL,其形成的囊称前羊水囊。宫缩时前羊水囊楔入宫颈管内,有助于扩张宫口。随着宫缩继续增强,羊膜腔内压力更高,当压力增加到一定程度时胎膜自然破裂。胎膜多在宫口近开全时破裂。

(二)产程观察及处理

入院后首先了解和记录孕妇的病史,全身及产科情况,初步得出是否可以阴道试产或需进行某些处理;外阴部应剃除阴毛,并用肥皂水和温开水清洗;对初产妇及有难产史的经产妇应行骨盆外测量;有妊娠合并症者应给予相应的治疗等。在整个分娩过程中,既要观察产程的变化,也

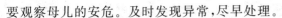

要观察母儿的安危。及时发现异常,尽早处理。

1.子宫收缩

产程中必须连续定时观察并记录宫缩规律性、持续时间、间歇时间及强度。

(1)触诊法:助产人员将手掌放于产妇腹壁上直接检查,宫缩时宫体部隆起变硬,间歇期松弛变软。并记录下宫缩持续时间、强度、规律性及间歇期时间。每次观察 3～5 次宫缩,每隔1～2 小时观察一次。

(2)电子胎心监护仪:可客观反映宫缩情况,分为外监护和内监护两种类型。①外监护:临床最常用,适用于第一产程任何阶段。将宫缩压力探头固定在产妇腹壁宫体近宫底部,每隔 1～2 小时连续描记 30 分钟或通过显示屏连续观察。外监护容易受运动、体位改变、呼吸和咳嗽的影响,过于肥胖的孕妇不适用。外监护可以准确地记录宫缩曲线,测到宫缩频率和每次宫缩持续的时间,但所记录的宫缩强度不完全代表真正的宫内压力。②内监护:适用于胎膜已破,宫口扩张 1 cm 及以上。将充满生理盐水的塑料导管通过宫颈口越过胎头置入羊膜腔内,外端连接压力探头记录宫缩产生的压力,测定宫腔静止压力及宫缩时压力变化。内监护可以准确测量宫缩频率、持续时间及真正的宫内压力。但宫内操作复杂,有造成感染的可能,故临床上较少应用。

良好的宫缩应是间隔逐渐缩短,持续时间逐渐延长,同时伴有宫颈相应的扩张。国外建议用 Montevideo 单位(MU)来评估有效宫缩。计算方法:计数 10 分钟内每次宫缩峰值压力(mmHg)减去基础宫内压力(mmHg)后的压力差之和;或取宫缩产生的平均压力(mmHg)乘以宫缩频率(10 分钟内宫缩次数)。该法同时兼顾了宫缩频率及宫缩产生的宫内压力,使宫缩强度的监测有了量化标准。如产程开始时宫缩强度一般为 80～100 MU,相当于 10 分钟内有 2～3 次宫缩,每次宫缩平均宫内压力约为 5.3 kPa(40 mmHg);至活跃期正常产程平均宫缩强度可达 200～250 MU,相当于 10 分钟内有 4～5 次宫缩,平均宫内压力则在 6.7 kPa(50 mmHg);至第二产程在腹肌收缩的协同下,宫缩强度可进一步升到 300～400 MU,仍以平均宫缩频率 5 次计算,平均宫内压力可达 8.0～10.7 kPa(60～80 mmHg);而从活跃期至第二产程每次宫缩持续时间相应增加不明显,宫缩强度主要以宫内压力及宫缩频率增加为主,用此方法评估宫缩不仅使产妇个体间的比较有了可比性,也使同一个体在产程不同阶段的变化有了更合理的判定标准。活跃期后当宫缩强度<180 MU 时,可诊断为宫缩乏力。

2.宫口扩张及胎头下降

描记宫口扩张曲线及胎头下降曲线,是产程图中重要的两项内容,是产程进展的重要标志和指导产程处理的主要依据。可通过肛门检查或阴道检查的方法测得。在国内一般采用肛门检查的方法,当肛门检查有疑问时可消毒外阴做阴道检查。但在国外皆用阴道检查来了解产程进展情况。

(1)肛门检查(简称肛查)。①方法:产妇取仰卧位,两腿屈曲分开,检查前用消毒纸遮盖阴道口避免粪便污染阴道。检查者站于产妇右侧,以戴指套的右手示指蘸取润滑剂后,轻轻置于直肠内,拇指伸直,其余各指屈曲以利示指深入。示指向后触及尾骨尖端,了解尾骨活动度,再触摸两侧坐骨棘是否突出并确定胎头高低,然后用指端掌侧探查宫口,摸清其四周边缘,估计宫颈管消退情况和宫口扩张厘米数。未破膜者在胎头前方可触到有弹性的前羊水囊;已破膜者能直接触到胎头,若无胎头水肿,还能扪清颅缝及囟门位置,确定胎方位。②时间与次数:适时在宫缩时进行,潜伏期每 2～4 小时查一次;活跃期每 1～2 小时查一次。同时也要根据宫缩情况和产妇的临床表现,适当的增减检查的次数。过频的肛门检查可增加产褥感染的机会。研究提示,肛门检查次数≥10次的产妇,其阴道细菌种数及计数均显著提高,且肛门检查与阴道细菌变化密切相关,即细菌种数及其计数随肛门检查次数的增加而增加。而检查次数过少在产程进展十分迅速时则可能失去准备接生的时间,这在经产妇尤其应注意。③检查内容:宫颈软硬度、位置、厚薄及宫颈扩张程度;是否破膜;骶尾关节活动度,坐骨棘是否突出,坐骨切迹宽度,骶棘韧带的弹性、韧度及盆底组织的厚度;确定胎先露、胎方位以及胎头下降程度。

(2)阴道检查。①适应证:于肛查胎先露、宫口扩张及胎头下降程度不清时;疑有脐带先露或脱垂;疑有生殖道畸形;轻度头盆不称经阴道试产4~6小时产程进展缓慢者。对产前出血者应慎重,须严格无菌操作,并在检查前做好输液、输血的准备。②方法:产妇排空膀胱后,取截石位,消毒外阴和阴道。检查者戴好口罩,消毒双手,戴无菌手套,铺无菌巾后用左(右)手拇指和示指将阴唇分开,右(左)手示指、中指蘸消毒润滑剂,轻轻插入产妇阴道,注意防止手指触及肛门及大阴唇外侧。因反复阴道检查可增加感染机会,故每次检查应尽量检查清楚,避免反复插入阴道。③内容:测量骨盆对角径、坐骨棘间径、骶骨弧度、耻骨弓和坐骨切迹情况等;胎方位及先露下降程度;宫口扩张程度,软硬度及有无水肿情况;阴道伸展度,有无畸形;会阴厚薄和伸展度等,以决定其分娩方式。

肛查对于了解骨盆腔内的情况比阴道检查更清楚,但肛门检查对宫口、胎先露、胎方位、骨盆入口等情况的了解不及阴道检查直接明了。每次肛查或阴道检查所得的宫颈扩张大小及先露高度的情况均应做详细记录,并绘于产程图上。用红色"○"表示宫颈扩张程度,蓝色"×"表示先露下降水平,每次检查后用红线连接"○",用蓝线连接"×",绘成两条曲线。产程图横坐标标示时间,以小时为单位,纵坐标标示宫颈扩张及先露下降程度,以厘米为单位。正常情况下宫口开大与胎头下降是并行的,但胎头下降略为滞后。宫口开大的最大加速期是胎头下降的加速期,而胎头下降的最大加速期是在第二产程。对大多数产妇,尤其是初产妇,在宫口开全时胎头应达坐骨棘平面以下。但应指出,有相当一部分产妇胎头下降与宫口开大并不平行。因此,在宫口近开全时,胎头未下降到坐骨棘水平并不意味着不能经阴道分娩。有些产妇在破膜以后胎头才迅速下降,在经产妇尤为常见。Philpott介绍了在产程图上增加警戒线和处理线,其原理是根据活跃期宫颈扩张率不得小于1 cm进行产程估算,如果产妇入院时宫颈扩张为1 cm,按宫颈扩张率每小时1 cm计算,预计9小时后宫颈将扩张到10 cm,因此在产程坐标图上1 cm与10 cm标志点之处时间相距9小时画一斜行连线,作为警戒线,与警戒线相距4小时之处再画一条与之平行的斜线作为处理线,两线间为警戒区。临床上实际是以宫颈扩张3 cm作为活跃期的起点,因此可以宫颈扩张3 cm标志点处取与之相距4 cm的坐标10 cm的标志点处画一斜行连线,作为警戒线,与警戒线相距4小时之处再画一条与之平行的斜线作为处理线(图10-20)。两线之间为治疗处理时期,宫颈扩张曲线越过警戒线者应进行处理,一般难产因素可纠正者的产程活跃期不超过正常上限,活跃期经过处理仍超过上限时,常提示难产因素不易纠正,需要再行仔细分析,并及时估计能否从阴道分娩。

3.胎膜破裂及羊水观察

胎膜多在宫口近开全或开全时自然破裂,前羊水流出。一旦胎膜破裂,应立即听胎心,并观察羊水性状、颜色和流出量,记录破膜时间。

羊水粪染与胎儿宫内窘迫的关系目前还有争论。对羊水粪染的发病机制大致可归纳为两种观点,即胎儿成熟理论及胎儿宫内窘迫理论。传统认为羊水粪染是胎儿缺血、缺氧的结果。当胎儿缺血、缺氧时,机体为了保证心、脑等重要脏器的血供,体内循环重新分配,消化系统的血供减少,胃肠道蠕动增加,肛门括约肌松弛,胎粪排出。胎儿成熟理论则认为羊水粪染是一种生理现象。随着妊娠周数增加,胎儿迷走神经张力渐强,胃肠道蠕动渐频,胎粪渐多,羊水粪染率渐增加。

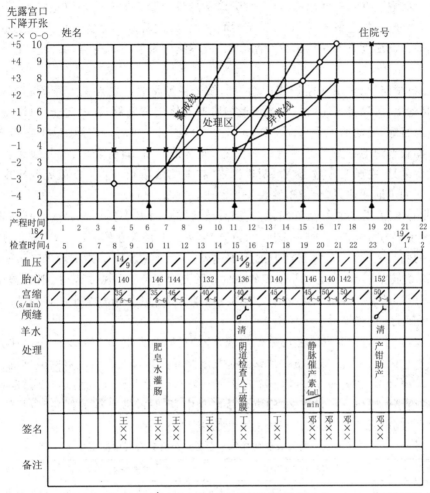

图 10-20　产程图表

羊水粪染的分度:Ⅰ度,羊水淡绿色、稀薄;Ⅱ度,羊水深绿色且较稠或较稀,羊水内含簇状胎粪;Ⅲ度,羊水黄褐色、黏稠状且量少。Ⅰ度羊水粪染一般不伴有胎儿宫内窘迫,Ⅱ~Ⅲ度羊水粪染考虑有胎儿宫内缺氧的存在。对羊水粪染者应做具体分析,既不要过高估计其严重性,也不要掉以轻心,重要的是应结合其他监测结果,明确诊断,及时处理,以降低围生儿的窒息率。在首次发现羊水粪染时,不论其粪染程度如何,均应作电子胎心监护。若 CST 阳性或者 NST 呈反应型而 OCT 又是阳性,提示胎儿宫内缺氧。如能配合胎儿头皮血 pH 测定而 pH<7.2 时,提示胎儿处于失代偿阶段,需要立即结束分娩。如 CST 为阴性、pH 正常,可暂不过早干预分娩,但必须在电子胎心监护下严密观察产程进展,一旦出现 CST 阳性,则应尽快结束分娩。

4.胎心

临产后应特别注意胎心变化,可用听诊法、胎心电子监护或胎儿心电图等方法观察。在观察胎心时,应注意胎心的频率、规律性和宫缩之后胎心率的变化及恢复的速度等。胎心的规律性和宫缩对胎心的影响较胎心率的绝对数更重要。

(1)听诊器听取:有普通听诊器、木质听诊器和电子胎心听诊器3种,现在通常使用电子胎心听诊器。胎心听取应在宫缩间歇时,宫缩时听诊不能听到胎心。潜伏期应每隔1小时听胎心一次,活跃期宫缩较频时,应每15~30分钟听胎心一次,每次听诊1分钟。如遇有胎心异常,应增加听诊的次数。此法能方便获得每分钟胎心率,但不能分辨胎心率变异、瞬间变化及其与宫缩、胎动的关系。

(2)胎心电子监护:多用外监护描记胎心曲线。将测量胎心的探头置于胎心音最响亮的部分,固定于腹壁上;将测量宫压的探头置于产妇腹壁宫体近宫底部,亦固定于腹壁上。观察胎心率变异及其与宫缩、胎动的关系,每次至少记录20分钟,有条件者可应用胎儿监护仪连续监测胎心率。此法能较客观地判断胎儿在宫内的状态,如脐带受压、胎头受压、胎儿缺氧和/或酸中毒等。值得注意的是,在胎头入盆、破膜、阴道检查、肛查及做胎儿内监护安放胎儿头皮电极时,可以发生短时间的早期减速,这是由于胎头受骨盆或宫缩压迫所致。

(3)胎儿心电图:分为直接法和间接法,因直接法需宫口开大到一定程度而且破膜后才能进行,并有增加感染的可能性,故较少采用。目前较多采用非侵入性的间接法,一般用3个电极,两个放在产妇的腹壁上,另一个置于产妇的大腿内侧。在分娩过程中如出现PR间期明显缩短、ST段偏高和T波振幅加大,是胎儿缺氧的表现。胎儿发生严重的酸中毒时,则T波变形。有研究发现,第二产程的胎儿心电图监测与产后胎儿脐动脉血pH及血气含量明显相关。

5.胎儿酸血症的监测

胎儿头皮血pH与产时异常胎心率的出现,分娩后新生儿脐血pH及Apgar评分间存在着良好的相关性。因此胎儿头皮血pH被认为是判断胎儿是否存在宫内缺氧的最准确方法。胎儿头皮血pH正常值为7.25~7.35。如pH为7.20~7.24为胎儿酸血症前期,应警惕有胎儿窘迫可能,此时应给孕妇吸氧。pH<7.20则表示重度酸中毒,是胎儿危险的征兆,应尽快结束分娩。胎儿头皮血血气分析值在正常各产程中的变化见表10-2。

表 10-2　胎儿头皮血血气分析值在正常各产程中的变化

类别	第一产程早期	第一产程末期	第二产程
pH	7.33 ± 0.03	7.32 ± 0.02	7.29 ± 0.04
PCO_2(mmHg)	44.00 ± 4.05	42.00 ± 5.10	46.30 ± 4.20
PO_2(mmHg)	21.80 ± 2.60	21.30 ± 2.10	17.00 ± 2.00
HCO_3(mmol/L)	20.10 ± 1.20	19.10 ± 2.10	17.00 ± 2.00
BE(mmol/L)	3.90 ± 1.90	4.10 ± 2.50	6.40 ± 1.80

胎儿的pH还受母体pH水平的影响。产程中母体饥饿、脱水、体力消耗可致代谢性酸中毒,过度通气可致呼吸性碱中毒,均可影响胎儿。为消除母源性酸中毒对胎儿头皮血血气分析的影响,可根据母儿间血气的差异进行判断。

(1)母子间血气pH差值(△pH):<0.15表示胎儿无酸中毒,0.15~0.20为可疑,>0.20为胎儿酸中毒。

(2)母子间碱短缺值:2.0~3.0 mEq/L表示胎儿正常,>3.0 mEq/L为胎儿酸中毒。

(3)母子间Hb 5 g/dL时的碱短缺值:<0或由正值变为负值表示胎儿酸中毒。

胎儿头皮血 pH 测定是一种创伤性的检查方法,只能得到瞬时变化而不能连续监测,因而限制了它的应用。当电子胎心监护初筛异常时,可考虑行胎儿头皮血气测定,如临床及胎心监护已确定重度胎儿宫内窘迫,应迅速终止妊娠而抢救胎儿,不必再做头皮血气测定。

6.母体情况观察

(1)生命体征:测量产妇的血压、体温、脉搏和呼吸频率并记录。一般第一产程期间宫缩时血压升高 0.7～1.3 kPa(5～10 mmHg),间歇期恢复原状。应每隔 4～6 小时测量一次。发现血压升高应增加测量次数。

(2)饮食:鼓励产妇少量多次进食,吃高热量易消化食物,并注意摄入足够水分,以保证充沛的精力和体力。

(3)活动与休息:宫缩不强且未破膜时,产妇可在室内适当活动,有助于产程进展和减轻产痛。待产时产妇的体位应以产妇感到舒适为准。已破膜者应该卧床,如果胎头已衔接,取平卧位即可,如胎头未衔接或臀位、横位时,应取臀高位,以免发生脐带脱垂。如产妇精神过度紧张,宫缩时喊叫不安,应安慰产妇,在宫缩时指导做深呼吸动作,也可用双手轻揉下腹部或腰骶部。产时镇痛可适当地应用哌替啶 50～100 mg 及异丙嗪 25 mg,可 3～4 小时肌内注射一次。也可选择连续硬膜外麻醉镇痛。

(4)排尿与排便:应鼓励产妇每 2～4 小时排尿一次,以免膀胱充盈影响宫缩及胎头下降。因胎头压迫引起排尿困难者,必要时可导尿。初产妇宫口扩张<4 cm,经产妇宫口扩张<2 cm 时可行温肥皂水灌肠,既能避免分娩时粪便污染,又能反射作用刺激宫缩加速产程进展。但胎膜早破、阴道流血、胎头未衔接、胎位异常、有剖宫产史、宫缩很强估计 1 小时内将分娩者或患严重产科并发症、合并症(如心脏病等),均不宜灌肠。

二、第二产程及其处理

(一)临床表现

宫口开全后仍未破膜,常影响胎头的下降,应行人工破膜。破膜后宫缩常暂时停止,产妇略感舒适,随后宫缩重现且较前增强,每次持续时间可达 1 分钟,间歇期仅 1～2 分钟。当胎头降至骨盆出口压迫盆底组织时,产妇有排便感,不由自主向下屏气。随着产程进展,会阴会渐渐膨隆和变薄,肛门松弛。于宫缩时胎头露于阴道口,且露出部分不断增大;在宫缩间歇期又缩回阴道内,称为胎头拨露。随产程进展,胎头露出部分逐渐增多,宫缩间歇期胎头不再缩回,称为胎头着冠,此时胎头双顶径超过骨盆出口。会阴极度扩张,应注意保护会阴,娩出胎头。随后胎头复位和外旋转,前肩、后肩和胎体相继娩出,后羊水随之涌出。经产妇第二产程短,有时仅需几次宫缩即可完成胎头娩出。胎儿娩出后产妇顿感轻松。

(二)产程的观察和处理

1.密切监护胎心及产程进展

第二产程宫缩频且强,应密切观察子宫收缩有无异常及胎先露的下降情况。警惕病理性缩复环及强直性子宫收缩的出现,同时密切观察胎心的变化,每5～10分钟听胎心一次(或间隔2～3次宫缩听一次胎心),如有胎心异常则增加听胎心的次数,有条件者应使用胎心电子监护。尤其应注意观察胎心与宫缩的关系,若第二产程在胎头娩出前,由于脐带受压或受到牵引,可出现变异减速,除非反复多次出现中、重度变异减速,否则不被认为对胎儿有害。如出现胎心变慢且在宫缩后不恢复和恢复慢,应尽快结束分娩。发现第二产程延长,应及时查找原因,采取相应措施尽快结束分娩,避免胎头长时间受压,引起胎儿窘迫、颅内出血等并发症发生。

2.指导产妇用力

宫口开全后,医护人员应指导产妇正确用力。方法是让产妇双膝屈曲外展,双脚蹬在产床上,双手握住产床的把手。一旦出现宫缩,产妇深吸气屏住,并向上拉把手,使身体向下用力如排便状,以增加腹压。子宫收缩间期时,产妇呼气,全身肌肉放松,安静休息。当宫缩再次出现时再用同样的屏气用力动作,以加速产程的进展。当胎头着冠后,宫缩时不应再令产妇用力,以免胎头娩出过快而使会阴裂伤。

指导产妇正确用力十分重要,若用力不当使产妇消耗体力或造成不应有的软产道裂伤。尤其应注意的是宫口尚未开全,不可过早屏气用力,因当胎头位置低已深入骨盆到达盆底时,也可使产妇产生排便感并不自觉地用力。但此时用力非但不利于加速产程的进展,反而使宫颈被挤压在骨盆和胎头之间,从而使宫颈循环障碍而造成宫颈水肿,影响宫口开大而造成难产。

3.接产准备

初产妇宫口开全,经产妇宫口扩张 4 cm 且宫缩规律有力时,应将产妇送至产房做好接产准备工作。让产妇仰卧于产床上(或坐于特制的产椅上),两腿屈曲分开,露出外阴部,在臀下放一便盆或塑料布,用消毒纱布球蘸肥皂水擦洗外阴部,顺序是大小阴唇、阴阜、大腿内上 1/3、会阴及肛门周围(图 10-21)。然后用温开水冲掉肥皂水,为防止冲洗液流入阴道,用消毒干纱布盖住阴道口,最后以 0.1% 新洁尔灭冲洗或涂以碘伏进行消毒,随后取下阴道的纱布球和臀下的便盆或塑料布,铺以消毒巾于臀下。接产者按无菌操作常规洗手后穿手术衣及戴手套,打开产包,铺好消毒巾,准备接产。

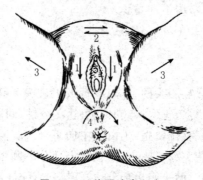

图 10-21　外阴消毒顺序

4.接产的要领

产妇必须与接产者充分合作;保护会阴的同时协助胎头俯屈,让胎头以最小的径线(枕下前囟径)在宫缩间歇时缓慢地通过阴道口,是预防会阴撕裂的关键;控制胎肩娩出速度,胎肩娩出时也要注意保护会阴。

5.产妇的产位

分娩时产妇的体位可分为仰卧位和坐位两种。

(1)仰卧位分娩:目前国内多数产妇分娩取仰卧位。

其优点:①有利于经阴道助产手术的操作如会阴切开术、胎头吸引术、产钳术等;②对新生儿处理较为便利。

但从分娩的生理来说,并非理想体位。

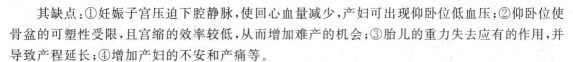

　　其缺点：①妊娠子宫压迫下腔静脉，使回心血量减少，产妇可出现仰卧位低血压；②仰卧位使骨盆的可塑性受限，且宫缩的效率较低，从而增加难产的机会；③胎儿的重力失去应有的作用，并导致产程延长；④增加产妇的不安和产痛等。

　　基于上述原因，仰卧位分娩时继发性宫缩乏力和胎儿窘迫的发生率较坐位分娩高，异常分娩也较多。所以它不是理想的分娩体位。

　　（2）坐位分娩。

　　其优点：①可提高宫缩效率，缩短产程。由于胎儿的纵轴和产轴一致，故能充分发挥胎儿的重力作用，可使抬头对宫颈的压力增加。②由于子宫胎盘的血供改善，也可使宫缩加强，胎儿窘迫和新生儿窒息的发生率降低。③可减少骨盆的倾斜度，有利于胎头入盆和分娩机制的顺利完成。④X线检查表明，由于仰卧位改坐位时，可使坐骨棘间距平均增加 0.76 cm。骨盆出口前后径增加 1～2 cm，骨盆出口面积平均增加 28%。⑤产妇分娩时感觉较舒适，由于产妇在分娩过程中可以环视周围的一切，并与医护人员保持密切联系，可减轻其紧张和不安的情绪。

　　其缺点：①分娩时间不宜过长，否则易发生阴部水肿；②坐位分娩时胎头娩出较快，易造成新生儿颅内出血及阴道、会阴裂伤；③接生人员需保护会阴和新生儿处理不便，这也是目前坐位分娩较少采用的主要原因。

　　自 20 世纪 80 年代以来，已对坐式产床做了不少的改进，其基本的构造包括靠背、座椅、扶手和脚踏板等部分。产床的靠背部分是可调节的，在分娩过程中可根据宫缩的情况和胎头下降的程度适当地调整靠背的角度。在胎头即将娩出时可将靠背放平使产妇改为仰卧位，以便于助产者保护会阴和控制胎头娩出的速度。初产妇宫口开全或近开全，经产妇宫口开大 8 cm 时，在坐式产床上就坐，靠背角度为 60°～80°。在上坐式产床后一小时内分娩最好，时间过长容易引起会阴水肿。

　　6.接产步骤

　　接产者站在产妇的右侧，当胎头拨露使阴唇后联合紧张时，开始保护会阴。具体方法如下：在会阴部盖上一块消毒巾，接产者右肘支在产床上，右手拇指与其余四指分开，每当宫缩时以手掌大鱼际肌向内上方托住会阴部，同时左手应轻轻下压胎头枕部，协助胎头俯屈且使胎头缓慢下降。宫缩间歇期，保护会阴的右手应当松弛，以免压迫过久引起会阴部水肿。当胎头枕部在耻骨弓下露出时，左手应按分娩机制协助胎头仰伸。此时若宫缩强，应嘱产妇张口哈气以缓解腹压的作用，让产妇在宫缩间歇期使稍向下屏气，以使胎头缓慢娩出。胎头娩出后，右手仍需保护会阴，不要急于娩出胎肩，而应先以左手自其鼻根向下颌挤压，挤出口、鼻内的黏液和羊水，然后协助胎头复位及外旋转，使胎儿双肩径与骨盆出口前后径相一致。接产者的左手将胎儿颈部向下轻压，使前肩自耻骨弓下先娩出，继之再托胎颈向上，使后肩从会阴前缘缓慢娩出。双肩娩出后，保护会阴的右手方可离开会阴部。最后双手协助胎体和下肢相继以侧位娩出，并记录胎儿娩出时间（图 10-22）。

　　胎儿娩出后 1～2 分钟断扎脐带。若当胎头娩出时，见脐带绕颈一周且较松时，可用手将脐带顺胎肩推下或从胎头滑下。若脐带绕颈过紧或绕颈两周或两周以上，可先用两把血管钳将脐带一段夹住并从中间剪断，注意勿伤及胎儿颈部，待松弛脐带后协助胎肩娩出（图 10-23）。

　　7.会阴裂伤的诱因及预防

　　（1）会阴裂伤的诱因：会阴水肿、会阴过紧缺乏弹力、耻骨弓过低，胎儿过大，胎儿娩出过快等，均易造成会阴撕裂。

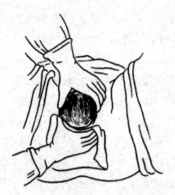
A.保护会阴，协助胎头俯屈

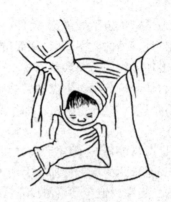
B.协助胎头仰伸

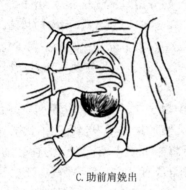
C.助前肩娩出

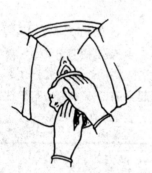
D.助后肩娩出

图 10-22　接产步骤

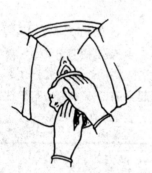
A.将脐带顺肩部推上

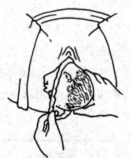
B.把脐带从头上退下

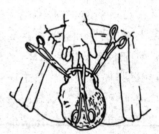
C.用两把血管钳夹住，从中间剪断

图 10-23　脐带绕颈的处理

　　(2)会阴裂伤的预防:①指导产妇分娩时正确用力,防止胎儿娩出过快。②及时发现会阴、产道的异常,选择合适的分娩方式。如会阴坚韧、水肿或瘢痕形成,估计会造成严重裂伤时,可作较大的会阴切开术或改行剖宫产术。③提高接生操作技术,正确保护会阴。④初产妇行阴道助产前应作会阴切开,切开大小根据胎儿大小及会阴组织的伸展性。助产时术者与助手要密切配合,要求胎头以最小径线通过会阴且不能分娩过快、过猛。

　　8.会阴切开

　　(1)会阴切开的指征:会阴过紧或胎儿过大,产钳或吸引器助产,估计分娩时会阴撕裂不可避免者,或母儿有病理情况急需结束分娩者。

(2)会阴切开的时间:①一般在宫缩时可看到胎头露出外阴口 3～4 cm 时切开,可以防止产后盆底肌松弛,避免膀胱膨出,直肠膨出及尿失禁;②也有主张胎头着冠时切开,可以减少出血;③决定手术助产时切开。过早切开不仅无助于胎儿的娩出,反而会导致出血量的增加。

(3)会阴切开术:包括会阴后-侧切开术和会阴正中切开。常用以下两种术式。①会阴左侧后-侧切开术:阴部神经阻滞及局部浸润麻醉生效后,术者于宫缩时以左手食中两指伸入阴道内撑起左侧阴道壁,右手用钝头剪刀自会阴后联合中线向左侧 45°,在宫缩开始时剪开会阴 4～5 cm。若会阴高度膨隆则需外旁开 60°～70°。若会阴体短则以阴唇后联合上 0.5 cm 处为切口起点。会阴侧切时切开球海绵体肌,会阴深、浅横肌及部分肛提肌,切开后用纱布压迫止血。此法可充分扩大阴道口,适于胎儿较大及辅助难产手术,其缺点为出血多,愈合后瘢痕较大。②会阴正中切开术:局部浸润麻醉后,术者于宫缩时沿会阴后联合正中垂直剪开 2 cm。此法切开球海绵体肌及中心腱,出血少,术后组织肿胀疼痛轻微。但切口有自然延长撕裂肛门括约肌危险,胎儿大或接产技术不熟练者不宜采用。

(4)会阴缝合:一般在胎盘娩出后,检查软产道有无裂伤,然后缝合会阴切口。会阴缝合的关键必须彻底止血,重建解剖结构。缝合完毕后亦行肛指检查缝线是否穿过直肠黏膜,如确有缝线穿过黏膜,则应拆除重缝。

三、第三产程及其处理

(一)胎盘剥离的机制

胎儿娩出后,子宫底降至脐平,产妇有轻松感,宫缩暂停数分钟后再次出现。由于子宫腔容积突然明显缩小,而胎盘不能相应的缩小而与子宫壁发生错位而剥离,剥离面出血,形成胎盘后血肿。由于子宫继续收缩,剥离面积继续扩大,直至胎盘完全剥离而娩出。

(二)胎盘剥离的征象

(1)子宫体变硬呈球形,胎盘剥离后降至子宫下段,下段被扩张,子宫体呈狭长形被推向上,宫底升高达脐上。

(2)剥离的胎盘降至子宫下段,使阴道口外露的一段脐带自行延长。

(3)若胎盘从边缘剥离时有少量阴道流血,若胎盘从中间剥离时则无阴道流血。

(4)用手掌尺侧在产妇耻骨联合上方轻压子宫下段时,子宫体上升而外露的脐带不再回缩(图 10-24)。

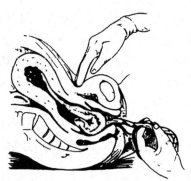

图 10-24 胎盘剥离后在耻骨联合上方压子宫,脐带不再回缩

(三)胎盘娩出方式

胎盘剥离和娩出的方式有两种。

1.胎儿面娩出式

胎儿面娩出式即胎盘以胎儿面娩出。胎盘从中央开始剥离,然后向周围剥离,剥离血液被包于胎膜内。其特点是胎盘先娩出,随后见少量的阴道流血。这种娩出方式多见。

2.母体面娩出式

母体面娩出式即胎盘以母体面娩出。胎盘从边缘开始剥离,血液沿剥离面流出,最后整个胎盘反转娩出。其特点是先有较多的阴道流血随后胎盘娩出,这种方式较少。

(四)第三产程的处理

1.协助胎盘胎膜娩出

正确处理胎盘娩出,可减少产后出血的发生率。为了使胎盘迅速剥离减少出血,可在胎肩娩出后,静脉注射缩宫素 10 U。接产者切忌在胎盘尚未完全剥离之前,用手按揉、下压宫底或牵拉脐带,以免引起胎盘部分剥离出血或拉断脐带,甚至造成子宫内翻。当确认胎盘完全剥离时,于宫缩时以左手握住宫底(拇指置于子宫前壁,其余四指放在子宫后壁)并按压,同时右手轻拉脐带、协助娩出胎盘(图 10-25)。

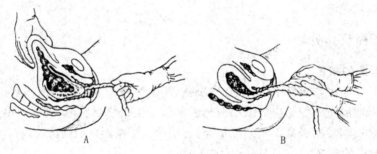

图 10-25　协助胎盘胎膜娩出

当胎盘娩出至阴道口时,接产者用双手捧住胎盘,向一个方向旋转并缓慢向外牵拉,协助胎膜完整剥离娩出。若在胎盘娩出过程中,发现胎膜部分断裂,可用血管钳夹住断裂上端的胎膜,再继续向原方向旋转,直至胎膜完全娩出。胎盘胎膜娩出后,按摩子宫刺激其收缩以减少出血。在按摩子宫的同时注意观察出血量。

2.检查胎盘胎膜

将胎盘铺平,先检查胎盘母体面的胎盘小叶有无缺损,疑有缺损时可用 Küstener 牛乳测试法(从脐静脉注入牛乳,若见牛乳自胎盘母体面溢出,则溢出部位为胎盘小叶缺损部位)。然后将胎盘提起,检查胎膜是否完整。再检查胎盘胎儿面边缘有无血管断裂,以便及时发现副胎盘。副胎盘为另一个小胎盘与正常的胎盘分离,但两者间有血管相连(图 10-26)。若有副胎盘、部分胎盘残留或大块胎膜残留,应无菌操作伸手入宫腔内取出残留组织。若仅有少量胎膜残留,可给予子宫收缩剂待其自然排出。详细记录胎盘娩出时间、方式,以及胎盘大小和重量。胎盘娩出后子宫应呈强直性收缩,硬如球状,阴道出血很少。

3.检查软产道

胎盘娩出后,应仔细检查软产道(包括会阴、小阴唇内侧、尿道口周围、前庭、阴道和宫颈)有无裂伤。如有裂伤应立即按原来的解剖位置或层次逐层缝合。

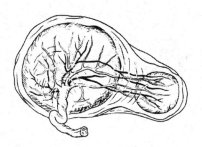

图 10-26　副胎盘

4.预防产后出血

正常分娩出血量多不超过 300 mL。对既往有产后出血史或易发生产后出血的产妇(如分娩次数≥5 次的多产妇、多胎妊娠、羊水过多、滞产等),可在胎儿前肩娩出后静脉注射麦角新碱 0.2 mg,或缩宫素 10 U 加于 25% 葡萄糖液 20 mL 内静脉注射,也可在胎儿娩出后立即经胎盘部脐静脉快速注入加入 10 U 缩宫素的生理盐水 20 mL,均能促使胎盘迅速剥离减少出血。若胎盘尚未完全剥离而阴道出血多时,应行手取胎盘术。若胎儿已娩出 30 分钟,胎盘仍未排出,出血不多时,应排空膀胱,再轻轻按压子宫及静脉注射缩宫素,仍不能使胎盘排出时,再行手取胎盘术。若胎盘娩出后出血多时,可经下腹部直接注入宫体肌壁内或肌内注射麦角新碱 0.2～0.4 mg,并将缩宫素 20 U 加于 5% 葡萄糖液 500 mL 内静脉滴注。

手取胎盘时若发现宫颈内口较紧者,应肌内注射阿托品 0.5 mg 及哌替啶 100 mg。术者需更换手术衣及手套,外阴再次消毒后,将一手手指并拢呈圆锥状直接伸入宫腔。手掌面向着胎盘母体面,手指并拢以手掌尺侧缘缓慢将胎盘从边缘开始逐渐自子宫壁分离,另一手在腹部压宫底(图 10-27)。待确认胎盘已全部剥离方可取出胎盘,取出后立即肌内注射子宫收缩剂。注意操作必须轻柔,避免暴力强行剥离或用手抓挖宫壁,防止子宫破裂。若找不到疏松的剥离面,不能分离者,可能是植入性胎盘,不应强行剥离。取出的胎盘立即检查是否完整,若有缺损应再次以手伸入宫腔清除残留胎盘及胎膜,应尽量减少进出宫腔次数。必要时可用大刮匙刮宫。

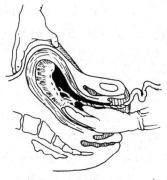

图 10-27　手取胎盘术

5.产后观察

分娩结束后应仔细收集并记录产时的出血量。产妇应继续留产房观察 2 小时,注意产妇的一般情况、子宫收缩、子宫底高度、膀胱充盈情况、阴道流血量、会阴及阴道有无血肿等,发现异常情况及时处理。产后 2 小时后,将产妇和新生儿送回病房。

(刘　敬)

第六节 常用助产术

一、胎头吸引助产术

(一)胎头吸引器使用的适应证和禁忌证

1.使用胎头吸引器患者的术前评估

即使是在有明确的使用胎头吸引器适应证存在时,术前评估也是非常重要的。在使用胎头吸引器助产之前应充分评估一些可能对助产结局产生重要影响的因素,这些相关因素包括以下4个方面:妊娠和分娩期合并症及并发症,孕妇的心理状态,胎儿的状况,操作者的技能。

(1)在使用胎吸助产前应充分评估孕妇在妊娠期及分娩期是否存在可能影响阴道分娩的高危因素,如产前出血、妊娠合并心肺疾病、糖尿病等。其次应评估第一产程和第二产程的时间和进展,近年来由于无痛分娩的广泛应用,第二产程的时间都有所延长,但如果整个产程进展都不很顺利,无论用哪种方式助产,母儿的不良并发症都将明显增加。

(2)应评价母亲的全身状况及母亲是否愿意配合接生者使用胎头吸引器:在使用胎头吸引器助产时,孕妇本人的屏气用力是非常重要的辅助力量,孕妇用力越好,牵引所需的力量越小,可能造成的损伤也相应减少。此外,在鼓励孕妇用力的同时,适当应用小剂量缩宫素加强宫缩也是必不可少的。

(3)应评价胎儿的状况,包括胎位、胎心及胎儿体重。在做胎吸助产之前应做详细的阴道检查,排除明显的头盆不称。阴道检查对胎儿的评估应包括胎先露的高低,胎方位,胎头塑形程度,胎头水肿的范围和程度。胎先露部高低强调为骨质部分最低点,有时由于产瘤大,在阴道口看到胎发,先露骨质部分却在坐骨棘上 2 cm 以上,此时若误上胎头吸引器,可能造成吸引器滑脱失败。胎头塑形反应胎头受压的程度,并可分为轻、中、重度,两侧顶骨在矢状缝并拢但不重叠为轻度塑形,顶骨重叠但可以被手指轻轻推开复位称为中度塑形,如果重叠的颅骨不能复位,为重度塑形。当胎头发生重度塑形时,常存在胎头俯屈不好或不均倾,此时使用胎吸助产可能增加颅骨损伤的机会。同时应再次了解骨盆的情况。胎心和胎儿估计体重也是接生者在决定使用胎吸助产时应考虑的因素之一,若估计胎儿体重过大(>4 500 g),应考虑发生肩难产的可能,此时应以剖宫产结束分娩为宜。

(4)操作者使用胎吸的技巧及熟练程度是决定胎吸是否成功的重要因素。既往人们对这个因素对手术助产成功与否的影响不够重视,但现在已逐渐意识到其重要性。加强对年轻医师手术助产技能的培训应该是提高手术助产成功率的重要措施之一。

2.使用胎头吸引器的必备条件

(1)无明显头盆不称。

(2)只能用于顶先露,不适用于面先露、额先露或臀位。

(3)宫口已开全或接近开全。

(4)双顶径已达坐骨棘水平以下,先露部已达盆底。

(5)胎膜已破。

（6）排空膀胱。

（7）术前已向产妇及家属交代可能的并发症,取得知情同意。

（8）若胎吸失败有条件立即施行剖宫产。

（9）接生者已掌握胎吸助产的技能。

3.使用胎头吸引器的适应证

（1）第二产程延长,包括持续性枕横位,持续硬膜外麻醉致产妇用力差。

（2）需要缩短第二产程,如产妇有高血压、心脏病、哮喘或其他全身性疾病,以及有胎儿宫内窘迫者。

（3）子宫瘢痕,有剖宫产史或子宫手术史,不宜在第二产程过度用力。

（4）轻度头盆不称,胎头内旋转受阻者。

4.使用胎头吸引器的禁忌证

（1）头盆不称。

（2）异常胎位如臀位、面先露或胎位不清,胎头未衔接。

（3）无阴道分娩条件如骨盆狭窄,软产道畸形、梗阻。

（4）子宫脱垂或尿瘘修补术后。

（5）巨大儿。

（6）早产（<34周）,怀疑胎儿有凝血功能障碍。

（7）产钳助产失败后。

（8）宫口未全,除外双胎第二胎顶先露（小胎儿）或由于胎心率异常以及大出血需尽快结束分娩等原因,这时需要经验丰富的医师来完成操作。

（二）胎吸助产的手术操作和注意事项

1.麻醉选择

因为腰麻和硬膜外麻醉都可能影响产妇屏气用力,故在胎吸助产中不推荐使用。一般采用双侧阴部神经阻滞麻醉或局部麻醉,在紧急情况下也可不用麻醉。

2.术前准备

（1）检查吸引器有无损坏、漏气,橡皮套是否松动,将导管接在吸引杯上并连接好负压装置。

（2）取膀胱截石位,外阴准备同正常接生。

（3）导尿排空膀胱。

（4）行双侧阴部神经阻滞麻醉,初产妇需常规做会阴侧切口。

（5）阴道检查排除头盆不称等禁忌证,明确胎先露的位置和胎方位。

3.手术步骤

（1）放置吸引器:在吸引器胎头端涂消毒液状石蜡或肥皂冻,左手分开两侧小阴唇,暴露阴道外口,以左手中、示指掌侧向下撑开阴道后壁,右手持吸引器将胎头端向下压入阴道后壁前方,然后左手中、示指掌面向上,分开阴道壁右侧,使吸引器自右侧缘滑入阴道内,继而手指转向上,提拉阴道前壁,使吸引器上缘滑入阴道内,最后拉开左侧阴道壁,使吸引器完全滑入阴道内并与胎头顶部紧贴（图10-28、图10-29）。

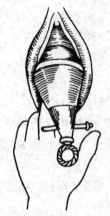

图 10-28　胎头吸引器的放置(正面观)

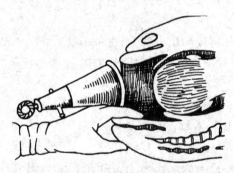

图 10-29　胎头吸引器的放置(侧面观)

　　在放置胎头吸引器时应注意以下几个问题:①胎头吸引器的中心应位于胎头的"俯屈点"。胎头俯屈点是指矢状缝上,后囟前方二横指(约 3 cm)处。胎头吸引器的中心应位于这个俯屈点上,在牵引时才能让胎头更好地俯屈并沿骨盆轴方向娩出(图 10-30)。②吸引器的纵轴应与胎头矢状缝一致,并可作为旋转的标志。③牵引前应检查吸引器附着位置。左手扶持吸引器,并稍向内推压,使吸引器始终与胎头紧贴,右手中、示指伸入阴道内,沿吸引器胎头端与胎头衔接处摸1 周,检查二者是否紧密连接,有无阴道壁或宫颈软组织夹入吸引器与胎头之间,若有,将其推开。

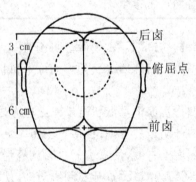

图 10-30　放置胎头吸引器的俯屈点

　　(2)抽吸负压。

　　1)电动吸引器抽气法:将吸引器牵引柄气管上的橡皮管与电动吸引器的橡皮管相连,然后开动吸引器抽气,胎头位置低可用 40.0 kPa(300 mmHg)负压,胎头位置高或胎儿较大,估计分娩困难者可用 60.0 kPa(450 mmHg)负压,一般情况选用 51.0 kPa(380 mmHg)负压。

2)注射器抽吸法:术者左手扶持吸头器,不可滑动,由助手用 50 mL 空针逐渐缓慢抽气,一般抽出空气 150 mL 左右,如胎头位置较高,可酌情增加抽气量,负压形成后用血管钳夹紧橡皮导管,然后取下空针。

无论采用上述哪种方式形成负压,都应注意负压形成一定要缓慢,时间一般不要少于 3 分钟,使胎头在由小到大的负压作用下,逐渐形成一产瘤,以避免损伤胎头微血管,造成头皮血肿。

3)牵引:先用右手中指、示指轻轻握持吸引器的牵引柄,左手中指、示指顶住胎头枕部,先轻轻缓慢适当用力试牵引,了解吸引器与胎头是否衔接正确,不漏气。牵引方向应根据先露所在平面,循产道轴所取的方向在宫缩时进行,先向下向外协助胎头俯屈下降,当胎头枕部抵达耻骨联合下方时,逐渐向上向外牵引,使胎头逐渐仰伸,直至双顶径娩出。在宫缩间歇期应停止牵引,但应保持吸引器不随胎头回缩而回缩。在枕左/右前或枕横位时,牵引同时应顺势旋转胎头,若为枕后位,最好用手旋转胎位至枕前位后再行胎吸助产,每次宫缩旋转 45° 为宜,旋转时助产应在腹部行外倒转以协助。

4)取下吸引器:当可触及胎儿颌骨时,即应拔开橡皮管或放开气管夹,消除吸引器内的负压,取下吸引器,按正常机转娩出胎儿。

(三)手术操作技巧及特殊情况的处理

1.手术操作技巧

(1)吸引器的放置:吸引器的中心一定要放在胎头的俯屈点上。吸引器放置不正确可以导致牵引失败。在正枕前位时吸引器的正确放置较容易,但若助产的指征是胎位不正(枕左/右前或枕横位)导致胎头不下降,吸引器的放置会比较困难,且不易牵引成功。

(2)在开始抽吸负压和牵引之前,一定要仔细检查吸引器的边缘,若吸引器中嵌入母体组织,可导致母体组织裂伤和出血,同时也可导致吸引器滑脱,牵引失败。

(3)胎吸助产时吸引器的牵引应该是间歇性的,与宫缩及孕妇的屏气用力相配合,在宫缩间歇应放松。拉力方向应与吸引器胎头端的横断面垂直,这样才能保持拉力与产道轴方向一致,只有保持沿产道轴方向用力才能用最小的牵拉而使产程进展最大。牵引用力要均匀,不可过大,牵引过程中禁忌左右摇摆,以防吸引器漏气滑脱。

(4)连接吸引器牵引柄一端的橡皮管,要求质量好,不应过软,否则在达到要求的压力之前,管会被吸扁。管长要求 20 cm,管子过长或过软均会影响负压形成。

(5)关于吸引持续时间和次数,大多数文献报道胎吸助产的牵引次数应不超过 3 次,持续时间不超过 20 分钟,但最近澳大利亚的 Vacca 提出一个新的观点即"3 加 3 次牵引"。该学者认为只要牵引力量适度,每次牵引都有胎头下降,可以牵引 6 次。前面 3 次牵引使胎头更好地俯屈下降至盆底,后面 3 次牵引协助胎头娩出。牵引总时间控制在 30 分钟以内,这种方法可以让会阴充分地扩张,避免会阴撕伤及会阴切口延长的发生。

(6)牵引滑脱的处理:牵引时若发生滑脱,应查找原因。若因放置困难或负压维持不满意等技术失误导致滑脱可换由经验丰富的医师再次尝试胎吸助产或改用产钳。因产钳可以提供更大的牵引力,吸引器失败后产钳助产有可能成功,但如果没有经验丰富的人员在场,最好改行剖宫产结束分娩。若吸引器放置满意和负压维持良好情况下发生滑脱,应高度考虑相对头盆不称、不均倾或巨大儿而需更大牵引力,此时建议改行剖宫产结束分娩。

(7)吸引器的选择:硅胶或软塑料头的吸引器易于安放,对产妇及胎儿的损伤小,是低位或出口助产的理想选择,金属头的吸引器因拉力较大而适用于需要辅助胎头旋转的情况,但同时它可能增加严重头颅损伤的风险,因此需要特殊训练和具有一定经验才能使用。

2.特殊情况的处理

(1)胎位不正时应用胎头吸引器:据文献报道,在枕横位和枕后位采用胎吸助产的成功率为96%,仅有个别病例在胎吸后又改用产钳助产。胎吸助产的一大优点为可以在牵引的同时旋转胎头,尤其是在枕横位时。在吸引器牵拉下,胎头顶下降压迫到盆底,此后胎儿可以找到最有利的平面自动内旋转到枕前位分娩。虽然有学者仍倾向于在胎位不正时采用 Barton 或 Kielland 产钳助产,但若正确使用胎吸助产处理胎位不正,母儿并发症明显低于产钳助产。

(2)剖宫产术中应用胎头吸引器:有文献报道在剖宫产术中使用胎头吸引器取得良好效果。与产钳及手术医师的手相比,胎头吸引器所占的空间更小,更有利于胎头的娩出,尤其是在胎头高浮时,同时也不易造成子宫切口的撕伤。

(3)双胎分娩中应用胎头吸引器:在双胎阴道分娩时采用胎头吸引器协助第二胎娩出是非常有效的方法,尤其是在宫口未完全开全、胎头高浮时运用胎吸助产可以协助宫口的扩张及胎儿的娩出。此时应用胎头吸引器明显优于徒手牵引或内倒转。

(四)胎头吸引的并发症及其处理

1.产妇并发症

(1)宫颈裂伤:宫颈裂伤多因宫口未开全造成,阴道检查时应确认宫口已开全。若裂口较浅(不超过 0.5 cm),无活动性出血,可不必缝合,超过 1.0 cm 的裂伤可用 1-0 可吸收线缝合,恢复宫颈正常的解剖形态。

(2)外阴阴道裂伤:外阴阴道裂伤多因会阴阴道壁组织弹性差,会阴切口过小所致,术前应行充分的会阴侧切术。在胎盘娩出后应依次进行缝合,先阴道后外阴,对有活动性出血的部位,应先结扎止血,以免失血过多。

(3)阴道血肿:阴道血肿可因阴道壁被吸入吸引器所致,也可因阴道壁撕伤所致。放置吸引器后必须仔细检查,排除软组织受压。

(4)远期并发症:盆底组织损伤、尿失禁是胎头吸引助产术的远期并发症。胎头吸引助产术可能造成盆底肌肉及软组织的损伤,造成产后尿失禁,大多数患者症状不是十分明显,但仍可能对其生活质量发生影响。和产钳助产术相比,胎吸助产所导致的尿失禁要轻微一些,但仍应注意这部分患者产后盆底肌肉功能的恢复和训练,减少尿失禁的发生。

2.胎儿并发症

(1)头皮水肿(产瘤):胎吸助产的胎儿头皮均有水肿,产瘤形成,但大多为一过性的,产后12~24 小时自行吸收消退,对胎儿无不良影响。

(2)头皮擦伤或撕伤:胎吸助产所致的胎儿头皮擦伤和撕伤发生率大约为 10%,大多为轻度的浅表的损伤。其原因多系吸引器放置位置不正确,过长时间的牵引以及吸引器突然滑脱,在操作时应注意避免上述错误发生。

(3)头皮血肿:头皮血肿是由于牵引导致骨膜下血管破裂,血液积留在骨膜下形成。因颅骨处骨膜与骨粘连紧密,故血肿易局限,不超越骨缝,边界清楚。小的头皮血肿数天内可自行吸收、消退,不需特殊处理。大的头皮血肿可导致黄疸或贫血,需数周才能被吸收,需给予对症特殊处理。

(4)帽状腱膜下血肿:帽状腱膜下血肿是由于外力作用导致连接头皮静脉,颅内板障静脉及颅内静脉窦的血管破裂出血并沿颅骨外膜与帽状腱膜之间的腱膜下间隙蔓延形成的血肿,因出血发生在疏松的组织内,无骨缝限制,故出血量多,易于扩散,可造成严重的贫血和失血性休克。胎吸助产所致的帽状腱膜下血肿的发生率约为1%,但若未及时处理其病死率高达25%。因此对所有胎吸助产分娩的新生儿均应随访观察,警惕帽状腱膜下血肿的发生。

(5)视网膜出血:文献报道胎吸助产新生儿发生视网膜出血的概率比产钳助产及自然分娩的新生儿高,具体机制不十分明确。但这种视网膜出血多为一过性的,不会造成远期的视网膜损伤的后果。

(6)新生儿黄疸:新生儿黄疸在胎吸助产新生儿中发生概率较高,但需要光疗的重度新生儿黄疸在胎吸助产和产钳助产新生儿中的发生率无明显差异。新生儿黄疸的发生与头皮血肿及帽状腱膜下血肿有关。

3.吸引器助产术后的护理

应仔细检查产妇及新生儿有无创伤。若有软产道损伤,应逐层止血缝合。新生儿常规肌内注射维生素 K 4 mg,局限性的产瘤和小的头皮血肿一般是在产后24~48小时消失,无须特殊处理,要高度警惕帽状腱膜下血肿的发生。

二、产钳助产术

(一)概述

产钳助产术是指在产妇进入第二产程后,由产科医师借助产钳对胎头进行牵引而帮助胎儿娩出。多数学者认为产钳助产术具备剖宫产术和胎头吸引术不能具有的独特优点,非其他产科手术所能完全取代,在产科临床工作中具有一定的地位。

Chamberlen 家族于 1600 年前后首次发明并使用产钳。直到 18 世纪,产钳及其应用才被世人广泛知晓。

根据助产时胎儿骨质部所到的位置,美国妇产科协会(ACOG)的分类标准如下。

1.出口产钳

(1)在阴道口不用分开阴唇就可以看到胎儿头皮。

(2)胎儿骨质部已到达盆底。

(3)矢状缝位于骨盆前后径上,或为左枕前、右枕前或左枕后、右枕后。

(4)胎头位于或在会阴体上。

(5)胎头旋转不超过45°。

2.低位产钳

(1)胎头骨质部最低点位于或超过坐骨棘水平下 2 cm,但未达盆底。

(2)旋转 45°或少于 45°(左枕前或右枕前转至枕前位,或左枕后或右枕后转至枕后位)。

(3)旋转超过45°。

3.中位产钳

胎头衔接但先露在坐骨棘水平下 2 cm 以上。

4.高位产钳

在上述分类中未包括的。

(二)术前评估及术前准备

1.施行产钳助产术应具备的条件

(1)宫口必须开全、胎心存在、阴道检查产道无异常、明确胎方位、胎头双顶径平面已通过宫颈口,确定所需用助产产钳的种类。

(2)胎膜已破。

(3)胎头已经衔接,无明显头盆不称,即胎头已降入骨盆腔达到盆底,在耻骨联合上方扪不到胎头,阴道检查胎头颅骨无明显重叠,其矢状缝已与骨盆下口前后径平行或接近。

(4)胎先露已达 S+3 或以下(即胎头骨质部达坐骨棘平面以下 3 cm),胎头无明显变形。

(5)胎方位明确,先露部应是枕先露、面先露的颏前位或者用于臀位后出头。

(6)术时取膀胱截石位,置放钳叶前导尿排空膀胱,行双侧会阴阻滞麻醉或持续性硬膜外麻醉,为避免会阴撕伤,可行会阴切开术。

(7)术前与产妇及其委托人充分沟通,告知实施产钳术的原因及可能导致的母胎并发症,征得患方的知情同意选择及签字后方能实施。

(8)所在单位具备新生儿复苏的人员及设备的支持。

2.产钳术适应证

(1)产妇患有各种合并症及并发症,需缩短第二产程,如心脏病心功能Ⅰ~Ⅱ级、哮喘、妊娠期高血压疾病等。

(2)宫缩乏力,第二产程延长。

(3)胎儿窘迫。

(4)剖宫产胎头娩出困难者、臀位后出头困难者。

(5)胎头吸引术失败者,经检查可行产钳者用产钳助娩,否则改行剖宫产。

(6)早产。

3.产钳术禁忌证

(1)不具备产钳助产条件者。

(2)异常胎方位如颏后位、额先露、高直位或其他异常胎位。

(3)胎儿窘迫,估计短时间不能结束分娩者。

(三)手术方法

1.Simpson 产钳使用方法

(1)产妇取膀胱截石位。

(2)常规消毒外阴,铺消毒巾,导尿。

(3)阴道检查:再次阴道检查,确定宫口已开全,触摸囟门位置和产瘤大小、胎方位及先露下降平面,再次排除头盆不称。

(4)行会阴侧切。

(5)放置产钳左叶:左手以握毛笔方式握左叶钳柄,钳叶垂直向下,右手伸入胎头与阴道壁之间做引导,使左叶产钳沿右手掌慢慢进入胎头与阴道壁之间,直至到达胎头左侧顶颞部,钳叶与钳柄在同一水平位,钳柄内面正向产妇左侧,将左钳柄交助手握住并保持原位不变。

(6)放置产钳右叶:右手垂直握右钳柄如前述,以左手中、示指伸入阴道后壁与胎头之间诱导右钳叶(在左产钳上面)缓慢滑向胎头右侧方到达与左侧对称的位置。

(7)合拢钳柄,两个产钳放置在正确位置后,左右产钳锁扣恰好吻合,左右钳柄内面自然对合。

（8）检查钳叶位置：再次检查产钳位置，钳叶与胎头之间有无夹持宫颈组织。

（9）扣合锁扣，阵缩来临时指导产妇屏气，并用右手保护会阴，左手向外、向下牵引胎头，当先露部拨露时，应逐渐将钳柄向上旋转使胎头逐渐仰伸而娩出。

（10）取出产钳：当胎头双顶径露出会阴口时应取出产钳。按照放置产钳的相反方向先取出右叶产钳，再取出左叶产钳，随后娩出胎体。

2.后进胎头产钳术

后进胎头产钳术即 Piper 产钳术。Piper 产钳特点为产钳钳柄比较长，钳柄弯曲与骨盆弯曲方向相反，独特的结构给钳叶提供了较大的扩展空间，从而减少了胎头所受的压力（图 10-31）。

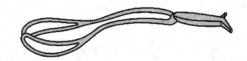

图 10-31　后进胎头产钳（Piper 产钳）

该方法适用于臀位分娩后进胎头娩出困难或手法娩出胎头失败者。使用前提条件是胎儿上肢已经娩出，胎头已经入盆并转正。

其优点在于实施过程中 Piper 产钳下垂的钳柄使得产钳可以直接放置于胎头两侧，而不必过高地上举胎体，以避免损伤胎儿颈部。缺点在于 Piper 产钳钳叶的骨盆弯曲曲度小，在实施过程中容易引起会阴部的损伤。操作方法如下。

（1）胎儿上肢及胎肩娩出后，胎头已经入盆且为颏后位时，方能使用 Piper 产钳。放置产钳前，应再次确定胎头的方位。

（2）施术时助手使用手术巾包裹并提起胎体，同时将胎体移向母体的右侧，移动过程中胎体保持成水平位，术者采取跪式或低坐位，左手执产钳左叶，沿骨盆左侧上置产钳左叶于胎儿左耳上。

（3）助手将胎体移向母体的左侧，移动过程中胎体保持成水平位，术者以右手沿骨盆右侧壁置入产钳右页至胎儿左耳上。

（4）合拢锁扣，钳柄置于术者右手手掌上，中指放于钳胫之间的空隙中，向下牵引，至会阴口显现颏部后，边牵引边向上抬高钳柄以顺应骨盆轴的弯曲弧度。牵引的同时，术者右手的拇指在钳柄上方要抓住胎儿的股部，左手的示、中指下压胎儿枕骨下区域，固定胎儿颈部。

（5）向上抬高钳柄接近水平位，俯曲牵引娩出胎头。

3.Kielland 产钳术

Kielland 产钳有胎头的钳叶弯曲，无向上的骨盆轴弯曲，钳叶瘦长而薄，左叶的钳锁可以与右叶钳胫的任何一点扣合，上下滑动，放置骨盆任何径线可以旋转，故对胎头位置较高或倾势不均时具有特殊作用。当放置呈不均倾时，仍能扣合而挟持胎头，适用于旋转胎头。

Kielland 产钳操作方法分为 5 个步骤：上钳、合锁、旋转、牵引、下钳。

较 Simpson 产钳相比，优势：不用手转胎头，不易头位脐带脱垂，对产妇的软产道损伤小，伤口延裂血肿少，胎儿损伤小，不易伤及眼。既有旋转胎头，又有牵引胎头的双重功能，适用于持续性枕后位及持续性枕横位时旋转胎头，胎头位置较高或者是倾势不均时。但操作难度、所要求的操作技巧及经验均大于 Simpson 产钳，不适合基层医院临床推广。

4.面先露的产钳助产术

产钳适用于颏前位的手术助产。钳叶沿枕颏径方向置于胎头侧,此时盆弯指向胎儿颈部,向下牵引,待颏部出现在耻骨联合下时,钳柄向上牵引,随后鼻、眼、眉及枕部顺序娩出。在颏后位,不能应用产钳助产,该种胎方位无法行阴道分娩。

5.剖宫产术中产钳助产术

剖宫产手术当中胎头高浮或胎头较深入盆腔时,用手娩出胎头会遇到困难,需用剖宫产术所用的短柄产钳娩出胎头。

剖宫产所用产钳因柄短,钳叶仅有胎头弯曲,现主要用于横切口,子宫切口较低、胎头高浮者。通常是用双叶产钳娩出胎头,也有单叶产钳。剖宫产产钳见图 10-32。

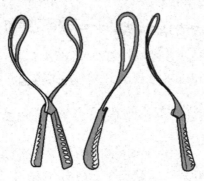

图 10-32　剖宫产术中产钳

(1)双叶产钳术:①用右手检查确定胎头方位,如为持续性枕后位时,以右手示指伸入胎儿口内,使胎面转向宫壁切口,拭去胎儿鼻腔内羊水;②产钳放置在胎头两侧枕颏径上,产钳的弯面朝向骨盆,先向上牵引产钳使胎头仰伸,直至颏部完全显露于子宫切口外,然后将产钳柄向母体腹部方向压,使胎头屈曲,便于牵出胎头。

(2)单叶产钳术:当胎头双顶径在子宫切口稍上方或胎头双顶径已达切口,可选用单叶产钳滑在胎儿顶额部或面额部与子宫壁之间,直至产钳滑到其头弯位于胎头的一侧后,始于宫缩时轻轻将胎头撬出,助手可推压宫底以协助。

6.瘢痕子宫产钳助产术

对于有剖宫产史的孕妇试产应特别注意了解上次剖宫产术指征、术式、胎儿体重、胎儿是否健存、胎儿或新生儿死亡原因,以及术后是否有异常发热、感染等情况。如上次剖宫产原因为绝对指征如骨盆明显狭窄、畸形、软产道异常,或上次手术指征此次又复存在,或此次又有新的剖宫产适应证,或妊娠晚期、临产后原手术瘢痕处有明显压痛或有子宫先兆破裂征兆者,均应再次剖宫产。

如产妇无以上情况,本次孕期产前检查正常,距上次手术时间≥2 年,估计本次胎儿体重不超过上次,且胎位正常者可考虑阴道试产,产程中需认真观察产妇和胎儿的情况,尤其应注意瘢痕部有无压痛,如产程进展顺利亦应缩短第二产程,应用低位产钳助产是比较妥当的分娩方式。

(四)并发症防治

1.母体并发症

(1)产道损伤:产道损伤常见,主要是软产道的撕裂伤,如会阴裂伤、阴道壁裂伤、宫颈裂伤。严重时发生会阴Ⅲ度及以上裂伤,会阴Ⅲ度及Ⅳ度裂伤可达 8%～12%。大部分情况下实施产钳术都行会阴侧切术,会阴部裂伤除与保护会阴部技术有关外,也和助产时会阴切开口过小、产钳牵引时未按产道轴方向而行暴力牵引、产钳牵引速度过快有关。

阴道壁裂伤多为沿会阴侧切口黏膜向上延伸,而在中位产钳时可深达穹隆部,因此术后常规的软产道检查和处理是十分重要的,特别是瘢痕子宫的产钳助产术,一定要检查子宫瘢痕的情况,防止瘢痕破裂导致产妇严重的并发症。Hagadorn-Freathy 等人报道,13%的出口产钳发生Ⅲ度到Ⅳ度的会阴撕伤,低位产钳旋转<45°者中的发生率为 22%,旋转>45°者中的发生率为44%,而在中位产钳者中的发生率为 37%。

(2)阴道壁血肿:阴道壁血肿由裂伤出血所致,向上可达阔韧带及腹膜后,向下可达会阴深部。

(3)感染:由于阴道检查、会阴切开、产钳放置、牵引时损伤产道等,均可增加感染机会。

(4)产后出血:产道的损伤增加了产后的出血量。

(5)伤口裂开:伤口裂开多与术前多次阴道检查及切口裂伤较深、缝合时间过长等有关。

(6)远期后遗症:术时盆底软组织损伤,可后遗膀胱、直肠膨出或子宫脱垂等。严重的损伤还可以有生殖道瘘及骨产道的损伤。

目前已废弃高中位产钳,这种损伤已少见。

2.新生儿并发症

(1)头皮血肿:头皮血肿较常见,发生率可达 1%~12%。

(2)头面部皮肤擦伤:头面部皮肤擦伤常见,发生率达 10%。

(3)新生儿窒息:文献报道新生儿窒息发生率达 10.88%,低位产钳和出口产钳的新生儿窒息率与正常分娩比较差异无显著性,而中位产钳的新生儿窒息率与正常分娩比较差异有显著性。

(4)颅内出血:胎头位置较高的中位产钳术或产钳旋转不当,均可造成颅内出血,严重者可致新生儿死亡,存活者可发生瘫痪、行为异常、智能低下、脑积水等后遗症。

(5)其他:面瘫、臂丛神经损伤、颅骨骨折、锁骨骨折、新生儿死亡等。

(五)手术难点与技巧

产钳术技术要求高,较难掌握,要求施术者具备一定的经验和技术操作技巧,同时要熟悉其所用标准器械的适应性、安全性和有效性以及恰当的应用时机。掌握好适应证,熟练而正确地施行产钳助产术,是比较安全而实用的助产方法,在一定程度上可降低剖宫产率,并在降低母儿发病率和新生儿病死率方面起一定的作用。产钳助产不当则可导致母儿严重创伤。在具体实施过程中应注意以下几点。

(1)根据不同情况选择适宜的产钳。Simpson 产钳适用于枕前位牵引娩出,Kielland 产钳适用于枕横位、枕后位的牵引和旋转,而 Piper 产钳则适用于臀位后出头的助产。

(2)施行产钳助产术前应进行严格的术前评估,包括手术的必备条件、适应证、禁忌证等,确定施术的必要性和合理性。经评估是属出口产钳或低位产钳可行产钳术;同时,在产程中如出现危及母儿情况,选择产钳不能增加母儿危险性,否则应选择剖宫产术。

(3)放置钳叶后发现钳柄难于合拢或易滑脱时,应取出产钳,行内诊复查,无明显异常者,重新放置产钳,试行牵引,如再次失败应及时改行剖宫产术。

(4)牵引应在阵缩时进行,宜持续缓慢加力,方向要遵循骨盆轴方向,切忌暴力牵引及左右摇摆钳柄。

(5)胎头娩出时注意保护会阴,缓慢娩出胎头,避免严重会阴撕伤。

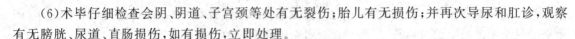

(6)术毕仔细检查会阴、阴道、子宫颈等处有无裂伤;胎儿有无损伤;并再次导尿和肛诊,观察有无膀胱、尿道、直肠损伤,如有损伤,立即处理。

(7)产后酌情使用抗生素预防感染。

(六)手术相关问题的研究与探讨

(1)产钳术的优势与胎吸助产术相比,产钳术所引致的新生儿并发症如头皮血肿、视网膜出血等明显减少,助产成功率高,适用于早产分娩的助产,但对母体软产道的损伤明显高于胎吸助产。

(2)以下特殊情况不宜行产钳助产:①施术者无实施产钳的经验;②胎位不明确,胎头未入盆、胎方位异常,如面先露、额先露等;③腹部及盆腔检查疑为头盆不称;④胎儿存在某些病理情况时,选择产钳助产应慎重:胎儿存在骨折的潜在因素,如患有成骨不全症等;胎儿已被诊断或疑患有出血性疾病如血友病、免疫性血小板减少症等。

(3)针对不同个体情况做出个性化的治疗选择,充分评估实施产钳助产的利弊,施术前征得产妇及监护人的书面同意。

(4)实施产钳助产前,要充分考虑使用产钳的先决条件,综合评估产妇及胎儿情况、在实施过程中所能得到的产科及新生儿医护人员的支持、施术者使用产钳的熟练度、实施产钳术失败后有无条件改行急诊剖宫产术、对并发症如肩难产、软产道撕伤的修补、产后出血等的处理能力等。评价可行性后宜谨慎使用产钳,并选用最适宜产妇状态的产钳类型,将母婴的并发症降到最低程度。严格掌握产钳助产术适应证和必备条件。放置钳叶后发现钳柄难于合拢或易滑脱时,应取出产钳,行内诊复查,重新放置后试行牵引,如再次失败应及时改行剖宫产术。牵引应在宫缩时进行,持续缓慢加力,切忌暴力牵引及左右摇摆钳柄。

三、肩难产助产术

肩难产是一种发病率低(0.6%～1.4%)的急性难产,如果处理不当,会发生严重的母婴并发症,导致严重后果,给患者和家属带来极大的痛苦,引起医患纠纷。因此,从事分娩接生的医护人员应熟知肩难产的高危因素,熟练掌握紧急情况下解除胎肩嵌顿的技能,随时做好处理这种产科急症的准备。

(一)定义

国内文献常将肩难产定义:胎头娩出后,胎儿前肩嵌顿于耻骨联合后上方,用常规手法不能娩出胎儿双肩的少见急性难产。而国外文献中广泛采用的定义:胎头娩出后除向下牵引和会阴切开之外,还需其他手法娩出胎肩者称为肩难产。并强调胎肩娩出困难,不仅仅发生于前肩,也并不一定是嵌顿于耻骨联合后方,胎儿后肩被母体骶骨岬嵌顿时也可发生肩难产。

Spong 等为使肩难产诊断标准化进行了一系列研究表明:在正常分娩,胎头躯体分别娩出的时间间隔为 24 秒,而肩难产该时间为 79 秒。该学者建议将肩难产定义为:胎头至胎体娩出的时间间隔等于或>60 秒,和/或需要任何辅助手法协助胎肩娩出者为肩难产。Beall 等对这一定义方式进行了前瞻性分析,结果表明这种定义方法无论在肩难产诊断的实用性或有效性上均较传统定义好,有一定的临床应用价值。

(二)危险因素

肩难产的发生与产前和产时的危险因素有关。

1.巨大儿

目前公认巨大儿为肩难产的主要因素,肩难产发生率随胎儿体质量增加而明显增加。新生儿体重在 4 000～4 250 g 肩难产的发生率为 5.2%,新生儿体重为 4 250～4 500 g 肩难产的发生率为 9.1%,新生儿体重为 4 500～4 750 g 肩难产的发生率为 21.1%。

2.糖尿病

因高血糖与高胰岛素的共同作用,胎儿常过度生长,由于肩部结构对胰岛素更敏感,胎肩异常发育使胎肩成为胎儿全身最宽的部分,加之胎儿过重、胎体体型改变使糖尿病患者存在肩难产双重危险性。研究显示,糖尿病女性在无干预分娩中,新生儿体重为 4 000～4 250 g 肩难产的发生率为 8.4%,新生儿体重为 4 250～4 500 g 肩难产的发生率为 12.3%,新生儿体重为 4 500～4 750 g 肩难产的发生率为 19.9%,新生儿体重＞4 750 g 肩难产的发生率为 23.5%。因此,糖尿病女性较非糖尿病孕妇的肩难产发生率高。孕期重视对高危人群行血糖筛查,及时发现糖尿病,及时治疗就显得尤为重要。

3.肩难产病史

有肩难产病史的孕妇再次发生肩难产的概率为 11.9%～16.7%。这可能与再次分娩胎儿体重超过前次妊娠、母亲肥胖或合并糖尿病等因素有关。但这并不意味着有肩难产病史的患者,再次分娩则必须以剖宫产结束分娩,此类患者再次分娩方式仍应综合考虑患者产前、产时的高危因素,与患者及家属充分沟通后,再做决定。

(三)预测

肩难产是一种令人恐惧的产科急症,围生儿病死率及新生儿严重并发症高,近 50 年来逐渐受到产科界的普遍关注,国内外一直在研究肩难产发生的相关因素以及预防手段,希望能够预测或预防发生,提出了各种可能对肩难产有预测价值的因素,但通过对这些临床研究的循证医学评价(American college of obstetricians and gynecologists,ACOG)显示,由于缺乏准确识别肩难产的方法,很难确定哪一个胎儿会发生肩难产,因而肩难产无法预测和预防。一些预测方法理论上推测可能有效,或部分专家认为有效,但临床上效果如何仍有待进一步研究。尽管没有循证医学的证据支持,但仍希望这些方法能够有助于临床工作。

1.预防性引产是否能预防肩难产

糖尿病和巨大儿均为肩难产发生的主要危险因素。理论上,适时终止妊娠将阻止胎儿继续生长,减低剖宫产和肩难产的危险性。Boulvain 对糖尿病孕妇中因怀疑巨大儿进行选择性分娩的文献进行了 Meta 分析,结果显示,预防性引产确实降低了胎儿体重,但是并没有降低肩难产发生,亦没有改善母儿结局。Irion 对非糖尿病孕妇中"怀疑巨大儿,而行预防性引产"的文献进行了 Meta 分析,结果显示:预防性引产并没有降低剖宫产率、产钳助产率,亦没有减少肩难产发生率。

ACOG(美国妇产科协会)和 RCOG(英国皇家妇产科协会)的指南均提出:目前证据尚不支持对怀疑巨大儿的孕妇进行早期引产。

2.选择性剖宫产是否能预防肩难产

现有资料表明巨大儿为肩难产的主要因素,肩难产发生率随胎儿体重增加而明显增加。但值得注意的是:①50%～60%的肩难产发生在新生儿体重低于 4 000 g 的分娩中,Necon 等曾报道了 1 例 2 260 g 新生儿发生肩难产;②即使新生儿出生体重超过 4 000 g,肩难产的发生率也仅仅是 3.3%。因此人们对可能分娩巨大儿的孕妇是否应行预防性剖宫产产生了质疑。Rouse 等研究显示,对于胎儿体重>4 500 g,而非糖尿病的孕妇每预防一例永久性臂丛神经瘫痪,需进行3 695例选择性剖宫产。对所有巨大儿均选择性剖宫产使剖宫产率至少上升5~6倍。ACOG对既往研究进行循证医学评价中也提出,对所有怀疑巨大儿的孕妇行剖宫产是不恰当的,除非非糖尿病孕妇新生儿出生体重估计>5 000 g和糖尿病患者新生儿出生体重估计>4 500 g。

目前国内选择性剖宫产比例较国外要大得多,主要表现在以下几个方面:①国内巨大儿的诊断标准为"新生儿体重达到或超过4 000 g",而国外对巨大儿的诊断尚无统一标准,ACOG对巨大儿的描述为:"巨大儿"只是对那些出生时体重达到或超过4 500 g胎儿的一个适当的名称。②国内学者认为胎儿体重是可以预测的,但是ACOG有关巨大儿预测的指南却对可疑巨大儿行选择性剖宫产时指出,可以足够精确预测巨大儿并能够帮助临床处理的公式还没有得出。并指出妊娠晚期非选择性常规进行超声检查,对筛选巨大儿或降低发病率并无好处。③国内学者仅仅从医学的角度出来选择处理措施,没有关注到选择性剖宫产所带来的"利"是否大于其在社会、人文、经济等方面所产生的"弊"等。④国内举证倒置的医疗环境导致医护人员承受着难以想象的心理负担,导致剖宫产率明显高于国外医疗机构。但是,这种高剖宫产率的医疗形式是否能够降低肩难产的发生率,是否又导致了产后出血等母儿并发症的增加等问题,仍有待分析国内大样本临床观察及循证医学资料后才能得出结论。

3.产时预测

分娩期与难产有关的表现如产程延长、停滞、胎先露下降缓慢,尤其伴第二产程延长应视为肩难产的预警信号,结合孕妇并发症、胎儿体重分析,理论上应该可以预测肩难产的发生。但是Mcfarland对照研究却提示,第一产程、第二产程延长并不能预测肩难产。

(四)处理

肩难产基本上无法预测也无法预防,所以肩难产的处理就格外重要。接产过程中一旦发生肩难产,应避免惊慌,迅速通知相关人员,详细阴道检查,明确诊断,孕妇充分供氧,迅速清理婴儿口鼻黏液、吸氧,并准备新生儿复苏。

1.处理流程

制定常规:肩难产常出现得很突然,死产及新生儿死亡秘密调查协会(CESDI)报道47%的新生儿会在胎头娩出后5分钟死亡。若要做到紧急情况下仍能准确无误地做好每一项操作,最重要的就是制定抢救流程,对医院所有可能参与肩难产抢救的人员进行培训,反复训练及考核,使所有医护人员能够各尽其职。只有这样,才能为紧迫的肩难产抢救赢得时间。

美国妇产科学会介绍处理肩难产的口诀——"HELPERR"。

(1)Help:请求帮助,请产科高年资医师、助产士、麻醉科、儿科医师迅速到位,导尿排空膀胱。

(2)Episiotony:做会阴侧切,以利手术操作及减少软组织阻力。

(3)Leg McRobert:手法,协助孕妇大腿向腹壁屈曲。

(4)Pressure:耻骨联合上方加压配合接生者牵引胎头。

(5)Eenter:旋肩法。

(6)Remove:牵后臂法。

(7)Roll:如以上方法失败,采用Gasbin法,孕妇翻身,取双手掌、双膝着床呈跪式。

每项操作所用时间应为30~60秒。要注意虽然口诀有先后顺序,但是操作不一定按照口诀的先后顺序完成,可以同时应用多项操作,有效且合理地使用每项操作比按部就班地完成口诀要

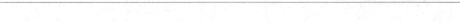

重要。

2.预防性处理

对于有危险因素的产妇,考虑可能发生肩难产,"高级产科生命支持"(ALSO)建议用"头肩操作法"经"连续分娩"娩出胎肩,即助产士在胎头娩出后立即娩出胎肩,而不应中断操作去吸口咽的黏液,以维持胎儿先前的冲力。但是,另外一种观点却认为,胎肩娩出前应给予短暂的停顿,以利于胎头娩出复位和外旋转,双肩径转到斜径,便于胎肩娩出。但是究竟哪种方法更利于预防肩难产的发生,目前尚无随机对照的临床研究。

关于会阴侧切的必要性目前尚有很大争议,部分学者认为对于所有可能发生肩难产的病例,均需要行会阴侧切,但是,另外一部分学者的研究却表明,会阴侧切术并不降低臂丛神经损伤的风险,不影响肩难产患者分娩结局。产科急症管理小组(managing obstetric emergencies and trauma,MOET)建议有选择性地行会阴侧切,在实施"旋肩法"或"牵后臂法"时方可使用。

(五)操作方法

1.McRoberts 法

1985 年由 Gonik 等首先提出的 McRoberts 法,因其简单、有效,已被公认为是处理肩难产的首选方法。操作方法是让孕妇大腿极度屈曲并压向腹部。该方法并不能改变孕妇骨盆的确切尺寸,但是可使骶骨连同腰椎展平,使原阻塞产道的骶岬变平,并使胎儿脊柱弯曲,使后肩越过骶岬,进一步下降到骶骨窝内;并且缩小了骨盆倾斜度,使母体用力的方向与骨盆上口平面垂直。同时耻骨向母体头部方向靠拢,使受压的前肩松解。当操作有效时,正常的牵引就可以娩出胎儿。McRoberts 法在处理肩难产的成功率为 $42\%\sim58\%$。然而,McRoberts 法也是有风险的。在严重肩难产时反复尝试 McRoberts 法会增加臂丛损伤的风险。另外,亦有 McRoberts 法导致产妇耻骨联合分离和暂时的股神经病变的个案报道。因此,在操作过程中要警惕屈曲过度和母亲大腿在腹部的过度外展。

2.压前肩法

助手在孕妇耻骨联合上方触及胎儿前肩,按胎肩使胎肩内收或向前压下通过耻骨联合。压前肩法常与 McRoberts 手法同时应用。最初应持续加压,如果无法娩出胎儿,则应改为间断加压,使胎肩通过耻骨联合。应该注意的是:应避免在实施处理肩难产操作过程中加腹压,因为孕妇直接用力已经不能娩出胎儿,增加腹压仅仅是重复这种力量,并且只会进一步冲击耻骨联合后的胎肩,而加剧嵌顿;另外,增加腹压还可以增加新生儿 Erb-Duchenne 麻痹、胸髓损伤的风险。

3.旋肩法

旋肩法包括 Rubin 法和 Woods 法。

(1)Rubin 法:其为由 Rubin 于 1964 年首次报道并命名的操作手法。将一只手的手指伸入阴道内,放在胎儿前肩或后肩的背侧将肩膀向胸侧推动。

(2)Woods 法:其为由 Woods 于 1963 年首次报道并命名的操作手法。将一只手从胎儿一侧进入到胎儿后肩处,向胎儿后肩前表面施压外展后肩。

如未能起效,还可以尝试采用 Rubin 法和 Woods 法联用。术者一只手放在胎儿前肩背侧向胸侧压前肩(Rubin 法),另一只手从胎儿前方进入胎儿后肩处向背侧压后肩(Woods 法)。两手协同使胎肩在耻骨联合下转动,像转动螺丝钉一样将胎肩娩出。

需要注意的是肩难产时胎肩嵌顿在耻骨联合下,阴道内充满了胎体,常很难将手指插入阴道。在旋转过程中,注意勿转胎儿颈部及胎头,以免损伤臂丛神经,旋肩法不宜牵拉胎头,以减少胎儿损伤。

4.牵后臂法

1945 年 Barnum 首次报道了牵后臂法。该操作是将后臂拉出,以腋肩径代替双肩峰径,使胎儿降到骨盆陷凹内而使前肩内收从前方解脱嵌顿的手法。术者一手进入阴道,找到胎儿后臂,并使胎儿手臂肘关节屈曲,紧接着将胎儿后臂掠过胎儿胸部,以"洗脸"的方式使后臂从胸前娩出。通常先拉出手,然后是胳膊,最后是肩膀。当手臂被拉出时,胎儿呈螺旋样旋转。前肩转至耻骨联合下方,然后娩出。

注意:①有时候是需要旋转胎体使后臂转至前面以利于牵出;②正确的受力点应作用于后臂肘窝处,使肘关节屈曲,再使其从胎儿胸前滑出。不能紧握和直接牵拉胎儿上肢,以免造成骨折。

5.手-膝位(Gasbin 法)

手-膝位以最早从危地马拉土著人处学习到这一技术并加以推广的美国助产士 Gasbin 的名字命名,又称"四肢着床"操作法,是处理肩难产的一种安全、快速而有效的操作方法。Bruner 等报道了 82 例通过这种"四肢着床"体位来处理肩难产的病例,其中 68 名产妇(83%)没有借助额外的措施成功分娩,也没有母婴增加并发症发生率。国内已有多名医师采用此法成功娩出肩难产胎儿。

将孕妇由仰卧位转为双手掌和双膝着床,呈趴在床上的姿势。向下的重力和增大的骨盆真结合径和后矢状径可以使部分胎肩从耻骨联合下滑出,如无效,可先借助重力轻轻向下牵拉,先娩出靠近尾骨的后肩;如胎肩仍然无法娩出,Gasbin 法还可以与上文所提到的肩难产的操作手法(除压前肩法)相结合进行助产。其中最常用到的就是 Gasbin 法+牵后臂法,当患者翻转后,后肩变成了前肩,但是应该注意体位改变后,一般医护人员会不适应这种体位,常发生接生者对胎儿定向错误。正确的操作手法是:不再行会阴保护,操作者从胎儿面部、胸一侧,将同侧手掌进入阴道(如胎儿面部朝向术者右侧则进入右手,否则术者左手进入阴道),找到胎儿在母体骶尾关节下方的手臂(多选择后臂,此时后肩已变成前肩),并使胎儿手臂肘关节屈曲,紧接着将胎儿后臂掠过胎儿胸部呈洗脸式并通过会阴娩出。通常先拉出后臂的手,然后是胳膊,最后是肩膀,当手臂被拉出时,前肩就会解除嵌顿,然后娩出。该方法极其有效,建议推广应用。

6.Walcher 体位

Walcher 体位是 McRoberts 体位的倒转形式,大腿要过伸,可导致耻骨联合向下增加 1～1.5 cm。Walcher 体位在一些比较旧的文献中提到可作为一种方法来缓解肩难产,而最近的文献没有报道它的用法并且在最新的美国妇产科学会关于肩难产的公告中也没有被提到。

7.锁骨切断法

锁骨切断法大部分是在比较旧的文献中有所提及,在靠着母亲耻骨支的方向折断锁骨。尽管这样可以减小胎儿双肩周径,但损伤臂丛和肺脉管系统的风险明显增加。此外,国外尚有文献报道锁骨切断术,用刀片或剪刀将锁骨切断,这种在胎儿皮肤上形成永久性瘢痕且可能会导致胎儿宫内死亡,因此,国内有专家不提倡用器械行锁骨切断法,在万不得已的情况下也应实施三指法压断锁骨。

8.Zavanelli 法

Zavanelli 法即指胎头复位剖宫产。对于困难的肩难产,胎头复位,子宫切开术,耻骨联合切开术是最后可求助的手段。Zavanelli 法是一种必要的分娩过程的逆转,那时胎儿颈部是俯屈的,复位就是逆转,胎头旋转回复到枕前位,应用指压使胎头在宫腔内回复。宫缩抑制剂可与氟烷或其他麻醉剂联合应用使手法成功完成,然后剖宫产结束分娩。O'Leary报道的59例尝试用胎头复位的病例中,只有6例(10.2%)未成功。Sandberg回顾了12年的关于Zavanelli手法文献,报道有92%的成功率。而Sandberg提到这些婴儿的多数损伤是由于行Zavanelli手法之前的操作和延长了缺氧造成的。报道的母亲并发症包括子宫和阴道破裂,但是再一次强调这些损伤不能直接归因于Zavanelli法。他总结道"在大部分的胎头复位的病例中,Zavanelli法表明是简单及成功的,即使没有以前的经验"。尽管这些评论,美国妇产科学会仍强调Zavanelli手法与明显增加的胎儿发病率、病死率及母亲病死率相关,Zavanelli手法只有在严重的肩难产其他常规方法无效的情况下才能使用。这种方法在国外文献报道较多,国内尚未见报道。

9.耻骨联合切开术

耻骨联合切开术与膀胱颈损伤、感染等产妇并发症明显相关,因此,只能在尝试挽救胎儿生命时才能使用。要施行耻骨联合切开术,患者应置于过度外展的膀胱截石位体位,放置导尿管。局部麻醉后,医师切开或剪开耻骨联合。Goodwin等报道了一系列病例,分别是在出现肩难产后大约12、13和23分钟实施紧急耻骨联合切开术,不幸的是3例婴儿均因重度缺氧而死亡。因此Goodwin提出,由于操作者经验不足及产妇合并症的担忧,紧急耻骨联合切开术对抢救肩难产中的价值仍不明确。此外,学者强调由于从做出决定开始这个操作至少需要2分钟,因此在胎头娩出后5~6分钟应立即进行该项操作。这项操作在国内应用尚未见报道。

10.子宫切开术

严重肩难产时,全身麻醉后行剖宫产术。术者经腹部在子宫切口内以类似于Woods旋转手法转动胎肩,另一位医师经阴道牵拉出胎儿。

(六)肩难产操作中严禁使用的方法

有报道肩难产操作过程中加腹压会进一步压迫胎肩进入骨盆并增加宫腔内压力,因此增加了永久性神经损伤的风险和骨损伤。Hankins报道了一个病例,当肩难产时加腹压导致了胎儿下胸段脊髓永久性损伤。美国妇产科学会关于肩难产的实践公告也指出:"在宫底加腹压可加重肩部的嵌塞可能导致子宫破裂"。因此,在肩难产时应避免在宫底加压。

任何脐带绕颈,仅胎头娩出,胎体未娩出前都不应该切断或钳夹脐带。即使伴有脐带绕颈的肩难产,胎体娩出前仍有一些脐带血液循环会继续,一旦剪断脐带,因仅有胎头娩出,胎体挤压在阴道内新生儿无法建立正常有效的呼吸,加重胎儿缺氧和低血压。Iffy和Varandi报道了5例肩难产胎儿娩出前剪断脐带的病例,断脐至分娩延迟时间间隔3到7分钟,结果所有5例婴儿均为脑瘫。

(七)产后处理

肩难产是产科医疗诉讼的4个常见的原因之一,资料显示因肩难产导致的医疗诉讼占所有产科诉讼的10%以上。如何提高医疗质量,减少母儿并发症,减少医疗诉讼,如何处理因肩难产导致的医疗诉讼是产科医师面临的难题。在所有难产中,对于医疗诉讼比较重要的信息是:①胎儿娩出后立即进行脐静脉血气测量;②与孕妇及其家属进行告知;③翔实准确地记录分娩过程。

Acker推荐肩难产干预措施的记录应该包括以下信息。

(1)难产被诊断的时间及方法。

(2)产程(活跃期和第二产程)。

(3)胎头位置及旋转。

(4)会阴切开术的记录。

(5)麻醉方法。

(6)牵拉力量的估计。

(7)所使用的手法的顺序,持续时间和结果。

(8)肩难产的持续时间。

(9)在开始分娩诱导和加强前充分的骨盆测量的记录。

(10)胎儿娩出后新生儿评分。

(11)分娩前及肩难产发生后告知孕妇出现肩难产的信息。

(八)肩难产常见的并发症及处理

肩难产发生于胎头娩出后,情况紧急,如处理不当会发生严重的母婴并发症,甚至会导致新生儿重度窒息和新生儿死亡。

母体并发症包括:重度会阴撕伤、血肿,产后出血感染、子宫破裂、泌尿道损伤及生殖道瘘等。

婴儿并发症包括:新生儿窒息、臂丛神经损伤、锁骨骨折、颅内出血、吸入性肺炎,甚至膈神经麻痹死亡。远期后遗症有神经精神心理发育障碍、语言功能障碍、口吃等。常见并发症如下。

1.产后出血、会阴伤口感染

注意仔细检查软产道。对产程较长者及时留置导尿管,及早发现泌尿道损伤,如有泌尿道损伤应及时请相关科室会诊,决定治疗方案。会阴伤口严重撕伤、可能发生伤口感染者,宜采用碘伏或甲硝唑注射液冲洗伤口,会阴皮肤切口宜采用丝线全层缝合,术后注意会阴部的清洁、预防感染。

2.子宫破裂

宫腔内旋转胎肩,牵拉后臂、特别是 Zavanelli 法常易导致子宫破裂。胎肩嵌顿于耻骨联合上导致分娩梗阻,使子宫下段过度拉长、变薄,形成上、下段间的病理性缩复环,加上阴道内操作,上推胎肩易导致子宫破裂。子宫破裂表现为急腹痛,常伴有低血容量性休克的症状。检查孕妇时可发现腹部有压痛,尤其是耻骨联合上区,子宫下极形状可不规则,或上、下段之间有病理性缩复环。随着病程的进展,全腹都可有压痛、反跳痛、肌紧张、肠鸣音消失等腹膜刺激症状。子宫破裂后,胎先露从骨盆上口处消失,胎儿部分易扪及,胎心音消失。孕妇有贫血及休克的体征,血压进行性下降、脉快,下段子宫破裂累及膀胱时,尿中可有血或胎粪。一旦发现子宫破裂应迅速准确估计患者情况:查血型、配血、输血输液,尽快补充血容量。如患者情况尚可耐受手术,需立即剖腹探查,立即进入腹腔,迅速探查止血,取出胎盘及胎儿。注意探查膀胱有无损伤。阔韧带血肿需清除血肿,结扎子宫动脉,注意输尿管及膀胱的损伤。术后需给广谱抗生素预防或控制感染。

3.新生儿窒息

产时预测有肩难产的发生应立即准备新生儿复苏,及时请儿科、麻醉科医师配合,降低窒息的发生。

4.分娩性臂丛神经损伤

分娩性臂丛神经损伤又称产瘫,是指在分娩过程中胎儿的一侧或双侧臂丛神经因受到头肩分离牵力作用而发生的牵拉性损伤。肩难产时,过度向一侧牵拉胎头;或臀位分娩胎头尚未娩出时,用力向下牵拉胎肩,均可致臂丛神经损伤。对疑有臂丛神经损伤的患儿应早认识、早诊断并给以适当的处理。对所有新生儿进行详细查体,并请新生儿重症监护科、骨科、康复科医师会诊,协助诊断,制定详细的康复锻炼计划,尽快恢复新生儿神经功能。

总之,肩难产是一种发生率很低并难以预料的产科急症,目前尚无准确方法预测肩难产发生,肩难产易引起母儿产生严重并发症,形成终身残疾,甚至发生新生儿、孕产妇死亡等;肩难产目前尚无准确的预测方法,难以有效预防,因此,应提高肩难产处理能力,对各级医师应加强产科技术培训,提高接生技术,特别是对突发难产紧急处理,平时在模型上练习肩难产操作手法、预防臂丛神经损伤;同时与相关科室合作建立产科急救小组,并与孕妇及家属保持沟通,取得配合与理解,及时做好各种记录,争取尽量减少肩难产及各种相关并发症的发生。

(刘　敬)

第十一章

正常产褥

第一节 产褥期母体的生理变化

一、生殖系统

生殖系统在产褥期的变化最大。子宫从胎盘娩出后到恢复至未孕状态的过程称为子宫复旧,主要包括子宫体肌纤维的缩复和子宫内膜的再生。在子宫复旧的过程中,其重量减轻,体积减小。子宫肌纤维的缩复是指肌细胞长度和体积缩减,而肌细胞数目并未减少。细胞内多余的胞质蛋白在胞内溶酶体酶系作用下变性自溶,最终代谢产物通过血液和淋巴循环经肾脏排出体外。分娩后的子宫重约 1 000 g,17 cm×12 cm×8 cm 大小;产后 1 周的子宫重约 500 g,如 12 孕周大;产后 10 天子宫降至骨盆腔,腹部触诊不能扪及;产后 2 周子宫重约 300 g;6 周约 50 g,大小亦恢复至未孕时状态。分娩后 2～3 天,子宫蜕膜分为浅、深两层。浅层蜕膜发生退行性变,坏死、脱落,成为恶露的一部分,随恶露排出。深部基底层的腺体和间质迅速增殖,形成新的子宫内膜。到产后 3 周,新生的子宫内膜覆盖了胎盘附着部位以外的子宫内壁。胎盘附着部位的子宫内膜至产后 6 周才能完全由新生的子宫内膜覆盖;产后宫颈松弛如袖管,外口呈环状。产后 2 天起,宫颈张力才逐渐恢复,产后 2～3 天,宫颈口可容 2 指,宫颈内口 10 天后关闭,宫颈外形约在产后 1 周恢复,宫颈完全恢复至未孕状态约需 4 周。但宫颈由于分娩中 3 点或 9 点不可避免的轻度裂伤,外口由未产时的圆形变为经产后的一字形;产后阴道壁松弛,阴道皱襞消失,阴道腔扩大。产褥期阴道壁张力逐渐恢复,产后 3 周阴道皱襞开始重现,阴道腔逐渐缩小,但在产褥期末多不能恢复至原来的弹性及紧张度;会阴由于分娩时胎头压迫,多有轻度水肿,产后 2～3 天自行吸收消失。会阴裂伤或切口在产后 3～5 天多能愈合;处女膜在分娩时撕裂形成处女膜痕,是经产的重要标志,不能恢复;盆底肌肉和筋膜由于胎头的压迫和扩张,过度伸展而致弹性降低,并可有部分肌纤维断裂。若产褥期能坚持正确的盆底肌锻炼,则有可能恢复至正常未孕状态。但盆底组织有严重裂伤未能及时修补、产次多,分娩间隔时间过短的产妇,可造成盆底组织松弛,也是造成子宫脱垂,阴道前后壁膨出的主要原因。

二、循环系统

胎盘娩出后子宫胎盘循环终止,子宫肌的缩复使大量血液进入母血液循环,加之妊娠期水钠潴留也被重吸收进入血液。因此,产后第 2～3 天,母血液循环量可增加 15％～25％。心功能正常的产妇尚可耐受这一变化。若心功能不全可由于前负荷的增加诱发心力衰竭。循环血量经过自身调节在产后 2～6 周可恢复至未孕时水平。

三、血液系统

产褥早期产妇的血液仍呈高凝状态,这对于减少产后出血,促进子宫创面的恢复有利。这种高凝状态在产后 3 周才开始恢复。外周血中白细胞数增加,可达(15～30)×10⁹/L,以中性粒细胞升高为主,产后 1～2 周恢复正常。产褥期贫血较常见,经加强营养和药物治疗后可逐渐恢复。血小板数在产后增多。红细胞沉降率加快,产后 3～4 周恢复正常。

四、呼吸系统

产后膈肌下降,腹压减低,产妇的呼吸运动由妊娠晚期的胸式呼吸变为胸腹式呼吸。呼吸的幅度较深,频率较慢,每分钟 14～16 次。

五、消化系统

产妇体内孕酮水平下降,胃动素水平增加,胃肠道的肌张力和蠕动力逐渐恢复,胃酸分泌增加,于产后 1～2 周恢复至正常水平。因此,产褥早期产妇的食欲欠佳,喜进流食,以后逐渐好转。由于产妇多卧床,活动较少,膳食中的纤维成分少,盆底肌和腹肌松弛,胃肠动力较弱,易发生便秘。

六、泌尿系统

产后循环血量增加,组织间液重吸收使血液稀释,在自身调节机制的作用下,肾脏利尿作用增强,尿量增加,尤以产后第 1 周明显。妊娠期肾盂和输尿管轻度生理性扩张,于产后 4～6 周恢复正常。膀胱在分娩过程中受压,组织充血、水肿,处于麻痹状态,对尿液的刺激不敏感,再加上会阴伤口疼痛,产妇不习惯卧床排尿等因素,易发生尿潴留,多发生在产后 12 小时内。

七、内分泌系统

胎儿娩出后,胎盘分泌的激素在母体中的含量迅速下降。雌激素 3 天、孕激素 1 周降至卵泡期水平。人绒毛膜促性腺激素(HCG)一般在产后 2 周消失。胎盘生乳素(HPL)的半衰期为 30 分钟,其消减较快,产后 1 天已测不出。其他的酶类或蛋白,如耐热性碱性磷酸酶(HSAP)、催产素酶(CAP)、甲胎蛋白(AFP)等,在产后 6 周均可恢复至未孕时水平。妊娠时的高雌、孕激素水平,负反馈抑制了下丘脑促性腺激素释放激素(Gn-RH)的分泌,使垂体产生惰性,产后恢复也较慢,恢复的时间与是否哺乳有关,一般产妇于产后 4～6 周逐渐恢复对 Gn-RH 的反应性。不哺乳的产妇,产后 6～8 周可有月经复潮,平均在产后 10 周恢复排卵。哺乳产妇的月经恢复较迟,有的在整个哺乳期内无月经来潮。但月经复潮晚来潮前有排卵的可能,应注意避孕。

妊娠过程中母体的甲状腺、肾上腺、胰岛、甲状旁腺等内分泌腺体的功能均发生一系列改变,多在产褥期恢复至未孕前状态。

八、免疫系统

妊娠是成功的半同种异体移植,孕期母体的免疫系统处于被抑制状态,以保护胎儿不被排

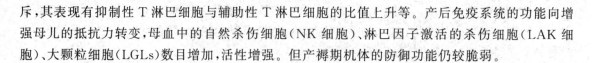

斥,其表现有抑制性 T 淋巴细胞与辅助性 T 淋巴细胞的比值上升等。产后免疫系统的功能向增强母儿的抵抗力转变,母血中的自然杀伤细胞(NK 细胞)、淋巴因子激活的杀伤细胞(LAK 细胞)、大颗粒细胞(LGLs)数目增加,活性增强。但产褥期机体的防御功能仍较脆弱。

九、精神、心理

产妇的心理变化对产褥期的恢复有重要影响。产妇的心理状态多不稳定且脆弱。在产后 1 周,绝大多数产妇都有不同程度的焦虑、烦闷等情绪,严重者可能发生产后忧郁综合征。对产妇进行社会心理护理,特别是产妇丈夫和家庭的支持和关怀,有利于避免产后不良心理反应。

十、泌乳

妊娠期胎盘分泌大量雌激素促进了乳腺腺管发育,大量孕激素促进了乳腺腺泡发育,为产后泌乳准备了条件,但同时也抑制了孕期乳汁的分泌。分娩后,产妇血中雌、孕激素水平迅速下降,解除了对泌乳的抑制,同时母体内催乳激素(prolactin,PRL)水平很高,这是产后泌乳的基础。此后乳汁的分泌在很大程度上依赖于婴儿吸吮,当婴儿吸吮时,感觉冲动从乳头传至大脑,大脑底部的腺垂体反应性地分泌催乳素,催乳素经血液到达乳房,使泌乳细胞分泌乳汁。同时感觉冲动可经乳头传至大脑底部的神经垂体反射性地分泌缩宫素,后者作用于乳腺腺泡周围的肌上皮细胞,使其收缩而促使乳汁排出。乳房的排空也是乳汁再分泌的重要条件之一。此外,乳汁分泌还与产妇的营养、睡眠、精神和健康状态有关。

乳汁是婴儿的最佳食品。它无菌、营养丰富、温度适中,最适合婴儿的消化和吸收。母乳的质和量随着婴儿的需要自然变化,产后最初几日内分泌的乳汁称为初乳,质较黏稠,因其含较多的胡萝卜素,色偏黄,蛋白的含量很高。此后分泌的乳汁称成熟乳,蛋白含量较初乳低,脂肪和乳糖的含量较高。乳汁中除含有丰富的营养物质、多种微量元素、维生素外,还含有免疫物质,对促进婴儿生长、提高婴儿抵抗力有重要作用。

(王玲玲)

第二节 产褥期的处理

一、产褥期的临床表现

产妇会因回味产时的状况而兴奋、激动、紧张等而影响休息,产后的观察和及时而恰当的指导和处理直接影响产妇产后的康复,不可忽视。

(一)生命体征

每天两次测体温、脉搏、呼吸、血压。由于产程中的消耗和脱水,产后最初的 24 小时内体温略升高,一般不超过 38 ℃;产后由于子宫胎盘血液循环停止及卧床休息等因素,脉搏略缓慢,60～70 次/分;产后呼吸深慢,14～16 次/分;血压比较平稳。以上体征出现异常,应积极寻找原因并处理。

(二)子宫复旧及恶露

产后应根据子宫复旧的规律,观察并记录宫底高度,以了解子宫复旧过程。测量前嘱产妇排尿并先按摩,使其收缩后再测。产褥早期由于子宫的收缩会引起下腹剧烈痛,称为产后宫缩痛。一般不需特殊处理,严重者可用针灸或止痛药物。

产后随子宫蜕膜的脱落,含有血液、坏死蜕膜组织等经阴道排出,称为恶露。恶露分为以下几种。

1.血性恶露

色鲜红,含大量的血液和少量的胎膜及坏死蜕膜组织,持续1周左右。

2.浆液性恶露

淡红色,似浆液,血量减少,含有少量血液而有较多的宫颈黏液、坏死蜕膜组织和细菌,也持续1周左右。

3.白色恶露

黏稠,色泽较白,血量更少,含大量的白细胞、退化蜕膜、表皮细胞和细菌等,可持续2~3周。

正常恶露有血腥味,但无臭味,持续4~6周。每天应观察恶露的量、颜色及气味。若恶露量多,色红且持续时间长,应考虑子宫复旧不良,给予子宫收缩剂;若恶露有腐臭味且有子宫压痛,应考虑合并感染或胎盘胎膜残留,给予宫缩剂同时加抗生素控制感染。

(三)外阴

保持外阴清洁干燥,每天用0.1%苯扎溴铵或1：5 000高锰酸钾清洗外阴2~3次,拭干后放消毒会阴垫。外阴水肿者可用50%硫酸镁湿热敷,每天两次,每次15分钟。会阴切开缝合者,除常规冲洗外,大便后随时冲洗,向健侧卧位,每天检查伤口周围有无红肿、硬结及分泌物。于产后3~5天拆线,若伤口感染,应提前拆线引流或行扩创处理。

(四)乳房

母乳营养丰富,易于消化,是婴儿最理想的食品。必须正确指导哺乳,推荐母乳喂养。于产后半小时内开始哺乳,此时乳房内乳量虽少,通过新生儿吸吮动作刺激泌乳;生后24小时内,每1~3小时哺乳1次或更多些;生后2~7天是母体泌乳过程,哺乳次数应频繁些。哺乳期以10个月至1年为宜。同时应随时观察乳房大小、有无红肿、发热及硬块等。常见乳房异常有以下几种。

1.乳房胀痛

因乳腺管不通致使乳房形成硬结,哺乳前热敷乳房,两次哺乳间冷敷乳房,减少局部充血,用电按摩器或用两手从乳房边缘向乳头中心按摩。婴儿吸吮力不够时,可借助吸奶器吸引,也可用散结通乳中药。

2.乳头皲裂

主要由于婴儿含吮不正确,或过度地在乳头上使用肥皂和乙醇等刺激物,轻者可继续哺乳。哺乳前可湿热敷乳房和乳头3~5分钟,哺乳后挤出少量乳汁涂在乳头上,暂时暴露和干燥乳汁,起到修复表皮的功能;皲裂严重者,可暂时停止哺乳24小时,并将乳汁挤出喂养婴儿。

3.乳汁不足

如前所述,乳汁分泌与多种因素有关。要使产妇乳汁充足,必须保持精神愉快,睡眠充足、营养丰富,多指导产妇正确哺乳,并可用针刺或催乳中药促使乳汁分泌。

4.退奶产妇因某种原因不能授乳者

应限制进汤类食物,停止吸奶。可用己烯雌酚 5 mg,每天 3 次,连服 3～5 天;皮硝 250 g 捣碎后装在布袋内,分别敷于两乳房上并固定;也可用生麦芽 60～90 g 煎服,每天 1 剂,连服 3 天。对已有大量乳汁分泌者,用溴隐亭 2～5 mg,每天 2 次,连用 14 天,效果较好。

(五)其他

产后应给予富于营养、清淡易消化食物;24 小时内应卧床休息,无异常情况者即可下床活动,但应避免长时间站立及重体力劳动,以防子宫脱垂;产后 4 小时应鼓励产妇排尿,6 小时未能自行排尿者应按尿潴留处理。若产后 48 小时无大便,可服用缓泻剂或使用开塞露;产褥早期,出汗较多,应注意卫生及避免着凉或中暑;产后 24 小时即可开始产后锻炼,帮助子宫复旧及腹肌、盆底肌和形体的恢复;产褥期严禁性交,产后 6 周应采用避孕措施,并做一次全面的母婴查体。

二、产褥期处理

(一)产后 2 小时内处理

产后 2 小时内极易发生产后出血、子痫等严重并发症,处理好此期非常重要,连续观察阴道出血量、宫底高度、子宫收缩等;注意测量脉搏、血压;若发现宫缩乏力,应及时按摩子宫并肌内注射子宫收缩剂。同时协助产妇哺乳,促使子宫收缩。

(二)尿潴留

产后 5 天内尿量较多,产后 4 小时内鼓励产妇自解小便。若排尿困难,可用热水熏洗外阴或温开水冲洗尿道口,诱导排尿;也可针刺关元、气海、三阴交等穴位;必要时可给予新斯的明或加兰他敏肌内注射。如上述方法无效,应及时导尿,留置导尿管,并给予抗生素预防感染。

(三)观察子宫复旧及恶露

每天测量宫底高度,并观察恶露量、颜色及气味。若子宫复旧不全,恶露量增多、持续时间延长,应及时给予子宫收缩剂。若同时合并感染,恶露量增多,持续时间长而有臭味,应在给予子宫收缩剂的同时使用抗生素,控制感染,并注意保持外阴清洁。

(四)会阴处理

产后 1 周内,特别是会阴有伤口者,每天用 1:5 000 的高锰酸钾或 1:2 000 苯扎溴铵溶液冲洗或擦洗外阴,2～3 次/天。嘱产妇向会阴切口的对侧卧。会阴切口于产后 3～5 天拆线。会阴部有水肿者,可用 50%硫酸镁液湿热敷,或用红外线照射外阴。若伤口感染,应提前拆线引流或行扩创处理,产后在 1 周以上者,可用 1:5 000 高锰酸钾温开水坐浴。如会阴切口疼痛剧烈或产妇有肛门坠胀感,应及时配合医师检查,排除阴道壁和会阴血肿。

(五)乳房处理

1.常规护理

第一次哺乳前,应将乳房、乳头用温肥皂水及温开水洗净。以后每次哺乳前均用温开水擦洗乳房及乳头。母亲要洗手。每次哺乳必须吸尽双乳,乳汁过多不能吸尽时,应将余乳挤出。

2.哺乳时间及方法

于产后 30 分钟内开始哺乳,按需哺乳,生后 24 小时内,每 1～3 小时哺乳一次。哺乳时,母亲及新生儿均应选择最舒适位置,需将乳头和大部分乳晕含在新生儿口中,用一手扶托并挤压乳房,协助乳汁外溢,防止乳房堵住新生儿鼻孔。让新生儿吸空一侧乳房后,再吸吮另侧乳房。每次哺乳后,应将新生儿抱起轻拍背部 1～2 分钟,排出胃内空气以防吐奶。哺乳期以 10 个月至

1年为宜。乳汁确实不足时,应及时补充按比例稀释的牛奶。

3.乳房异常

(1)乳胀的处理:为防止乳房胀痛,产后应尽早哺乳,哺乳前热敷、按摩乳房。两次哺乳期间冷敷、佩戴乳罩,以减少乳房充血。婴儿吸吮力不足时,可延长哺乳时间,增加哺乳次数,也可借助吸奶器吸引。若发生乳房胀痛,多因乳腺管不通致使乳房形成硬结,可服维生素片或散结通乳中药。

(2)乳汁不足的护理:指导哺乳方法,调节饮食,可针刺穴位或服用中药。

(3)乳头皲裂的护理:多因哺乳方法不当,轻者可继续哺乳,每次哺乳后,可涂10%的鱼肝油铋剂、蓖麻油糊剂或抗生素软膏;严重者停止哺乳,按时将奶挤出。

4.退奶的护理

产妇因病不能哺乳,退奶方法有以下几种。

(1)停止哺乳,不排空乳房,少进汤汁,佩戴合适胸罩,乳房胀痛者,可口服镇痛药,2天后疼痛减轻。

(2)生麦芽60～90 g,水煎当茶饮,1次/天,3～5天。

(3)芒硝250 g分装两纱布袋内,敷于两乳房并包扎,湿硬时更换。

(4)溴隐亭2.5 mg,2次/天,早晚与食物共服;雌激素己烯雌酚5～10 mg,3次/天,连服3天,必要时重复,肝功能异常者忌用。目前不首先推荐溴隐亭或雌激素退奶。

(王玲玲)

第三节　泌乳生理

乳房为泌乳的准备经历了3个主要的活跃期。①乳房的发育:从胚芽期开始到孕期达顶点。②泌乳:从孕期开始生乳,分娩时增加。③维持泌乳:从产后数天开始,在存在对乳房刺激的条件下保持已建立的泌乳。乳房的发育和泌乳需要多种激素的相互作用(表11-1)。泌乳的开始和维持又需要下丘脑-垂体轴发挥作用(图11-1、图11-2)。

孕期雌激素促使腺管组织和腺泡芽生,而孕激素则促使腺泡的成熟。腺体干细胞在催乳素、生长激素、胰岛素、皮质醇和上皮生长因子的作用下,分化为分泌腺泡细胞和肌上皮细胞。催乳素是产乳的专性激素,但产乳尚需要一个低雌激素环境。虽然催乳素水平随着孕期增加而增加,但胎盘的性激素阻断催乳素所诱发的腺上皮分泌功能,提示在乳房的发育中,性激素和催乳素起协同作用,但在维持泌乳中,两者表示拮抗作用。孕激素抑制乳糖和 α-乳清蛋白的生物合成,雌激素对催乳素所引起的泌乳作用,有直接拮抗作用。同样胎盘生乳素(HPL)通过与腺泡催乳素受体的竞争结合,对催乳素也具有拮抗作用。泌乳的过程包括两个阶段。第一阶段,从分娩前12周开始,出现乳糖,总蛋白质和免疫球蛋白明显增加和钠、氯的减少,为一个泌乳基质的收集过程。第二阶段包括血供、氧供和葡萄糖的摄入及柠檬酸盐浓度的增加。临床表现为产后2～3时,出现大量的乳汁分泌,血 α-乳清蛋白的水平达高峰。仅乳清蛋白是特殊蛋白质,它能催化乳糖的合成。在此期内,乳汁的成分出现重要改变,持续10天,而后分泌成熟乳。

表 11-1　乳房发育和泌乳中多种激素的作用

乳房的发育	泌乳	维持泌乳
雌激素	催乳素	生长激素
孕酮	雌激素↓	吸吮(催产素、催乳素)
催乳素	孕酮↓	生长激素
生长激素	胎盘生乳素↓	糖皮质激素
糖皮质激素	糖皮质激素	胰岛素
上皮生长因子	胰岛素	甲状腺素和甲状旁腺激素

注：↓表示激素水平必须低于正常方能起作用。

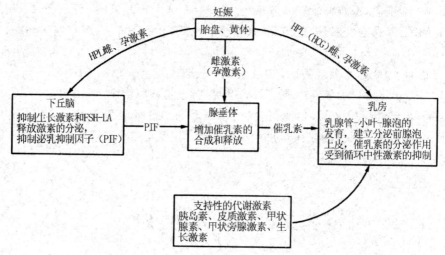

图 11-1　妊娠期乳房泌乳的激素准备

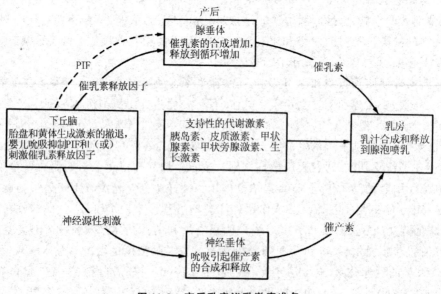

图 11-2　产后乳房泌乳激素准备

随着胎盘的娩出,胎盘催乳素,雌孕激素急剧下降。胎盘催乳素在分娩后72小时内即消失,孕激素在数天内下降,雌激素在5～6天下降到基线水平。非哺乳妇女,催乳素在产后14天时达基线水平。孕激素是抑制泌乳的关键,因而有人认为血孕激素值的下降是泌乳第二阶段的触发因素。吸吮为催乳素释放提供一个持续性的刺激。吸吮刺激催乳素和催产素的分泌,此两激素为刺激人乳汁合成和乳汁喷射的代谢激素。至于催乳素值和乳量之间的关系,目前尚无一致的意见。

促使乳汁开始分泌和保持其分泌必须具备一个完整的下丘脑-垂体轴,调节催乳素和催产素水平,授乳的过程需要乳汁的合成和释放到腺小泡,再到输乳窦。如乳汁不能排空,可使毛细血管血供减少,抑制授乳的过程。没有吸吮刺激,就意味着垂体不释放催乳素,难以维持泌乳。吸吮刺激乳头和乳晕上的感觉神经末梢,由此传入神经反射弧引起下丘脑分泌和释放催乳素及催产素,下丘脑还抑制催乳素抑制因子(PIF)的分泌,使腺垂体释放催乳素。

(王玲玲)

第四节 母乳喂养

1989年,联合国儿童基金会(UNICEF)在有关母乳喂养的研讨会上确定了按母乳喂养的不同程度,将母乳喂养分为三大类。①全部母乳喂养:包括纯母乳喂养,指除母乳外,不给婴儿任何其他液体或固体食物;几乎纯母乳喂养,指除母乳外,还给婴儿少量维生素和水果汁,每天不超过1～2次。②部分母乳喂养:包括高比例母乳喂养,指母乳占全部婴儿食物不低于80%;中等比例母乳喂养,指全部婴儿食物中,母乳占20%～79%;低比例母乳喂养,指母乳占婴儿全部食物的比率低于20%。③象征性母乳喂养:母乳量少,几乎不能提供婴儿的需要的热量。

一、母乳喂养的优点

母乳喂养经济,使乳母能从孕期向非孕期状态的生理过渡顺利地完成。吸吮时所产生的催产素,促进子宫收缩,减少产后出血,加速产后复旧。哺乳期的闭经,使母体内的蛋白质、铁和其他所需的营养物质得到储存,有利于产后康复和延长生育间隔。根据流行病学的调查研究,母乳喂养尚有利于预防乳腺癌和卵巢癌。

对婴儿来说,接受母乳喂养的优点更为突出。母乳易于消化,温度适宜,无细菌污染,母乳具有理想的成分和抗感染的特性。母乳喂养婴儿过敏性问题的发生率小,生长和营养适宜,不至出现人工喂养儿那样的肥胖。吸吮使婴儿与母亲多接触,有利于促进母子间的感情交流,并促进婴儿的心理发育。

二、人乳的组成和特殊性

人乳中的糖类主要为乳糖。乳糖的来源是葡萄糖和半乳糖,后者有来自葡萄糖-6-磷酸盐(G-6-PD),α-乳清蛋白为乳糖的催化剂。在孕期,此调节酶受到孕激素的抑制。胎盘娩出后,雌孕激素下降,催乳素上升,α-乳清蛋白的合成增加,产生大量的乳糖及时地满足新生儿的营养需要。

(一)脂肪

脂肪是在内质网内合成。腺细胞可合成短链脂肪酸,长链脂肪酸来自血浆。人乳中的脂肪超过 98% 为甘油三酯的脂肪酸。甘油三酯主要来自血浆和在细胞内由葡萄糖氧化而合成。催乳素、胰岛素促进腺细胞葡萄糖的摄入,并刺激甘油三酯的合成。澳大利亚学者通过对乳母接受不同量胆固醇膳食的观察,发现胆固醇低的膳食仅使乳母血胆固醇降低,而不影响血中甘油三酯的量。乳汁中的胆固醇含量,并不因不同膳食的组合而异。

(二)蛋白质

乳汁中绝大部分的蛋白质来源于血浆中的氨基酸,由乳腺分泌细胞分泌入乳汁。胰岛素和皮质激素刺激蛋白和乳腺酶的合成。营养良好的乳母,其乳汁中蛋白质的含量正常值为 0.8~0.9 g/100 mL,营养不良乳母的乳之中,蛋白质的含量与正常值相差不大。增加膳食中的蛋白质,可增加泌乳量,但不增加其蛋白质含量。持续哺乳 20 个月的乳母,其泌乳量略减少而乳的质量不变。随着婴儿体重的增加和乳母乳量的减少,婴儿所得有效的总蛋白由每天 2.2 g/kg 体重下降到 0.45 g/kg,提示 1 岁后的幼儿需要添加蛋白质。

(三)电解质

钠、钾、氯化物、镁、钙、磷酸盐、硫酸和柠檬酸盐等都以双方向通过腺细胞膜。人乳中的钙含量一般是稳定的,即使乳母钙的摄入不足,但通过动用母体骨骼组织中的钙可维持钙的稳定性。不论乳儿是否有佝偻病的表现,从母乳中所摄入的乳钙含量相同。乳母每天膳食中应供应 1 200~2 000 mg 钙才能满足需要而不至于在哺乳 6 周内动用骨骼钙。乳碘水平随乳母膳食中含碘量而异,而且乳碘浓度高于血碘水平。其他无机盐,如钠、镁、磷、铁、锌和铜在人乳中的含量均不受乳母膳食总量的增减的影响。

(四)水分

水分也双方向通过腺细胞膜,其通向取决于细胞内葡萄糖的浓度。当乳母感到口渴时,应自然地增加水分的摄入,此时如限制水分,首先出现的是乳母尿量的减少而并非泌乳量的减少。不同于其他哺乳动物的乳汁,人乳的单价离子浓度低而乳糖浓度高。

(五)维生素

水溶性维生素容易经血清进入乳汁中,因而人乳中的水溶性维生素,如维生素 B_1、维生素 B_2、维生素 B_{12}、尼可酸和泛酸的水平随着乳母膳食的改变而升或降。维生素 C 虽属于水溶性,但它在人乳中的浓度与乳母所摄入的维生素 C 量并不密切相关,即使乳母摄入 10 倍的维生素 C 剂量,乳汁中浓度并未发现有相应的增加,而尿中排泄却和摄入量相关,提示乳房组织有一个饱和界限。

(六)脂溶性物质

乳汁中的脂溶性物质经脂肪转运,其浓度不易为膳食的改变而得到改变,如维生素 A、维生素 D 储藏于组织中,补充膳食所造成的影响,难以测定。往往在组织中的储藏达到一定水平后,方可影响乳汁中的浓度。但在营养不良的妇女中,增加膳食中的维生素 A,乳汁中的维生素 A 浓度亦增加。

(七)酶

人乳中含有多种酶,如淀粉酶、过氧化氢酶、过氧化物酶、脂酶、黄嘌呤氧化酶、碱性和酸性磷酸酶,其中最重要的为脂酶,可起到分解甘油三酯的作用。人乳各种组成部分的分布为糖类(乳糖)7%,脂肪 3%~5%,蛋白质 0.9%,矿物质 0.1%。组成部分的比例不受种族、年龄或产次的影响。人乳中内容物的变化,一般认为可分为 3 期:初乳、过渡乳和成熟乳。在这三期中,乳汁成分相对有一些变化,对出生后婴儿的生理性需要具有重要意义。初乳指产后 7 天内所分泌的乳汁,由于含有 β 胡萝卜素而呈黄色。初乳中的蛋白质,脂溶性维生素和矿物质的含量均高于成熟乳,并有高蛋白、低脂肪和低乳糖的特点,还含有丰富的免疫球蛋白,特别是分泌型 IgA(SIgA)。初乳还含有大量的抗体,对产道的细菌和病毒具有防御作用。过渡乳是产后 7～14 天间所分泌的乳汁,其免疫球蛋白和总蛋白的含量减少而乳糖、脂肪和总热量增加,水溶性维生素增加而脂溶性维生素减少。产后 14 天以后的乳汁称为成熟乳。在绝大多数的哺乳类动物中水分为乳汁中的重要部分,其他成分均溶解、弥散或混悬于水分中。

三、人乳量的变化

最近的研究表明新生儿有食欲控制的功能,最终根据婴儿的需要调节乳量。当婴儿停止吸吮时,乳房内尚剩有 10%～30% 的乳总量。出生 6 天后的婴儿已具有表达饱享感的能力。如在第二侧乳房哺喂时,其摄入量通常显著地少于第一侧。摄入量低和摄入量中等的婴儿,哺喂后所剩余的乳量相仿,提示产乳量的调节取决于婴儿的需要,而非产乳量控制婴儿的摄入。

四、人乳的特殊性能

最近的研究结果均支持人乳的成分是无法为其他营养源所替代。临床营养学家认为人乳是新生儿最理想的食品,因人乳具有的独特的双重作用:①其营养素具有典型作用,如提供辅酶因子、能量或组成结构的底质。②具有复杂的功能作用组成部分,提供婴儿生长需要。人乳中存在所有的主要有机营养素成分。蛋白质提供生长所需的氨基酸,以多肽形式存在,有助于消化、防御和其他功能。脂肪除提供热能外,尚有些抗病毒作用。糖类提供能量,亦可能加强矿物质的吸收,调剂细菌的生长和防止某些细菌吸附于呼吸道和肠道的上皮细胞。人乳的主要成分及特殊性能,分别叙述如下。

(一)蛋白质的营养和功能特性

成熟乳的蛋白质含量为 0.8%～0.9%。随着哺乳时间的延长,蛋白质浓度有所改变。产后 2 周时,蛋白质浓度约为 1.3%,第 2 个月末下降到 0.9%。非蛋白氮的浓度亦降低但下降的幅度低于蛋白质。人乳中目前共测得游离氨基酸 18 种,以牛磺酸和谷氨酸、谷氨酰胺等最丰富。构成蛋白质的氨基酸 17 种,以谷氨酸、谷氨酰胺和亮氨酸及门冬氨酸最丰富。谷氨酰胺为条件必需氨基酸,是核苷酸(ATP、嘌呤、嘧啶)和其他氨基酸合成的前质,是快速分化细胞的能源,有特殊营养,特别对小肠黏膜的生长,防御等有主要作用。

(二)脂肪的营养和功能特性

人乳中的总脂肪成分占 3.5%。在哺乳的最初几个月中,脂肪的含量保持相当稳定。脂肪所提供的热量为人乳热量的 50%。乳母的膳食决定其乳汁中的脂肪组成。

当乳母的热量 30%～40% 来自脂肪时,其乳汁的脂肪来自血中的甘油三酯;当膳食热量不足时,乳汁的脂肪组成即反应乳母的储备脂肪组织。足月儿的脂肪吸收系数为 95%,极低体重儿通常为 80% 或更少些。

人乳中的甘油三酯具有独特的脂肪酸分布,能补充胰脂酶对某些脂肪酸的水解作用。早产儿和足月儿母乳中各脂肪酸的绝对含量逐渐增加,初乳中总不饱和脂肪酸百分含量较高。足月儿母乳中 AA、DHA、亚油酸、亚麻酸初乳中高,6 个月逐渐下降(酶逐步成熟的适应)。早产儿母乳中 AA 是足月儿母乳的 1.5 倍,早产儿母乳中 DHA 是足月儿母乳的 2 倍,越早产,越要鼓励生母母乳喂养。

(三)糖类

乳糖是人乳中的主要糖类,提供 50% 的热能。乳糖几乎仅存在于乳汁中,是决定婴儿胃肠道菌群的一个主要因素。人乳还含有丰富的糖类,包括微量葡萄糖、低聚糖、糖脂、糖蛋白和核苷糖,这些糖类部分参与调整肠道菌丛,促使双歧杆菌的生长,从而限制其他细菌的生长。其所形成的共栖菌丛占据为数有限的结合点,使之不为致病菌所占,起到一个保护作用。国际上在母乳中已分离 100 多种低聚糖,是母乳中含量仅次于乳糖和脂肪的固体成分。在初乳中占 22 g/L,成熟乳中占 12 g/L。低聚糖作用于小肠上皮细胞刷状缘;合成糖蛋白和糖脂;经尿液排出体外。在结肠菌群正常的作用下生成短链脂肪酸,保持肠道内低 pH,有利于双歧杆菌和乳酸杆菌的生长;为肠道致病菌的可溶性受体,对肠道致病菌产生的毒素起直接抑制作用;可与外来抗原竞争肠细胞上的受体。

五、哺乳期的营养

哺乳是生育周期的结束。在孕期,不但乳房已为泌乳做准备,而且母体亦储备了额外的营养素和热能。泌乳量、乳中蛋白质含量和钙含量与乳母营养状况和膳食无相关性。氨基酸中赖氨酸和蛋氨酸、某些脂肪酸和水溶性维生素的含量,随着乳母的摄食而异。钙、无机物质和脂溶性维生素的储存需要补充。营养不良的乳母在膳食中进行补充,能改善其乳量和质。一个不需要过多补充额外营养素的平衡膳食对保证良好泌乳既符合生理情况,也最经济。

有些孕产妇具有诱发营养不良的高危因素,包括:①体重或身高状况和孕期的体重增加代表着营养的储存。②哺乳期热量摄入是指可反映体重的下降率。③膳食的营养质量。④吸烟、嗜酒和滥用咖啡因。⑤内科并发症,如贫血或任何影响营养素的消化、吸收和利用的内科疾病。例如,超体重(>135% 的标准范围)、低体重(<90% 标准范围);孕期体重增加不足(正常体重妇女孕期体重增加少于 11.35 kg,低体重妇女少于 12.71 kg);产乳期体重下降加速,如产后 1 个月时体重下降超过 9.0 kg;贫血,产后 6 周内血红蛋白低于 110 g/L,红细胞比容低于 0.33 等。

(杨喜歌)

参 考 文 献

[1] 崔福鸾.妇产科学实践技能指导[M].西安:西安交通大学出版社,2023.

[2] 周琦.妇科肿瘤[M].天津:天津科技翻译出版有限公司,2022.

[3] 杨佳欣,沈铿,曹冬焱,等.妇科恶性生殖细胞肿瘤[M].北京:中国协和医科大学出版社,2022.

[4] 周艳英.妇产科疾病诊断与治疗[M].上海:上海交通大学出版社,2023.

[5] 樊代明,徐惠绵.妇科肿瘤[M].天津:天津科学技术出版社,2022.

[6] 李晓梅.妇产科疾病治疗与预防[M].上海:上海交通大学出版社,2023.

[7] 张艳.常见妇科疾病治疗进展[M].汕头:汕头大学出版社,2022.

[8] 刘伟.临床妇产科理论与应用[M].青岛:中国海洋大学出版社,2023.

[9] 薛会灵,刘金,王冰.女性生殖与妇科常见病诊治[M].北京:世界图书出版公司,2022.

[10] 范永瑞,韩海英,杨继华,等.妇产科常见病与多发病诊疗[M].上海:上海交通大学出版社,2023.

[11] 康萍,蒋萍.妇产科护理学学习指导[M].成都:西南交通大学出版社,2022.

[12] 李玮.实用妇产科诊疗新进展[M].西安:陕西科学技术出版社,2021.

[13] 刘辉,张楠,王素平,等.现代妇产科基础与临床[M].哈尔滨:黑龙江科学技术出版社,2022.

[14] 周冬,甘泉,肖蓉.重症产科疾病预防与康复[M].武汉:湖北科学技术出版社,2022.

[15] 冯晓玲,陈秀慧,李冀,等.妇产科疾病诊疗与康复[M].北京:科学出版社,2022.

[16] 贾娜莎,李小丹,籍霞.实用临床妇产科诊疗学[M].汕头:汕头大学出版社,2022.

[17] 万淑燕,褚晓文,高雯,等.妇产科综合诊疗实践[M].哈尔滨:黑龙江科学技术出版社,2022.

[18] 宋继荣.妇产科基础与临床实践[M].北京:中国纺织出版社,2022.

[19] 位玲霞,高新珍,阎永芳,等.妇产科疾病的临床诊疗与护理[M].北京:中国纺织出版社,2022.

[20] 李央.产科疑难重症临床病例分析[M].杭州:浙江大学出版社,2022.

[21] 熊丽丽,范丽丽.妇产科疾病中西医诊疗与处方[M].北京:化学工业出版社,2022.

[22] 张静.实用临床妇产科诊疗学[M].长春:吉林科学技术出版社,2022.

[23] 赵峰.妇产科疾病诊断与治疗策略[M].沈阳:辽宁科学技术出版社,2022.

[24] 强克萍,李彩琼,徐燕媚.妇产科常见病诊断与治疗[M].汕头:汕头大学出版社,2023.

[25] 刘莉.妇产科常见疾病诊疗方案[M].北京:世界图书出版公司,2022.

［26］苏翠金,赵艳霞,谢英华,等.妇产科急重症抢救与监护技术［M］.成都:四川科学技术出版社,2022.

［27］王红,邢芝兰,杨位艳,等.妇产科常见病临床思维与实践［M］.哈尔滨:黑龙江科学技术出版社,2022.

［28］蔺玉琴,陈秀梅,李芳.新编妇产科中西医结合诊疗技术［M］.兰州:兰州大学出版社,2022.

［29］武海英.产科急危重症快速反应团队实操演练［M］.郑州:河南科学技术出版社,2022.

［30］李佳琳.妇产科疾病诊治要点［M］.北京:中国纺织出版社,2021.

［31］张海红,张顺仓,张帆.妇产科临床诊疗手册［M］.西安:西北大学出版社,2021.

［32］刘杨.妇产科疾病诊疗及辅助生殖技术［M］.哈尔滨:黑龙江科学技术出版社,2021.

［33］苏翠红.妇产科常见病诊断与治疗要点［M］.北京:中国纺织出版社,2021.

［34］郝翠云,申妍,王金平,等.精编妇产科常见疾病诊治［M］.青岛:中国海洋大学出版社,2021.

［35］金爱红,朱小红,牛庆玲,等.妇产科疾病诊疗进展与病例解读［M］.开封:河南大学出版社,2023.

［36］潘金兴.34 例性早熟临床特征分析［J］.中国医药指南,2022,20(28):17-20.

［37］张裕龙,张裕斌,姜俊敏.rhIL-2 联合冷冻疗法对子宫颈炎合并 HPV 感染患者免疫功能、氧化应激的影响［J］.中国医学创新,2022,19(25):72-77.

［38］秦军伟,杨秀凤,吴大鹏,等.不适合手术切除子宫肉瘤的治疗进展［J］.现代妇产科进展,2022,31(4):303-307.

［39］蓝丽萍,廖世雄,刘小慧.甲硝唑凝胶联合益生菌治疗孕早期细菌性阴道炎的疗效及对妊娠结局的影响［J］.海南医学,2022,33(5):581-584.

［40］胡伍清,毕慧玲,苗聪秀.间充质干细胞联合细胞支架治疗卵巢早衰的研究进展［J］.现代妇产科进展,2023,32(9):715-718.